全国高等学校医学规划教材

（护理学类专业用）

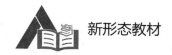 新形态教材

老年护理学

Laonian Hulixue

（第3版）

主　　编　黄　金

副主编　蒋晓莲　孙建萍

编　　者（以姓氏笔画为序）

王克芳　山东大学护理学院

王丽平　北京大学第三医院

王秀华　中南大学湘雅护理学院

归纯漪　复旦大学附属眼耳鼻喉科医院

刘　伟　辽宁中医药大学护理学院

刘跃华　中南大学湘雅二医院

孙建萍　山西中医药大学护理学院

李　宁　西安交通大学护理学院

李悦玮　吉林大学护理学院

李海英　复旦大学附属中山医院徐汇医院

吴　彬　广西中医药大学

晋溶辰　湖南中医药大学

贾守梅　复旦大学护理学院

顾　洁　苏州大学附属第一医院

奚　兴　南京大学金陵学院

黄　金　中南大学湘雅二医院

蒋晓莲　四川大学华西护理学院

编写秘书　刘跃华　　中南大学湘雅二医院

高等教育出版社·北京

内容提要

全书共分 10 章,包括绪论、老化相关理论与改变、老年人日常保健与护理、老年保健与养老照护、老年综合评估、常见老年综合征的护理、老年常见疾病患者护理、老年人常见心理问题及护理、老年人临终关怀与安宁疗护及常用老年护理操作技术,配套数字课程,内容包括教学 PPT、简述题和案例题及自测题。

本书为本科护理学类专业教材,也可作为护士继续教育的参考书。

图书在版编目(CIP)数据

老年护理学 / 黄金主编 . --3 版 . -- 北京:高等教育出版社,2020.11

护理学类专业用

ISBN 978-7-04-054932-4

Ⅰ. ①老… Ⅱ. ①黄… Ⅲ. ①老年医学 - 护理学 - 医学院校 - 教材 Ⅳ. ① R473

中国版本图书馆 CIP 数据核字(2020)第 152108 号

策划编辑 瞿德竑　　责任编辑 瞿德竑　　封面设计 于文燕　　责任印制 存 怡

出版发行	高等教育出版社	网 址	http://www.hep.edu.cn
社 址	北京市西城区德外大街4号		http://www.hep.com.cn
邮政编码	100120	网上订购	http://www.hepmall.com.cn
印 刷	北京佳顺印务有限公司		http://www.hepmall.com
开 本	787mm×1092mm　1/16		http://www.hepmall.cn
印 张	25.5	版 次	2005 年 7 月第 1 版
字 数	610千字		2020 年 11 月第 3 版
购书热线	010-58581118	印 次	2020 年 11 月第 1 次印刷
咨询电话	400-810-0598	定 价	48.60元

本书如有缺页、倒页、脱页等质量问题,请到所购图书销售部门联系调换
版权所有　侵权必究
物 料 号　54932-00

数字课程（基础版）

老年护理学
（第3版）

主编 黄 金

 Abook

老年护理学（第3版）

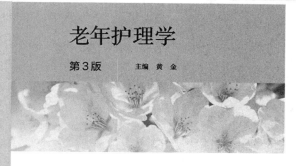

老年护理学（第3版）数字课程与纸质教材一体化设计，紧密配合。数字课程包括教学 PPT 和自测题等板块，在提升课程教学效果的同时，为学生学习提供思维与探索的空间。

| 用户名： | 密码： | 验证码： | 5360 忘记密码？ | 登录 | 注册 |

http://abook.hep.com.cn/54932

扫描二维码，下载Abook应用

前　言

　　老年护理学是以老年人为研究对象,从其健康需要出发,研究自然、社会、文化教育和生理、心理等因素对其健康的影响,探求运用护理程序解决老年人的健康问题,使老年人获得或维持最佳的健康状态或有尊严且安宁地离开人世,从而提高老年人生活质量的一门学科。它是一门新兴的边缘学科和交叉学科,不同于一般护理学,也不同于老年医学。老年护理学是一门独立而年轻的学科,是护理学的一个重要分支。

　　随着科学技术的进步和人类生活条件的改善,人口老龄化已成为全世界共同面临的巨大挑战。率先进入老龄化社会的一些发达国家,在老年护理学教育方面已做出了许多卓有成效的贡献,一些国家已建立起老年护理专科认证制度;还有的国家已开设了老年护理学硕士、博士培养项目,对培养合格的老年护理专科护士起到了极大的作用。“老年护理学”早已纳入我国高等医学院校护理学专业课程设置,同时对课程教材的编写日愈重视。

　　在对《老年护理学》第2版教材进行全面调研的基础上,我们启动了第3版修订工作,力求去旧增新、去粗存精、精益求精。新版教材的特点是:①在大教材观指导原则下,充分体现护理学一级学科学术思想,紧扣护理学教育改革精神,使教材成为专业发展的重要动力。②章节布局整体优化、删冗就简。新版教材将老化相关理论与正常老化的特点、老年保健与养老照护章节均由过去两章凝练为一章。同时新增常用老年护理操作技术,加强老年护理内容的可操作性和实用性。③突出老年护理专业性。将普适性的“健康评估”改为“老年综合评估”,将上一版“老年特有症状护理”章节改为“常见老年综合征的护理”。④紧跟临床前沿,力求与国际老年护理发展相衔接。如在临终关怀中增加“安宁疗护”内容,拓展新概念。并将相关科研成果与章节内容有机结合,满足人才可持续性发展的要求。⑤提高学生对学习内容的兴趣,引导学生积极思考。每章节前后附加有关的现实案例分析和思考题,体现启发性教学。

　　本教材供全国高等学校本科护理学类专业使用,也可作为护士继续教育的参考书。使用本教材,可采用课堂讲授、自学、讨论、社区调查、临床见习等理论与实践相结合的教学方法,使学生获得老年护理学的基本理论、基本知识和基本技能。

　　本教材编写人员均为我国老年护理领域的学者和护理专家,他们有丰富的临床和教学经验,并有各自擅长的老年护理研究领域。本教材承蒙我国护理界老前辈、著名教授林菊英先生的悉心指导,也得到了中南大学湘雅二医院李凌江、塞在金等教授的宝贵意见和建议,大大提高了本教材的理论水准。在编写本教材的过程中,还得到了中南大学湘雅二医院等主编及编者单位的大力支持与协作,谨此表示衷心的感谢。限于编者的能力和水平,书中难免存在疏漏之处,恳请使用本教材的师生、读者和护理界同仁谅解并惠予指正。

编者
2020 年 4 月

目　录

第一章　绪论 …………………………… 1
第一节　老年人与人口老龄化 ………… 2
　一、老年人的年龄划分标准 ………… 2
　二、人口老龄化的趋势 ……………… 2
　三、人口老龄化的特征 ……………… 3
　四、我国人口老龄化的社会问题 …… 6
　五、我国对人口老龄化挑战的应对 … 6
第二节　老年护理学概述 ……………… 7
　一、老年护理学相关概念 …………… 7
　二、老年护理学的范畴与特点 ……… 8
　三、老年护理的目标与原则 ……… 10
　四、老年护理的道德准则与执业
　　　标准 ………………………… 11
第三节　老年护理学的发展 ………… 12
　一、老年护理学的创立 …………… 12
　二、老年护理学术团体的形成 …… 13
　三、老年护理专业化的发展 ……… 13
　四、老年护理学发展展望 ………… 15
第二章　老化相关理论与改变 ……… 17
第一节　老化相关理论 ……………… 17
　一、老化原因 ……………………… 17
　二、老化的生物学理论 …………… 19
　三、老化的心理学理论 …………… 21
　四、老化的社会学理论 …………… 23
第二节　老化相关改变 ……………… 26
　一、解剖学变化 …………………… 26
　二、生理学变化 …………………… 30

　三、生物化学变化 ………………… 31
　四、分子生物学变化 ……………… 35
　五、各系统器官生理功能变化 …… 37
　六、心理学变化 …………………… 42
第三章　老年人日常保健与护理 …… 51
第一节　环境与设施 ………………… 52
　一、室内环境 ……………………… 52
　二、室内设备 ……………………… 52
　三、厨房与卫生间 ………………… 53
第二节　营养与饮食 ………………… 53
　一、老年人必需的营养素 ………… 53
　二、老年人的营养学特点 ………… 54
　三、影响老年人饮食与营养的因素 … 57
　四、老年人的饮食原则 …………… 57
　五、老年人进餐的护理 …………… 58
　六、老年人的口腔卫生和保健 …… 59
第三节　沟通与交流 ………………… 60
　一、老年人的交流特点 …………… 60
　二、影响老年人沟通与交流的
　　　因素 ………………………… 60
　三、促进老年人有效沟通的常用
　　　措施 ………………………… 62
第四节　休息与活动 ………………… 64
　一、老年人休息与睡眠 …………… 64
　二、老年人活动 …………………… 64
第五节　排泄 ………………………… 67
　一、老年人排泄的特点 …………… 67

二、老年人排泄的一般护理·········67
第六节　皮肤清洁与衣着卫生·····68
一、老年人皮肤的特点·············68
二、老年人的皮肤护理·············68
三、老年人的衣着卫生·············69
第七节　性需求·····················69
一、老年人的性需求···············69
二、影响老年人性生活的因素·····70
三、老年人性生活指导···········71
第八节　用药与安全···············73
一、老化对于药物使用的影响·····73
二、老年人合理与安全用药原则···73
三、老年人用药常见的问题·······75
四、老年人药物治疗的护理·······76
第九节　危机与应对···············78
一、危机··························78
二、应对··························79

第四章　老年保健与养老照护·······80
第一节　老年保健··················80
一、老年保健概述················80
二、老年保健原则、任务 ·········81
三、老年保健策略与措施·········82
第二节　老年人中医养生保健·····84
一、中医四季养生原则···········84
二、老年人四季养生保健·········85
第三节　养老服务与照顾模式·····87
一、养老服务····················87
二、养老照顾模式················88

第五章　老年综合评估·············90
第一节　概述······················90
一、老年综合评估原则···········91
二、老年综合评估方法···········91
三、老年综合评估注意事项·······92
第二节　老年人躯体功能状况评估···92
一、健康史采集··················93
二、体格检查····················94
三、功能状态评估················96
四、实验室检查··················100
五、其他辅助检查················102

第三节　老年人精神心理状况评估···102
一、认知功能的评估·············102
二、情感状态的评估·············105
三、压力与应对水平的评估·······118
第四节　老年人社会环境评估·····118
一、角色评估····················118
二、环境评估····················119
三、文化评估····················120
四、家庭评估····················120
第五节　老年人生活质量评估·····121
一、生活质量的概念·············122
二、常用评估工具···············122

第六章　常见老年综合征的护理·····127
第一节　老年综合征概述·········127
一、老年综合征概念·············127
二、常见老年综合征的种类·······128
三、老年综合征的危险因素·······128
四、老年综合征的护理评估·······128
五、老年综合征的防治原则·······130
第二节　衰弱患者的护理·········130
第三节　跌倒患者的护理·········133
第四节　肌少症患者的护理·······137
第五节　呛噎患者的护理·········139
第六节　尿失禁患者的护理·······142
第七节　便秘患者的护理·········145
第八节　营养不良患者的护理·····148
第九节　压疮患者的护理·········150
第十节　睡眠障碍患者的护理·····156
第十一节　疼痛患者的护理·······160
第十二节　谵妄患者的护理·······165

第七章　老年常见疾病患者护理·······169
第一节　概论······················169
一、流行病学特点················170
二、病因特点····················173
三、病理特点····················173
四、临床特点····················174
五、诊断特点····················175
六、治疗特点····················175
七、预后特点····················176

八、护理特点…………………177

第二节　老年呼吸系统常见疾病
　　　　患者护理…………………178
　　一、老年慢性肺源性心脏病………178
　　二、老年呼吸衰竭………………181
　　三、老年肺炎……………………183
　　四、老年肺结核…………………184
　　五、老年原发性支气管肺癌………186
　　六、老年肺栓塞…………………190
　　七、老年胸腔积液………………193
　　八、老年自发性气胸……………195

第三节　老年循环系统常见疾病
　　　　患者护理…………………197
　　一、老年心力衰竭………………197
　　二、老年心律失常………………200
　　三、老年高血压…………………202
　　四、老年直立性低血压…………205
　　五、老年心绞痛…………………207
　　六、老年急性心肌梗死…………209
　　七、老年无症状性心肌缺血………212
　　八、老年下肢深静脉血栓形成……214

第四节　老年消化系统常见疾病
　　　　患者护理…………………216
　　一、胃食管反流…………………216
　　二、功能性消化不良……………220
　　三、消化性溃疡…………………222
　　四、缺血性肠病…………………225

第五节　老年泌尿生殖系统常见
　　　　疾病患者护理……………228
　　一、老年尿路感染………………228
　　二、良性前列腺增生……………230
　　三、膀胱癌………………………232
　　四、肾癌…………………………235
　　五、前列腺癌……………………236
　　六、老年肾衰竭…………………238
　　七、老年透析疗法………………240

第六节　老年代谢和内分泌系统
　　　　常见疾病患者护理………243
　　一、老年糖尿病…………………243

二、老年甲状腺功能亢进症………249
三、老年甲状腺功能减退症………252
四、老年高尿酸血症和痛风………253
五、老年高脂血症…………………258

第七节　老年神经系统常见疾病
　　　　患者护理…………………260
　　一、缺血性脑血管病……………260
　　二、出血性脑血管病……………264
　　三、血管性痴呆…………………267
　　四、帕金森病……………………270
　　五、硬膜下血肿…………………274
　　六、颅内肿瘤……………………276
　　七、面神经疾病…………………279
　　八、周围神经病变………………281

第八节　老年眼耳鼻咽喉口腔科
　　　　常见疾病患者护理………283
　　一、老年性白内障………………283
　　二、青光眼………………………286
　　三、老年性黄斑变性……………289
　　四、玻璃体液化…………………291
　　五、老视…………………………293
　　六、老年性聋……………………294
　　七、喉癌…………………………295
　　八、老年龋病……………………298
　　九、老年牙周病…………………300
　　十、老年口腔白斑………………303
　　十一、口腔扁平苔藓……………304
　　十二、颞下颌关节脱位…………305

第九节　老年骨骼系统常见疾病
　　　　患者护理…………………307
　　一、老年骨质疏松症……………307
　　二、老年退行性骨关节病………310

第十节　老年常见妇科疾病患者
　　　　护理………………………313
　　一、围绝经期综合征……………313
　　二、老年性阴道炎………………315
　　三、子宫脱垂……………………316
　　四、功能失调性子宫出血………317
　　五、卵巢肿瘤……………………319

第十一节 其他老年常见疾病患者
　　　　护理·················321
　一、老年瘙痒症···············321
　二、老年湿疹················322
　三、老年带状疱疹·············323
　四、老年水、电解质紊乱和酸碱
　　　平衡失调···············325
第八章 老年人常见心理问题及护理···328
　第一节 离退休综合征···········328
　第二节 空巢综合征············331
　第三节 老年焦虑症············333
　第四节 老年抑郁症············335
　第五节 老年痴呆·············338
　第六节 高楼住宅综合征··········341
第九章 老年人临终关怀与安宁疗护···343
　第一节 概述···············344
　一、临终关怀与安宁疗护的基本
　　　概念················344
　二、老年人临终关怀与安宁疗护
　　　的意义···············345
　三、老年人临终关怀与安宁疗护
　　　的现状···············345
　第二节 临终老年人常见症状与
　　　　护理···············348
　一、疼痛················348
　二、便秘················349
　三、谵妄················350
　四、呼吸困难··············350
　五、恶心、呕吐·············350
　六、睡眠障碍··············351
　第三节 临终老年人的心理特点
　　　　与护理··············351
　一、临终老年人的心理特点·······351
　二、临终老年人的心理护理·······353
　第四节 临终老年人家属的护理·····354
　一、临终老年人家属的心理反应····354
　二、临终老年人家属的心理护理····355
　第五节 老年人的死亡教育·······355

一、死亡概念及标准···········356
二、对待死亡的态度···········356
三、死亡教育··············357
　第六节 老年人居丧期护理·······359
　第七节 老年人的生前预嘱·······360
　一、生前预嘱概述···········360
　二、生前预嘱的开展现状········362
　三、生前预嘱的立法建设········363
第十章 常用老年护理操作技术·····366
　第一节 老年人窒息急救护理技术···366
　一、适用范围·············367
　二、使用目的·············367
　三、操作流程·············367
　四、操作标准要求···········367
　第二节 老年人吞咽障碍护理技术···374
　一、适用范围·············374
　二、使用目的·············374
　三、操作流程·············374
　四、操作标准要求···········375
　第三节 老年人失禁护理技术·····379
　一、适用范围·············379
　二、使用目的·············379
　三、操作流程·············379
　四、操作标准要求···········379
　第四节 老年人痴呆护理技术·····384
　一、适用范围·············385
　二、使用目的·············385
　三、操作流程·············385
　四、操作标准要求···········385
　第五节 老年人跌倒损伤防范
　　　　护理技术············388
　一、适用范围·············388
　二、使用目的·············388
　三、操作流程·············388
　四、操作标准要求···········388

参考文献··················391
中英文名词对照索引············394

第一章 绪论

随着生活条件的日益改善和科学技术的进步，人类平均寿命普遍延长，人口老龄化日益明显，人口老龄化和老龄问题已成为当今世界众所关注的重要社会问题。据我国国家统计局数据显示，截至 2019 年年底，我国总人口（不包括香港、澳门特别行政区和台湾省）为140 005 万人。我国 60 岁及以上人口 25 388 万人，占总人口的 18.1%，其中 65 岁及以上人口17 603 万人，占总人口的 12.6%。与 2018 年年末相比，老年人口比重持续上升，其中，60 岁及以上人口增加 439 万人，比重上升 0.25%；65 岁及以上人口增加 945 万人，比重上升 0.64%，老龄化往高龄化发展速度加快。从目前的趋势来看，未来中国老龄化速度会以较高斜率上升，"十四五"期间中国或进入中度老龄化社会，2030 年之后 65 岁及以上人口占总人口的比重或超过 20%，届时中国将进入重度老龄化社会。我国老年人口的庞大，直接关系着社会经济的发展和人们生活水平的提高，所占用的卫生资源之可观，使老年病防治日益成为我国卫生保健事业关注的焦点之一。由此，老年护理学应运而生。这是一门针对老年人这一特殊群体，研究老年人健康问题，探讨有效的护理措施，最大限度满足老年人的健康需要，以提高老年人生活质量为目标的综合性应用学科，已成为与老年生物学、老年医学、老年社会学等相适应的一门独立分支学科。

<h1 style="text-align:center">第一节　老年人与人口老龄化</h1>

一、老年人的年龄划分标准

年龄是以时间为单位计算人类个体生存期间的概念。通常用时序年龄与生物学年龄两种表示法。时序年龄(或称年代年龄)是以时间为单位来计算个体生存期间的年龄。生物学年龄(或称生理年龄)是指依据正常个体生理学或解剖学上发育状况所推算之年龄。时序年龄与生物学年龄的区别在于,前者是计算个体自出生和经历的时间,而后者是评估个体功能及结构老化程度较之正常变化所相当的年龄。一般来讲,随着时序年龄的增长,生物学年龄也随之变大。然而,由于先天遗传和后天环境等因素的影响,两种年龄并不一定成比例变化。有的人时序年龄较大,而其生物学年龄偏小。例如,在一个均是65岁的群体中,尽管他们的时序年龄一致,但可能呈现生物学年龄不一致的现象:一部分人能生活自理,活动自如,而另一部分人则体弱多病,生活不能自理,活动受限。又如,一个人尽管从时序年龄上说是60岁,但其眼调节功能可能表现为相当于生物学年龄50岁。据有关资料显示,同龄人之间生物学年龄可相差5～10岁。医学上有时还用心理年龄来说明各年龄阶段的心理状态。如有的人尽管时序年龄已步入老年,但他(她)仍能保持旺盛的精力、充沛的体力,参与社会活动并适应良好,显示出与同等时序年龄较年轻的心理状态。

为了社会工作需要,且便于科研和医疗,年龄界限的划分一般以时序年龄为依据。由于各个国家的劳动和社会保障制度、社会环境和人的生物学遗传因素不一致,平均寿命不同,对老年人的年龄界限尚无统一的标准。欧美国家的标准是年龄≥65岁为老年人,亚太地区的标准是年龄≥60岁为老年人。我国采用后一标准,并按年龄划分为4期:45～59岁为老年前期,60～89岁为老年期,≥90岁为长寿期,≥100岁者称为寿星。世界卫生组织(WHO)将人发育成熟后分为5个年龄阶段:≤44岁为青年人,45～59岁为中年人,60～74岁为年轻老年人,75～89岁为老老年人,≥90岁为长寿老年人。这一标准已逐步被各国学者所接受。

二、人口老龄化的趋势

(一)人口老龄化

人口老龄化是指老年人口在总人口中的比例不断上升的动态过程,也是指人口年龄不断增长的人口现象。其简单表现形式是"老年比"上升,按照WHO的标准,60岁以上老年人口占总人口比例达10%,或65岁以上老年人口比例达7%,就称为人口老龄化。影响人口老龄化的因素有出生率和死亡率下降、科学技术的进步、平均寿命延长以及青年人口外迁增多等。1950年,全世界60岁以上老年人口为2.14亿,2015年为9.01亿。人们预测2050年全球老年人口将猛增到20亿,占全世界人口总数的20%。WHO 2016年公布的数据显示,全球人口平均寿命已达到71.4岁,全球人口老龄化已成为必然趋势。

(二)老龄化社会

随着老年人口总数的增加,在社会中老年人口总数比例不断上升,使社会形成"老年型人口"或"老龄化社会"。WHO根据国家人均国民生产总值的不同,对老龄化社会的划分设立了两个不同的标准(表1-1)。

表 1-1 划分老龄化社会的标准

分类	发达国家	发展中国家
老年人年龄界限	65 岁	60 岁
青年型老龄化社会（老年人口系数）	< 4%	< 8%
成年型老龄化社会（老年人口系数）	4% ~ 7%	8% ~ 10%
老年型老龄化社会（老年人口系数）	> 7%	> 10%

1. 发达国家的标准　65 岁以上人口占总人口比例大于 7%，称为老龄化社会或老龄化国家。1865 年，法国 65 岁及以上老年人口比例就超过了 7%，成为世界上最早的老龄化国家。其次是瑞典，1890 年 65 岁以上的老年人口达到总人口的 7%。英国和德国在 1930 年进入老龄化社会，美国于 1945 年进入老龄化社会。亚洲国家中，日本于 1971 年率先进入老龄化社会。

2. 发展中国家的标准　60 岁以上人口占总人口 10% 以上，称为老龄化社会或老龄化国家。老年人数量增加最快的是亚洲发展中国家，其中印度尼西亚、新加坡、泰国、马来西亚、韩国和菲律宾尤为突出。由于我国实行计划生育政策，使得人口老龄化的速度比其他任何国家都要快，可以说是"跑步进入老龄化社会"。早在 1999 年底，我国 60 岁及以上人口就已占我国总人口比例的 10.09%，成为世界上第 50 个跨入老龄化社会行列的国家。

三、人口老龄化的特征

人口老龄化现象是医疗卫生条件不断改善和医疗技术水平不断提高，使得人口出生后死亡水平不断下降、平均预期寿命不断延长的结果，也是社会进步与经济不断发展的标志。

（一）世界人口老龄化特征

1. 人口老龄化随着科学与经济发展而加速　20 世纪上半叶，经济发达国家的人口相继发生老龄化。从全球人口老龄化的发展趋势中不难看出一个明显的事实，即凡是"老年型人口"的国家或地区，都是经济文化比较发达的。据联合国世界人口趋势报告：2050 年 65 岁以上的老年人口将超过 15 亿。2017 年全球人口总数为 76 亿，其中老年人口为 7 亿，占总人口的 9%。从各地区 2050 年的老龄化比例（65 岁以上人口占总人口比例）的推算值来看，欧洲最高，达 28%，北美为 23%，亚洲为 18%。2019 年世界各国老年人口数据显示，日本、意大利、德国、法国等位居前列。2002 年，我国 31 个省、区、市中，有北京、天津、上海和浙江 4 个省、市的 65 岁及以上人口占比超过 10%，均为我国经济文化比较发达的省市。而老年人口比例未到 10% 的地域，无论国外或国内，都是经济文化比较落后的国家或地区，这可以认为是当今人口老龄化的一种规律。预计 2020 年，我国老龄化程度（65 岁及以上老年人口比重）为 12.0%，在全世界各个国家排名第 57 位，比中等偏上收入国家约高 1.2 个百分点。老龄化程度远低于前三位的日本（28.4%）、意大利（23.3%）、葡萄牙（22.8%），也低于排名第 38 位的韩国（15.8%）。

2. 发展中国家老年人口增长速度快　目前世界上 65 岁以上老年人每月以 80 万的速度增长，其中 66% 集中在发展中国家。预计 2050 年，世界老年人口约有 82% 的老年人生活在发展中地区。

3. 高龄老年人口增速快　80 岁以上高龄老年人是老年人口增长最快的群体，平均每年以 3.8% 的速度增长,超过 60 岁以上人口增长的平均速度(2.6%)。2015 年,全世界 80 岁以上老年人超过 1.24 亿,预计 2050 年将增长至 3.8 亿,占总人口的 20%。

4. 人口平均预期寿命不断延长　人口平均预期寿命是指通过回顾性死因统计和其他统计学方法,计算出一定年龄组的人群能生存的平均年数。一般以出生时的平均预期寿命作为衡量人口老龄化程度的重要指标。19 世纪,许多国家平均预期寿命仅 40 岁左右,20 世纪末平均预期寿命达到 71.4 岁。来自 WHO 最新公布的数据,整体预期寿命日本人均以 83.7 岁位居第一,其中日本女性 86.8 岁为全世界最高。人均整体预期寿命其他居前五位的国家是瑞士、新加坡、澳大利亚、西班牙,中国则排在第 53 位,整体预期寿命为 76.1 岁,其中女性 77.6 岁,男性 74.6 岁。

5. 女性老年人口增长速度快　一般而言,女性的平均预期寿命比男性长。例如,法国是世界上第一个步入老龄化社会的国家(1850 年老年人口占 10.1%),其女性老年人口的平均预期寿命比男性高 8.4 岁,美国为 6.9 岁,日本为 5.9 岁,中国为 3.4 岁。女性的平均预期寿命比男性长,使得女性老年人口增长速度较男性快。

(二)我国人口老龄化的特征

根据我国老龄工作委员会办公室发布的《中国人口老龄化发展趋势预测研究报告》提出,中国的人口老龄化具有老年人口规模巨大、老龄化发展迅速、地区发展不平衡、城乡倒置显著、女性老年人口数量多于男性、老龄化超前于现代化等六个主要特征。我国与发达国家人口老龄化相比,不仅具有基数大、速度快、负担重的特点,更严峻的是,在我国经济发展水平尚未进入世界先进行列时,人口老龄化程度已进入了发达国家的行列,呈现"先老后富"的特征,而且我国老年人口的绝对数是世界上最多的国家,人口老龄化的冲击强度将比世界上任何一个国家都来得猛烈。由此,我国的人口老龄化不仅是我国自身的问题,而且关系到全球人口老龄化的进程,备受世界关注。

1. 老年人口规模巨大　自 1999 年我国进入老龄化社会,中国老年人口呈迅猛增长态势,2019 年底,60 岁及以上人口超 2.5 亿,占总人口数的比例从 1999 年末的 1/10 上升到 2018 年底的超过 1/6。我国老年人口占世界老年人口的 1/5,占亚洲老年人口的 1/2,也成为世界上老年人绝对数最多的国家。中国人口老龄化的问题已经迫在眉睫,老年人口所占总人口的比例,已经远远超过了国际通用的人口老龄化标准。

2. 老年人口增长迅速　我国是世界上人口增长速度最快的国家之一。在人类历史的进程中,老年人口占总人口数的比例一直维持在 3% 左右,直到 20 世纪才出现了老年人口增多的现象,也只是近几十年其比例才上升到 5%~10% 的水平。据 1998 年 WHO 人口资料显示,65 岁以上老年人口从 7% 上升到 14%,发达国家大多用了 45 年左右的时间,而中国仅用了 27 年。我国在如此短的时间内进入老龄化社会,是由于我国人口平均预期寿命从 40 年代末的 35 岁大幅度提升所致。中国健康联盟产业研究中心对 2009—2019 年 11 年来我国老龄人口的发展趋势进行分析,中国人口老龄化增速世界第一,65 岁以上的老年人口 2019 年增加 945 万,为近 11 年以来最高,比 2018 年增加了将近 120 万人。

3. 地区发展不平衡　我国人口众多,各地区的经济社会发展水平差异较大。与此同时,人口老龄化发展趋势也表现出明显的区域不平衡性。预计在 2025 年,60 岁以上的人口将会突破 3 亿,中国也将成为超老年型国家。从分布上而言,东部和中部地区的人口老龄化形势相对严峻,西部地区的人口压力相对较小。从时间走势来看,东部地区人口老龄化正逐渐向中部和西部地区转移。人口老龄化水平超过全国平均值的有上海(18.48%)、天津(13.75%)、江苏(13.75%)、北京(13.66%)、浙江(13.18%)、重庆(12.84%)、辽宁(12.59%)、山东(12.31%)、四川(11.59%)、湖南(11.51%)和安徽(11.18%)11个省市。

4. **城乡倒置显著**　与发达国家人口老龄化水平城镇高于农村的发展历程不同,由于我国人口主要集中在农村,我国农业人口比例大,农村人口老龄化水平超过城镇,农村人口老龄化问题的压力更为突出。2020年,我国农村人口老龄化率将率先达到20%,比城市高5%;到2030年则达到29%,比城市高7%。这种城乡倒置的状况将一直持续到2040年。农村老年人主要靠家庭供养,农民的养老、医疗均缺乏必要的社会保障。同时,因为大批青壮年流入城市打工,赡养服务人口的下降使农村老年人的照料成为难题,因此,完善农村养老机构将是今后的一项重要工作。

5. **老年人口数量女性多于男性**　目前,老年人口中,女性比男性多出464万人。根据国家统计局2019年年末数据,中国女性老年人口占老年人口总数的52.2%,男性老年人口占47.8%,女性老年人比例高于男性老年人。随着年龄增长,女性老年人的比例越来越高。在60~69岁的低龄老年人中,女性比例(50.8%)只略高于男性(49.2%);在70~79岁的中龄老年人中,女性老年人比例比男性高出4.8%;而在80岁及以上的高龄老年人中,女性老年人比例比男性高出了15.2%

6. **老龄化超前于现代化**　我国虽然目前仍处于人口统计学意义上的"黄金时期",劳动力人口仍在不断增长;但是大约10年内,劳动力人口将开始缩小。至2030年,我国人口总抚养比[(少儿 + 老年人)/ 劳动人口]将随着老年抚养比(老年人 / 劳动人口)的迅速提高而大幅度攀升,并最终超过50%(意味着每100名劳动人口将承担50名少儿及老年人的抚养)。与此相反,有利于经济发展的低抚养比的"人口黄金时期"将于2033年结束,我国由此进入"未富先老"的时期。

7. **我国老龄化的应对严重滞后**　发达国家进入老龄化社会时,人均国内生产总值(GDP)一般都在5 000~10 000美元,而我国目前的人均国内生产总值刚刚超过1 000美元,仍属于中等偏低收入国家行列,应对人口老龄化的经济实力还比较薄弱。21世纪的中国将是一个不可逆转的老龄化社会。专家指出,中国在养老、医疗、社会服务等方面的压力早就潜伏生长,但目前我国应对人口老龄化的思想、制度等各种准备严重滞后。另外,由于历史的原因,我国老年人文化素质相对偏低,文盲和半文盲占老年总人口的68.28%。这些压力现在还只是初现端倪,随着人口老龄化的快速发展,这些压力的影响将会更加深刻、更加普遍。

（三）我国人口老龄化趋势

根据专家预测,从2001年至2100年,我国的人口老龄化可分为三个阶段:

第一阶段:2001—2020年,是快速人口老龄化阶段。这一阶段,中国平均每年新增596万老年人口,年均增长速度达到3.28%。到2020年,老年人口将达到2.48亿,人口老龄化水平将达到17.17%;其中,80岁及以上老年人口将达到3 067万,占老年人口的12.37%。

第二阶段:2021—2050年,是加速人口老龄化阶段。伴随着20世纪60年代到70年代中期第二次生育高峰人群进入老年,中国老年人口数量开始加速增长,平均每年将增加620万人。到2023年,老年人口数量将增加到2.7亿,与0~14岁少儿人口数量相等。到2050年,老年人口总量将超过4亿,人口老龄化水平推进到30%以上;其中,80岁及以上老年人口将达到9 448万,占老年人口的21.78%。

第三阶段:2051—2100 年,是稳定的重度人口老龄化阶段。2051 年,中国老年人口规模将达到峰值 4.37 亿,约为少儿人口数量的 2 倍。这一阶段,老年人口规模将稳定在 3 亿~4 亿,人口老龄化水平基本稳定在 31% 左右,80 岁及以上高龄老年人占老年总人口的比例将保持在 25%~30%,进入一个高度人口老龄化的平台期。

四、我国人口老龄化的社会问题

目前,我国 60 岁以上的老年人口已远超 2 亿,约占全国总人口的 16.1%。到 21 世纪中叶,我国老年人口的数量将增至 4 亿左右,由此给未来经济的可持续发展带来沉重的负担和压力,向社会养老保障和社会福利、社会服务等提出了严峻的挑战。

1. 劳动年龄人口对老年人的赡养负担加重　据研究测算,中国老年人口的负担系数呈不断上扬的趋势。2010 年,我国老年抚养比(每百名劳动年龄人口负担老年人的比例)约为 19%,约 5 个劳动年龄人口负担 1 位老年人;至 2020 年,约 3 个劳动年龄人口负担 1 位老年人;预计到 2030 年,约 2.5 个劳动年龄人口负担 1 位老年人。我国将迎来老年人口高负担的历史时期。

2. 社会保障问题突出　农村老年人口普遍缺乏养老、医疗、照料服务等基本社会保障,因此出现老年人因病致贫,因病返贫,最后看不起病的问题。这在我国中西部贫困地区尤为突出,而影响社会的和谐发展和小康社会的建立。由于老年人对医疗、保健、护理及生活服务的需求大大超过其他人群,老年医疗保健服务发展与老年人口的急骤增加不相适应,老年医疗保健服务将面临严重不足的挑战。随着老年人口的增加和寿命的延长,因疾病、伤残、衰老而失去生活能力的老年人显著增加,给国家、社会和家庭带来沉重负担,因此亟须解决好社会保障问题。

3. 困扰国家经济发展　人口老龄化会导致养老经费的不断增加,从而造成消费基金的增加,相应地使得积累基金相对减少,这对扩大投资是不利的。加上老年人口的不断增加,使得退休金总额也在不断地上升,1978 年我国离退休人员社会保险福利费用总额为 17.3 亿元,到 1997 年增加为 2 068.3 亿元,19 年间增长了 119 倍。有人预测,到 2030 年,这一费用将达到 73 219.5 亿元,2050 年将达到 182 195.2 亿元。这个庞大的数字会对国家的财政和经济发展造成严重的困扰。

4. 导致劳动力不足　随着我国人口老龄化的发展,劳动力老龄化的问题将十分明显。当前的一大批中青年劳动力在若干年后也将步入老年,同时人口出生率持续稳定甚至下降,直接导致劳动力人口不足。匮乏的劳动力不利于劳动生产力的提高,从而对国家经济发展产生不利影响。

5. 引发社会矛盾　我国目前实行的是现收现付的养老社会保险体制,养老金是直接从企业收入中支付的,如果企业的退休人员多,企业用于养老的负担就重,在职人员的收入就可能受影响,这样,就有可能导致在职人员的不满,从而引发在职和退休的两代人在利益分配上的矛盾。

五、我国对人口老龄化挑战的应对

我国从 1999 年进入老龄化社会,当时人均 GDP 只有 800 美元左右。作为一个经济实力比较薄弱的发展中国家,我国面临着诸多的压力和挑战,例如:①在建立适应社会主义市场经济要求的社会保障制度方面,养老、医疗等社会保障的压力巨大。②在建立满足庞大老年人群需求的老年社会服务体系方面,加快社会资源合理配置,增加老年服务设施,健全老年服务网络的压力巨大。③在处理代际关系方面,解决庞大老年人群和劳动年龄人群利益冲突的压力巨大。④在协调城乡和谐发展方面,解决农村人口老龄化问题,特别是中西部落后和老少边穷地区人口老龄化问题的压力巨大。⑤同时,我国政府和社会还必须付出巨大成本来调整消费结构、产业结构、社会管理体制等,以适应人口年龄结构的巨大变化。如何应对这些挑战,国际上尚没有成功的经验可循,由此必须不断创新,勇于探索,走出一条中国特色的解决人口老龄化问题的道路。2019 年 11 月,中国共产党中央委员会、国务院印发了《国家积极应对人口老龄化中长期规划》(以下简称《规划》)。《规划》近期至 2022 年,我国积极应对人口老龄化的制度框架初步建立;中期至 2035 年,积极应对人口老龄化的制度安排更加科学有效;远期展望至 2050 年,建成与社会主义现代化强国相适应的应对人口老龄化制度。

1. 认真对待人口老龄化的基本国情　各级政府部门及全社会应把老龄化社会作为 21 世纪我国的一个重要国情认真对待,必须充分认识人口老龄化挑战的严峻性,树立老龄意识,增强应对人口老龄化和老龄化社会挑战的紧迫性和自觉性。在研究制定经济社会发展战略时,要切实从老龄化社会这一基本国情出发,把应对老龄化社会的挑战列入未来中国的发展战略之一。

2. 抓住机遇全面准备　今后不到 25 年之内,是应对老龄化社会的关键准备期,也是仅有的战略机遇期,"十三五"时期尤为重要,需充分利用这 20 多年战略机遇期做好应对老龄化社会的各项准备。必须把解决老龄化社会的各种矛盾和问题纳入全面建设小康社会和社会主义现代化建设的总体发展战略,制定发展规划,完善法律法规,调整社会经济政策,做好应对老龄化社会的各项准备。要制定应对老龄化社会挑战的中、长、远战略规划。要立足当前,在完善政策、加大投入、加快发展老龄事业的同时,健全和完善适应世界老年人口第一大国这一国情的老龄工作体制,切实解决制约老龄事业发展的体制性问题。

3. 加快老龄化社会保障体系建设　2030 年人口老龄化最严峻时期到来以前,要在全国城乡基本建立起符合我国国情、适应社会主义市场经济体制要求的老龄化社会保障体系,确保城乡老年人养老、医疗问题的妥善解决。

4. 大力发展老龄产业　制定老龄产业行业发展规划,颁布实施国家对老龄产业的扶持保护政策,建立老龄产业发展管理体制。立足城乡社区发展老年服务业,培育老年服务中介组织,培养专业化的社会服务队伍。同时,大力研究开发老年消费品,培育老年用品市场。

5. 加强对老龄化社会的前瞻性和战略性研究　建立综合性国家级研究机构,组织相关学科研究人员,把人口老龄化和老龄化社会作为国家的重大宏观战略课题,立项进行攻关研究。

第二节　老年护理学概述

一、老年护理学相关概念

1. 老年医学(geriatrics,geriatric medicine)　是医学科学中的一门重要学科,是从医学的角度研究人体老化的原因,探索老化发展过程,寻找影响正常寿命的人体内外因素,实施保障老年人身心健康,以及研究预防和治疗人类老化及老年疾病的学科。老年医学内涵丰富,它包括老年基础医学、老年临床医学、老年康复医学、老年社会医学、老年流行病学及老年预防保健医学等内容。老年医学是研究人体成熟后的机体状态,特别是老年期的机体状态,其研究对象主要是老年人,也包括中年人。其研究目的是加强老年常见疾病的早期防治,延长健康期望寿命;控制或消灭导致人类死亡的三大主要疾病(冠状动脉粥样硬化性心脏病、脑血管病及癌症),延长人类平均寿命;推迟或延缓生理性老化,接近或达到人类最高寿命。

2. 老年社会学(social sciences of aging) 是一门研究老年人与社会的相互作用及与健康有关的社会、经济、文化、教育、生活环境等问题的学科。主要研究老年人的社会地位、社会保健、经济状况、心理状态,以及人类老化如何受社会条件的影响等问题。老年社会学与一个国家的社会制度、社会风气、家庭构成、风俗习惯等有密切的关系。老年社会学研究的主要任务有:①研究社会因素,如政治制度、经济状况、地区差异、环境条件、职业因素、心理状况、人际关系等,对人类健康、老化、疾病、平均寿命、死亡率、出生率及人口老龄化的影响。②研究人口老龄化对社会各方面(如政治、经济、就业、文化、教育、科技、文化、建设规划、社会文明、伦理道德等)的影响。③研究人口老龄化与生育率的关系。④研究老年人身心健康问题,如老有所养、老有所医、老有所学及老有所为等。老年社会学又可分为老年人口学、老年经济学、老年政治学、老年福利学、老年劳动学、老年教育学、老年管理学、老年法律学及老年史学等分支学科。

3. 老年护理学(geriatric nursing,gerontological nursing) 是老年学的一个组成部分,也是护理学的一个分支学科。老年护理学是以老年人(包括患病的和未患病的老年人)这一特殊群体为研究对象,研究老年期的身心健康及疾病的护理特点和预防的学科,是自然科学和社会科学相互渗透的综合应用学科,是老年学研究的一个重要内容。它是一门新兴的边缘学科和交叉学科,它不同于一般护理学,也不同于老年医学。由于老年人在生理、心理、社会适应能力方面区别于其他年龄组的人群,同时老年疾病也有其特殊性,因此就决定了老年护理学有其特殊的规律。老年医学的重点是研究老化的特征,探讨有关老化的病因、病理及老年疾病发病规律,研究诊断和防治老年疾病的方法等;而老年护理学的重点是从老年人生理、心理、社会文化及发展的角度出发,研究自然、社会、文化教育和生理、心理等因素对老年人健康的影响,探求用护理手段或措施解决老年人现在的和潜在的健康问题,使老年人获得或保持最佳健康状态或有尊严、安宁地离开人世,从而提高老年人的生活质量。

二、老年护理学的范畴与特点

(一)老年护理学的范畴

1. 老年护理学的研究内容 老年护理学从老年人健康需要的角度出发,研究自然、社会、文化教育和生理、心理等因素对其健康的影响;探求运用护理程序解决老年人的健康问题,使老年人获得或维持最佳的健康状态;实施护理措施从而延缓衰老,发挥残存功能,提高老年人的生活质量。

2. 老年护理学的研究对象 老年护理学的研究对象为老年人,包括健康的或未患病的老年人和患病的老年人。从生理意义上讲,"老年"是人类生命过程中的一个阶段,是人生长与发育从完全成熟逐步走向衰退的阶段,也意味着人的组织与器官老化、生理功能衰退的阶段。随着一个人年龄的增长,这种老化是循序渐进的,它受遗传和非遗传因素等多方面的影响,而且每位老年人呈现出个体差异。老化的速度不尽相同,即使在同一个老年个体内部,各器官与系统的老化程度也不完全一致。老年人是一个具有生理、心理、社会等需要的综合体,在其老化的过程中会受到生理、心理、社会等各方面因素的影响。

(二)老年护理学的特点

由于老年人具有随增龄在生理、心理、社会等方面老化或改变的特点,不论是对健康的老年人还是患病的老年人的护理,都表现出与中青年护理不同的特性。正如《美国护理杂志》中一文所强调:你切不可以用对中青年人的眼光来对待小孩,同样,你也不可以用对中青年人的眼光来对待老年人。

1. 健康老年人护理的特点

(1) 维持生理功能并延缓其减退:随着老年人年龄的增长,机体出现一系列慢性进行性老化,主要表现为器官组织储备能力降低,各种功能减退,肢体协调功能下降,导致生活自理能力差;反应迟钝,平衡功能减退,易发生跌倒;免疫功能下降,易患病等。因此,对老年人的护理应有别于中青年人,需特别注意加强老年人的安全,增进与老年人的沟通,帮助其改善认知功能,加强健康教育。

(2) 保持良好的情绪:随着机体的老化可出现精神活动功能减弱和心理学方面的变化,如注意力不集中,记忆力下降,易固执己见,易产生偏见、猜疑、暴躁、自卑感、抑郁、消极情绪等现象。因此,护理老年人要以极大的耐心和热心,投入更多的情感与之沟通;帮助老年人正确认识老化的必然过程和生、老、病、死的自然规律,激励老年患者树立战胜疾病和乐享天年的信心。

(3) 重视老年社会问题:老年人由于离退休、丧偶、生活贫困、孤独、疾病、死亡等原因,可产生特殊的社会心理状态。护理时,应鼓励老年人把丰富的阅历和经验传授于后人,为社会做贡献,鼓励其适当参与社会活动,维持有利于健康的人际关系。

2. 患病老年人护理的特点

(1) 健康史采集困难:因为老年病起病隐匿及表现不典型,以及老年人认知、记忆和智力等功能的减退,责任护士在询问病史时,较难得到全面、完整及准确的老年患者对自身疾病起病时间、症状、既往史、用药治疗等情况的陈述,增大了科学制订护理计划和实施有效护理措施的难度。

(2) 病情观察具有专科特殊性:因为老年病症状不典型的特点,对老年人病情观察提出了特殊的要求。护理人员应严格按照护理程序,全面、完整地评估老年患者的健康状况,极其认真、仔细、敏锐地发现不典型或轻微的症状,及时测量体温、脉搏、呼吸、血压、神志等生命体征及病情变化,不能因无明显的症状和体征而掉以轻心,要善于不断总结和应用临床护理经验,及早地发现病情变化并及早处理,以免延误治疗和抢救时机。在观察药物疗效时,提高对药物不良反应观察的警觉性,尽早发现和终止不良反应的产生。

(3) 生活护理比例大:老年人由于日常生活自理能力随着增龄而下降,加之疾病对生活能力的影响,即使疾病得到良好的控制,自理能力得到一定程度的改善和恢复,老年患者仍普遍存在不同程度的生活不能自理的状况。因此,应加大生活护理的力度,最大限度地满足老年患者的基本护理需求。

(4) 老年患者健康教育的特殊性:健康教育是老年患者护理的重要内容之一,要保障老年患者健康教育的有效性,应高度注意影响老年患者健康教育效果的因素,设法降低各种因素对健康教育的影响,改进健康教育方式和方法,提高其效果。如针对老年人耳聋,可采用书面方式向老年人交代;对于视物模糊的老年患者,采用口头方式反复指导;对于记忆力不佳的老年人,交代服药要求则采用书面提示卡片或实物提醒等方式,强化健康教育。

(5)护理措施多样性及复杂性:针对老年患者多病共存、病情复杂的状况,制订护理计划和采取护理措施时应全面考虑,并非针对单一的护理问题采取单一护理措施就能达到护理效果,往往要注意到多个护理问题,才能满足患者的需要。在考虑采用针对性的护理措施时,要综合分析,权衡对维持病情稳定和促进病情康复的利弊。如在急性心肌梗死并发心力衰竭、心律失常等病情危重的情况下,为了预防压疮需要定时更换体位,然而对患者轻微的移动就可能会加重心力衰竭症状,威胁患者生命,此时的护理措施要根据对患者利大于弊的原则灵活考虑,避免机械或教条。

(6)临终关怀不容忽视:临终关怀的对象包括临终老年患者及其家属,其主要目的是减轻临终老年患者的痛苦,增加舒适感,缓和临终者对死亡的恐惧和焦虑,维护逝者的人格和尊严,对家属提供心理支持,缓解家属的心理痛苦。死亡是任何人不可逃避的生命过程,对于老年人更是如此。老年特别是高龄临终患者相较于其他人群的临终患者,具有寿终正寝的特点,在对待临终过程及去世后遗体护理方面可能更具风俗习惯,护士应予以支持和理解,关心家属的需求,尊重逝者的习俗和信仰。

三、老年护理的目标与原则

(一)老年护理的目标

1. 增强自我照顾的能力　面对老年人的虚弱和需求,医护人员常寻求外界社会资源的协助,而很少考虑到老年人自身的内部资源,而老年人也会产生出依赖、无价值的感受,久而久之生活中自我照顾意识淡化,过分依赖他人。因此,要善于运用老年人自身资源,以健康教育为干预手段,采取不同的措施,帮助老年人在患病和功能缺失状态下适应生活。即便是患有重病、痴呆和长期卧床的老年人也应充分发挥其残余功能及主动性,尽量维持老年人的自我照顾能力。通过自理,让老年人生活得更有尊严、更有自信。在老年人自我照顾无法满足时,护士应完全提供或部分协助护理,尽最大努力满足其健康的需要。

2. 延缓恶化及衰退　广泛开展健康教育,提高老年人的自我保护意识,改变其不良的生活方式和行为,增进健康。避免和减少患病的危险因素,做到未病先防,既病防变。

3. 提高生活质量　老年护理的目标不仅仅是疾病的好转和寿命的延长,而应促进老年人在生理、心理和社会适应方面的完好状态,提高生活质量,体现生命的意义和价值。要推广老有所为、老有所乐的理念,促进老年人在健康的基础上做到年高不老、寿高不衰,更好地为社会服务,而不是单纯满足人们长寿的愿望,让老年人抱病余生。

4. 重视临终关怀　对待临终老年人,护理工作者应从生理、心理和社会方面全方位进行评估,识别、预测并满足其需求,不做延长死亡的"抢救",让老年人无痛苦、安详地度过生命的终末阶段,并给家属以安慰。

(二)老年护理的原则

1. 满足需求　人的需求满足程度与健康成正比。因此,应满足老年人的多种合理需求。护理人员应当增强对老化过程的认识,将正常及病态老化过程及老年人独特的心理社会特性与一般的护理知识相结合,及时发现老年人现存的和潜在的健康问题和各种需求,使护理活动能提供满足老年人的各种需求和照顾的内容,真正有助于其健康发展。

2. 社会护理 老年护理的对象不仅是老年患者,还应包括健康的老年人、老年人的家庭成员。因此,老年护理必须兼顾到医院、家庭和人群,护理工作不仅仅是在病房,而且也应包括社区和全社会,从某种意义上讲,家庭和社会护理更有其重要性,因为不但本人受益,还可大大减轻家庭和社会的负担。

3. 整体护理 由于老年人在生理、心理、社会适应能力等方面与其他人群有不同之处,尤其是老年患者往往有多种疾病共存,疾病之间彼此交错和影响。因此,护理人员必须树立整体护理的理念,研究多种因素对老年人健康的影响,提供多层次、全方位的护理。一方面要求护理人员对患者全面负责,在护理工作中注重患者身心健康的统一,解决患者的整体健康问题;另一方面要求护理业务、护理管理、护理制度、护理科研和护理教育各个环节整体配合,共同保证护理水平的整体提高。

4. 个体化护理 衰老是全身性、多方面、复杂的退化过程,老化程度因人而异;影响衰老和健康的因素也错综复杂,特别是出现病理性改变后,老年个体的状况差别很大,加上患者性别、病情、家庭、经济等各方面情况不同。因此,既要遵循一般性护理原则,又要注意因人施护,执行个体化护理的原则,做到针对性和实效性护理。

5. 早期防护 衰老起于何时尚无定论,又加上一些老年病发病演变时间长,如高脂血症、动脉粥样硬化、高血压、糖尿病、骨质疏松症等一般均起病于中青年时期,因此,一级预防应及早进行,老年护理的实施应从中青年时期开始入手,进入老年期更加关注。要了解老年人常见病的病因、危险因素和保护因素,采取有效的预防措施,防止老年病的发生和发展。对于慢性病患者、残疾老年人,根据情况实施康复医疗和护理的开始时间也是越早越好。

6. 持之以恒 随着衰老,加上老年病病程长,合并症多,并发症多,后遗症多,多数老年患者的生活自理能力下降,有的甚至出现严重的生理功能障碍,对护理工作有较大的依赖性,老年人需要连续性照顾,如医院外的预防性照顾、精神护理、家庭护理等。因此,开展长期护理(long-term care)是必要的。对各年龄段健康老年人、患病老年人均应做好细致、耐心、持之以恒的护理,减轻老年人因疾病和残疾所遭受的痛苦,缩短临终依赖期,对生命的最后阶段提供系统的护理和社会支持。

四、老年护理的道德准则与执业标准

1. 道德准则 老年护理的道德准则是指护士在实施老年护理过程中应遵循的道德原则。老年护理是一般护理的延伸和深入,因其服务对象的特殊性,老年护理是一种更具社会意义和人道主义的事业,其道德水准要求更高。其主要的道德准则如下。

(1) 尊老敬老:这是中华民族的传统美德。老年人操劳一生,对社会做出了很大的贡献,理应受到社会的尊重和爱戴。老年人的人格和尊严应受到尊重,不能因病而给予否定,也不能因病而受到无端的训斥、侮辱或嘲弄。即使是老年精神病患者或临终老年人也应同样受到尊重。在老年人患病期间,不论经济地位的高低、社会背景如何,均应诚心、平等对待,一视同仁。要有爱心,体谅老年人,尽最大努力满足老年人的需求,使他们感到舒适,有信任感。

(2) 忠诚:热爱老年护理事业,忠实于老年人的健康利益。护理工作者要把老年人的健康时刻放在心上,自愿用毕生精力去促进老年人的健康,维护老年人的生存与健康权力,并

把这些视为老年护理的崇高职责。面对老年人的任何细小、琐碎、庞杂的健康问题,都必须兢兢业业、一丝不苟,自始至终地忠诚于老年人的健康利益。

(3)慎独:老年患者多具有起病急、病情重而复杂、变化快等特点。对老年人生命体征的观察应一丝不苟,同时严格履行岗位职责,做到有人监督和无人监督一个样,自觉地对老年人的健康负责。

(4)技术精益求精:熟练地掌握老年护理业务,不仅是工作的要求,同时也是道德的要求,应该自觉把努力提高老年护理业务水平当做一种道德责任。

2. 执业标准 美国护士协会早在20世纪60年代就提出发展老年护理专科护士。现今很多国家已成立了老年护理专科组织,提倡专业化的老年护理实践,以提升老年人的照护质量。这些组织制定了各国老年护理人员的能力与标准,以保证老年护理实践的专业化、标准化和优质化。如美国护士协会和加拿大老年护理协会分别编写了《老年护理学实践范围与标准》和《老年护理能力与实践标准》。参照这些标准,很多西方国家已经有老年护理高级实践护士(如开业护士和临床护理专家)。2019年8月,国家卫生健康委员会同财政部、人力资源和社会保障部等相关部门印发了《关于开展老年护理需求评估和规范服务工作的通知》(国卫医发〔2019〕48号)和《关于加强医疗护理员培训和规范管理有关工作的通知》(国卫医发〔2019〕49号)。我国老年护理将迎来全国新标准,但今后还需借鉴发达国家养老护理专业建设的经验,规范我国养老护理专业人才的队伍建设。

第三节　老年护理学的发展

护理学创立于19世纪中期,自从有了护理学就有了老年护理。老年护理的发展与科学技术的发展和社会的进步密切相关。

一、老年护理学的创立

老年护理学的创立最早可以追溯到1864年。当年由护理学鼻祖——南丁格尔负责在一个缺医少药的机构中照顾患病的老年贵妇,从此就有了护理老年人的专业护士。在她的关心和指导下,一方面,一大批年老体弱的人得到了由利物浦医院(Liverpool infirmary)培训过的护士的精心护理;另一方面,护理水平得到了明显的提高,医疗费用也得到了大幅度的下降。

在美国,尽管很早以前救济院就已经成为老年人的归宿地,但是到了1912年,由于救济院受缺乏远见卓识的政府官员控制,救济院的数量和配备远远不足。该现状引起了护理界多克(Dock)和其他早期领导者极大的关注,但直到第一次世界大战后情况才有所改善。

在1925年,《美国护理杂志》提出了老年护理专业的概念。到20世纪30年代中期,救济院被取消,而由退休或守寡的护士承担起寄宿、收容和照顾残疾老年人的工作,这也成为了日后出现营利性老年护理机构的开端。在随后的20世纪40年代,两个杂志分别报道了位于俄亥俄州和纽约州两个出色的老年护理中心。在《美国护理杂志》(1934年)一文中提到,老年科护士不仅仅需要具备一定资历,而且应经过专门的老年护理教育。早在1904年,《美国护理杂志》发表了一篇有关老年与老年疾病的文章。20世纪20年代,一批有远见的护士呼吁在护理领域中有必要发展老年护理,这些护士认识到如老年之家之类的老年机构就是今天针对非急性病不必住院治疗而需要提供家庭老年护理的前身。1962年,美国护理学会老年病专科护理小组成立并召开了第一次会议；紧接着，1966 年"老年病护理委员会"成立，从此老年护理的专业角色被确立。

老年护理在我国很早以前就体现出以家庭承担的形式。尽管没有设立专门的老年医疗护理机构，但是家庭病床的设立使病重老年人得到了有效的治疗和护理。中华人民共和国成立后，随着人民生活水平的不断提高，医疗卫生条件的不断改善，人民平均寿命的延长，老年护理学也随老年医学迅速发展起来。

二、老年护理学术团体的形成

老年护理作为一门学科最早出现于美国，而后美国老年护理的发展对世界各国老年护理的发展起到了积极的推动作用。1900—1949 年，是老年护理发展的前期，从事老年护理的人员尚未接受老年护理相关理论知识和技能的专业培训。1950—1965 年，老年护理从美国开始受到重视。1950 年，Newon 和 Anderson 出版了世界上第一本老年护理教科书，同时在护理专业杂志上涌现出了不少有关老年慢性疾病护理的论文，意味着老年护理成为了一门专业。1962 年，美国护理协会（American Nurses Association，ANA）设立了老年病专科护理小组，标志着老年护理又向前迈进了一步。1966 年，美国护理协会成立了"老年病护理委员会"，该委员会主席为 Dorothy Moses，由此老年护理真正成为护理学中一个独立的分支。老年病护理委员会于 1968 年制定并首次颁布了老年护理执业准则。1975 年，Slack 创办了《老年护理杂志》，其主编为 Edna Stiwell。同年，美国老年病护理委员会为 74 位护士颁发了老年病护理执业证书。1976 年，"老年病护理委员会"更名为"老年护理委员会"，其主席为 Barbara Allen Davis，由此，老年病护理执业护士在老年护理中承担更多的角色和发挥更大的作用。老年病护理执业护士的工作范围不仅是护理和照顾老年患者，还承担所有老年人群（包括患病的和健康的老年人）的预防保健和健康促进，目的是促进老年人发挥其最大潜能和安度晚年。1984 年，美国老年护理委员会开始颁发老年专科护理开业护士及专科护士证书。虽然每年有成千上万的护士接受美国护理协会颁发的老年护理专科证书，但是相对于从事众多老年护理的护士总人数来说，还是远远不够。

长期照顾和长期看护长久以来被医学和护理界所忽视，老年人慢性病的复杂性和急性疼痛问题也被医疗行业和社会所忽视。经过美国护理协会和其他团体 40 多年的共同努力，老年护理成为被广泛认可并与护理教育紧密相连的学科。1990 年，Jone Hardford 基金开始资助老年护理，在 10 余年中投入资金达 3 500 万美元以发展老年护理。由此，大大地促进了老年护理临床实践、教育和科研的发展。

随着我国逐渐进入人口老龄化国家的行列，有关老年的问题日益突出，对老年护理提出的挑战和要求日益显著，与之相应的老年护理也得到了高度的重视和发展。1995 年，由曾熙媛主编的《老年护理学》出版，从此，在我国护理学专业本科教育课程设置中逐渐开设了"老年护理学"。中华护理学会增设了老年护理学分会，开展学术经验交流。老年护理论文随即在护理专业期刊中出现并且日益增多。

三、老年护理专业化的发展

（一）老年护理实践的发展

随着老年人口的增加，老年病护士的角色和服务范围不断扩大，除了针对医院中所有的老年患者提供护理以外,还承担着包括社区和家庭在内的老年人群预防保健、健康促进、疾病护理、临终关怀等任务。20世纪初期,在一些发达国家(如日本、荷兰、新加坡等)就普遍开展了社区和家庭老年护理,且服务形式多种多样。

1. 医院老年患者护理　传统的医院老年患者护理,大多侧重于危重患者急性期护理,以积极实施各种治疗和维持患者生命为主要目的。但随着医学模式的转变、对健康的重新认识以及"以人为中心"护理服务理念的应用,除了积极完成各种治疗性的护理工作以外,还十分重视减轻患者残障,最大限度地恢复其生理功能和提高生活质量。因此,医院老年患者护理内容包括对老年患者实施健康评估,生命体征等监测和病情观察,患者活动与休息、体位与舒适、饮食与营养、排泄与情绪等基础护理,用药的护理及疗效的观察,对症护理与危重抢救,康复训练与健康教育以及临终关怀等。与老年患者健康有关,能提高老年患者生活质量的一切活动均可属于老年护理实践范畴。

2. 老年社区及家庭护理　日本大批训练有素的老年病护士,经过短期的专业学习和培训后,深入社区、街道和家庭,进行家庭访视,包括健康咨询、老年人自我保健指导、测量生命体征等病情评估、伤口换药、并发症预防指导、康复指导等。在19世纪后期,美国也逐步开始家庭访视。1977—1990年,纽约、波士顿等城市的21个机构设立了地段保健站。美国护士进入家庭除了完成治疗性护理以外,还为老年慢性病患者提供大量的生活护理,如洗澡、烹调治疗性饮食等照顾。在加拿大,提供的社区护理内容中,还包括预约为老年人上门理发、陪同看电影、做饭等。自20世纪80年代中期起,社区和家庭护理在我国得到迅速发展,大部分是护士承担但也有小部分医生承担社区及家庭护理工作,其工作内容主要包括偏瘫患者的针灸、功能康复、静脉输液或注射治疗、换药、鼻饲、更换导尿管等。

(二)老年护理教育的发展

目前,我国老年护理的发展还远不能满足老年人护理的需求,老年护理教育明显滞后,从事老年护理专业人员的数量和质量远远不够。而英国皇家护理学校开设了老年专业护理学会,专门从事老年人护理的研究。

传统的护理教育课程设置包括内外科护理,妇产科、儿科及公共卫生护理。这种模式是基于当时中介和医疗机构的需要;但随着人口老化、患者的需要及服务场所的变化,政府和卫生组织开始重视并考虑有关老年问题。1943年,美国护理专家Sarah在《美国护理杂志》的一篇文章中提到,老年病护士不仅需要具备工作智慧,而且需要专门的老年护理教育。虽然当时人们对老年病护士必须经过专门培训有了一些认识,但是对老年病护士尚未开展专门培训,更缺乏培训教材。此外在早期,教师们在老年护理方面尚未具备专家条件和工作热情,而在其他领域则经验丰富且有广泛的信息,学生们对重症护理和妇产科护理更感兴趣,开展老年护理教育困难重重。直到1950年,美国Newon和Anderson编写出版了世界上第一本老年护理教科书,老年护理教育才成为可能。推动老年护理教育发展最大的动力来源于美国Jone Hardford基金。该基金对老年护理的资助,极大地推进了老年护理教育的发展。另外,由于老年人这种特殊的年龄阶段以及对护理技术要求较高,一些教育机构也纷纷将老年护理教育课程纳入课程设置。从此,老年护理学课程受到广泛关注,并且老年护理学作为护理专业基础必修课被纳入大学护理课程设置,以及设立以此为主修科目的老年护理学硕士及博士培养方向。老年护理在我国开展虽然不算晚,但早期缺乏老年护理教育。1995年,"21世纪护理发展丛书"开辟了由曾熙媛主编《老年护理学》在内的独具特色的护理学科领域,当时国家卫生部部长陈敏章还为该教材题词,即"完善护理学体系,培养优秀护理人才",老年护理教育受到了很大的重视。随后老年护理学课程逐渐纳入我国护理学专业本科教育课程设置。

（三）老年护理科研的发展

在美国,老年护理执业标准的颁布促进了老年护理科研的开展。从护理文献来看,护理研究主要内容涉及老年临终关怀,老年人的安全,慢性疾病的应对与症状管理,老年人认知障碍、抑郁、疼痛管理,非专业照顾,影响老年患者日常生活活动能力的因素,运动项目效果评价,老年病护士的压力,老年护理质量等。从全球来看,护理研究主要涉及老年慢性病照顾、患者的自我护理、症状管理,也涉及老年人健康促进、保健系统、护理成本等。但从护理文献统计来看,有关老年人濒死时听觉障碍、长期用药的不良反应、应对听力丧失的对策、治疗差错等方面的科学研究相当有限。

我国在老年护理研究方面还相当薄弱。1987年召开了首届老年病护理学术交流会,此后,全国范围内有关老年护理的专题学术交流会相继召开,与美国、日本、新加坡等国家和地区的专业交流不断增加。老年病护士不断总结老年护理经验,在各种护理专业期刊上发表的专业论文日益增多,且开始有针对老年健康问题的描述性护理研究出现。

（四）老年护理安全管理及安全器具的发展

随着老年人年龄增长而出现器官系统生理功能的老化,老年人容易发生跌倒、骨折、心搏骤停等意外事件,在老年护理管理上的重点和难点是安全管理。从安全的需要出发,老年护理工作者勇于创新,设计和应用了大量的安全器具,为老年人的安全提供了保障。在大多数的养老院、老年病医院均注意建筑设计,设置了斜坡或无障碍通道,方便轮椅通行;走廊、楼梯等老年人经常出入的地方均安装扶手;老年人居室,特别是浴室、卫生间安装防滑设施等。

在美国,20世纪80年代就出现了帮助老年人记忆、可随身携带的袖珍计算机;使用现代电子技术控制的触摸按钮或语音指令控制的遥控器,用于开关房门、电源、电视、电灯等;有方便老年人阅读的特殊放大镜和特殊折射眼镜(卧位阅读);出现了方便老年人洗澡的特殊浴盆、座椅等清洁卫生用具;有便于持物困难的老年人使用的特殊刀、叉、汤匙;有帮助行动障碍的老年人的各种助行器。在日本,有家庭使用的入浴担架、特殊便器、体位变换器。在英国,有供患者需要,可以调节不同高度、移动、更换体位等的多功能病床。在香港,老年病房的墙角和床沿设计为圆角,避免老年人碰伤;多功能轮椅设计为可坐、可推、可排便及可洗澡,方便功能残障老年人生活自理。

四、老年护理学发展展望

随着老年人口的不断增加,尤其是我国进入人口老龄化国家的行列,对老年护理服务的需求日益增高,加速老年护理学科的发展尤为重要。国家和社会的重视将会把老年护理推向一个空前的发展局面。学科要发展,教育要先行。为了加速老年护理专业人才的建设,目前大部分护理院校已开设老年护理课程,但仍需继续提高各级教育机构的重视,将老年护理学全面纳入护理课程设置,成为护理专业教育的必修课之一。在护理实践中,要求护士全面担负起老年护理的各项工作,实施整体护理。老年护理不仅向老年患者直接提供护理服务,还包括向所有的老年人、老年人家庭、社区老年人及老年机构提供健康咨询、预防保健、健康教育、临终关怀等服务,并直接参加与老年护理相关的行政管理和科学研究工作。家庭护理、日夜诊疗中心、老年人之家、老年病医院、老年病房、各种长期照顾老年人的机构、临终关怀中心,甚至医院中的急诊,均是老年护理工作的场所。因此,老年护理专业化发展将日益加速,其理论研究和临床实践必将日趋完善。

（黄　金）

ℰ 数字课程学习……

　　⊞ 教学 PPT　　　💬 简述题和案例题　　　📝 自测题

第二章　老化相关理论与改变

学习目标

识记：

(1) 简述老化的原因。

(2) 简述老化的常用社会学理论及其主要观点。

(3) 简述老年人各系统器官老化的解剖学变化。

(4) 简述老年人各系统器官老化的生理功能变化。

理解：

(1) 分析自我概念理论如何影响老年人的健康行为。

(2) 分析人格发展理论在老年护理中的应用价值。

(3) 分析各系统器官老化的解剖学变化、生理学变化、生物化学变化与生理功能变化之间的联系。

运用：

(1) 运用老化相关理论解释老年人的行为变化。

(2) 运用老化相关理论帮助老年人正确面对老化，适应老年生活。

(3) 运用正常人老化的相关知识识别老年人的老化变化，给予针对性健康教育。

第一节　老化相关理论

老化是遗传因素和内、外环境因素相互作用的生物学过程，是机体退行性功能下降和紊乱的综合表现。迄今人体老化的真正原因和机制尚未完全明了。关于老化机制的学说较多，归纳起来主要有生物学理论、心理学理论和社会学理论。

一、老化原因

（一）遗传因素

长寿研究表明，人的寿命与遗传和优生有密切关系。百岁老年人家族的长寿率高达 52%～72.8%，表现为多代连续长寿、隔代长寿和两代连续长寿，这表明遗传因素对寿命有着重要的意义。

　　人类约有 10 万个遗传基因,其中部分遗传基因是决定人的寿命和衰老过程的主要物质,其主要成分是脱氧核糖核酸(DNA)片段所组成的遗传单位。端粒 DNA 基因位于真核细胞的染色体末端,由 DNA 和蛋白质组成,其作用是维持线粒体的稳定,防止染色体降解。线粒体 DNA 基因存在于线粒体上,与生物的寿命有关。染色体 DNA 基因主管全部生命遗传信息,许多因素都可影响遗传信息的调控和表达,从而影响人的生殖、发育和衰老等过程。增殖基因主管生殖和生长,生长激素是其表达产物。衰老基因位于衰老细胞内,能使各种细胞的代谢功能减退而导致衰老。凋亡基因存在于某些老年人的凋亡细胞中,与衰老基因共同导致生物衰老。但两者有所不同,衰老基因的表达蛋白为 TP60,而凋亡基因则为 TP30;在功能上,衰老基因是按程序降低细胞代谢功能,而凋亡基因则是通过激活核酸内切酶使染色体 DNA 裂解,导致神经元数目减少。阿尔茨海默病(Alzheimer disease,AD)基因与老年痴呆有关,虽然 AD 基因和凋亡基因都可引起神经元数目减少,但两者的表达蛋白不同,前者为 β- 淀粉蛋白,后者为 TP30。在真菌、昆虫和哺乳动物衰老过程中,发现其长寿基因数目减少,若将长寿基因转移到生殖细胞,其数目增加,寿命可延长 40%。在生殖、发育和衰老过程中,不同基因在特定的调控机构控制下,对生命过程起着特定的作用。发育期基因组内的增殖基因开放,使细胞增殖和发育;成熟期后,增殖基因关闭,衰老等基因开放,使细胞代谢失调而导致衰老。与衰老有关的特定基因、结构及作用机制等方面,目前了解甚少,需进一步研究。

　　(二)非遗传因素

　　虽然遗传基因对人的最高寿命起决定作用,但人往往不能活到最高寿命,其原因是人的寿命还受到非遗传因素的影响,主要包括生理因素、心理因素、环境因素和生活方式 4 个方面。

　　1. 生理因素　人体由多个器官系统组成,它们之间的协调主要由神经 – 内分泌调控。若神经 – 内分泌功能异常,将影响生命过程,加速衰老进程。胸腺是免疫系统的主要器官,在 14 岁左右胸腺发育到最大程度,以后胸腺随年龄的增加而萎缩。免疫功能减退容易发生感染和肿瘤等,并加快衰老进程。

　　2. 心理因素　人是生理、心理、社会的统一体,而大脑作为人的总指挥部使人体各器官、组织活动协调一致。人的生理活动会影响心理活动,当生理发生障碍时则会引起心理的异常。相反,心理活动也会影响生理功能,当心理发生障碍时,可导致生理的不适,甚至出现病理性改变。若一个人长时间悲观失望、焦虑不安、忧郁烦恼,则易引起免疫功能下降,对疾病易感性增加,并易加速衰老进程。常见的心理因素包括急性心理刺激,如水灾、地震、交通事故、亲人死亡、战争爆发等;慢性长期心理刺激,如家庭不和、人际关系紧张、失恋、婚变等。一项 40 年随访大样本研究发现,性格开朗心情最舒畅组患慢性病和 35 岁以前死亡者仅占3.4%,而精神压力最大组却高达 37.5%,说明心理因素对衰老和疾病有着重要的影响。动物实验也表明,不良的精神刺激可使大脑皮质处于过度兴奋状态,引起大脑细胞萎缩,使之不能对机体各器官功能进行有效调节,容易发生疾病,加速衰老。

　　3. 环境因素　包括社会环境因素和自然环境因素。社会环境因素包括经济、家庭、社会变革、职业、文化特征、宗教信仰、意识形态及人际关系等。中华人民共和国成立前,我国居民平均寿命为 35 岁左右;中华人民共和国成立后随着经济发展,目前我国平均寿命为 70 岁左右,说明社会发展对寿命和衰老进程有着重要的影响。无论个体意愿如何,工作能力和表现如何,身体状况如何,人们在达到一定年龄时就会从工作岗位上退下来,进入退休或离职状态,此时所出现的收入降低、社会关系中断、生活作息方式改变等,常常会导致个体产生强烈的社会心理应激反应,带来严重心理问题,如家庭矛盾激化、抑郁、自杀等,并继而导致生理功能障碍,加快衰老进程。调查显示,多数人需要半年甚至1年才能逐步适应退休带来的变化。自然环境因素方面,有统计资料显示,自然环境与长寿有着一定关系。全世界有5个著名的长寿地区,即厄瓜多尔的比尔卡班巴、前苏联的高加索地区、巴基斯坦的罕萨、我国广西的巴马和新疆南部,均为边远山区,具有良好的水土资源、适宜的气候、幽雅的环境、清新的空气、无工业污染等优越的自然条件,有助于延缓衰老和长寿。

4. 生活方式　我国法定退休年龄为女性55岁,男性60岁。个体一旦从工作岗位上退下来,从有明确的工作任务和较多的人际交往环境,退到狭小的家庭圈子里,生活安排和闲暇时间增多,生活作息方式发生改变。退休前缺乏充分准备和特殊爱好的人,容易变得无所事事、无所适从或日常生活无规律,如起居无常、饮食无节、吸烟、酗酒等,出现焦虑、抑郁、缺乏生活兴趣和满意感,进而导致生理方面机体代谢的紊乱,加速衰老进程。有研究表明,集体身心锻炼如传统的休闲活动(包括钓鱼、园艺、绘画、阅读、旅游)和一些轻松的体育活动(如高尔夫球、门球、网球、乒乓球、慢跑等)有助于老年人彼此交往和分享愉悦,延缓衰老和延年益寿。

二、老化的生物学理论

(一)基因程控学说

基因程控学说(genetic program theory)是20世纪60年代由Hayflick提出的。该理论认为,遗传因素决定了生物的衰老过程,衰老只是一个过程而已。生物体的出生、发育、成熟、衰老和死亡这一自然过程是由遗传程序安排的,恰如计算机编码的程控过程,研究者们称其为“生物钟”。因此,有人把基因程控学说称为“生物钟学说”。此学说认为,衰老的最初启动源于细胞,细胞内在的预定程序决定了细胞寿命的长短。预定程序是由父母生殖细胞中染色体带来的遗传信息决定的。染色体中的DNA,以其特定的核苷酸排列顺序决定着生物个体的全部特征,这就是所谓的遗传基因。该理论常用来解释不同种类生物的寿命有所不同。与老化有关的基因可以归纳为三类。

1. 与年龄有关的疾病基因　老化与年龄相关,研究与年龄有关的疾病可认识到引发老化的机制,即那些参与老化过程的基因可能也参与同年龄相关的疾病过程。很多老年病(如糖尿病、关节炎、心脏病、癌症、高血压、神经退行性疾病、痴呆等)与遗传因素有关。以AD为例,人们认识到最有害的基因是类淀粉前质蛋白(App)基因,位于第21号染色体上。最近发现,载脂蛋白E4(ApoE4)等位基因与AD占优势有关,该基因广泛存在,可能不少老年疾病与它的潜在危害性有关。

2. 与老化有关的基因　20世纪90年代,学者们通过成纤维细胞分裂倍增实验发现,细胞老化与基因表达及其产物活性有关。衰老细胞被阻滞在细胞周期G1期而不能进入S期,从而不再分裂倍增。这是因为老化细胞高度表达多肿瘤抑制基因$p21$和$p16$,$p21$与周期蛋白(cyclin)、周期蛋白依赖激酶(CDK)及增殖细胞核抗原(PCNA)形成一种四联体,抑制其激酶活性,从而阻滞细胞通过G1期进入S期;$p16$能与周期蛋白D-CDK4复合物结合,抑制其激酶活性,使细胞阻滞在G1/S期交界处。由此可见,$p21$和$p16$基因与细胞老化有关。最近有学者发现,载脂蛋白E(ApoE)基因和血管紧张素转化酶(ACE)基因与寿命有关,这些基因在百岁老年人中的出现率较20~70岁对照组低。

3. 体内长寿保障候选基因　体内具有一些在分子水平和细胞水平上的防御体系,如自由基清除剂、DNA 修复酶、P450 类、某些抑制肿瘤的基因、热休克与其他应激蛋白、免疫球蛋白类、调节细胞分化素(如干扰素、肿瘤坏死因子、白细胞介素及其他生长调节因子)等。虽然目前还没有确认老化基因,但对上述防御体系有重要作用的基因,即所谓长寿保障基因,有可能被选定作为候选基因。

老化基因程控学说目前已得到多数学者认同,然而还没有确认老化基因,且对于基因是如何程控老化过程还知之甚少。

（二）自由基学说

自由基学说(free radical theory)最早由 Harman(1956 年)提出。当时他发现对动物进行射线照射,可使其寿命缩短。射线照射可使被照射的机体产生自由基。如果预先给照射的动物服用抗氧化剂,则对动物的机体具有保护作用。因此,这些抗氧化剂被认为是"自由基消除剂"。此外,Harman 发现给鼠类喂以抗氧化剂,可使其寿命增加。在这种情况下,Harman 提出了老化的自由基学说,认为"老化是由于细胞代谢过程中自由基产物有害作用的结果""难以控制的自由基反应,在各种病理过程中,是细胞损害的重要源泉,它们能够导致老化"。此后,许多学者对自由基进行了大量研究,发现自由基在机体老化和疾病发生发展过程中具有重要影响。一方面他们认为,在细胞代谢过程中产生的自由基破坏的靶子是类脂质、蛋白质和 DNA,可使类脂质发生脂质过氧化,从而破坏生物膜并形成脂褐素,脂褐素在细胞中蓄积增加,导致细胞老化、死亡;类脂质的过氧化,可生成醛,从而促进胶原蛋白的交联;自由基还可使蛋白质发生羟基化和巯基丢失,引起酶的失活、增大蛋白质的分解等,这些均被认为是老化发生的主要机制。另一方面他们发现,机体内有对抗自由基的成分:超氧化物歧化酶(SOD)、过氧化氢酶(CAT)和谷胱甘肽过氧化物酶(GSH-Px),这三种酶被认为是体内抗氧化剂,可以说是机体内源性的"抗老化物质"。随着年龄增长,机体防御功能下降,体内自由基的损伤作用增加,有害物质不断蓄积,从而导致体内各种生理功能障碍,加速机体老化与死亡。

（三）交联学说

交联学说(cross linkage theory)由 Bjorksten 于 1963 年提出。该学说认为,生物体内大分子(胶原纤维、弹性纤维、酶、DNA)发生异常或过多的交联反应,对机体造成严重的损害作用,导致生物体的衰老和死亡。

1. 胶原纤维蛋白的交联　胶原纤维蛋白是通过组氨酰丙氨酸交联键而形成老化交联。当细胞之间的胶原分子出现交联时,细胞对激素、营养物质、代谢产物的通透性降低,堵塞了细胞对营养物质供给的通路以及排除代谢废物的通路,使细胞功能丧失,导致机体衰亡。

2. 弹性纤维蛋白的交联　弹性蛋白分子氨基酸可通过类似于胶原纤维蛋白的交联方式使肽链互相交联。当蛋白质被各种交联剂交联成一团杂乱致密聚集物时,各种酶类无法对其进行分解,由此影响机体的生理功能,促进机体衰老和死亡。

3. DNA 及酶的交联　当 DNA 双股核苷酸链发生交联时,就会妨碍 DNA 的正常复制,甚至形成畸形 DNA,妨碍细胞分裂并使酶的活性降低,导致细胞死亡。

（四）蛋白质差错成灾学说

蛋白质差错成灾学说(protein error catastrophe theory)由 Medvedev 和 Orgel 于 1961、1963年先后提出。该学说认为,老化是由于从 DNA 复制至最终形成蛋白质的遗传信息传递过程中错误积累的结果。在人类和动物生命过程中,体内的蛋白质具有各种不同功能,如蛋白质合成发生错误,就可能影响机体的生理功能。在 DNA 复制或转录过程中,如果错误的核苷酸进入 DNA 或 mRNA,就产生错误的 DNA 或 mRNA,从而指导合成(翻译)错误的蛋白质。错误蛋白质的逐渐增多,破坏了正常的生理功能,给机体带来灾难(老化与死亡),这就是所谓"差错成灾"。Orgel 发现,蛋白质合成的差错发生率随年龄增长而增高。

(五)体细胞突变学说

体细胞突变学说(somatic mutation theory)认为,机体内的细胞可以发生突变,体内发生突变的细胞积累到一定程度后,就会导致细胞老化,使得机体的各种功能减退,从而引起机体的衰老与死亡。

Faille 在 1958 年提出,生物的衰老是由于体细胞的显性突变引起。体细胞的突变可由射线引起,也可由其他不良的物理、化学、生物因素引起,导致生物细胞中的遗传物质发生改变,使其形态发生变化和功能发生失调。自提出以来,许多学者对该学说进行了深入的研究,部分研究发现其结果与该学说相悖。如 Clark 和 Rubin(1961 年)对性染色体不同的两种(一种为单倍体,另一种为二倍体)雄性黄蜂进行照射。结果发现,这两种黄蜂的寿命并无差异。还有地球上的动物所受自然照射大致相同,但它们的寿命相差甚远。对此很难用体细胞突变学说解释。因此,体细胞突变学说存在局限性,尚未得到公认。

(六)免疫学说

免疫学说(immunological theory)是 Walford 于 1962 年提出的。机体免疫的重要组成,是通过淋巴细胞识别和歼灭入侵的细菌、病毒、真菌、其他入侵者和癌细胞而使机体得到保护。参加免疫的细胞,有来自胸腺的 T 淋巴细胞和来自骨髓的 B 淋巴细胞、巨噬细胞。T 淋巴细胞能搜索入侵者,并加以歼灭;巨噬细胞能吞噬颗粒;B 淋巴细胞受 T 淋巴细胞激活,通过间接方式产生和释放大量抗体攻击入侵者。Walford 发现,T 淋巴细胞、B 淋巴细胞的数量和功能,在个体性成熟之后,随着年龄的增长而下降,然而自身免疫的现象却大为增加。自身免疫是体液免疫的应答力过强,而识别力减弱,结果免疫系统不但攻击病原体和癌细胞,而且也侵犯自身正常的健康组织,导致机体的衰老与死亡。在免疫系统的衰退过程中,胸腺的变化发生最早,也最明显。到了老年期,胸腺小到几乎找不到的程度,因胸腺素减少,成熟 T 淋巴细胞也减少。

三、老化的心理学理论

老化的心理学理论主要了解及解释老化过程对老年人的认知思考、智力行为与学习动机的影响,包括人的需求理论、自我概念理论及人生经历和人格发展理论。

(一)人的需求理论

人的需求理论(human needs theory)主要强调动力和人的需求等概念。根据心理学研究发现,促使人类学习社会规范的动力,首先是人的本能,其次是人的需求。在人类需求理论中,最具有代表性的是马斯洛(Maslow)的"人的基本需要层次理论"(hierarchy of basic human needs)。在对人类行为动机进行深入研究后,马斯洛于 1943 年提出了层次理论的最初雏形,后于 1954 年予以进一步完善。该理论认为,人类受许多基本需要所支配,这些需要引导人类发生行为,直至需要获得满足。该理论指出人类有 5 个不同的需要层次,从低级到高级分别为:生理的需要、安全的需要、爱与归属的需要、自尊的需要及自我实现的需要(图 2-1)。

马斯洛强调,获取这些需要有先后层次的倾向,只有低一级层次的需要得到满足后,才会产生对高层次需要的需求。人在不同的阶段有不同的需求,人在一生中的需要在各层次中不断变化,但总是向更高层次的需要努力。马斯洛进一步解释,只有完全成熟的个体,并具有自主、创造、独立以及良好人际关系,才会有自我实现的需要。老年人属于成熟个体,他们有基本生理需求,也渴求其高层次需要(如爱与归属、自尊甚至自我实现等方面)得到满足,所以该理论适用于老年人。

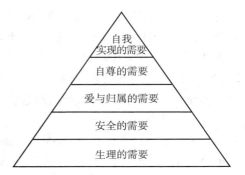

图 2-1　人的基本需要层次理论

(二)自我概念理论

自我概念(self-concept)是一个人对自己角色功能的认知与评价,它是随个体心理成长、人格发展而逐步产生的,是通过社会互动与社会沟通而形成的。它强调一个人的自我思想、情感和行为,它不是出生时就已经存在,而是后天社会化的产物。每个人在社会上往往同时扮演多种不同的角色,由于扮演角色的不同,自我概念也就不同。由于人类能意识到自己的存在,不仅能认识自己、评价自己、反省自己存在的价值和发展目标,而且还能进行自我发现、自我设计、自我确立、自我教育、自我发展等一系列能动性活动。进入老年期,个体的工作角色发生转变,从全职工作中退出,成为部分或全部退休者;家庭角色也面临多重改变,由原来的主要经济收入者变为次要经济收入者,由照顾者角色逐渐转变成被照顾者,从父母角色逐渐转换成祖父母角色。由于扮演角色的不同,自我概念也会发生改变。老年人常常由于所扮演社会与家庭角色的改变,再加上生理健康衰退,致使对自己角色功能的认知与评价减弱,出现老化心态。

(三)人生经历和人格发展理论

人生经历和人格发展理论(life-course and personality development theories)又称为心理社会理论。心理学家发现,个体的一生可用几个主要的阶段来划分。美国哈佛大学心理学教授艾瑞克森(Erikson)将整个人生过程从出生到死亡分为 8 个阶段(表 2-1):婴儿期、幼儿期、学龄前期、学龄期、少年期(青春期)、青年期、成年期和晚年期。每一个发展阶段都有其特

表 2-1　艾瑞克森的人生经历和人格发展理论

发展阶段	发展任务	适应发展的结果	停滞或扭曲发展的结果
婴儿期	基本信任感	有安全感,信任	猜疑,不信任
幼儿期	独立与自主感	独立	害羞
学龄前期	自发与主动感	主动	罪恶感
学龄期	勤奋感	勤奋	自卑
少年期	自我认同	角色认同,自我肯定	角色混淆
青年期	建立亲密关系	亲密	恐惧、独立
成年期	创造与生产	创造与生产	停滞,沉溺于物质享受,自怜
晚年期	整合感	整合	失望

定的发展任务,若能顺利完成或胜任该任务,个体将呈现正向的自我概念及对生命的积极态度,人生则趋向成熟和完美;相反,个体则呈现负向的自我概念及对生命的消极态度,人生则走向失败,出现发展停滞或扭曲的现象。

从表 2-1 可以看出,老年阶段的任务是发展自我整合。艾瑞克森认为,老年人在此时期会回顾自己过去的经历,寻找生命价值,以便接受渐进死亡的事实。他们想努力达到一种整合感,一种生活的凝聚及完整感,若未达成,则感到失望甚至是彻底的绝望。自我整合也是接纳生命的意思,这是前 7 个阶段的成熟期,包含完整的意思,表示能以成熟的心灵作自我肯定,以不畏死亡的心态来接纳自己的生命;也意味着对过去所发生的事件,不心存懊悔,且对未来生活充满乐观和进取的心态,学习面对死亡。绝望是接纳生命的反面,指个体在老年时期觉得一生不如愿,但时间又太仓促,没有机会重新选择可以接受的生活,以后也不会有什么值得追求的,而充满失望及无力感。艾瑞克森认为,绝望之所以发生,是由于心智不够成熟,而成熟的心智建立在生命的各个发展阶段心理危机任务的完成。因此,老年人能否成功整合,和其在人生早期发展任务的成功与否有关。老年人的发展危机,常常也是其个人所经历的许多心理社会危机的顶峰。

老年人自我整合的目的是将其生命中发生的事有秩序地排列在时间序列上,与过去的悲伤、懊悔达成妥协。这个过程可以说是一种生命的总回顾。卡斯特本将这种回顾分为 4 种"怀旧形态":①"证明能力存在"型:老年人会回想过去,寻找曾经发生的一些成功或得意的事件,以增加自信,鼓足勇气去面对现在的情况,他们的观点是"以前可以,现在也应该可以做得到"。②"设定界限"型:对于周围改变的环境及事物,老年人会重新调整其心理界限,以满足其心理需求,接受及面对现实改变。③"不朽过去"型:老年人有时会将过去的事带入现在的情景中,像是再一次活在过去,特别是一些令其怀念的事件,如老年人可能会保留房间的原样或对着泛黄的照片不断地自言自语。④"重复"型:老年人总是喜欢一而再、再而三并自得其乐地述说自己最得意的往事,常常将同一件陈年往事反复地提起,让人经常听到老年人提起"想当年,我……"。

上述这些怀旧形态都是帮助老年人适应老年期的方法。但是回忆常常是苦乐参半,老年人必须进行适当的调整,坦然接受它们的存在,肯定自己的生命历程是有价值的,才能适应老年期带来的各方面的改变。否则,就会对自己的一生不满意,甚至失望。因此,有人建议人在年轻的时候要积极开拓人生,培养兴趣,否则年轻时心灵的贫乏会导致老年生活的单调。

四、老化的社会学理论

老化的社会学理论主要研究社会互动、社会期待、社会制度与社会价值对老化过程适应的影响,解释社会与老年人之间的相互作用。有关老化的社会学理论研究早期出现于 20 世纪 60 年代,集中研究老年人失去自己原来的角色和社会群体后,重新适应调整的过程。此阶段的社会学理论有隐退理论、活跃理论、次文化理论、持续理论等。70 年代,研究范围逐渐扩大,集中研究社会和社会结构大环境对老化过程的影响,本阶段的代表理论有年龄阶层理论。近年来,研究范围更为扩大,进一步探索老年人与其生理、政治及社会经济环境之间的相互关系,以及个体的生命过程对老化的影响。

(一)隐退理论

隐退理论(disengagement theory)由 Cumming 和 Henry 于 1961 年提出。该理论认为,社

会平衡状态的维持,决定于社会与老年人退出相互作用所形成的彼此有益的过程。这一过程是社会自身发展的需要,也是老年人本身衰老的必然要求。隐退理论的前提是:①隐退是一个逐渐进行的过程。②隐退是不可避免的。③隐退是双方皆感满意的过程。④所有社会系统都有隐退的现象。⑤隐退是一种常模。此理论认为,老年期不是中年期的延续,老年期有自身的特殊性,老年人逐步走向以自我为中心的生活,生理、心理以及社会等方面的功能也逐步丧失,与社会的要求正在渐渐拉大距离,因此,对老年人最好的关爱应该是让老年人在适当的时候以适当的方式从社会中逐步疏离,不必再像中年期或青年期那样拼命奋斗。此外,一个社会要保持持续的发展,就必须不断地进行新陈代谢。进入老年阶段,就像选手将接力棒交给下一位选手一样,自己从社会角色与社会跑场中隐退,这是成功老化所必须经历的过程,也是一种有制度、有秩序、平稳的转移。这个过程是促进社会进步、安定、祥和的完善途径,也是人类生命世代相传,生生不息的道理。此理论可用以指导老年人适应退休带来的各种生活改变。该理论的缺陷是很容易使人将老年人等同为无权、无能、无力的人,使社会对老年人的漠视合情化、排斥合法化、歧视合理化。

(二)活跃理论

1961年,Havighurst等提出了活跃理论(activity theory)。1982年,Longino和Kart对该理论的许多假设进一步进行了论证。该理论认为,社会活动是生活的基础,人们对生活的满意度是与社会活动紧密联系在一起的,社会活动是老年人认识自我、获得社会角色、寻找生活意义的主要途径。老年人若能保持参与社会活动的最佳状态,就可能充分地保持老年人生理、心理和社会等方面的活力,更好地促进老年人生理、心理和社会等方面的健康发展。现实生活中,我们不难发现老年人常常有一种"不服老"的感觉,"越活越年轻"的老年人常常有一种急迫的"发挥余热"的冲动。终日无所事事对他们来说不是享福,而是受罪。因此,老年人仍期望能积极参与社会活动,维持原有角色功能,以证明自己生活的价值,而失去原有角色功能常常使老年人失去生活的信心与意义。活跃理论建议,个体社会结构所失去的活动必须被新角色、新关系、新嗜好与新兴趣所取代,如果老年人有机会参与社会活动,贡献自己的才能,其晚年的生活满意度就会提高。有关研究也证实,老年人参加自己感兴趣的正式与非正式活动,比参加许多工作更能提高老年人的生活品质与满意度。但活跃理论并不是无懈可击的,它没有注意到老年人之间的个体差异,不同的老年人对社会活动的参与要求是不同的。同时,活跃理论也没有注意到年轻老年人与高龄老年人的差别,这两个年龄组的老年人在活动能力和活动愿望上差别都是很大的,不可一概而论。

(三)持续理论

持续理论(continuity theory)是从Havighurst等关于美国堪萨斯市成年人生活研究中发展出来的理论,1971年由Atchley正式提出。活跃理论和隐退理论很明显存在一些问题,对这些问题的解决促成了持续理论的诞生。持续理论更加注意的是老年人的个体差异,以对个性的研究为理论基础。该理论主要探讨老年人在社会文化约束其晚年生活的行为时,身体、心理及人际关系等方面的调适。根据该理论,个体在成熟过程中会将某些喜好、特点、品味、关系及目标纳入自己人格的一部分。当人们进入老年期时,他们经历了个人及人际关系的调适,表现出有助于调适过去生活经验能力的行为。一个人的人格及行为特征是由环境影响与社会增强结果所塑造出来的。Neugarten认为,人的人格会随着老化过程而持续地动态改变,若个体能适时改变人格,适应人生不同阶段的生活,则能较成功地适应老化过程。一些纵向研究报告指出，一般人认为老年人常有的人格行为，可能是一种适应年龄增长后，人格改变所表现出来的行为。老年人会觉得自我精力、自我形态以及性别角色知觉降低，如男女角色可能对调：男性较倾向于被照顾、忍耐的角色，而女性则扮演较具领导性的角色。人生命周期的发展表现出明显的持续性，老化是人持续性发展的结果，也是老年人适应发展状况的结果，而发展状况的不同必然会导致老年人适应结果的不同。因此，持续理论承认每位老年人都可能是不同的，这一观点为持续理论赢得一席之地。

（四）次文化理论

次文化理论（subculture theory）由美国学者 Rose 于 1962 年提出。次文化是社会学中的一个术语，它意味着与主流文化的不同。老年人作为一个在数量上越来越庞大、社会影响上越来越强烈的群体，必然会形成具有特殊色彩的文化现象，以此与青年人或中年人区别开来，这就是老年次文化。老年人拥有自己特有的文化特质，就像少数民族拥有不同于主流人群的生活信念、习俗、价值观及道德规范，自成一个次文化团体。在这个次文化团体中，个人的社会地位是由过去的职业、教育程度、经济收入、健康状态或患病情形等认定的。随着老年人口的增加，这类次文化团体随之壮大，许多相关的组织也随之设立，如美国退休人员协会（American Association of Retired Persons，AARP），我国的老年大学、老年人活动中心、老年人俱乐部等。该理论指出，同一文化团体中的群体间的相互支持和认同能促进适应、成功老化。老年人本身已经与主流社会产生了疏离，过分强调老年次文化，在一定程度上可能唤醒社会对老年这个特殊群体的关注，但也可能会将老年人进一步从主流社会推开，加剧老年人与主流社会的疏离感。

（五）年龄阶层理论

年龄阶层理论（age stratification theory）由美国学者 Riley 于 1972 年提出。年龄阶层理论利用社会学中阶级、分层、社会化、角色等理论，力图从年龄的形成与结构等方面来阐述老年期的发展变化，它被认为是新近发展起来的较全面的、颇具发展前景的一个理论。其主要观点有：①同一年代出生的人不仅具有相似年龄，而且拥有相似的生理特点、心理特点和社会经历；②新的年龄阶层群体不断出生，所处社会环境的不同会使他们对历史和人生的感受不同；③社会可根据不同的年龄及其所属的角色而分为不同的阶层；④各年龄阶层的人群以及他们的角色随社会变化而不断变化；⑤个体的行为会随着所属年龄群体的改变而发生相应改变；⑥人的老化与社会变化之间的相互作用是呈动态的，因此，老年人与社会总是不断地相互影响。老年人是社会团体中的一个重要年龄阶层，同一年龄阶层的老年人之间会相互影响其社会化过程，而表现出同一阶层的老年人拥有某些特定的普遍性行为模式，反映出老年人的人格与行为特点是老年群体相互影响的社会化结果。

（六）角色理论

角色（role）即社会角色，是按一定社会规定表现出特定社会地位的模式化行为，即处在不同社会地位的人，社会对其有不同的行为期待。人在不同的生命阶段扮演不同的角色。年轻时的角色较为单纯，随着年龄增长，扮演的角色也增加，表现出不同的行为。退休前，个体成熟的社会化行为主要是功能性角色，如父母、职员或教师、领导等，社会对个体的期待较重视工作能力与责任，而表现出较偏向积极进取的行为模式。随着年龄的不断增长，老年人从工作岗位上退下来后，功能性角色逐渐被情感性角色取代，行为特点逐渐变为保守、谦和。进入老年后若能对角色理论有所认识，并对角色改变的自然过程有所认知并予以接受，将有助于其对老年生活的适应。

（蒋晓莲）

第二节　老化相关改变

一、解剖学变化

老化是人生长与发育的自然过程,进入老年的人无论怎样预防老化,随着年龄的增长,均会逐渐出现不同程度的毛发灰白、脱发、面部皱纹增多、皮肤松弛及弹性降低,眼睑、耳及颊部皮肤下垂,身高变矮、脊柱后凸、行动缓慢等老化的表现。

（一）老化的外貌特征

1. 身高与姿态　老年人由于椎间盘萎缩变薄,椎体高度变矮,加之骨质和钙的丧失,使脊柱变短且弯曲,致老年人呈现脊柱后凸和身高逐渐降低。据 Rossles 等对身高变化的研究发现,90 岁老年人较其 20 岁时的身高平均降低 8.4 cm。我国有人对 534 名老年人 8 年的观察发现,身高男性平均降低 3.7 cm,女性平均下降 3.9 cm。一般老化对四肢长骨的形态影响不大,因此指距变化不大。指距是指两臂左、右水平伸开,左、右指尖之间的最长距离。老年人指距与身高之比常 >1,指距平均超过身高约 6 cm。据报道,女性 40～50 岁身高大于指距 1 cm,从 60 岁开始指距可超过身高,90 岁以上可超过身高达 8 cm。由于老年人许多部位承重关节骨质增生,关节软骨老化,关节活动灵活性减退,身体协调性差,步履缓慢。

2. 容貌

（1）皮肤皱纹:老年人皮肤皱纹逐渐增多和加深。皱纹的产生是老化的重要征象之一,最早出现在面部,面部首先出现于额部,然后逐渐出现于眼角、耳前颞部及口角两边。皱纹的走向与肌肉纤维收缩方向有关。许多老年人在鼻根部两侧出现两条垂直的或弧形的皱眉线,并在上、下睑出现皱纹。眼角和颞部的皱纹在两眼角外侧呈扇形放射状,有人把它看做年过 40 岁的标志。鼻唇沟随着年龄的增长逐渐加深,并沿口角向下延伸到颏部,可形成一条深沟,60 岁以后可呈现出朱红色放射状的皱纹,甚至像荷包袋呈折叠状。少数老年人由于颈部组织下垂并伴有脂肪沉着,出现双下巴。

（2）皮肤色泽:部分老年人的面部皮肤呈暗灰色或无光泽。皮肤可出现多种损害性改变,包括:①老年疣:又称脂溢性角化症或基底细胞乳头瘤,俗称"寿斑",多见于 50 岁以后,好发于面部、颈部、手背、躯干上部等处。呈褐色扁平丘疹,圆形或椭圆形,单发或多发,表皮常有一层薄的油腻性鳞屑,大小自数毫米至数厘米。②老年色素斑:呈多发性扁平棕褐色斑点,圆形,边界清楚,大小不等,可相互融合。常见于面部、颈部、手背、前臂等暴露部位。长寿老年人色素斑的发生率可达 100%。③老年性血管瘤:大小可自针尖至米粒大小不等,多分布于躯干及四肢近端。④老年性白斑:是由于皮肤黑色素细胞减少引起,多出现于胸、腹、背等处,60 岁以上发生率可达 100%。

（3）脂肪分布:脂肪随着年龄的增长而出现皮下脂肪减少而内脏脂肪增多的变化。皮下脂肪减少,弹力纤维消失,导致皮肤松弛,而出现眼睑、耳及腭下垂。上睑下垂严重时可妨碍视力。下睑因水潴留而肿胀隆起,当伴有静脉淤血及色素沉着时,则出现暗黑色袋状膨大,称下睑袋。由于皮下脂肪减少,也会使原来凹陷的部位变得更深,如眼窝、腋窝、锁骨上窝、肋间隙、骨盆和其他凹陷部位。另外,因皮下脂肪减少,使骨性标志会变得更突出,原来较隐匿的骨性标志可变得清晰可见,如脊柱末端、肩胛冈、肋骨、剑突、棘突、髂骨嵴、髌骨、足弓、跖骨头等。面部脂肪减少,腹部与臀部脂肪却增多,使腰围及臀围增大,而容易出现中央型或腹型肥胖。角膜周围因脂肪沉积形成轮状混浊而出现"老年环"。80岁以后,老年人面貌老化较固定,称为"固定面貌"。一般来说,50~60岁体重有增加的趋势。

(4)毛发:部分人自40岁起逐渐出现头发稀薄,甚至退变为毳毛。同时头发变白,多从两鬓至额部、头顶至枕部。60%的老年男性可出现脱发,常见于头顶,也可出现沿头顶两侧呈"M"样脱发。据报道,部分老年人可出现阴毛、腋毛脱落。

(二)各系统器官的解剖学变化

1. 呼吸系统 包括鼻、咽、喉、气管、支气管和肺。人进入老年,其解剖学改变在气管、支气管和肺更为明显。

(1)气管、支气管:老年人的支气管及其支持组织变硬,支气管黏膜上皮及黏膜腺退化。支气管平滑肌、腺组织明显萎缩,出现支气管腔变得扩张。

(2)肺:老年人因长期多年吸入尘埃,其肺组织逐渐变为灰色。同时由于肺组织萎缩,肺泡张力减低而扩大,肺泡壁变薄以及肺泡融合而形成肺气肿,称为"老年性肺气肿"。肺动脉壁随着年龄的增长可出现肥厚、纤维化。

另外,老年人的鼻黏膜萎缩,气管及喉软骨、肋和软骨钙化与骨化,还可出现肋骨和脊椎骨脱钙而引起胸廓前后径增大,形成"桶状胸"。

2. 循环系统 由心脏及血管组成。

(1)心脏:老年人心脏的大小无明显改变。若心脏扩大或缩小,常提示心肌病变。左心室壁因老化会有增厚的现象。随增龄,心脏瓣膜、瓣环逐渐发生淀粉样变性和脂肪沉积,以及纤维化、钙化,使瓣膜增厚或变硬,致瓣膜变形,特别是二尖瓣和主动脉瓣变形,造成瓣膜关闭不全而产生心脏杂音。如主动脉瓣口狭窄可进一步加重心脏肥大。老年人心肌细胞内可出现脂褐素沉着,且随着增龄而增多。肌纤维横切后可见附近的横纹消失,并可见心肌纤维化及淀粉样变。老年人的心脏常有肥大和心内膜增厚,但一般心容量改变不大。如果老年人个体身体虚弱、营养不良或有肿瘤、恶病质等情况,心脏可出现棕色萎缩。

(2)血管:一般从40岁开始出现不同程度血管壁弹性纤维减少,胶原纤维增多,动脉血管内膜逐渐粥样变性,管壁中层常钙化,使血管增厚变硬,弹性减弱,影响血流。人进入老年,冠状动脉内膜有不同程度的类脂质沉着,继而纤维组织增生和钙沉着,引发冠状动脉粥样硬化。其粥样硬化,轻者有脂纹、斑块;重者斑块明显增多及钙化,管壁失去弹性而变硬,血管腔狭窄。斑块一旦破溃和脱落可堵塞冠状动脉的小分支,造成局部供血不足而发生心肌梗死。主动脉硬化可导致主动脉长度和宽度增加。老年人因皮下脂肪减少,皮肤变薄,使血管显得格外突出。

3. 消化系统 是由消化管和消化腺两大部分组成。消化管包括口腔、咽、食管、胃、小肠和大肠。消化腺包括大唾液腺、肝、胰及散在于自口腔至肛门整个消化管壁内的无数小腺体(如唇腺、食管腺、胃腺及肠腺)。

消化管主要为空腔器官,其老化表现为肌纤维萎缩:①管腔扩大和松弛:如胃和结肠下垂,食管、十二指肠及乙状结肠憩室。②管腔变硬:如血管硬化影响血流,胆囊和胆管壁增厚易发生结石。③管壁腺体萎缩:如胃黏膜变薄变白,从而使胃液分泌减少。消化系统的实质性器官(如肝、脾、胰等)呈萎缩性改变,加之血管硬化导致其功能逐渐减退。病理学家研究1 500例尸检发现,70岁以上老年人,20名直接死于严重的消化系统疾病。

4. 泌尿、生殖系统

(1) 泌尿系统:由肾、输尿管、膀胱、尿道及其有关的血管、神经组成。

1) 肾结构:随着年龄的增长,肾开始萎缩,肾的质量逐渐减轻。据报道,60岁肾的平均质量为250 g,70岁为230 g,80岁为190 g,90岁为185 g,皮质较髓质减轻更明显。肾单位减少,使肾循环血量减少,肾小球滤过率降低,肾功能减退。另外,由于肾小管基膜增厚,小管细胞脂肪性变,特别是近曲小管退行性病变,出现水肿、管壁萎缩和扩张。

2) 肾血管:随年龄增长,肾血管粥样硬化。主要是小动脉弹性进行性减退,内膜增厚,管腔缩小,使肾血流减少,机体对毒物的清除率下降。

3) 肾小球:逐渐纤维化、玻璃样变和基膜增厚,严重者肾小球可完全为透明物所取代,毛细血管塌陷,肾小球缺血使肾小球萎缩或数目减少,滤过功能下降。

4) 输尿管:肌层变薄,支配肌肉的神经细胞减少,输尿管张力减弱,尿液进入膀胱速度变慢,易产生尿液反流,导致泌尿系统逆行性感染。

5) 膀胱:肌肉萎缩,肌层变薄,黏膜小梁形成,易发生膀胱憩室;膀胱纤维组织增生,使膀胱肌收缩无力,容量减小,因而老年人常出现尿频、夜尿量增多、排尿无力或排尿不畅等。

6) 尿道:老年人尿道随着增龄逐渐开始纤维化,括约肌萎缩,使尿流速度减慢,出现排尿无力、不畅和尿失禁。

7) 前列腺:随着年龄增长,前列腺出现退行性变化,其纤维组织和平滑肌增生,前列腺增生肥大,引起尿路阻塞。

(2) 生殖系统:由生殖腺、输送管道、附属腺和外生殖器组成。生殖系统在老年人中的改变以萎缩为主要特征。老年男性睾丸萎缩后可发生纤维化,女性除乳房脂肪沉积、乳晕和乳头萎缩外,各生殖器亦发生萎缩。

1) 外阴:老年女性外阴萎缩,表现为外阴皮肤皱褶和皱纹,外生殖器变小,阴毛稀疏且可呈灰白色。

2) 阴道:阴道萎缩,表现为黏膜外观灰白,阴道缩短变窄,阴道口沿阴道前壁退缩,阴道上皮变薄,上皮细胞减少。

3) 子宫:表现为体积变小,子宫体与子宫颈比例由育龄的4:1变为2:1,子宫肌纤维萎缩,因而质量减轻。据报道,41~50岁的子宫质量为57 g,51~60岁为40 g,61~70岁为39.5 g。子宫结缔组织萎缩,子宫颈鳞状上皮可扩展到子宫颈管内膜,从而引起子宫口狭窄。子宫黏膜和子宫体皆萎缩,子宫颈可发生粘连而闭锁。

4) 卵巢:随着增龄其体积缩小,质量减轻。据报道,成熟女性卵巢质量平均为9~10 g,41~50岁为6.6 g,51~60岁为4.9 g,61~70岁为4 g,最后几乎变成片样结缔组织。老年卵巢萎缩,表面无滤泡或偶见失去功能的囊泡形成。

5) 输卵管:在绝经期后萎缩,变得松弛和脆弱。黏膜的皱襞减少,结缔组织变硬,纤毛消失,管腔狭窄或闭锁。

5. 神经系统 老年人随增龄脑的体积缩小,质量减轻,60岁时约减轻6%,80岁时约减轻10%,女性比男性更明显。

脑组织因逐渐萎缩而表现为脑萎缩和脑沟变宽,萎缩以大脑半球的前半部明显,后半球、脑干和小脑受影响较小。神经细胞的数量随增龄依种类、存在部位等的不同而选择性减少,尤以上颞回、前中央回、纹状区、脑干黑质、蓝斑海马等细胞减少最为明显。神经细胞除数量减少以外,还有形态的改变,如尼氏体减少,细胞内脂褐素沉着增多,突触数量减少等,周围神经纤维和感受器官细胞数量亦会减少。神经细胞树突变短或减少,膜代谢障碍,周围神经节段性脱髓鞘和神经纤维变性,使运动和感觉神经纤维传导冲动的速度减慢,导致老年人对外界事物反应迟钝,动作协调能力下降。老年人交感和副交感神经均随增龄而逐渐变性,乙酰胆碱、去甲肾上腺素等神经递质均减少,致使自主神经功能紊乱。

脑血管硬化是老年人最常见的改变。老年人脑动脉逐渐硬化,脑血管流量减少,血流速度缓慢,血供减少,葡萄糖利用率降低,能量代谢减少,容易导致脑软化,从而使老年人对内、外环境的适应能力降低,智力衰退,睡眠欠佳,易疲劳,记忆力下降和性格改变,严重者可表现为阿尔茨海默病。

6. 运动系统 由骨、骨连接和骨骼肌三部分组成。运动系统的老化主要表现为肌肉萎缩或假性肥大,肌腱韧带萎缩,骨质疏松及关节增生。肌腱韧带因萎缩而变得僵硬。

(1) 骨骼:骨骼的作用是支持身体,保护心、脑等重要器官。人步入老年,骨骼因老化而发生退行性变,尤其是女性进入绝经期后或男性在 55 岁以后,骨质丢失增多,在长骨端及骨盆变成海绵状或发生骨质疏松,以致骨骼变脆。

(2) 关节:老年人关节退行性变化是由于胶原细胞形成减少,使关节的弹性及伸缩性均降低。随着年龄的增长,关节逐渐发生软骨变性,使关节软骨面变薄,软骨粗糙、破裂、完整性受到破坏。甚至出现关节软骨完全消失,使老年人活动时关节两端面直接接触。还由于钙的沉着,使关节钙化及骨化,产生骨质增生。连接和支持骨与关节的韧带、腱膜、关节囊可因纤维化而僵硬,使关节活动受到严重影响。退化关节软骨边缘出现骨质增生,形成骨刺,导致关节活动严重障碍。

(3) 椎间盘的改变:随着年龄增长,椎间盘变薄,韧带弹性减弱,椎间盘结构松弛,脊椎变短,身高降低。脊柱变形形成脊柱后凸。

(4) 肌肉:进入老年后,肌细胞内水分减少,细胞间液体增加,肌纤维逐渐萎缩,其伸展性、弹性、兴奋性和传导性皆减弱。由于老年人蛋白质分解大于合成,呈负氮平衡,肌肉质量随年龄增长而减少。加之老年人脊髓和大脑功能衰退,活动减少,肌力减退,且易疲劳,使老年人运动和反射动作显得无力及迟缓。

7. 感官系统 包括皮肤、视觉、听觉、味觉等。

(1) 皮肤:是机体最外层的组织,是机体的第一道防御屏障,也是重要的感觉器官。随着年龄的增长,体内外各种因素会影响皮肤的老化过程。皮肤的老化是最早且最容易观察到的现象。

1) 表皮变薄,真皮萎缩,弹力纤维的弹性降低,皮肤的沟纹变深而出现明显的皱纹。

2) 老年人皮肤干燥,光泽消失,结缔组织减少,弹性纤维失去弹性,导致皮肤松弛、弹性降低。

3) 老年人色素沉着而颜色加深,易出现老年斑。

4) 老年人皮下脂肪和汗腺萎缩,小汗腺分布的范围和数量减少。

(2) 视觉

1) 眼睑皮肤弹性减退而松弛。眼睑皮下脂肪减少,肌张力减退,出现上睑下垂和眼袋等现象。

2）结膜血管动脉粥样硬化、变脆,易破裂而致结膜出血。

3）角膜边缘可形成灰白色环状类脂质沉积而出现老年环。

4）老年人晶状体体积逐渐增大,弹性明显降低,使晶状体调节和聚焦功能减退,视近物发生困难。晶状体颜色逐渐变黄,致使分辨白色、蓝色、黄色、绿色均感困难。晶状体内非水溶性蛋白质比例增多,致使晶状体的透光度减弱,增加了白内障发生的可能性。

5）眼底动脉硬化,脉络膜变厚,视网膜变薄,患有高血压的患者易引起出血。

6）老年人的泪腺萎缩,分泌减少,易致眼干燥。此外,有部分老年人因泪管周围的肌肉、皮肤弹性减弱,收缩力差,所分泌的泪液不能顺利通过泪小管流出,致使老年人常流眼泪。

（3）听觉:组成耳蜗的毛细胞随增龄而减少,鼓膜变薄及退行性变,听神经功能减弱,致使老年人听力逐渐减退,造成老年性耳聋。

（4）味觉:老年人味觉细胞数目逐渐减少及唾液腺分泌功能降低,致使老年人对味道的敏感性降低,其中,对甜和咸的感受器影响最大。唾液分泌亦受吸烟和某些药物影响,使唾液分泌减少,味觉变差。

（5）嗅觉:老年人鼻腔中嗅觉感受器萎缩,使得老年人的嗅觉敏感度降低。

（6）触觉:老年人触觉小体数量减少,触觉小体和表皮的连接松懈,触觉的敏感度下降,阈值升高。

（7）痛觉:老年人神经细胞数目减少,神经传导速度减慢,对痛觉、温度觉的敏感度降低。

二、生理学变化

随着年龄的增长,人体内各器官系统可出现一系列形态学的退行性变化,而使其生理功能衰退,但形态学变化往往早于生理功能的减退。老年人这种增龄性改变在个体之间存在差异,如现实生活中同年龄的健康老年人心、肾等功能退行性改变不一致,还有即使在同一老年人个体内也存在着器官功能退化不一致的现象。造成这些差异的主要原因是机体细胞、分子等水平的老化不一致所致。

（一）细胞和分子水平的老化

1. 细胞水平的老化　人体老化是各系统、器官、组织、细胞老化的结果,而细胞的老化是器官老化的基础。细胞中含有各种细胞器,它们具有特定的功能和形态。细胞器中含有各种线粒体、内质网和高尔基复合体等。线粒体是产生能量的场所,核糖体合成蛋白质,内质网和高尔基复合体产生并分泌蛋白质,微丝和微管维持细胞形态,细胞核中的染色体是遗传物质的载体。在老化的过程中,不同器官的细胞变化是不一致的。一般来说,机体内各种细胞的寿命因其分化能力而异。但无论其寿命的长短,它们都会随衰老而产生一系列退行性变化。

（1）细胞器的老化

1）细胞膜:作为细胞和细胞器的外膜,其酶和受体随增龄而改变。此外,胆固醇与磷脂的比值随增龄而加大,影响膜的通透性。

2）线粒体:作为细胞内物质氧化磷酸化产生能量的重要物质,随着增龄数量逐渐减少,其形态从短厚杆状变成泡状或细扁状,这种变形影响细胞的代谢功能。有研究证明,肝细胞中的线粒体一般不随增龄而老化。也有研究表明,神经元和肌细胞中线粒体的瓦解可能是机体老化的一个重要原因。

3）细胞核：含有与遗传有关的物质，老化表现为染色体凝集、色变浅、皱缩、碎裂及溶解，核体及核仁增大，核膜内陷，核内出现包涵体，核周代表 RNA 的染色体储备减少。这些改变可能与 DNA 复制和转录功能下降有关。

4）溶酶体：老化表现在溶酶体的活性一般随增龄而增强，但酸性水解酶等活性降低。一方面对各种外来物质不能及时消化和吸收，使之在细胞内形成衰老色素；另一方面老化的溶酶体可消化分解自身细胞的某些物质，导致细胞死亡。

（2）细胞内脂褐素堆积：一般认为，脂褐素的形成与堆积是生物体老化的一个重要标志，源于机体脂质过氧化物增加的结果，它随增龄而增加。

2. 分子水平的老化　近年来普遍认为，老化的基本变化是细胞内的变化，而细胞内的变化是以分子变化为基础的。机体在分子水平上的老化表现为：①大分子交联增加：机体结缔组织富含胶原蛋白和弹性蛋白。随着年龄的增长，胶原分子间的交联增加，使胶原纤维吸水性下降，组织顺应性降低，影响组织的活动。在毛细血管与实质细胞之间结缔组织交联增多，有碍营养物质与废物的转运。上皮下基膜交联增加，导致基膜增厚。晶状体可出现中心突出的可溶性蛋白减少。②大分子变性：表现在核的 DNA 分子的量随增龄而下降，老年人核小体上重复排列的碱基增加，DNA 与组蛋白结合增加，导致染色体内组蛋白与非组蛋白比值升高等。

（二）整体水平的老化

1. 机体构成成分的改变

（1）水分的变化：人体内总水量约为体重的 60%（男）或 50%（女），随着增龄总水量有所下降，老年男性总水量约占体重的 51.5%，女性占 42%～45.5%。而老年人体内水量的减少主要是细胞内液的减少，可能与细胞总数减少有关。

（2）脂质的变化：人随增龄体重渐增，65～75 岁达高峰，以后逐渐下降。体重增加的主要原因是脂肪组织的增加，其中以男性更明显。据研究发现，男性机体脂肪由青年时的约 17% 增至老年的 30% 左右。因此，老年人因脂肪蓄积体形发胖，血总胆固醇增高，血清总脂质增高。除此以外，老年人蛋白质由 19% 减至 12%，矿物质由 6% 减至 5%。

2. 功能改变　老年人的生理功能改变表现为储备能力降低，各种功能减退，适应能力减弱（详见本节"五、各系统器官生理功能变化"）。

三、生物化学变化

在老化的过程中，机体发生酶类、胶原及糖、蛋白质和脂质代谢等复杂的生物化学改变，导致各种老化改变。

（一）酶的变化

酶是一种催化机体内各种生化反应的生物催化剂，它能控制生化反应的速度和进程，而影响机体的生理活动功能。许多研究表明，在性成熟后，有些酶可出现水平的下降，某些酶也可以出现水平的升高，还有部分可不发生变化。酶在机体内发挥特殊的功能，人生长和发育时期每一阶段的变化，与特殊酶或其同工酶的出现、消失或水平的改变有关。每种酶或其同工酶一般由 1 个或 2 个基因编码，所以可以从基因水平上研究某些与老化有关的酶而了解老化的机制。

1. 与老化相关酶水平的变化

(1) Na^+-K^+-ATP 酶：主动性 Na^+、K^+ 转运是动物细胞重要生命活动之一，细胞代谢所产生的能量相当大一部分被转运活动所利用，因此，主动性 Na^+、K^+ 转运是决定代谢速率的重要因素之一。老年人红细胞膜 Na^+-K^+-ATP 酶水平下降，其活性比年轻人约低 56%。每水解 1 分子 ATP 可使 2 个 K^+ 和 3 个 Na^+ 向细胞内(外)转移，由于酶水平的降低，使老年机体内 Na^+、K^+ 在细胞内(外)转移率下降。Na^+、K^+ 在细胞内外转移的同时，ATP 被水解产生热量，随增龄 ATP 酶活性下降，产热减少，所以老年人会出现畏寒现象。

(2) 超氧化物歧化酶(SOD)：是消除自由基对机体损伤的关键酶。此酶可将毒性大的·O_2^- 歧化成 O_2 和 H_2O_2，后者再由过氧化氢酶等催化分解，从而解除·O_2^- 的毒性作用。

$$\cdot O_2^- + \cdot O_2^- + 2H^+ \xrightarrow{\text{SOD}} O_2 + H_2O_2$$

$$H_2O_2 + H_2O_2 \xrightarrow{\text{过氧化氢酶}} O_2 + 2H_2O$$

据多项研究发现，SOD 活性随着年龄增长而下降，一般在 60 岁以后明显下降并维持一定水平。由此，随着增龄自由基对机体的损伤作用逐渐增加。

(3) 胆碱乙酰化酶和乙酰胆碱酯酶：乙酰胆碱作为神经系统重要的神经递质，它的合成和分解均需要胆碱乙酰化酶(CAT)和乙酰胆碱酯酶(ACE)的催化：

$$胆碱 + 乙酰辅酶 A \xrightarrow{\text{CAT}} 乙酰胆碱 + 辅酶 A$$

$$乙酰胆碱 + H_2O \xrightarrow{\text{ACE}} 胆碱 + 乙酸$$

CAT 和 ACE 的水平可以反映胆碱能神经的活性。随着机体的老化，这两种酶的活性降低，从而影响乙酰胆碱的合成和分解。这种改变在阿尔茨海默病患者中较明显，并在相关研究中得到了证实。Perry 等发现，CAT 分布减少和 ACE 活性下降与阿尔茨海默病早期病理变化相平行，而正常人 CAT 活性下降与毒蕈碱受体结合能力下降相平行，其 ACE 无变化。由此表明正常老化与疾病之间的区别，同时提示可通过提高乙酰胆碱的合成来预防和治疗疾病的理论依据。

(4) 单胺氧化酶(MAO)：主要存在于脑、肝、血小板和血清中，参与体内单胺类和儿茶酚胺类物质的代谢。MAO 有 A、B 两型，MAO-A 为神经元中 MAO 的主要形式，而 MAO-B 则主要存在于胶质细胞内。MAO 是一种多功能酶，因为其底物特异性较低，能催化多种底物氧化。MAO 在神经系统中能调节神经递质的含量，如神经突触处的去甲肾上腺素(NE)等主要通过 MAO 和儿茶酚胺 -O- 甲基转移酶(COMT)的作用而灭活。

MAO 与老化有密切关系。人脑中 MAO-B 活性在 45 岁开始急剧增加，这被认为是老化标志，故 MAO-B 被称为老化相关酶。MAO 活性增加导致某些老年精神性疾病，如抑郁症、阿尔茨海默病及帕金森病等。有研究发现，利用普鲁卡因作为一种 MAO 抑制剂，可改善老年人的一些老化征象和缓解老年性精神疾病等。

2. 同工酶谱的变化　同工酶是指催化的化学反应相同而酶的分子结构、理化性质乃至免疫学性质不同的一组酶。目前已发现的同工酶有 100 余种，其中对乳酸脱氢酶(LDH)研究最多。LDH 有 5 种同工酶，主要是由 H 与 M 亚基构成的四聚体。据研究发现，LDH 同工酶谱随年龄而变化，H_4-LDH 在老年期的比例增加，它可能是引起老年人器官功能变化的主要原因。因为研究已证实，M_4-LDH 对丙酮酸转变为乳酸的催化作用较 H_4-LDH 迅速。因此，当缺氧时，大量的 M_4-LDH 有利于增强无氧酵解生成乳酸而获得能量。然而，老年人 M_4-

LDH 比例下降,对组织抵抗无氧状态的能力降低,组织因缺乏能量而受到的损害加大,由此,老年人心脏病的发病率随增龄而增高。

同工酶研究较多的还有肌酸激酶(CK)。CK 是一种二聚体酶。CK 有 3 种同工酶,即 BB、BM 和 MM。其中,BB 型同工酶存在于早期胎儿的骨骼肌、心及脑中。BB 型同工酶随着生长发育的进行,在脑外逐渐先后被 BM、MM 型所替代,由此显示出 CK 同工酶谱具有组织特异性和年龄依赖性。

(二)胶原的变化

胶原(collagen)为一种大分子纤维蛋白,占机体内总蛋白质的 1/4 ~ 1/3。胶原分子间的交联形成是结缔组织老化而失去弹性和柔软性的主要因素。随着胶原分子间的交联数目增多,导致纤维结构硬化,可呈现出高血压、关节硬化、皮肤皱纹等,甚至还可影响细胞与血管间的物质交换,降低细胞功能而发生机体的老化。因此,可认为胶原分子间的交联形成是老化的重要原因。

1. 胶原的分类　胶原根据其分布于机体内组织,如皮肤、骨、角膜、血管等不同分为 Ⅰ 、Ⅱ、Ⅲ……Ⅹ胶原。胶原作为一大分子的纤维蛋白,包括三股螺旋形的多肽亚单位,即 a_1、a_2、a_3 三种类型。其中,甘氨酸约占 33%,脯氨酸和羟脯氨酸约为 23%,还有丰富的羟赖氨酸,但缺半胱氨酸和芳香族氨基酸。每条 a 链含有 1 050 个氨基酸。

2. 胶原的合成　每种 a 链均有其特殊的单顺反子 mRNA 编码,该 mRNA 在粗面内质网的多聚核蛋白体上约 5 min 能翻译出一条前 a 链,即前胶原。在三股螺旋形成之前,一些脯氨酰和赖氨酰残基被羟化。脯氨酰的羟化是调控胶原的生物合成及其结构的关键因素,若脯氨酰羟化受抑制,将阻碍单体三股螺旋的形成并影响其稳定性。赖氨酰羟化酶催化赖氨酰的羟化,赖氨酰的羟化为胞外形成链间的共价交联链所必需。前胶原三股螺旋在胞内合成后分泌到胞外间质,在两种胞外前胶原肽酶的催化作用下形成成熟的胶原单体。如果赖氨酰羟化酶缺乏,则导致结构组织异常,皮肤和韧带的机械特性受到损害。

3. 胶原的变化　胶原随增龄发生变化,可将胶原交联分为幼龄交联、成熟交联和老化交联三种变化。

(1) 幼龄交联:又称为席夫(Schiff)碱基交联,主要存在于幼龄动物的胶原中,随着动物的成熟而急剧消失。

(2) 成熟交联:又称为吡醇氨酸交联,是连接三条多肽链的交联物质,主要存在于骨、软骨、跟腱及血管壁等组织胶原中,而在皮肤、角膜及肾小球基膜等组织中尚未发现。在人类胎儿期基本没有此种物质,乳幼儿期则迅速增加而代替席夫碱基交联,使胶原纤维变得更加坚韧和稳定,但随着人体老化又逐渐减少。

(3) 老化交联:又称为组丙氨酸交联,是连接两条多肽链的交联物质,广泛分布于各种结缔组织中,尤其在肋软骨及大动脉壁中含量较多,其含量与老化程度成正比。蛋白质多肽链之间老化交联越多,则组织变得越硬而弹性越低。

(三)物质代谢的变化

老年人物质代谢的变化主要呈现退行、异化和分解的特点。老年人机体构成表现为实质组织减少,细胞内水分减少,但血液、淋巴等细胞外水分无明显变化。健康老年人与健康青年人的血清生化指标相比大多无明显变化,但在疾病及应激状态下老年人则更容易发生变化。

1. 蛋白质代谢　机体内蛋白质由 20 种氨基酸按不同顺序和构型所组成。蛋白质是生命的主要物质基础,是构成机体的主要成分。机体的新陈代谢均需蛋白质的各种生物学功能来完成,如酶的催化、激素的生理调节、血红蛋白的运载、肌纤凝蛋白的收缩、抗体的免疫等。

人体内蛋白质处于不断合成与分解的动态变化。随年龄的增长,各种蛋白质的量和质趋于降低。老年期多数组织的生长活动基本趋于停止,然而细胞内蛋白质还在不断分解和再合成,不断更新,但分解代谢大于合成代谢。临床检测蛋白质含量常以含氮量作为依据。Young 等研究发现,老年人体内含氮总量约 1 070 g,成年人为 1 320 g,老年人体内含氮总量较成年人低,这与蛋白质的合成代谢降低有关。

老年人体内氨基酸的含量也有所改变。有研究发现,70 ~ 90 岁老年人血清中丝氨酸、羟丁氨酸、组氨酸、鸟氨酸和赖氨酸的含量降低,而酪氨酸、胱氨酸和苯丙氨酸的含量升高。老年人蛋白质轻度缺乏时,可出现易疲劳、体重减轻、抵抗力降低等症状,严重缺乏时则可导致营养不良性水肿、低蛋白血症及肝、肾功能降低等。但过量的高蛋白质饮食,可增加肝、肾等器官的负担,特别是对肝、肾功能明显减退的老年人尤为不利。因而,WHO 一致推荐老年人蛋白质的摄入量应与中青年人一样,鼓励老年人进食优质蛋白质以利于机体蛋白质的合成。

2. 脂质代谢　脂质是指广泛存在于人体内的脂肪(三酰甘油)和类脂(磷脂、糖脂、胆固醇脂等)的总称,其中含量最多的是脂肪,占体重的 10% ~ 20%,它主要分布于脂肪组织中,小部分以油滴状微粒存在于细胞质内;类脂约占体重的 5%,主要存在于神经、脑、肝及血液内,它是细胞膜的主要成分。临床上主要以测量体内血脂浓度来评估体内脂质代谢状况。

年龄对脂质代谢的影响较大。老年人随着增龄,机体对脂质的消化、吸收、排泄及合成功能降低,可导致组织和血液中脂质的蓄积。在血清脂质水平上,出现总胆固醇含量增加。Smith 研究发现,正常主动脉内膜中的全部脂质均随增龄而增加,且胆固醇比其他脂质增加快 4 倍。我国在 20 世纪 80 年代也有多项研究发现,血清总胆固醇、三酰甘油及低密度脂蛋白 – 胆固醇(LDL–C)含量均随增龄而升高,且证实 LDL–C 是动脉粥样硬化的最危险因子,而高密度脂蛋白 – 胆固醇(HDL–C)具有抗动脉粥样硬化的作用。

3. 糖代谢　糖是人体内供能最主要的物质。糖在正常人体内的分解代谢和合成代谢保持着动态平衡,维持血中葡萄糖浓度的相对稳定。饮食、活动、情绪、应激、疾病、妊娠、药物等因素均可引起血糖波动,甚至出现糖代谢异常。临床上以测量血糖水平来评估体内糖代谢状况。

人血浆中的胰岛素水平比较稳定,一般不随年龄的增长而降低,但存在胰岛素分泌延迟或低下,而出现成年期后的糖尿病发病且肥胖者居多。老年人的糖耐量降低,糖尿病发病率升高。老年人多发糖尿病可能与以下因素有关:①老年人对胰岛素的需要量增加,而胰岛素的有效供应不足。②老年人体内胰岛素受体的敏感性下降,产生胰岛素抵抗现象。③自身免疫作用致糖代谢紊乱。

糖代谢异常及糖尿病时多伴有脂质代谢异常。这是因为在正常状态下,血糖增高可在脂肪、肝等组织转变为三酰甘油储存,仅小部分以糖原形式储存,但随糖代谢异常而出现细胞间代谢异常、细胞摄取葡萄糖障碍和葡糖 –6– 磷酸化障碍,导致糖原合成、分解及异生受阻,继而脂质代谢障碍,出现高脂血症,这也容易导致动脉粥样硬化。

4. 能量代谢的变化 人体的能量代谢主要与基础代谢、食物特殊动力及体力活动强度三大因素有关,而体力活动强度是决定人体能量消耗最主要的因素。随着年龄的增长,出现基础代谢率(BMR)降低和全日总能量消耗(TEE)减少。老年人基础代谢率降低可能与人体构成成分的改变,即体脂增加和去脂肪组织减少有关;其全日总能量消耗减少则可能与老年人主动自由体力活动的强度和频率下降有关。因此在条件允许的情况下,鼓励老年人进行适量的体力活动,对增强老年骨骼肌、防止骨质疏松、阻止体脂率的增加及维持较高的能量摄入有较好的作用。

四、分子生物学变化

生命过程是环境与遗传相互协同作用的结果,生命的老化过程也不例外,是基因组与内外环境间相互作用的结果。核酸和蛋白质是生命活动过程中的主要物质基础,在生命活动过程中的生物合成涉及生物的生长、繁殖、遗传和变异等生命现象的基本过程。虽然有关老年人分子生物学变化的研究不少,但对于老化的分子机制仍未完全清楚。

(一)基因组 DNA 变化

基因组是指生物体全部基因的总和。老化过程中基因组 DNA 的退行性变化,表现为端粒 DNA 长度逐渐变短、线粒体 DNA 片段缺失增加、DNA 甲基化作用下降及 DNA 突变与修复障碍等。

1. 端粒 DNA 长度逐渐变短 端粒(telomere)位于真核细胞内染色体末端,是由 DNA 和蛋白质构成的复合结构。组成端粒 DNA 的碱基序列具有高度的保守性和相似性,其富含鸟嘌呤碱基的简单重复序列,一般通式为 $(T/A)_{1～4}(G)_{1～6}$,即在端粒 DNA 中重复单元 1～4 个胸腺嘧啶和(或)腺嘌呤核苷酸及 1～6 个鸟嘌呤核苷酸。如人细胞内端粒中至少含有三种重复单元,即 $TT(G)_4$、$TTA(G)_4$ 及 $TTA(G)_3$。端粒的重要功能是维持染色体的稳定,防止染色体降解及与其他染色体融合,保证复制的完整而不缺失每条链的 5′-末端碱基。

端粒的长度由细胞分裂时 DNA 复制而决定。其中端粒酶(telomerase)的活性对于维持端粒长度和细胞的生存起着重要的作用。端粒酶参与端粒区的形成,该酶由 RNA 和蛋白质构成。因为端粒酶 RNA 含有与端粒区 DNA 序列互补的片段,即分别是 5′-CACCCAA-3′ 和 5′-CAAAACCCCAAA-3′,为端粒 DNA 的模板。所以,人端粒酶可把 TTAGGG 单元添加到 DNA 相应位置上,增长端粒 DNA 长度。一般来说,端粒酶活性越高,端粒 DNA 片段长度越长。随着增龄,端粒酶活性逐渐减弱,直至消失,因此端粒 DNA 逐渐变短,以致染色体结构不稳定,细胞老化。

2. 线粒体 DNA 片段缺失增加 线粒体 DNA(mtDNA)由 16 596 对碱基组成环状 DNA 双链,相对分子质量为 1.1×10^7。其中一条为轻链,另一条为重链,均具有编码功能,编码 2 类 rRNA 和 22 种 tRNA,并可编码细胞色素 b 和 c 及氧化酶 Ⅰ、Ⅱ 和 Ⅲ,还可编码 ATP 酶亚基和呼吸链 NADH 脱氢酶的亚基。

据研究发现,人的心肌、脑等组织细胞中 mtDNA 片段的缺失随着增龄而增加,导致老化和疾病,这与线粒体是细胞的供能器官有重要关系。由于多种原因使 mtDNA 损伤,导致 mtDNA 突变和缺失,不能表达呼吸链中所需的酶,随着增龄,mtDNA 缺失和损伤累积增加。加之,mtDNA 本身具有容易受机体内自由基的损害及损伤后 mtDNA 复制较完整的 mtDNA 增长快等特点,以致受损伤的 mtDNA 累积增多,缺乏对损伤的修复能力,引发多种疾病,其主要的疾病有痴呆、智力低下、肌萎缩、癫痫、共济失调、视网膜炎和糖尿病等。

3. DNA甲基化作用下降 DNA甲基化作用是指在DNA复制的过程中,S-腺苷甲硫氨酸(SAM)的甲基在DNA甲基转移酶的作用下转移到DNA分子中胞嘧啶环第5碳原子上,生成5-甲基胞嘧啶(5-mC)的过程。DNA甲基化具有维持DNA稳定性的重要作用,主要是因为DNA甲基化可阻止限制性核酸内切酶对甲基化作用后位点的再作用,从而起到保护宿主DNA不被外来的DNA重感染的作用。另外,DNA甲基化修饰在真核细胞基因表达调控、维持细胞的正常分化以及基因转录中也起重要作用。一般来说,某部位的DNA甲基化程度与基因转录的活跃性呈负相关,即甲基化程度越高,其基因转录的活跃性越低。

有研究发现,在老化过程中基因组DNA甲基化总水平下降,从而引起基因表达水平的升高,可能使某些基因出现异常表达或过度表达。也有研究证明,用5-氮杂胞嘧啶作为胞嘧啶类似物处理人的胚胎成纤维细胞和MRC-5细胞,则细胞DNA不被甲基化,与对照组相比,其寿命明显缩短,可见DNA甲基化对细胞的老化进程有明显的影响。

4. DNA突变与修复障碍 基因突变是DNA分子上基因片段核苷酸排列顺序发生改变,这种改变是个体生长发育的焦点,是胚胎发生和激素反应的基础,也是导致个体表型和素质改变的主要原因,无疑对机体的健康和老化进程有直接的影响。

机体可在多种内外因素的影响下产生生理、化学或生物的变化,从而引起DNA损伤。表现为DNA双螺旋断裂、扭曲和转录的改变等,导致细胞突变、恶化和死亡,从而呈现老化的特征。据研究证明,引起DNA损伤的化学诱变剂有脱氨剂、烷化剂、甲基化试剂等,可引起DNA损伤的物理因素有X线、紫外线辐射等。

在正常生理情况下,细胞具有消除损伤DNA的作用,可使受损伤的DNA双螺旋恢复正常。其修复过程包括切除修复、光复合及重组修复等。而有研究发现,不同种类动物的成纤维细胞紫外线照射后的DNA修复能力与动物寿命相关,修复能力强的寿命长,并且DNA分子损伤后的修复能力随增龄呈下降趋势。

(二)基因表达及蛋白质合成的变化

基因表达和蛋白质合成的变化是生物体细胞分化的基础,是生物个体生长、发育和老化的主要原因,也是多种疾病发生的病因基础。

1. 基因表达的调控能力下降 基因表达的改变在人的老化进程中起着重要的作用,它主要影响基因转录、翻译的保真度,并涉及基因表达的各层次。一般来说,基因表达的改变不是改变细胞基因组核苷酸序列,而是改变在修饰RNA上,包括转录后前体RNA的可变性剪接或翻译后蛋白质的酶切加工等,从而影响蛋白质合成的速度。

多项动物研究发现,哺乳动物在中年后,其激素、激素受体及机体对激素的反应随增龄而下降。每个基因或系列基因均有其特定的调控因子。例如,一只2龄鼠的苯胺羟化酶降低50%,但经睾酮处理后不能恢复到原有水平,说明老龄鼠的肝细胞失去对睾酮诱导$\alpha_{2\mu}$球蛋白产生的能力,其机制可能是肝细胞激素受体减少,或者是受体与细胞核结合成复合体的程度降低。

基因表达随增龄而变化还可表现为潜伏的病毒基因延迟表达,即潜伏的病毒基因在成年后才表达。如研究证明,老年人患带状疱疹是儿童时期感染带状疱疹病毒引起的,其感染病毒后病毒基因一直潜伏在神经节背根和感觉神经元的基因组中,潜伏期可达数十年。其疾病迟发的原因还不十分清楚,可能与老年人免疫功能下降有关。

2. 蛋白质合成中翻译后修饰致组织损伤　在研究长寿机体细胞内外蛋白质变化时发现,细胞外蛋白质存在大量有选择的翻译后修饰,如非酶糖基化、胶原蛋白交联、消旋和去氨基等,它们不受基因直接或立即调控,成为引发老年病可能的重要病因。

（1）非酶糖基化(nonenzymatic glycation,NEG)：是指蛋白质在没有酶参与情况下所发生的糖基化反应,又称为 Maillard 反应,其反应生成的糖化蛋白质或高糖化终产物(glycation end products,AGE)随增龄而增加。

NEG 可产生大量生物活性因子,如肿瘤坏死因子 α(TNF-α)、白细胞介素 -1β(IL-1β)、IL-6、胰岛素样生长因子Ⅰ类似物(IGF-ⅠA)、γ 干扰素(IFN-γ)等,当这些因子含量适当时,有助于体内损伤组织的重建,但当机体在老化和疾病状态下,AGE-蛋白质和 AGE-脂质过量累积,引发和加速机体的免疫反应,导致组织损伤。

NEG 促进脂质过氧化。有研究发现,糖尿病患者低密度脂蛋白(LDL)的脱脂蛋白与脂质连接的 AGE 水平较正常人群升高,而循环中 AGE 蛋白质断裂物 AGE 肽比葡萄糖能更有效地与 LDL 反应,从而促进 LDL 的氧化,产生大量的自由基,引发更为严重的组织损伤。同时,糖化的 LDL 还可将其他寿命短的 LDL 颗粒固定于糖基化的管壁蛋白,加速管壁病变,从而显示 AGE-蛋白质在动脉粥样硬化、微血管病变中起关键作用。

NEG 导致神经组织损伤。当细胞外基质蛋白被糖基化后,一方面,轴突延伸明显减弱,损伤外周神经的再生能力;另一方面,NEG 促使免疫球蛋白在神经组织中积聚,加速老化进程中外周神经的病变。

NEG 致活性蛋白质功能失活,表现为 SOD 被 NEG 后功能丧失,促进老化进程,如老年性白内障、组织的进行性硬化或强直等均与该原因有关。

（2）消旋(racemization)修饰：是指氨基酸左旋镜像体随时间进展转化为右旋镜像体。该修饰主要针对长寿蛋白的氨基酸,即主要针对机体内终身不更新的蛋白质,如晶状体蛋白和牙齿的牙质,其消旋修饰随增龄而呈线性上升。

（3）去氨基(deamidation)：也是针对长寿蛋白的一种缓慢变化。与消旋作用相同,氨基酸去氨基是分子老化的时间指标。在晶状体蛋白中,最老的部位积聚着各种磷酸丙糖歧化酶和 G6PD 歧化酶,这是由去氨基作用造成的。

五、各系统器官生理功能变化

人的生命活动是一个不断发生变化的过程。随着人年龄的增长,机体各系统器官功能变化呈现普遍性、进行性、退行性及内禀性的特点。其普遍性是指老化在体内各器官普遍存在;进行性是指老化不停顿地发展;退行性是指器官功能随增龄逐渐减退,对外环境的适应力逐渐减低,死亡威胁呈对数加速;内禀性是指人体老化的变化有其固有的内在基础,结构与功能改变两者之间有着内在的联系和一致性。

（一）呼吸系统

呼吸系统的主要功能是吸入氧气和排出二氧化碳。其生理功能老化的改变如下。

1. 清理呼吸道能力降低　呼吸道异物的清除主要靠气管、支气管上皮细胞分泌的黏液及纤毛运动。纤毛和黏液都在呼吸道内壁上,当有异物进入呼吸道时,就会被黏附在黏液上,然后纤毛将这些异物推向口腔排出。随着年龄的增长,气管和支气管纤毛逐渐受损,纤毛活动度减退,管壁弹性变差,黏膜腺和支气管上皮细胞退化,这些导致呼吸道清理能力降低,易引起肺内感染等病变。

2. 胸式呼吸减弱和腹式呼吸相对增强　老年人由于脊柱后凸、胸骨前突,肋软骨钙化、肋间肌萎缩等原因,致使肋骨的移动度下降,胸廓前后径变大和横径变小而呈桶状胸。胸壁弹性及顺应性的减低使胸式呼吸减弱,腹式呼吸相对增强。

3. 肺活量下降及功能残气量增加　增龄使肺变小,肺组织的质量减轻,肺泡数目减少,然而肺泡体积变大,所以肺容量无明显改变。肺泡弹性下降,导致肺不能有效扩张,终末细支气管和肺泡塌陷,出现肺通气不足。另外,肺弹性纤维减少,肺弹性回缩能力减弱,导致呼气末肺残气量增多,肺活量减少,但潮气量保持相对恒定。据统计,老年人的肺活量与青年人相比约减少50%。

4. 肺通气与血流灌注比值改变　肺动脉和静脉随着增龄均出现硬化,使肺动脉压力增高,肺灌流量减少,通气与血流灌注比值发生改变,导致肺气体交换的功能降低。由于肺通气与血流灌注比值不均衡和肺生理无效腔增加,出现氧饱和度降低。

另外,肺扩张不全及有效咳嗽减少,使得排出呼吸道异物和沉淀物的能力降低,细菌易在呼吸道停留、繁殖,老年人易发生呼吸系统感染。

(二) 循环系统

1. 心脏　由于老化造成心室壁弹性减弱,心肌收缩力下降,可出现心排血量减少。其中,65岁老年人的心排血量较年轻人减少30%～40%,心搏量也减少。休息时心率无明显减慢,但在劳动或运动等心率加速和心排血量增加的情况下,心脏恢复到基础水平所需时间延长。

2. 血管　因弹性蛋白减少,胶原蛋白增加,血管失去了原有的弹力,加上钙质沉着于血管内膜,造成管腔狭窄,心脏后负荷增加。老年人随年龄的增长,收缩压逐渐增高,血管狭窄,阻力增加,使组织灌流量减少。据统计,冠状血管及脑血流量减少的程度比心排血量减少的程度大,因此老年人心脑血管病发生率亦增高。另外,流入肾及肝的血流量较其他器官血流量减少更为明显。血管弹性降低,静脉血液回流缓慢,使静脉曲张发生率增高。

3. 神经体液　心脏受交感神经和副交感神经支配。交感神经兴奋时,心率加速,传导加快,心肌收缩力加强,周围血管收缩;副交感神经兴奋时,心率减慢,传导减慢,心肌收缩力减弱,周围血管扩张。老年人神经调节能力差,故易发生心律失常。心肌内ATP酶活性降低,心肌复极化过程减慢,影响心肌收缩力,使老年人的心脏对增加负荷的适应能力、对药物的反应性均明显降低,故老年人易发生心功能不全。

(三) 消化系统

消化系统的基本功能是摄取食物,进行物理性和化学性消化,吸收其分解后的营养物质和排泄消化吸收后剩余的食物残渣。由于老年人消化器官老化,日常活动减少,基础代谢降低,导致消化功能减退,吸收、排泄功能下降,容易发生消化系统疾病。消化系统疾病不仅局限于导致本系统功能障碍,还影响其他系统和全身,如肝硬化可引起内分泌和代谢紊乱。

1. 口腔　步入老年后,唾液腺分泌减少,质较稠,易造成口腔干燥,使清洁与保护功能降低,容易发生感染和损伤。唾液中的淀粉酶减少,直接影响食物中淀粉的消化。牙齿咬合面的釉质变薄,使釉质下牙本质神经末梢外露,对冷、热、酸、甜、咸、苦、辣等刺激敏感性增加,易引起牙酸痛。牙髓血管内膜变厚,管腔变窄,牙髓供血减少,使牙齿易折裂。牙槽骨萎缩,牙齿易脱落。食物残渣易残留,有利于细菌繁殖,龋齿发病率高。口腔黏膜上皮细胞萎缩,表面过度角化而增厚,失去对有害物质清除的能力,易引起慢性炎症。

2. 食管 老年人食管平滑肌纤维萎缩,舒张幅度变小,蠕动减慢,排空延迟,容易发生胃食管反流。

3. 胃 老年人胃黏膜变薄,腺体萎缩,胃壁细胞数目减少,分泌胃酸和胃蛋白酶功能变弱,导致消化功能减弱。胃肠蠕动变慢,食物与消化酶不能充分混合,胃排空延迟,容易引起消化不良。

4. 肠 肠因老化而萎缩,小肠的血流量减少,肠黏膜吸收能力降低。大肠的蠕动减慢,延长粪便滞留的时间,导致老年人排泄功能障碍,容易形成便秘。

5. 消化腺

(1) 肝:老年人肝明显缩小,其合成蛋白质的能力降低,肝内各种酶的活性也有不同程度的减弱。肝对内、外毒素解毒功能降低,易引起药物不良反应,出现肝损害。

(2) 胰:老年人胰腺分泌的消化酶减少,活性降低,导致消化、吸收功能下降。

(四)泌尿、生殖系统

1. 泌尿系统 肾的主要功能是生成尿液,排泄代谢终产物以及进入机体过剩的物质和异物,并调节水、电解质、酸碱平衡,对维持机体内环境的稳定起着重要作用。同时,肾也是重要的内分泌器官,如分泌肾素、促红细胞生成素,对调节血压、促进红细胞生成十分重要。

(1) 肾小球滤过率下降:由于老年人肾血管硬化,肾小球数量减少,同时心排血量减少,致使肾血流量减少,肾小球滤过率降低。

(2) 肾小管功能减退:肾的浓缩、稀释功能随着年龄的增长而逐渐下降。老年人昼夜排尿规律紊乱,夜尿增多,尿渗透压随年龄增长而下降。

(3) 水、电解质调节功能减退:老年人的肾对抗利尿激素反应缓慢,对水的保存功能减退,易造成脱水。老年人渴感觉敏感性降低,脱水时不易产生口渴。老年人肾保钠能力弱,尽管体内缺钠,肾仍会继续排出钠,因此,若过度限制钠盐易引起低钠血症。

(4) 肾的内分泌功能下降:老年人前列腺素分泌减少,导致血管收缩,血流量减少。肾促红细胞生成素减少,易发生红细胞成熟与生成障碍而引起贫血。

(5) 药物排泄功能下降:肾小球滤过率降低,药物排泄减慢,易发生药物积蓄中毒。

2. 生殖系统 生殖腺是产生生殖细胞的器官,还有分泌性激素的功能。

(1) 睾丸:从 30 岁开始缩小,至 70 岁时睾丸体积约为青春期的 1/2。随着年龄的增长,精子形成能力逐渐降低,成熟精子细胞及睾酮生成减少。

(2) 阴囊:老年人阴囊变得松弛,阴囊平滑肌功能下降。

(3) 阴茎:随着年龄增长,阴茎皮肤逐渐松弛,待勃起时间延长,坚硬度降低,可出现阳痿。

(4) 卵巢:其质量随进入老年逐渐减轻,青春期为 9 ~ 10 g,60 ~ 70 岁约为 4 g。卵巢性激素周期性变化减退,激素分泌减少,绝经期几乎无排卵,不再受孕。

(5) 子宫:子宫体逐渐缩小,质量减轻。子宫体与子宫颈比例由育龄期的 4:1 变为 2:1。子宫内膜萎缩变薄,腺体减少。子宫颈逐渐缩小变短,质地坚硬,子宫口狭窄。子宫韧带变得松弛,易使子宫、阴道壁伴同直肠及膀胱下垂。

(6) 外阴、阴道:女性外阴进入老年期逐渐萎缩,阴阜和大阴唇表皮变薄,小阴唇也变薄,阴蒂缩小,阴蒂与小阴唇敏感性降低。阴道萎缩且干燥,阴道 pH 由酸性逐渐转变为碱性,局部抵抗力下降,易发生萎缩性阴道炎。

(7) 乳房:女性随着年龄增长,雌激素和孕酮减少,乳房组织逐渐呈退行性改变,出现乳房缩小、乳房皮肤松弛及乳房下垂。

(五) 血液系统

血液系统包括血液、骨髓、脾、淋巴结及全身各部位的淋巴和单核吞噬细胞系统。血液由细胞成分和液体部分组成。细胞成分包括红细胞、白细胞和血小板。液体部分为血浆、白蛋白、球蛋白、各种凝血和抗凝血因子、补体、抗体、酶、激素、脂质、电解质、各种代谢产物及其他化学物质等。

随着年龄的增长,有造血功能的骨髓减少。细胞分裂次数减少,60 岁以后骨髓造血细胞数目减少一半。老年人白细胞系造血功能降低,白细胞数随年龄增长而减少。老年人红细胞发生生物物理和化学变化,如老年人与青年人相比血容量减少,血细胞比容增加,血液黏稠度增加,红细胞柔性、渗透性和抗机械性减低,容易破裂而发生溶血。一般认为,人到中年以后血红蛋白水平下降。老年人血小板的数值、形态和功能均维持正常范围。免疫球蛋白水平受性别及以往传染性疾病的影响,正常值变化波动范围较大,而较难评价其与年龄的关系。

(六) 代谢和内分泌系统

内分泌系统除其固有的内分泌腺(垂体、甲状腺、甲状旁腺、肾上腺、性腺和胰)外,尚有分布在心、肝、胃、肾、脑的内分泌组织和细胞。新陈代谢是人体生命活动的基础,包括物质的合成代谢和分解代谢两个过程。通过新陈代谢,使机体与环境之间不断进行物质交换和转化,同时体内物质又不断进行分解、利用与更新,为个体生存、劳动、生长、发育、生殖和维持内环境稳定提供物质和能量。

1. 下丘脑 是重要的神经 – 内分泌器官,主要改变为单胺类物质含量变化和代谢紊乱引起中枢性控制失调。

2. 脑垂体 50 岁以上老年人垂体的体积开始缩小,组织结构呈纤维化和囊状改变。其功能也发生明显变化。进入老年后,生长激素释放减少,因此老年人肌肉和矿物质减少,脂肪增多,体力下降,易疲劳。

3. 甲状腺 随着年龄增加,其质量减轻,且会有纤维化、细胞浸润和结节产生,使甲状腺活动减少,血清中的三碘甲腺原氨酸(T_3)下降,使机体代谢率降低。因此,老年人会有整体性迟缓,对寒冷天气适应能力变差,如畏寒、皮肤干燥、脱发、心率减慢等表现。甲状旁腺分泌的甲状旁腺激素的量也减少。

4. 肾上腺 随着年龄增长,肾上腺皮质和髓质细胞均减少,肾上腺的质量减轻,肾上腺皮质功能减退,应激能力减弱,对外伤、感染、手术等应激反应能力下降。

5. 胰岛 老年人胰岛出现萎缩,胰岛素释放延迟,使老年人对糖分解代谢的能力降低,而易患糖尿病。

6. 性腺 随着年龄增长,男性睾丸、女性卵巢萎缩,性激素分泌减少,性欲减退。

(七) 神经系统

神经系统是机体的主要调节系统,包括中枢神经系统和周围神经系统,其功能是调节内环境的稳定。大脑皮质是中枢神经最高级的部分,在它的控制和调节下,中枢神经系统和周围神经系统共同协调,完成机体的整体活动,从而使机体成为一个完整的统一体。

1. 脑合成神经递质的能力下降　神经元能制造和释放神经递质,并通过轴突形成化学传递。由于老年人脑合成多种神经递质的能力下降,递质间出现不平衡,引起神经系统的衰老。

(1) 黑质－纹状体多巴胺减少:脑内多巴胺主要由黑质产生,沿黑质－纹状体投射系统分布,在纹状体储存,其中以尾状核含量最多。目前认为,黑质－纹状体多巴胺递质系统与帕金森病相关性很大。老年人脑的黑质－纹状体多巴胺减少,故可导致肌肉运动障碍、运动缓慢与帕金森病等。

(2) 乙酰胆碱合成和释放减少:记忆是一个耗能的过程,并有多种神经递质的参与,其中主要是乙酰胆碱。老年人由于大脑乙酰胆碱减少,使突触后膜对钠、钾的通透性减小,引起记忆力减退,尤其表现为近期遗忘。

(3) 儿茶酚胺、5-羟色胺减少:导致老年人夜间睡眠时间缩短和质量下降,变得精神淡漠和情绪抑郁。

(4) 乙酰胆碱转移酶水平下降:导致阿尔茨海默病的发生。

2. 脑动脉硬化　老年人脑动脉逐渐硬化,致脑血流量减少,血流速度缓慢,血供减少,葡萄糖利用率降低,而容易出现精神不振,部分老年人还出现语言能力明显下降。

3. 智力下降　随着年龄的增长,神经纤维退行性改变,影响神经细胞对信息的传递及接收。

(八) 运动系统

骨骼具有支持保护器官的功能。骨骼肌附着于骨,受神经系统支配,可使肌肉收缩和舒张并牵动骨,通过骨连结产生运动。运动系统复杂的生理功能又与神经、循环、内分泌有关。老年人运动系统的改变及疾病的影响(如肌肉痉挛、关节僵硬、活动减少)会给老年人带来许多健康问题。

1. 关节活动障碍　由于关节的弹性及伸缩性均降低,关节僵硬及骨质增生等,导致关节活动障碍。

2. 运动无力及神经运动功能迟缓　由于肌纤维萎缩和肌肉变硬,使肌力减退及肌肉弹性下降,老年人出现运动和反射动作无力及迟缓。老年人行动以及各项操作技能均变得缓慢、不准确、不协调,甚至笨拙。

(九) 感官系统

感官系统是产生感觉和知觉的重要器官。随着年龄的增长感官系统不断发生老化,可引发某些感官系统疾病,降低感觉器官的功能,使得感觉器官接受和感知信息的能力降低,从而影响老年人的社会交往、个人安全、健康状况和生活质量。

1. 皮肤汗腺分泌减少和屏障功能降低　由于老年人汗液分泌减少,容易引起皮肤瘙痒症。老年人皮肤的屏障功能降低,抵御感染、创伤修复的能力下降,因此,易致皮肤感染性疾病和创伤难以愈合。

2. 视觉调节能力下降　老年人常出现视近物困难,形成远视或老花眼。

3. 听觉敏感度下降　出现老年性耳聋,该种耳聋一般认为属于生理范畴。早期对高频音的听觉敏感度普遍下降,从而导致老年人语言沟通障碍,也容易造成老年人误听。

4. 味觉敏感度下降　老年人常表现为对甜和咸感受的敏感度下降。

5. 嗅觉敏感度降低或丧失　老年人常表现出难以分辨不同气味。另外,由于长期受有害物质的毒性损害,导致嗅觉丧失,也是老年人对某些危险因素敏感度降低从而易患中毒性疾病的原因。

6. 触觉敏感度下降　老年人可能出现对细微的触觉刺激难以准确感知,表现为反应迟钝或笨拙。

7. 温度觉及痛觉敏感度下降　老年人温度觉敏感度下降,出现对高温或低温感知能力下降,容易发生烫伤或冻伤;痛觉敏感度下降,防御能力降低,外伤风险增加。

六、心理学变化

随着人从成年步入老年,在其心理学方面呈现出心理老化的心理活动规律与特点,其中包括老年人特有的认知和情感过程及个性心理特点。老年人的心理过程影响其老化过程、健康长寿及老年病的治疗;老年人的个性心理特点,亦影响着老年人余热的发挥、处理家庭关系及社会关系的正确态度。因此,护理工作者必须掌握老年人的心理活动特点和熟悉老年人的心理需求,对于正确评估老年人的心理健康状况,最大限度地满足老年人的心理需求,以及向有关部门制定老年政策提供有效的参考有着十分重要的作用。

(一) 老年人心理活动与需求

1. 老年人心理活动特点　随着人从中年逐步进入老年,其个体的心理活动并无本质的改变,但随着年龄的增长及环境的渐变,老年人的心理活动呈现以下特点。

(1) 认知:是指认识和反映客观世界的心理活动,如感觉、知觉、记忆、思维及注意等。老年人认知心理活动的改变主要表现为记忆减退和智力下降。其中,记忆减退以感觉记忆减退较突出。下面主要讨论老年人感知觉、记忆、智力和思维的正常老化。

1) 感知觉:感觉和知觉能力是人与环境交往的基础,也是人类一切心理活动的基础。感觉是人脑对直接作用于感觉器官的事物的个别属性的反映,如颜色、声音、气味、温度、软硬等属性。感觉包括外部感觉(如视觉、听觉、味觉、嗅觉)和内部感觉(如运动觉、平衡觉和本体感觉)。感觉是对信息的初步加工,知觉是对信息的深入加工。根据知觉对象的性质,可将知觉分为空间知觉、时间知觉和运动知觉。下面就老年人感知觉表现突出的几点进行阐述。

① 视觉:老年人除视力明显减退外,视野、暗适应、调节功能、色觉等皆有不同程度的衰退和障碍。晶状体非水溶性蛋白质比例增多,增加了白内障发生的可能性,致使眼的透光度减弱。另外,老年人晶状体弹性及调节聚焦能力随增龄而明显下降,使老年人不能看清近物。

② 听觉:因老年人听力下降,容易产生误听,误解他人谈话的意义,出现敏感、猜疑,甚至产生心因性偏执观念。

③ 心理运动反应:是指由环境中刺激信号引起的由意识控制的随意肌运动反应。心理运动反应变慢是年老的一个明显特征,表现为行动缓慢,技能操作不准确、不协调,甚至笨拙。老年人对此既苦恼又不服气。部分老年人还常采用"当年勇"的心理自我防御方式,以掩饰和补偿自己"心有余,力不足"的状况。

2) 记忆:是个体所经历过的事物在人脑中的反映,是人脑积累经验的功能表现。老年人随着年龄的增长,感觉系统的退行性变化影响着信息的正常接收和储存,因而感觉记忆减退。老年人的记忆具有以下特点。

① 初级记忆轻度下降,次级记忆明显下降:初级记忆是指对刚刚感知过,当时还留有印象的事物记忆。这种记忆保持时间较短,一般为数秒钟,不超过 1 min。老年人的初次记忆

与年轻人相比只有轻度下降,主要与脑细胞的弥漫性损害有关。而次级记忆是指初级记忆变成保持时间长的信息储存,经过复杂的编码后的意义记忆。对记忆材料的处理、分析和编码越精细,其次级记忆越牢固和持久。次级记忆保持的时间可以从几天到数月、几年,甚至终身。次级记忆随增龄而明显减退,年龄差异较大。

② 再认能力基本正常,再现或回忆明显减退:老年人对看过、听过或学过的事物再次出现在眼前时能辨认(即再认)的记忆能力基本正常。而对刺激物不在眼前,要求将此物再现出来(即再现或回忆)的记忆能力明显减退,表现出命名性遗忘,即记不起或叫不出以往熟悉的人或物的姓名或名称。

③ 机械性记忆较差,逻辑性记忆较好:老年人对与过去经历和与生活有关或有逻辑联系的事物记忆较好,而对生疏的或需要死记硬背的机械性记忆较差。由此,老年人速记和强记虽然不如年轻人,但理解性记忆和逻辑性记忆仍不逊色。

据研究发现,患有神经系统和心血管系统疾病的老年人,记忆力的减退比较明显。另外,对记忆缺乏信心以及紧张焦虑或悲伤抑郁等精神状态都会对记忆效果产生负性影响,相反,有信心、乐观、开朗、沉着冷静可以提高记忆效果。

3) 智力:是对聪明或愚笨这类个性心理特征而言。心理学家对智力的定义各不相同,但大多认可智力是认识能力,包括观察力、注意力、记忆力、想象力和思维力。对老年人的智力随增龄变化的研究有多种结果。20 世纪 60 年代,以韦氏成年人智力测量工具研究发现,老年人智力随增龄而减退;但 Horn 和 Cattell 将智力分为液化智力(fluid intelligence)和晶体智力(crystallized intelligence)两类进行研究后发现,老年人并非全面减退,而表现为晶体智力增强和液化智力下降。

① 晶体智力增强:晶体智力是指与语言、文学、数学、概念、逻辑等抽象思维有关的智力。晶体智力与大脑的抽象思维、语言功能、后天知识、文化及经验的积累有关,如词汇表达、理解力和常识等。研究表明,老年人的晶体智力不但不随年龄的增长而降低,反而增高,这主要与后天学习和经验积累有关。

② 液化智力下降:液化智力是指获得新观念、洞察复杂关系的能力,如直觉整合能力、近事记忆力、思维敏捷度,以及与注意力和反应速度有关的能力,包括对图形、物体、空间关系的认知和判断等与形象思维有关的智力。液化智力与感知、记忆和注意等心理过程有关,与脑的生理功能的关系更为密切。液化智力随年龄的增长而减退,这与老年人的知觉整合和心理运动技能退变有关。

4) 思维:是人以已有的知识经验为中介,对客观现实间接的、概括的反映,是对事物本质特征及内部规律的理性认知过程。思维主要包括概括、类比、推理和解决问题方面的能力。老年人的思维随增龄下降缓慢,特别是对自己熟悉的、与专业有关的思维能力在老年时仍能保持或不变。但是,老年人由于感知和记忆方面的衰退,在概念学习、逻辑推理和问题解决方面的能力有所减退,尤其是思维的敏捷度、流畅性、灵活性、独特性以及创造性比中青年时期下降明显。

(2) 情感:是个体通过社会化过程发展起来的特殊心理现象,即人们对周围事物、自身以及对自己活动态度的体验。情感与人的需要密切相关,人的需要得到满足,便产生正性情绪;如果需要得不到满足,则易产生负性情绪。随着社会经济的发展,老年人文化生活条件的改善,老年人的情感活动与中青年的差别会越来越小。老化过程的情感活动是相对稳定的,即使有些变化,也大部分是因为生活条件、社会地位变化所造成的,并不完全是由老年人本身所决定的。当老年人的社会生活条件与中青年人相似时,老年人与中青年人的情感差别就不明显。排除疾病的影响后,老年人的情感淡漠也不比中青年人明显。研究发现,老年人的情感较中青年主要有以下几方面的变化特点:①老年人不容易控制自己的情感,尤其是喜悦、愤怒、悲伤和厌恶等情绪。②老年人描述喜悦情绪时用词少。③老年人的抑郁感与过度关注健康有关。④老年人愤怒情绪产生的原因以个人得失为主,其次才是不合心意的事情和不愉快的遭遇。⑤老年女性有疑病倾向。

(3) 个性:是指一个人比较稳定的、影响个体整个行为并使之与他人有所区别的心理特征的总和。个性是由个性心理特征和个性倾向两方面构成。个性心理特征是稳定的心理品质,包括气质、性格、能力等。个性倾向是决定个人对客观事物采取何种态度和行为的动力系统,包括需要、动机和人生观等,而性格是个性的核心内容。

传统观念认为,老年人在老化过程中,欲望和需求日益减少,驱动力(动机)及精神能量日益减退,因此,老年人容易出现退缩、孤独等心理问题,性格也易从外向转变为内向,行为从主动变为被动。而近年国内外心理学研究发现,老年人虽然经历退休、丧偶、生活困难、社交减少、疾病、死亡威胁等诸多生物、心理、社会问题,但其个性仍是比较稳定的而且是继续发展的。老年人在个性方面的改变主要表现在以下几方面:①人生观的改变:老年人对成功、名利的追求逐渐地或迅速地淡化,因而其支配性、竞争性、攻击性、活动性均有可能减弱,而更多地关注于健康、家庭关系,更多地关心下一代,有的甚至热心于社会公益性活动。②自私的暴露:在中年期,个体的自私因社会活动受到抑制,而在老年期表现突出;另一方面,老年人满足心理需要的资源日渐减少,因此,部分老年人对可用的资源抓得更紧,显得尤为自私。例如,老年人为了期望子女给自己更多的照顾,希望子女就近工作。③自尊心的改变:低自尊与高服从是老年人自尊心改变的表现,这与社会经济地位的降低和健康状况的下降有密切的关系。

2. 老年人常见的心理需要　需要是人的个性倾向系统的组成部分。人的需要是生理和社会的客观需求在人脑中的反映,是人的心理活动与行动的基本动力,是个性积极性的源泉。它促使人朝着一定的方向、一定的目标去努力,并以实际行动求得自身满足。需要越强烈,行动就越积极。作为一个社会化的人,其心理活动是随客观世界的变化而变化的。由于人的需要是由其生活的环境决定的,所以人类的需要随社会的发展而发展。老年人的心理需要随不同阶段的个人能力与生活需要的改变而改变。心理学家马斯洛将人类的基本需要依其发展顺序及层次的高低分为5个层次:生理的需要、安全的需要、归属与爱的需要、尊重的需要和自我实现的需要。马斯洛的理论概括了人类共同的需要,并指出各个需要层次的衍生与个体的发展有着密切的关联,都是由低级向高级逐级实现的过程,追求高级需要依赖于较低级需要的满足。在满足和维护老年人各种心理需要时,尊重、情感及社会交往需要方面显得尤为突出。

(1) 尊重的需要:尊重是指对自己的成就与价值的认可,包括自尊和被人尊重,在马斯洛的人类基本需要层次结构中居于较高层次的需要。自尊是个人认为自己活着有价值,意味着一个人的自信、好强、好胜和求成;被人尊重是指被人认可、重视、赞许,有一定的地位和尊严,有好的印象和受人爱戴,得到公正的待遇等。老年人对尊重的需要更为迫切。一方面,由于老年人有独立生活的经验,拥有遭受过坎坷、战胜过挫折、获得过成功等丰富的人生经历,对于老年人自身来说认为活着有价值即有自尊,对于他人来说老年人应该得到尊重和爱戴;另一方面,由于老年人随着增龄,生理功能的老化、疾病的痛苦、生活能力的降低甚至丧失、社会交往的减少等,使其容易对自我价值产生怀疑,出现自尊心下降,也出现不被尊重的威胁,特别是患者和生活不能自理者更需要尊重的满足。

(2) 情感的需要:情绪和情感是人对客观事物所持的态度而在内心中所产生的体验。人对客观事物所采取的不同态度是以事物是否满足人的需要为中介的。凡能满足人的需要或能促进人的需要得到满足的事物,便会引起肯定的情感体验,产生愉快的、满意的、积极的情绪和情感;反之,则会引起否定的情感体验,产生忧伤、痛苦、消极的情绪和情感。人到老年,由于各方面的变化给老年人带来诸多的情感变化,如离退休让老年人感到轻松,同时又引起原有社会角色、某种权利等的失落感;往日忙碌变得悠闲,社会活动减少,人际交往圈子缩小,容易形成封闭的心理状态,引起孤独感;年老力不从心,自我理想和追求难以实现,会引起自卑感、空虚感等,诸多的改变若不适应,会产生过多的负性情感继而诱发心身疾病。

(3) 社会交往的需要:社会交往是人产生和维持正常精神活动的支柱,如果这种需要得不到满足或被剥夺,容易造成人的精神支柱崩溃和产生心理状态畸形。由于老年人离退休、机体老化、体弱多病、社会交往能力逐渐减弱或丧失,易引起焦虑、抑郁等心身疾病。护士应了解老年人的社会交往需要,尽量创造条件和营造环境,在其病情允许的条件下,使老年人保持充沛的精力投入社会活动,扩大社交范围,满足其社会交往的需要。

(二) 老年人常见的心理状态

老年人历经生活的艰辛和坎坷,体验过成功与失败,练就了支撑和维持个人及家庭生存的本领,成就了事业的辉煌,积累了丰富的人生阅历,这些成为老年人的宝贵精神和物质财富,也成为老年人常见心理状态的基础。老年人常见的心理状态有遗产心理、"年长者"心理、恋旧心理、时间感、生命周期感、超越心理和平静地面对死亡等。

1. 遗产心理 老年人在经历了几十年的艰苦奋斗之后,总想将自己积累的知识和技能、精神和物质财富等得到保留和传承。老年人往往会因为其子孙后代的成长与自己的期望相符而感到欣慰;为晚辈能聆听其成功经验而感到快乐;因自己留下的财富能为社会作贡献而感到满足;还会因为自己的组织或器官能在他人身上得到成功移植,自己的生命能在他人身上延续而感到有所作为。

2. "年长者"心理 是指老年人倾向于以教育者姿态与年轻人共享积累起来的知识和经历,与遗产心理有一定的联系。老年人所参与各种义务的或非义务的咨询、教育等工作正是这种心理的一种比较正式的满足形式。老年人有教育年轻一代的光荣职责,是社会的宝贵财富,老年人的健在是儿女子孙幸福的象征与团结的纽带。当老年人某方面的知识被认为是有意义、有价值、能被年轻人或社会所接受和利用时,可以增加他们的自尊心;而当环境不允许或年轻人不理解、不接受时,老年人的这种心理被误解为教训他人、啰唆、唠叨等。

3. 恋旧心理 其表现有两个方面,一方面是有些老年人对自己长期使用过的物品、老书籍、老相片和老信件等物品有一种特别的依恋之情。因此,无论时代变迁和环境条件变化,老年人的老物品总是伴随左右,不愿舍弃,有时在搬迁过程中,他们会因为想把它们带在身边而遭到儿女的反对。另一方面是对物品位置摆放的要求,老年人希望按照他们熟悉和喜欢的方式摆放物品。一般来讲,按老年人的意愿摆放熟悉的物品,会使他们在心理上产生亲近感,在使用时更加得心应手。因为,老年人对这些老物品的拥有,能使他们对往事的回忆历历在目,会使老年人觉得生命在延续,生活有安全感和充实感。

4. 时间感 在步入老年之初或在这前后的某个时期,老年人会因觉察到自己的生命有限或非常短暂而对时间的流逝感到害怕和恐惧,经过一段时间适应后,这种恐惧感会逐渐消失,代之以一种对时间较为恰当的评价。随着年龄增长,大部分老年人会有"我剩下的时间不多了"的感慨,会在有限的时间内计划晚年生活,甚至规划和实施人生尚未完成的计划。而高龄老年人则不这么认为,他们往往忽略事物的时间维度,表现出以"此时此刻"更直觉的方式感知时间,认为人活着就好,没有更多的人生规划和新的期望。有的老年学家称这种"时间感"为"现在感"或"元素感"。

5. 生命周期感　生命周期是指一个人生、老、病、死的生命历程。完整的生命周期感是年轻人无法体验的。老年人通过回顾自己的一生,总结人生的丰富历程,往往会重新发现和思考生命的价值和意义。老年人会因自己成功地走过了一生而感到欣喜和自豪,对整个生命周期有一种完整的体验。

6. 超越心理　超越是指老年人对人生有所顿悟后的一种超脱心态。此心理状态多在人经历比较重大的事件,如重病、大手术、灾难之后产生。超越心理状态主要表现为:①不做有违背现实可能性的事情,而乐意做活动或内容本身有意义的事。参与活动或做某项事情时,在对待人或事的态度方面表现出不争执、无怨言、不气愤、不恼怒,能以平和、友善的心态为人处世。因此,老年人生存的意义或参与各项活动在主观上更多的是寻求乐趣、追求精神满足。②觉得生活有意义,生命值得珍惜。③能平静地面对疾病和日益接近的死亡。

7. 平静地面对死亡　人总有一死,老年人更无例外,随着年龄的增长,死亡越来越近。感知死亡对中青年人来讲无疑是震撼性的,但对老年人来说,面对死亡较为平静。尤其是长期患慢性病、多病缠身、久治不愈等情况的老年人对能否医治好疾病或在什么时候死去考虑不多,大多采取顺其自然的态度。而大多数老年人对待生命的最后历程——死亡早有准备或思考,谈论与死亡相关事宜(如后事交代、丧事办理、遗产继承等方面),显得从容和平静。

(三) 老年患者常见的心理反应

患病对于每个人来说均是一种应激性事件,人受到疾病这种应激原刺激后均会产生心理应激反应,老年人患病后常有焦虑、否认、猜疑、愤怒、抑郁、自我概念低下、孤独、过分依赖、退化、恐惧、遵医嘱依从性不良等心理反应。

1. 焦虑　是患者最常见的情感反应。老年人患病后常出现紧张不安和忧虑心境,多伴发心理和躯体症状,如血压升高、心率加快、胸闷、头痛、两手湿冷、易激惹等。常因突如其来的患病、疾病转归和预后不明,或对即将进行的检查、治疗、手术茫然不知等导致。

2. 否认　是不承认自己疾病的诊断或病情的严重性,对可能发生的严重后果缺乏思想准备,总希望有与事实不一致的情形出现。表现出:①否认疾病的存在。多见于癌症等预后不良的患者。②否认疾病的严重性。能够接受或已经接受疾病的诊断,但认为医生故意把病情说得过于严重。否认虽然在一定程度上能缓解应激,避免患者因疾病突然发作或恶化而感到恐惧和害怕,但长期否认不利于积极配合治疗。

3. 猜疑　是一种消极的自我暗示,是一种缺乏依据的猜测,如对疾病诊断、治疗方案、治疗措施、药物疗效等存有疑问,担心误诊、误治,认为药物对自己治疗无效或手术解决不了根本问题,总觉得病情无好转反而在加重,甚至无药可治,整天惶恐不安,对别人低声细语、医务人员之间讨论表现出无端猜疑。适度的猜疑促进患者主动学习,但过多或过度猜疑则影响患者主动配合治疗。

4. 愤怒　是一种对人或事不满的心理反应,表现为语言行为富于攻击性、过于激动、带有偏执狂,甚至无端谩骂等不适当的举止。愤怒可能与疾病的预后不良、功能丧失、生活不能自理、医护患之间沟通不良、缺乏家庭和社会支持、长期情绪压抑等原因有关。患者发生愤怒往往不是对当前人或事不满,而当前的人或事只是其导火线。偶尔一次愤怒虽然有利于不良情绪的发泄,但过于强烈和长期的愤怒心理则有害于维持稳定的情绪和保持良好的心境,也不利于医护患之间良好的沟通交流。

5. 抑郁　是老年患者最常见的情绪表现。患者抑郁时,表现为情绪低落、悲观、失眠、食欲不振、疲乏或缺乏活力、缺乏兴趣、自责甚至出现绝望、自杀念头等。产生抑郁常见的原因有:①功能丧失,生活不能自理,如截肢、器官摘除等。②病情恶化或危重、慢性疼痛。③本身患有引起抑郁表现的疾病或存在抑郁素质,如甲状腺功能减退等。④不良生活事件,如家人患病、亲朋好友去世、灾难等。抑郁早期且程度轻可作为机体的保护机制,有利于减轻机体的消耗,但长时间和严重的抑郁有害健康,应及时采取干预措施。

6. 自我概念低下　自我概念是指调控个人心理和行为的自我意识,包括对自我的评价、自信、自尊、自控等。自我概念低下在老年患者中常表现为对自己失去信心、不相信自己能力;不注意穿着打扮或自我形象,变得不修边幅;低自尊、低自控,变得不能控制自己的行为;动作缓慢,做事失去条理,效率低;面对问题无主见等。自我概念低下常与抑郁同时存在。老年人自我概念低下常与随增龄器官、系统功能日益老化有关,也与疾病导致健康、权力、金钱、人际关系等丧失有关,还与疾病造成躯体功能受限和社交功能障碍,以及社会对疾病的偏见和歧视等有关。老年患者自我概念低下不及时干预会影响其配合治疗,也不利于疾病的恢复,最终影响老年人的生活质量。

7. 孤独　是指老年患者自觉不与周围的人和环境进行有意义的思想和感情交流。患者表现为喜独处,不主动与人交谈,感觉无聊、乏味、度日如年,不主动参与任何活动等。常与环境陌生、远离家人朋友、缺少亲人陪伴、独居、丧亲等有关。对于患慢性病的老年人,子女们不可能长期留守身边,老年人独居和生活不便难以避免。孤独常与抑郁伴行,如未得到有效干预,将加重抑郁。

8. 过分依赖　老年患者过分依赖表现为不主动承担力所能及的自我生活照顾或日常事务,而患者角色强化、被动顺从,遇事畏缩不前、犹豫不决,等他人出主意或做决定,甚至由别人承担或代劳日常生活照顾。过分依赖的心理与老年患者病情危重或急性期医嘱绝对卧床休息、制动,或疾病造成自理能力受限或丧失,长期慢性疾病、病程长、恢复慢等有关。特别是自理障碍的老年人,吃饭、排便等日常生活琐事不能自理更加重其依赖性。在病情允许活动的情况下,过分依赖不利于疾病的康复和自我照顾能力的提高。

9. 退化　主要是指行为退化,是老年患者尤其是高龄患者常见的心理反应,表现为与其年龄和社会身份不称的行为表现。此时的突出表现就是孩子似的行为,如以自我为中心,要求别人陪伴,生活依赖他人照料,好发脾气、无理取闹,过度关注自己身体,什么事都要求优先照顾等。退化的出现主要与个性有关。

10. 恐惧　也是老年患者常见的心理反应,表现为害怕、受惊的感觉,有回避、哭泣、颤抖、警惕、易激动等行为。恐惧的产生常与采取有创医疗措施有关,如手术、各种穿刺等;也与采取不良反应大的治疗方案有关,如化学治疗、放射治疗等。恐惧作为一种不良情绪不利于保持患者积极的心态和配合治疗。

11. 遵医嘱依从性不良　遵医嘱依从性主要是指患者严格按照医生要求进行治疗、与医嘱一致的行为,如按时、按量、按要求服药,定期检查等。老年患者遵医嘱依从性不良表现为漏服、多服或少服、不按时服药,不按期检查或复诊,不接受治疗,不按要求进行饮食节制、控制体重,不能按要求进行活动和休息等。患者依从性不良的原因可能为老年人记忆减退,治疗信心不足,治疗方案过于复杂;对医师缺乏信任,医护人员指导欠缺,医护患沟通障碍等。遵医嘱依从性不良会影响治疗的效果和疾病的转归,所以有必要提高老年患者的依从性,保障有效的治疗。

(四)影响老年人心理的因素

每位老年人都经历了儿童、青年、成年时期而进入老年,在每个不同的年龄阶段扮演不同的角色,担负起各不相同的责任和任务。步入老年,将面临从工作岗位离、退休等角色转换、生活规律变化、衰老与疾病、丧偶、再婚等,老年人一旦适应不良可引起不同程度的心理变化。

1. 角色适应障碍　老年人必然要经历离、退休过程。离、退休是人生光荣的一个转折点,每个人都会有这一天,这并不意味着人老没用了,而只是工作任务、目的和责任的变化。老年人应充满乐观情绪,满怀信心地面对离、退休新角色。即将离、退休的老年人,对自己投入大半生的事业以及工作多年的岗位和同事有着深厚的感情,自离、退休前两三个月开始甚至几个月内出现若有所失或依依不舍的感觉是很自然的,也是可以理解的。然而,有部分老年人感到不在岗位就没"权"了,不担任职务就没"身份"了,认为人际关系的范围缩小或交往少了是"人走茶凉",把自己比为离群的大雁或落伍的羔羊没了着落,离、退休后变得不知所措,整天沉默寡言、闷闷不乐。还有的认为年老了,不被人尊重了,甚至无端怀疑周围的人瞧不起自己,有被抛弃感,变得整日忧心忡忡。还有的因得不到与人接触和交往,而变得消沉、少言、懒动甚至出现抑郁倾向。因此,需对离退休的老年人进行健康宣教,使其保持乐观、积极的心态来面对生活、事业上的改变。

2. 经济拮据　经济状态的好坏与老年人离、退休后的生活质量密切相关。老年人离、退休后,除基本的退休金外,不再享受在职的午餐、奖金、劳务等额外补贴,收入会有一定程度的下降。如果退休金过低,配偶又无经济来源,为维持生活,老年人不得不精打细算、节衣缩食。长期处于经济拮据和紧张状态,会给老年人造成很大的精神压力,影响其心理状态。对于另一部分无退休金或无任何经济来源的老年人,在目前我国社会养老保障政策尚未十分完善的情况下,只能依赖儿女赡养。儿女赡养老年人虽是我国的优良传统,但部分老年人仍有寄人篱下之感,如果儿女稍有态度不妥,可能挫伤老年人的自尊和自信心。北京大学和中国老龄科研中心在中国老年健康长寿影响因素研究项目中,对全国上万名高龄老年人进行跟踪调查后得出结论:我国 69.9% 老年人的主要经济来源依靠子女及孙子女。

3. 生活规律失常　规律的生活是维持身心健康的重要保障之一。"日出而作,日落而息"是人类经过长期生存发展而总结出的作息规律,也是人体生物钟规律。人的生理功能受人体生物钟的调节,在白昼,机体内酶的分泌、细胞增殖等新陈代谢旺盛,人处于器官功能高水平的工作状态,表现为精力充沛、思维清晰、记忆力强、心率相对夜间快等;而夜间,迷走神经兴奋使人处于思睡、反应相对迟钝、心率相对白昼慢等器官功能低水平的休眠状态。当老年人离、退休后,虽然无须按照严格的上下班时间作息,但仍需要保证足够的休息和活动、规律的饮食等,以便维持良好的身心健康状态。如果老年人作息无规律,不按时起居,无节制地放纵自我,如通宵达旦熬夜打麻将或玩牌,饮食无规律等,易导致老年人睡眠不足、过度疲劳、精神委靡不振而诱发心身疾病。

4. **人际关系紧张**　老年人离、退休后,生活范围缩小,大多局限于家庭,很容易造成情感波动,使老年人变得多愁善感、多疑,在人际关系上处理不良或出现紧张。有的老年人感觉自己在社会和家庭中的地位下降,还有的老年人退休后变得异常敏感,对身边小事十分计较,甚至因路上遇见某人没向自己打招呼而念念不忘、唠叨不休。有的老年人遇事易争吵、发怒,而使原本相处和谐的家庭关系变得紧张,夫妻之间易发生互不相让的争执,父子之间或婆媳之间矛盾重重,子女嫌老年人啰唆及埋怨娇惯子孙,而老年人也看不惯子女生活不俭朴、不孝敬。还可能因家庭经济问题闹不愉快,造成家庭气氛紧张,使老年人处于人际关系紧张的局面,而影响其心理状态。

社会和家庭人际关系的紧张可引发老龄伦理问题。由于老年人口增加,资源在社会和家庭不同代际之间分配和转移,需要在观念上认同,使各代人都不受到伤害和都能得到公正对待,以实现联合国提出的"不分年龄,人人共享"和"代际和谐"。在观念上没有得到认同的情况下,基本伦理原则便不能得到有效遵循。例如,法律规定老年人有获得支持的权利,这里的"支持"包括赡养。法律还规定了国家和家庭子女的责任。但是近年来涉老案件增多,其中较多集中在赡养、继承、房屋等方面。因此,为了使老年人不受到伤害,并能受到公正的对待和尊重,需要建立适合老年人生存的社会伦理准则。在社会各成员权益得到兼顾的前提下,要弘扬尊老敬老的传统文化,加强伦理道德建设,使全社会成员认同:老年人过去为国家、社会和家庭做出过贡献,作为公正回报,社会应给他们提供支持;老年人作为弱势群体,应当得到社会更多的帮助;老年人不应受年龄歧视,有参与社会发展的权利;老年人的事情,要由老年人参与决策。

5. **疾病困扰**　任何人都难免患病,患病对于每个人来说都是痛苦的。老年人由于各器官、系统功能的减退,致使抵抗力下降,患病的机会增加。老年人患病有病情重、病程长、恢复慢及并发症多等特点。1993 年卫生部调查表明,老年人群中 60% ~ 70% 有慢性病史,人均患有 2 ~ 3 种疾病。60 岁以上老年人慢性病患病率是全人口的 3.2 倍,伤残率是全人口的 3.6 倍。根据中国老龄科研中心 1992 年的调查,60 岁以上老年人在余寿中有 2/3 的时间处于带病生存状态。老年病多为肿瘤、心脑血管病、糖尿病、老年抑郁症和精神病等慢性病,花费高,卫生资源消耗多。据北京大学和中国老龄科研中心的研究表明,老年人在身体不适或发病时,73.7% 的老年人需要子女或孙子女照顾;81% 的高龄老年人患有不同程度的疾病;在洗澡、穿衣、如厕、吃饭等方面,16.7% 的人或多或少需要他人帮助,5.1% 需要完全依赖他人。

患病作为一种应激性事件,特别是老年人多患有慢性病,需要长期服药治疗、反复检查,容易产生沉重的心理压力,常会导致过分依赖、恐惧、焦虑、抑郁等心理反应。另外,由于疾病医疗费用支出增加,必然会加重老年人的经济和心理压力。即使在现阶段全民享受医疗保险的情况下,自费医疗部分也给老年人带来较大的心理压力。

6. **丧偶**　自古以来,我国就有"白头偕老"的美好愿望。老年丧偶虽属自然规律,但对于同甘共苦和相亲相爱几十年的配偶来说,这种打击是沉重的。美国一项调查研究表明,老年人越老越需要配偶的照顾,家庭和睦与夫妻恩爱是老年人长寿的重要原因。老年夫妻相互依伴,不仅是生活上的互相照顾,更主要的是精神寄托。几十年的夫妻,共同经历了人生旅途上的风风雨雨,共同品尝人生道路上的酸、甜、苦、辣,一起分享生活中的欢乐,一旦一方去世,另一方在心理上受到的创伤比年轻丧偶更为强烈。有人统计,失去配偶的老年人在已故配偶去世后 1 ~ 2 年内相继死亡的人数约为夫妻均生存者的 7 倍。

一方面,丧偶生离死别的情景常使老年配偶悲痛欲绝、泣不成声,对去世配偶的思念之情常使另一方情绪低落、失眠、暗自流泪、食欲不振等。丧偶后面临的生活失去依托,男性感到没人料理家务,女性则感到没有伴侣,失去了昔日有事商量、有话交流的情感沟通境况。丧偶的老年人往往感到孤独和寂寞。丧偶后出现的不良心理反应,一般经历呆木、谒念死者、抑郁和恢复4个阶段,约1年才可恢复。

另一方面,丧偶造成部分老年人经济负担加重。因为原本依赖夫妻双方的离、退休金共同维持生活,现仅靠一人维持,甚至生存的老年人没有任何经济来源,完全依靠已故配偶遗留的经济支撑。丧偶带来的经济拮据,常使老年人变得悲痛、悲观,感到孤立无援,甚至对继续生存失去信心。

还有一方面,丧偶意味着情爱和性爱伴侣的失去。老年期的性爱并不是单纯的性生活需要,而是双方情感的交流和维持心理卫生的重要因素。有研究证明,有无正常的性生活是影响健康的重要因素,正常的性生活有利于延年益寿。丧偶使老年人对寂寞与怀恋难以启齿,内心苦闷无法发泄,而变得情绪低落、悲观等。

因此,应帮助丧偶者尽快度过丧偶的悲伤心理反应,可采取的措施有:鼓励老年人适当地哭泣和诱导诉说,帮助其发泄内心的苦闷;帮助老年人理解人总是要死的,生死有先后,化悲痛为力量,劝慰其多保重身体;鼓励儿女们多陪伴老年人,给予足够的生理和心理支持和照顾,鼓舞生存的勇气,振作精神,重新生活;有必要帮助老年人重新调整室内布局,鼓励其养宠物、适当参加户外活动等,分散和转移注意力。

7. 再婚　随着生活条件的改善和物质水平的提高,人的寿命日益延长,昔日"人活七十古来稀"早已被"人活七十不稀奇"所替代。"成双性"或"求偶性"是生物的自然本性。"少年夫妻,老来伴"也是老年人决定再婚的首要原因。丧偶会给老年生活带来强烈的不适和压力,老年人急需寻求照顾,然而成年子女往往工作繁忙,无暇顾及和关照老年人,即使子女有精力照顾也无法替代老伴的位置。老年人再婚后,再婚夫妇生活上相互关照,经济上相互扶助,精神上互相寄托和抚慰,可解决诸多心理和生理上的问题,消除孤独,缓解思念的痛苦,满足情爱和性生活的需求,激起重新生活的热情和力量。有证据表明,丧偶老年人再婚,一方面有益于老年人增进健康、延年益寿和晚年幸福;另一方面,有利于减轻社会和子女的负担。因此,丧偶老年人再婚值得鼓励和提倡。社会和子女应正确看待老年人再婚,去除"再婚是对亡者的不忠""好女不嫁二夫""不守贞节"等封建观念,消除再婚是"老不正经""老风流""不光彩""不孝顺"等社会偏见,不应干涉和阻挠老年人再婚。

(黄　金)

ⓔ 数字课程学习……

🔲 教学 PPT　　💬 简述题和案例题　　📝 自测题

第三章 老年人日常保健与护理

　　老年期不同于人生的其他阶段，因老化而健康受损和患各种慢性疾病的比例较高。对老年人我们不仅要重视疾病本身，更应关注老年人的日常生活功能方面是否健康。对老年人的护理不是以疾病和各种障碍的恢复为目的，而是要帮助老年人在疾病和功能障碍的状态下恢复基本的生活功能，从而使其适应生活或在健康状态下独立生活，提高老年期生活质量。

　　日常生活功能的内涵极为丰富和复杂，主要包括三个层次的内容：①基本的日常生活活动（ADL）能力：包括正常人日常生活中所必须完成的活动，如吃饭、穿衣、如厕、修饰打扮、上下床活动等，丧失这一层次的功能，即失去生活自理的能力。②工具性日常生活活动（IADL）能力：反映老年人社会适应能力，包括管理财物、处理金钱、做饭、做家务、外出旅游等，失去这一层次的功能,则不能进行正常的社会生活,其活动范围将被限制在家庭狭小的区域内。③高级日常生活活动(AADL)能力:反映老年人的智能状态和社会角色功能,失去这一层次的功能,将失去维持社会活动的基础。老年人的日常生活护理就是从这三个层面上给予帮助、补充、维持,提高老年人的日常生活功能,从而提高老年人的生活质量。

第一节 环境与设施

老年人因为生理、病理性改变,生活环境可能存在一些不安全因素,威胁其健康甚至生命。因此,老年人的生活环境方面,要注意尽量去除影响安全的因素,或调整环境使其能补偿机体缺损的功能,促进生活功能的提高。

一、室内环境

1. 温/湿度　室温以 22~24℃ 为宜,湿度则以 50%~60% 为宜,可以让老年人感受到安全与舒适。老年人的体温调节能力降低,冬天有暖气的房间较舒适,但容易造成室内空气干燥,可使用加湿器或放置水培植物以保持一定的湿度。

2. 光照/色彩　老年人视力下降,因此应注意提高照明度(高于常规 3 倍),减少意外跌倒事故的发生。特别是老年人的暗适应能力不佳,一定要保持适当的夜间照明,如保证走廊和厕所有适度照明,在不妨碍睡眠的情况下可安装地灯等。但老年人对色彩的残留感较强,故可将门涂上不同的颜色以帮助其识别不同的房间,也可在墙上用各种颜色画线以指示房间、厕所等的方位。但是要注意居室的色彩也不能过于艳丽,以免让老年人感到心烦意乱。

3. 通风　老年人活动不便而在室内排便或失禁时,易导致房间内有异味,但是老年人嗅觉迟钝而对这些气味多不注意,要注意及时清理污物,居室要经常通风以保证空气新鲜。

4. 隔音　老年人喜爱清静,居家要保障隔音效果,避免干扰其休息。

二、室内设备

1. 陈设　老年人行动不便,所以居室内的陈设应尽量简洁,一般有床、柜、桌、椅即可,且家具的转角处应尽量用弧形,以免碰伤老年人。家庭日常生活用品及炊具之类最好不在老年人居室内存放,以免发生磕碰、绊倒。

2. 卧室　对卧床老年人进行各项护理活动时,较高的床较为合适。而对于一些能离床活动的老年人来说,床的高度应便于其上、下床及活动,使老年人膝关节成直角坐在床沿时双足底全部着地,一般以从床褥上面至地面约 50 cm 为宜,这也是老年人的座椅应选择的高度。如有条件选购能抬高上身的或能调节高度的床则更安全,使用时可根据老年人实际状况及时调整。床上用品要求保暖性较好,床单、被罩最好选用纯棉材质。老年人适合使用较硬的棕垫床,此床更加符合其身体条件。老年人起夜较频繁,为了保证其安全,卧室最好设置低照明度的长明灯或台灯,或是将开关设置在床头,避免晚上离床并关灯。床可安装栏杆,以防止坠床,以及借力起卧。在床边放置手电筒,以防停电。

3. 起居室　在室内应该尽量少设台阶或门槛,软木地板、防滑地砖很适合老年人的家庭。另外,大门口、卫生间门口和室内楼梯处安放脚垫且固定,以免发生卷角情况。安装可视电话,方便接听。摆放家具时应注意空间大小,留出活动空间。确保电线牢固,防止绊倒。

如有地毯,注意固定地毯两端。

4. 楼道　对于患有关节炎的老年人,杆式门把手比球形门把手更方便。楼梯两侧均应安装扶手。每个台阶边缘要清楚区分,防止踩空。

三、厨房与卫生间

厨房与卫生间是老年人使用频率较高而又容易发生意外的地方,因此其设计一定要注意安全,并考虑到不同老年人的需要。

厨房地面应注意防滑,水池与操作台的高度应适合老年人的身高,煤气开关应尽可能便于操作,用按钮即可点燃者较好。煤油炉或煤气炉对嗅觉降低的老年人来说有造成煤气中毒的危险,应在合适位置安装火、烟雾或一氧化碳警报装置。选用色彩对比大的厨房用具。尽量使用带有把手易于抓握的餐具。备用手推车,可以方便端送食物。

厕所应设在卧室附近,且两者之间的地面不要有台阶或其他障碍物,地面铺以防滑砖。夜间应有适当的照明以看清便器的位置。对于使用轮椅的老年人,还应将厕所空间、洗浴台高度做调整。老年人身体的平衡感下降,因此淋浴房、浴缸、马桶旁边应安装扶手。对于不能站立的老年人也可用淋浴椅。沐浴时,浴室温度应保持在 24～26℃,并设有排风扇,以免湿度过高而影响呼吸。老年人在洗浴的时候要注意不能反锁房门,如遇突发情况,方便及时救援。

(晋溶辰)

第二节　营养与饮食

营养与饮食是维持生命的基本需要,是维持、恢复、促进健康的基本手段。同时,饮食对老年人来说还是一种精神上的满足和享受,与家人或亲朋好友同桌就餐,为增加交流提供了条件。在相对单调的老年生活中,饮食的制作和品尝过程对老年人也是日常生活的一大乐趣。因此,改善饮食营养以延缓衰老和防止老年多发病,维护老年人的健康,也是日常生活护理中的一个重要课题。

一、老年人必需的营养素

衰老是生命发展的一个阶段,是不可抗拒的自然规律,但事实证明,衰老是可以延缓的。合理营养是其中一个重要因素。合理营养指所有重要的营养成分(包括蛋白质、脂质、糖类、维生素、无机盐及水分)得到适当的供应以满足维持机体最佳状态的需要。老年人随着年龄的增长,身体内清除有害物质的能力降低,这些有害物质在身体各组织器官堆积,便可引起疾病。例如,氧自由基过多时,在脑组织堆积可引起阿尔茨海默病;胆固醇在血管壁沉积可引起冠状动脉粥样硬化性心脏病(简称冠心病)、脑血栓等疾病。如果从中年开始,注意在食物中增加 β 胡萝卜素、维生素 C、维生素 E、牛磺酸和微量元素硒等,就可以预防、延缓或逆转上述疾病的发生与发展。近半个世纪以来,营养问题研究证实,营养物质摄取不足或过多,均可造成体内免疫功能障碍,从而引起感染、心血管系统疾病、肾疾病、衰老及恶性肿瘤等病变,进而缩短人的寿命。

二、老年人的营养学特点

根据老年人机体形态和生理功能的改变,老年人的热量及营养素供给有以下特点。

(一)热量

随着年龄的不断增长,老年人的活动逐渐减少,能量消耗降低,机体内脂肪组织增加而肌肉组织和器官功能减退,机体代谢过程明显减慢。老年人基础代谢一般要比青壮年时期降低 10%~15%,75 岁以上老年人可降低 20% 以上。因此,老年人每日应适当控制热量摄入。如果热量摄入过多,可使体重超过正常标准,并使心脏和胃肠道负担加重。

老年人热量供给量是否合适,可通过观察体重变化来衡量。一般可用下列公式粗略计算:老年男性体重标准值(kg)=［身高(cm)－100］×0.9,老年女性体重标准值(kg)=［身高(cm)－105］×0.92。体重在上述标准值 5% 内上下浮动属正常体重,低于或高于正常体重的应考虑调整热量摄入量。

(二)营养素

1. 蛋白质　老年人体内的代谢过程以分解代谢为主,因此需要丰富的优质蛋白质补充组织蛋白的消耗。老年人对于蛋白质的吸收利用低于青年人。中国营养学会推荐的每日膳食中的营养素供给量,蛋白质的供给量为每日 1.0~1.2 g/kg,所提供的热量占全天总热量的 15%;若低于 0.7 g/kg,就可能发生负氮平衡;如果摄入过多,会增加消化系统和肾的负担,有肝肾疾病时更应注意控制蛋白质的供给量。我国的饮食结构中以谷类为主食,大多数人摄入的蛋白质中 60%~70% 为植物蛋白质。在植物蛋白质中,除黄豆外,其他植物蛋白质的生物效价均较低,而奶类、蛋类、瘦肉的蛋白质为优质蛋白质。

建议老年人每日食用一定量的动物性蛋白质食物,且优质蛋白质的摄入量应占总蛋白质摄入量的 50% 以上。建议荤素搭配、粮菜搭配、粗细搭配,以发挥蛋白质的互补作用,提高蛋白质的生物效价。

2. 脂肪　老年人体内肌肉组织减少,脂肪组织则逐渐增加。过多摄入脂肪,不利于心血管系统、消化系统;但过分限制脂肪摄入,又会影响脂溶性维生素的吸收,对健康不利。因此主张脂肪供给量按每日 1.0 g/kg 为宜,其供给量占总热量不超过 20%。脂肪的供给量固然很重要,但其性质更为重要,主要是饱和脂肪酸(S)和多价不饱和脂肪酸(P)的比值。动物脂肪除鱼外,以饱和脂肪酸为主;植物脂肪除椰子油外,以不饱和脂肪酸为主。不饱和脂肪酸可以降低血清胆固醇及其他脂类的含量,有预防动脉粥样硬化的作用,并能抑制血栓的形成,故老年人膳食脂肪应以植物油为主。但不饱和脂肪酸过高时对人体也会有不良的影响,易诱发胆结石、恶性肿瘤,并引起早衰。在老年人的饮食中应适当限制胆固醇的摄入,如果血清胆固醇水平不高,每日摄入量不可超过 1.0 g;如果血清胆固醇水平高,则应限制在每日 0.3 g 以下。一个鸡蛋蛋黄中含胆固醇约 300 mg,然而完全不吃鸡蛋黄没有必要,且蛋黄中磷脂酰胆碱对降低胆固醇有促进作用。

老年人脂肪摄入总的原则是:脂肪的供给量以满足生理需要为限,建议用含不饱和脂肪酸较多的植物油,以减少膳食中饱和脂肪酸和胆固醇的摄入。提倡食用玉米油、花生油、豆油、菜籽油、芝麻油,少食油煎食品及含油脂多的食品,身体肥胖的人更应限量。其中,植物油中尤以玉米胚油为佳。

3. 糖类　包括单糖(葡萄糖、果糖、半乳糖等六碳糖)、双糖(蔗糖、乳糖、麦芽糖)、寡糖(如棉籽糖、水苏糖)和多糖(淀粉、糖原及纤维素)。糖类是提供热量的主要来源,按我国的饮食习惯,糖类主要来自米、麦、面等。老年人对糖类的利用率降低,若摄入的比例过高,特别是单糖可能直接引起血糖的波动。老年人摄入糖类过多,使饱和脂肪酸增加,还可引起蛋白质和其他营养不足;摄入糖类过少,又会使蛋白质分解增加以供给热量。每日糖类供给量以占总热量的 55%～70% 为宜,其中单糖应少于 10%。

对于老年人,果糖较容易吸收,能比较迅速地转为氨基酸,而转化为脂肪的可能性比葡萄糖要小得多。故在其饮食中,可供给一定量含果糖的蜂蜜、果酱等。对老年性肥胖和冠心病患者,应限制糖类的摄入。建议老年人主食多选择粗粮(如杂粮、糙米、薯类),粗粮在提供热量的同时,还能提供蛋白质、必需脂肪酸、矿物质和维生素,尤其还能提供食物纤维。食物纤维作为多糖类物质,是不能被人体消化吸收的非营养成分,包括纤维素、半纤维素、木素纤维素、戊糖、树胶和果胶等。食物纤维可以吸收水分,促进肠蠕动,加快粪便排出,还可以降低血清低密度脂蛋白,抑制肠内厌氧菌的活动,促进需氧菌的生长,有预防便秘、痔、肠憩室、结肠癌等疾病的作用。饮食中适量的食物纤维,对肥胖症、糖尿病、动脉粥样硬化、胆结石的防治有良好的效果,这与纤维素能减少胆固醇吸收,使血清胆固醇降低有关。成年人每日需 6 g 左右的食物纤维。

4. 维生素　作为某些辅酶的主要成分,对增强机体抵抗力和延缓衰老具有极其重要的作用。大多数维生素,特别是水溶性维生素在体内不能合成和储存,须由食物供给。有些维生素,如维生素 K 在肠内虽可少量合成,但不能满足机体需要。因此,老年人摄入的总热量要减少,维生素的供给却不能减少,其需要量并不因年龄增长而变化,要提倡均衡适量补充维生素。

(1) 脂溶性维生素

1)维生素 A:对于维持老年人上皮组织健康、正常视力和免疫力,以及抗癌、抗氧化损伤等方面均很重要。我国老年人膳食中维生素 A 摄入量一般不高,并多从植物性食物中 β 胡萝卜素转化为维生素 A。因此,老年人要多食有色蔬菜,如胡萝卜、红辣椒等;另外,部分可考虑从动物性食物中摄入,如猪肝、肾及乳类等均含丰富的维生素 A。

2)维生素 E:有较强的抗氧化损伤作用,能防止不饱和脂肪酸的氧化,有一定的延缓衰老作用。虽然目前对补充维生素 E 预防冠心病仍有争议,但保证每日摄入 12 mg 是有必要的。

3)维生素 D:老年人容易发生维生素 D 缺乏,导致钙、磷代谢失调,尤其食量少、户外活动少的老年人,应适当进食含维生素 D 丰富的食物,如肝、蛋黄、乳类、海鱼和酵母等。同时,应坚持适量的户外活动和体育锻炼。

(2) 水溶性维生素:维生素 C 对于抗氧化损伤、伤口愈合、防癌、防止动脉粥样硬化等有重要意义。老年人应适量补充维生素 C,但并非越多越好,因为长期、大量服用一旦骤停反而易导致缺乏。另外,过量服用可导致泌尿系尿酸及草酸结石的形成。新鲜蔬菜和水果中维生素 C 含量较多,但在烹调或储存时应注意防止流失。

老年人普遍存在低胃酸和内因子缺乏,所以较容易发生维生素 B_1、维生素 B_2、叶酸及维生素 E 等的缺乏。肝、酵母、细糠、麦麸中此类维生素含量较多。

5. 常量元素和微量元素　人体内含有钙、钠、钾、镁、磷、硫、氯和氮等 11 种常量元素。此外,还有 14 种由 WHO 推荐的必需微量元素:铁、碘、铜、锌、锰、钴、铝、硒、铬、镍、氟、锡、钡和矾,所有这些元素主要来自食物。老年人对这些元素的需要量与成年人基本相同。

(1) 钠：老年人宜摄入适量的钠。一方面，钠离子过多会增加水潴留，加重心脏负荷；另一方面，钠离子过少易引起低钠血症，故钠盐也不宜严格限制。为了减轻老年人的心、肾负担，预防动脉粥样硬化和高血压，每日膳食食盐摄入量以不超过 6 g 为宜，高血压、冠心病或慢性肾病老年人以 5 g 以下为好。

(2) 钾：老年人进食减少，加之常用利尿药和轻泻药，使细胞内钾水平降低。因此，老年人特别容易缺钾，表现为无力、肠蠕动减慢、心律失常、直立性低血压、记忆力减退和情感变化等症状，且常被忽视，而血清钾常不能准确反映体内的钾量。老年人每日推荐供钾量为3～5 g，食物中以豆类、瘦肉、乳、蛋、马铃薯、绿叶蔬菜、茶叶、谷物及水果（香蕉、柑橘、柠檬）等含钾较高。

(3) 钙：老年人合成维生素 D 的能力减弱，影响钙的吸收，加上饮食中摄入的钙不足，故往往血钙偏低，容易发生骨质疏松症。增进钙吸收的物质有维生素 D、蛋白质、酸性介质等。机体对钙的吸收作用是在十二指肠中进行的，维生素 D 可以诱导体内合成一种钙结合蛋白质，这种蛋白质有利于钙通过肠壁的转运以增进钙的吸收。膳食中的蛋白质可以增加小肠吸收钙的速度，而钙的吸收增加又与小肠中水解乳糖的乳糖酶的活性有关。酸性介质对钙的吸收有利，因较低的 pH 可以使钙保持溶解状态，使其易于吸收。中国营养学会推荐 60 岁以上老年人每日钙的供给量为 800 mg。国外建议老年人尤其是绝经后妇女的钙供给量应增加至 1 200～1 500 mg/d。高钙摄入应避免可能引起尿路结石、软组织钙化，抑制骨髓重建作用等。钙质较好的食物来源有奶类及奶制品、豆类及豆制品、鱼虾及干果（如核桃、花生）等，其中首选牛乳，每 100 mL 牛乳含钙 109 mg。

(4) 磷：给动物实验饲料增加磷的含量，可以改善骨质结构，但老年人饮食中是否需要提高磷的供给量以预防骨质疏松症，尚无定论。老年人低磷血症多见，且常常合并有低镁、低钙血症。磷对人体有广泛的作用，主要影响三大营养素的代谢，影响酶的活性，协调酸碱平衡，与神经功能、骨骼生长等亦有关。严重低磷血症易导致低氧血症以及糖尿病酮症酸中毒。应该注意的是，饮食中的钙磷比例是否恰当，一般认为 1∶1.5 较为合适。

(5) 铁：由于铁的摄入不足及吸收利用差、骨髓中铁储备量低等原因，老年人容易发生贫血，以缺铁性贫血为常见。因此，应补充含铁丰富且易于吸收的食物，如动物血、肝、瘦肉等。膳食中应包括含维生素丰富的食物，特别是维生素 C 对防治贫血有很好的效果。少喝浓茶，因为茶叶中的多酚类物质能减少铁的吸收。我国对老年人推荐铁的供应量为 12 mg/d。

(6) 锌：是人类必需的微量元素。老年人锌缺乏，可表现为味觉及嗅觉减退、食欲下降、伤口愈合延迟、贫血，并可出现皮炎及免疫功能低下。补充足量的锌后，症状很快消失。老年人锌需要量一般为 12～16 mg/d，与中青年相同。食物中肝、鱼、蛋、海产品及瘦肉富含锌，蔬菜、乳类中含锌极少。

6. 水分 对老年人非常重要。因为老年人体内水分减少，使体温调节能力下降，不耐热，不耐寒，并易发生失水、大便秘结。故老年人饮水有利于排便，有利于肾排泄代谢废物，还可预防尿路结石的形成。但饮水不宜过多，过多则不利于食物中营养素的吸收和利用，增加心及肾的负担。老年人每日饮水量一般为 1 200～1 500 mL，或维持尿量每日在 900 mL 以上。一次饮水不宜过多，水分的摄入形式可多样化，如奶、茶、水果汁、汤羹及其他，既补充营养，又补充水分。

三、影响老年人饮食与营养的因素

与老化过程有关的生理和功能的改变、健康状态的改变,以及社会心理因素的改变会潜在地影响饮食和营养状态。大约85%的老年人患有一种或多种与营养有关的慢性疾病,并且15%的老年人被认为营养不良。营养摄取不足或过多,均可造成机体免疫功能障碍,从而引起感染、心血管系统疾病、肾疾病及恶性肿瘤等病变,进而缩短人的寿命。影响老年人饮食与营养的主要因素如下。

1. 机体老化

(1)能量消耗减少:老年人基础代谢率下降,身体活动减少,相应的热量需求减少。

(2)机体构成改变:老年人肌肉减少,脂肪增加。与肌肉相比,脂肪需要较少的热量来维持。同时也意味着老年人体力减弱、运动能力降低,可能削弱购买和准备食物的能力。

(3)咀嚼和消化功能降低:由于牙齿松动或脱落、牙周疾病,没有合适的义齿或唾液减少,会导致咀嚼或吞咽困难,可能限制老年人对食物的选择,享受食物的味道或享受食物的快感。不良的口腔卫生可导致老年人与其他人一起吃饭时感到困窘。肠蠕动减少、消化功能降低会对营养的摄入和吸收造成影响。

(4)循环功能下降:由于循环血量减少,血管壁弹性下降,脂肪沉积物附着在动脉壁上,可能引起营养物质和氧循环不足。

2. 认知障碍 老年人的视觉、听觉、嗅觉、味觉和口渴感降低均会影响进食。降低的味觉和嗅觉会影响食欲,口渴感的降低会导致脱水的危险性增加。老年人可能会出现不能记住吃饭,不能表达饥饿或口渴,而逐渐降低准备食物的能力。

3. 疾病的影响 由于脑卒中、多发性硬化、关节炎、心血管疾病等导致身体功能削弱,降低了老年人日常生活自我照顾的能力。焦虑、悲哀等不良情绪及疼痛等因素均会使老年人感到食欲不佳。长期使用药物会对食欲和营养素的吸收造成很大影响,如苯妥英钠可干扰维生素D的吸收,引起钙的吸收不良;而轻泻剂的使用或滥用可能妨碍营养物质的吸收,导致脱水。

4. 心理社会因素 不良的情绪状态(如焦虑、抑郁、恐惧等)均会引起交感神经兴奋,抑制胃肠蠕动和消化液的分泌,而使老年人食欲降低。另外,家庭经济文化背景、地域环境、民族、宗教等诸多因素都会对饮食与营养产生不可低估的影响。

四、老年人的饮食原则

饮食与营养是维持机体各种生理功能、提高机体免疫力等生命活动的基本条件。均衡的饮食和充足的营养是促进老年人健康生活的有效手段。因此,护理人员必须掌握饮食原则,才能给予适宜的饮食指导与护理,以满足老年人对营养的需要。

1. 遵循科学的膳食结构 根据老年人的营养需要和代谢特点,其膳食结构大致安排如下:①主食:以米、面、薯类为主,摄入量为300 g/d左右;糖类(包括蜂蜜)< 25 g/d。②蛋白质食物:以动物蛋白质为主,如瘦肉(畜、禽肉)75 g/d,鱼类(鱼、虾、贝)75 g/d,两者交替食用。其他还有蛋类50 g/d、鲜奶225 g/d、豆制品100 g/d。③脂肪类(包括植物油):< 25 g/d。④维生素及食物纤维类:蔬菜250 ~ 300 g/d,水果100 ~ 150 g/d。⑤食盐(包括酱油和腌制品):< 8 g/d。按上述建议的食物量进餐,其营养基本满足老年人的每日需要量,可根据不同的年龄、性别

和劳动强度适当增减。

2. 提供均衡的营养素　在保证适当的糖、蛋白质、脂质三大营养素的同时,应注意水分的摄入以及各类维生素和食物纤维的供给。不吃烟熏、烧焦、腌制、发霉或过烫的食物,以防消化系统传染病和食管癌。适当进食含纤维素多的食物,预防便秘、结肠癌等疾病。

3. 合理分配食量　老年人保持理想的体重很重要,应适当限制热量的摄入。食量分配上提倡"早晨吃好,中午吃饱,晚上吃少"的原则。根据老年人的生理特点,少吃多餐较为合适,要避免暴饮暴食或过饥过饱,膳食内容的改变也不宜过快,要照顾到个人爱好。由于老年人肝中储存肝糖原的能力较差,对低血糖的耐受能力不强,容易饥饿,所以在两餐之间适当增加点心是必要的。而夜间的热量消耗较少,如果多吃富含热量而又较难消化的蛋白质和脂肪会影响睡眠,晚餐可吃些蔬菜和含糖类较多而又易于消化的食物。

4. 合理烹调　老年人由于牙齿松动和脱落而影响咀嚼能力,造成消化能力下降,在配料上应选择既适合老年人咀嚼又便于消化、易于吸收的食物,此外,食物加工应细、软、松,烹调宜采取烩、蒸、煮、炖、煨等方式,同时应注意色、香、味,使食物加工后既易于消化又促进食欲。另外,食物的温度要适宜于老年人。由于老年人消化道对食物的温度较为敏感,所以饮食宜温偏热,两餐之间或入睡前可加用热饮料,以解除疲劳,增加温暖。

5. 注意个体差异　尽管老年人处于同一个年龄阶段,但由于饮食习惯、劳动强度、遗传因素、患病状况等方面的综合影响,使老年人在膳食上存在个体差异。在安排膳食时要综合考虑个人的嗜好和习惯,使饮食既满足营养的需要又符合活动强度。如果老年人在营养方面存在健康问题,护理人员要采取适宜的护理措施,帮助老年人恢复和改善营养状况,促进其康复。

五、老年人进餐的护理

1. 进餐前

(1) 进餐环境:应保持整洁,空气新鲜,必要时先通风换气,排除异味。对于失认或异食癖的老年人,护理人员要注意移除不能食用的物品,如餐巾纸、塑料水杯、塑料器具等。

(2) 进餐时间:根据不同的需要尽可能地提供个性化的进餐时间。可以使进餐时间变成社会活动,便于相互熟悉、友好的老年人们坐在一起进食,这样有利于增进老年人的食欲。

(3) 进餐准备:进餐前应询问老年人是否有便意,以避免进餐时排便。提醒或协助老年人餐前洗手、戴眼镜和助听器等。

2. 进餐时

(1) 食物供给:尽量提供多种食物,注意色泽、营养的搭配,以供老年人选择。家人或护理人员要避免在进食时给药或在食物中藏药,否则影响食物的味道,引起老年人的反感。

(2) 协助进餐:无论什么时候,只要老年人能够自己进食,都应该鼓励他们自己完成。如果需要,可以提供便于用手指拿取的食物。对进餐有困难的老年人,护理人员可以协助进食。协助进食时可借助于一些自制餐具,尽量维持老年人自己进餐的能力。例如对进食动作不协调的老年人,可提供特殊餐具,给予口头暗示,指导手部动作以便开始进餐,训练老年人自己进食。对于吞咽困难的老年人,要注意提供浓度适宜的食物和正确的进食体位。如果老年人口腔内食物滞留过久或流口水,应给予吞咽的提示。对进餐完全不能自理的老年人,应予喂饭,喂食时应掌握适当的速度,与老年人互相配合。

3. 其他　如果长期进食正常的老年人出现食欲不振,应考虑可能发生口腔感染或溃疡、病情变化、药物不良反应等。除了经口进食之外,还可采用鼻饲给予肠内营养,通过静脉输注给予肠外营养等,为老年人提供营养和水分。

4. 注意事项　①进餐时不宜观看电视,以免分散进食者注意力,影响食欲。但可播放适合老年人且柔和的背景音乐,促进食欲。②协助老年人进食的工作人员,应事先告知并取坐位协助进餐,不宜站着而使老年人产生受威胁或被迫感。③进餐时无关人员不宜在老年人面前来回走动,更不应相互聊天,影响进餐的注意力和食欲。④工作人员应避免对所提供的食物做负面的评价。

六、老年人的口腔卫生和保健

口腔中存在大量的正常和致病的菌群,可以通过每天的饮水、进食、刷牙、漱口等活动达到减少或清除致病菌的目的。老年人由于机体防御功能下降、老化致牙龈萎缩等原因更易患口腔疾病,从而导致食欲减退、局部疼痛及其他严重并发症。同时口臭或牙齿不整还会影响个人形象,使其产生社交心理障碍。因此,护理人员需要评估老年人的口腔卫生,了解老年人的自理能力、每日清洁口腔情况、是否佩戴义齿等,并给予相应的护理措施和必要的卫生指导。

1. 预防口腔疾病　当口腔过度干燥时,鼓励老年人多饮水或漱口。睡前不食刺激性或腐蚀性食物。定期检查口腔卫生情况。在医生指导下佩戴合适的义齿。

2. 清洁用具的指导　选择外形较小、刷毛柔软的牙刷,以避免损伤牙龈。牙刷应每 3 个月更换一次。牙膏应不具腐蚀性,以防损伤牙齿。

3. 刷牙方法的指导　养成早、晚、餐后刷牙的习惯。刷牙时将牙刷的尖端轻轻放于牙齿周围的龈沟上,牙刷的毛面与牙齿成 45° 角,以快速的环行来回刷动。每次只刷 2 ~ 3 个牙齿,每刷完一个部位后,再刷相邻部位。对于前排牙齿的内面,可用牙刷毛面的尖端以环形方式刷洗牙面,再反复刷洗牙齿的咬合面。刷完牙齿后,再刷舌面,由里向外刷,以减少微生物的数量并清除食物残屑。每次刷牙时间约 2 min,可起到清洁牙齿与按摩牙龈的作用。对于自己不能刷牙的老年人,家人应协助刷牙。当协助刷牙时,可嘱其将舌伸出,握紧牙刷并与舌成直角,用极小的力量,将牙刷刷向舌面尖端,再刷舌两侧,然后漱口,重复以上过程,直到口腔完全清洁为止。

4. 义齿的使用与保护　与真牙一样,义齿也会积聚一些食物、碎屑等,同样需要清洁处理。其清洁方法与真牙相同。晚上将义齿取下,使牙床得到保养,清洁后将义齿放于凉水杯中,以防丢失或损坏。每餐后都应清洁义齿,每天至少清洁口腔黏膜一次,并按摩牙龈部。

5. 特殊口腔护理　对于不能配合刷牙的老年人,护理人员应给予特殊的口腔护理,一般每日 2 ~ 3 次。具体操作过程见基础护理相关内容。

(晋溶辰)

第三节 沟通与交流

一、老年人的交流特点

沟通与交流是指两个人或两个群体间,通过语言、姿势、表情或其他信号等方式,相互分享与交换信息、意念、信仰、感情与态度,以使双方能够互相理解。在此过程中,需要交流双方持续不断的调整与适应,使交换的信息更加清晰与真切,以期达到有效的沟通及促进彼此间正向关系的发展。交流与沟通是社会生活的基础,可以反映老年人的智能和社会角色功能,如果没有沟通与交流,人们就没有完整的生活。信息沟通的方式主要包括非语言沟通和语言沟通。

二、影响老年人沟通与交流的因素

(一)非语言沟通

非语言沟通对于因日渐加重的认知障碍而越来越无法表达和理解谈话内容的老年人日渐重要。照顾者要达到持续的沟通,分享和了解老年人的感觉与需要,必须强化非语言沟通方式。其成功的诀窍在于双方以平等的感觉进行沟通;尊重与了解老年人的个性和文化传统背景;观察何种沟通方式使老年人反应良好,并予以强化和多加运用。

非语言沟通方式有很多,与老年人沟通中应用较多的有触摸、身体姿势和倾听。

1. 触摸　人都有被碰触或去触摸他人的需求。人每当伤心、患病或害怕时特别需要温暖而关爱的触摸,尤其当年老又逢丧失家人或患病、濒死时,更需要触摸,但有时却被物理器具所限制,如老年人的安乐椅、轮椅或床栏等,虽有保护作用,却影响老年人被触摸的机会。

护理人员应了解适宜的触摸部位,因为触摸在身体不同部位具有不同的含义。如图 3-1 所示,生殖器为隐私区;面部、颈部与前胸为敏感区;口、手腕与足为需经准许区,而手、手臂、肩膀与背部为社交区。触摸最易被接受的部位是手,握手则是最不受威胁的触摸,其他部位

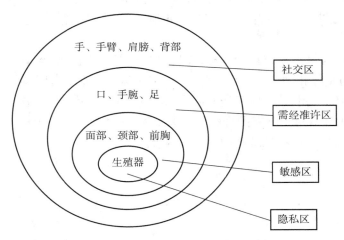

图 3-1　触摸身体不同部位的含义示意图

有手臂、肩膀与背部。身体的其他部位是老年人不乐意被触摸的部位,应慎重。

有研究表明,用餐时给予器质性脑病变的老年人持续性简短的触摸,能有效提高其对营养素的摄取,而老年人在治疗护理机构内因缺乏适当的触摸,常导致知觉迟钝而加重隔离环境所给予的刺激。另外,疾病也会影响非语言沟通的流畅度。因此,在护理过程中要善于使用触摸。触摸时应注意以下几个方面。

(1) 维护老年人的尊严及尊重其社会文化背景:检查涉及老年人的隐私时,应事前征得其允许。由于受年龄、性别、社会文化背景、宗教信仰等的影响,触摸的表达应个体化,以避免不必要的误解。在与老年人产生互动关系时,护理人员应以诚恳、平等的态度对待老年人,不要因触摸的不当而造成老年人不受尊重的感觉。

(2) 渐进地开始治疗性触摸:有效的沟通交流是建立在相互了解和信任的基础上的,触摸也应该在相互认识的基础上运用,并注意观察老年人对触摸的接受程度,适当的触摸会促进交流。例如,单手握老年人时,观察到其脸部表情很轻松,感觉到触摸的部位松弛,当进一步双手握老年人时,老年人也显得很自然。

(3) 避免老年人受威胁或受刺激:护理人员要把握触摸力度,触摸要轻柔、不犹豫,显得稳重、坦诚,表达对老年人的热情与关爱,真正起到给予老年人保护、安抚、鼓励、信心和力量等积极作用。切忌医护人员用长指尖触及老年人皮肤造成不良感觉和表现出不情愿的触摸动作(如握手时,手还没握稳就松手)等,影响双方相互信赖关系,而进一步影响双方的沟通。对于有听觉障碍的老年人,注意触摸前给予提示信号,绝不能突然触摸,避免对老年人构成威胁而使其受惊吓。对于视觉障碍者,尽量选择从功能良好部位接触,切忌突然从暗侧给予不良刺激。

(4) 运用一般护理活动和接触实现触摸的疗效:如迎送老年人时握手,注射时选择穿刺部位,老年人活动时搀扶,卧床老年人床上擦浴、压疮护理,生活不能自理老年人清洁盥洗,高热老年人的酒精擦浴,护理查体时检查皮肤弹性、触诊器官部位等,通过专业护理活动与老年人直接接触,可避免双方的紧张、不自然,也可避免老年人受到威胁的反应,同样可达到触摸老年人的效果。

(5) 正确对待老年人给予的触摸:老年人作为家庭的长者,常以抚摸表达对下一代的关爱、肯定和鼓励,对他人表示谢意,甚至对医务人员表示请求帮助、支持等。因此在护理工作过程中,要善意和正确理解老年人对医务人员的抚摸,如拍肩、搭肩、摸头、拉手等,而不要错误或恶意理解老年人。

2. 身体姿势　每当言语无法清楚表达时,身体姿势能适时有效地辅助表达。运用身体姿势沟通时应注意:①与认知障碍的老年人沟通前,必须先让他(她)知道自己的存在。②口头表达时,要面对老年人,利于老年人观察口形的变化,并加上缓和、明显的肢体动作来有效地辅助表达。③若老年人无法用口头表达清楚,可鼓励他们用身体语言来表达。日常生活中能有效强化沟通内容,且常用的身体姿势有:挥手问好或再见;伸手指明地点、人物、方向;模仿动作以表明日常功能活动,如洗手、刷牙、梳头、喝水、吃饭等。

3. 倾听　老年人是家庭的长者,部分老年人遇事好啰唆、唠叨,很希望他人特别是年轻人多听他们的教诲。因此,在护患关系中护理人员必须是一名好的倾听者,并应注意以下几点:

(1) 适当的身体姿势:倾听不仅是听觉传递,更是心理活动的参与,维持良好的姿势,有助于提高视听功能与开动脑筋。身体残障的老年人常以轮椅代步,与他们交谈时注意不要俯身或利用轮椅支撑身体来进行沟通,应选择合适的高度与老年人相对而坐,并维持双方眼睛于同一水平线,以形成一个促膝谈心的局面,有利于平等的交流与沟通。

(2)目光接触:主要是指眼神交流。眼神的信息传递是脸部表情的精华所在,所以保持目光的接触是非常重要的。尤其与认知障碍的老年人交流时,需要提供简要的引导和保持目光接触,以提高老年人的注意力。

(3)良好的态度:保持对老年人所说的话的兴趣,以集中注意力和增强记忆力。倾听是有效地用脑、眼、耳与心的过程。倾听时要集中注意力和保持开朗的情绪去感受对方所想要传达的信息。个人脸部表情要平和,不要紧绷或皱眉;说话声音要略低沉、平缓且带有热情的欢迎;说话时倾身向前以表示对对方的话题有兴趣,但应小心不要让老年人有身体领域被侵犯的不适。

(4)适时的反馈:在倾听时,不时对老年人点头或说"嗯""是"表示赞同,用脸部表情传达惊喜、欢乐、担心、关怀、有兴趣等情绪。同时要注意观察老年人面部表情以体会其内心的正向情感(欢乐、幸福、兴趣等)或负向情感(如混乱、焦虑、害怕、担心、生气、疼痛、挫败感等)。适时鼓励与协助老年人表达他们的担心和挫败,减轻其烦躁,同时可帮助护理人员判断其疾病的状态等。

(二)语言沟通

1. 面对面交流　老年人通过面对面语言交流抒发情感和参与社交互动。随着年龄渐增,不论老年人原先的人格特征如何,都有可能变得退缩和内向,产生孤独、寂寞、沮丧等。因此,应为老年人创造和提供足够的社交与自我表达的机会,并给予鼓励。

2. 电话访问　是一种可克服时空距离的语言交流方式,常用于追踪了解老年人的一般现况,甚至可通过电话进行咨询、心理治疗或给予诊断,以利于持续性治疗。应用可视电话就更有利于确认老年人真实的健康状况。利用电话访问时,应注意:①避开用餐与睡眠时间。②最好建立彼此之间习惯性的电话问候与时间表,使电话交流变成老年人乐意和喜爱的一种交流。③若有可能,可以聚集亲朋好友轮流接听电话,并通过社交聚会分享成功的经验或讨论问题。

3. 其他　书信、电子邮件相对电话则较为经济、方便,除了老年人能比较轻松接收信息之外,还可重复阅读信件中的重要内容以加深记忆。

三、促进老年人有效沟通的常用措施

(一)促进老年人沟通的常用措施

1. 语言沟通措施

(1)运用适宜的称谓称呼老年人,需经允许方可使用其名字。

(2)用词要通俗易懂,尽量使用全名或增加相关说明,避免代名词、抽象或专业术语。当老年人表达出不恰当或不正确的信息与意见时,千万不可辩白或当场使老年人困窘。不完全了解谈话内容时,应坦言澄清,并勿妄下结论和轻易回答。

(3)经常作自我介绍,说明彼此的关系和其他相关的信息,以增强老年人对环境的认识。

(4)说话简短得体,一次只给一个口令或提示,尽量把动作分解为数个步骤,如"加咖啡—加糖—加奶粉—搅拌"。在与老年人交流时,同一时间最多给两个选择,不增加老年人理解上的困扰。

（5）在主动倾听且鼓励老年人畅所欲言的同时，可适度运用幽默语言，以吸引老年人对谈话的专注力。

2. 非语言沟通措施

（1）适宜的沟通环境：沟通环境宜光线充足、安静、安全，与老年人交流者应在老年人视线内，有利于目光的相互接触。工作人员或其亲友不宜在老年人视线内轻声耳语，以免其产生不适当的联想。

（2）良好的沟通态度和情绪：保持诚恳、自然、平等的态度和稳定的情绪，适当引导和促进老年人交流。在谈话中要有效控制自我情绪的反应，并留意老年人的面部表情和身体语言。如果遇老年人情绪极度沮丧，可适当转移注意力。提供充分的时间与耐心，老年人未完全表达意思时避免作片面或仓促的回复。说话音调平和，可稍增加音量但切勿大声或吼叫，以免被误认为生气或躁怒，反而引起老年人的不悦与反感。

（3）运用非语言形式：提倡运用非语言形式回答老年人，如点头、拍拍对方肩膀等表示认同或支持。

（4）适当运用实物：如日历、报刊、文字、图表等发挥提醒作用，克服老年人记忆减退，增加沟通效果。运用这些方式时要注意：①使用与背景色对比度大的字体。②对重要的名词，使用语音系统辅助说明。③尽可能使用非专业术语。④运用简明的图表或图片来解释必要的过程。⑤设计问答的方式或特殊案例来表明医疗信息。⑥写明治疗后注意事项。⑦运用核对标签，如在小卡片上列出每日健康流程该做的事，并且贴于常见的地方。

（二）促进正向沟通的技巧

Miller 于 1995 年提出有关促进正向沟通的技巧，现分述如下：

1. 展开会谈的话题 如"您有没有想过上次所讨论的事？""您今天想谈些什么呢？由您做主好了。""您可以告诉我您现在想什么吗？"等。

2. 鼓励进一步沟通的话题 如"您对这件事的看法如何？为什么您会这样想？""这件事究竟是怎么回事？我不太明白，您可否再讲详细点？""非常好的见解，您打算怎么去做呢？""您是否明白以前为什么会这样做？那以后您打算怎样去做呢？""您觉得他为何要这样对您？您的感受是什么？""假设我是您的女儿，您试着告诉我您想说的话，好吗？""您好像很生气，要不要谈谈究竟是怎么回事？""您再多讲一点好吗？……对呀！然后呢？"等。

3. 应对沟通时的沉默 如鼓励的眼神或表示了解的点头或握住老年人的手；当老年人讲完时，回答"是""我了解""还有呢""嗯""但是"等，等待老年人再说话；适时重复老年人最后说的话或其中几个字，表示还要继续下去。

4. 注意避免下列妨碍沟通的对话方式

（1）劝告或建议式：如"我认为您最好先打电话给他"，以免养成老年人依赖他人的决定。

（2）争论式：如"事实明摆在眼前，您还……"，这样导致老年人反感或不敢说明自己的主张。

（3）说教式：如"明理的老年人是不会这样做的"，由此令老年人感到羞愧、不悦。

（4）分析式：如"您就是怕丈夫遗弃您"，以致引起老年人的不安、愤怒。

（5）批判式：如"您偷吃，所以血糖才这么高"，使老年人产生自卑、无望的心理。

（6）命令式：如"时间到了，快去洗澡"，令老年人产生抗拒、反感的情绪。

（7）警告式：如"再这样吵，就关掉电视机"，这样反而使老年人可能更不合作。

(8) 责问式:如"您怎么可以不按时服药?"使得老年人觉得无能力、不被信任。

(9) 转移话题:如"没时间了,我要去忙别的事了",使老年人感到被忽略或忧虑。

在日常生活中,这些情境可能发生在不注意或忙碌时,应当避免。

(晋溶辰)

第四节 休息与活动

一、老年人休息与睡眠

(一)老年人休息与睡眠的特点

休息和睡眠是消除疲劳的重要方式。老年人往往需要较多的休息,合理的休息应穿插于一天的活动中。老年人休息的方式有多种,例如变换活动方式,脑力劳动后进行一些文娱活动,与朋友、家人聊天,闭目静坐或静卧片刻等。睡眠是休息的深度状态,与觉醒交替出现,通过睡眠能保护大脑皮质细胞,使其免于衰竭和破坏,同时又可使精神和体力得到恢复。老年人因为新陈代谢减慢及体力活动减少,所需睡眠时间相对较少,一般认为每天睡眠时间为6 h左右,同时可伴有早睡、早醒、夜间易醒等睡眠模式的改变。

(二)促进老年人睡眠的常用措施

1. 生活规律 养成良好的作息习惯,到就寝时便可自然进入睡眠状态。晚餐至少在睡前2 h完成。饮食宜清淡少量,以避免消化器官负担过重,影响消化和睡眠。老年人适当进行体力活动或睡前活动半小时可帮助睡眠。睡前避免喝浓茶、咖啡等饮料,避免看刺激性的电影、电视、书或报纸等。睡眠环境应安静,空气新鲜,温度及湿度适宜,光线较暗。

2. 睡前温水洗脚 温水洗脚可促进全身血液循环,使足部血管缓慢扩张,血流增加,而减少供给头部的血流,使大脑皮质的兴奋性降低,便于抑制过程的扩散,起到催眠作用;另一方面可以保持脚的清洁卫生,减轻下肢水肿,使全身感到舒适,睡得安稳。

3. 正确的睡眠姿势 睡眠的姿势应以自然、舒适、放松为原则。良好的睡眠姿势应取右侧卧位,上、下肢呈半屈曲状。这样不仅可使机体大部分肌肉处于松弛状态,而且有利于心脏排血,促进胃的排空。睡眠时,体位常不自主地变换,有助于避免某些身体部位因过度受压而影响血液供应。

4. 舒适的睡眠用品 选择合适的床,床垫应软硬适中,如在木板床上铺以柔软并有适当厚度的褥子或床垫等。床垫应能基本保持脊柱的正常生理状态。选择高度适宜的枕头,一般以8~15 cm为宜,稍低于从肩膀到同侧颈部的距离。枕头过低或过高,都会使颈部肌肉紧张,影响睡眠。枕头要软硬适中,过硬易引起头皮麻木,过软则难以保证枕头与身体的平衡,影响睡眠。枕芯以木棉、棉花为宜。床单和被褥以棉质为佳,可减少和避免对皮肤的刺激,有利于促进睡眠。

二、老年人活动

(一)活动对老年人的重要性

1. 神经系统 运动可使脑血流量增加,有利于脑代谢,刺激和兴奋神经细胞,减慢脑的退化和萎缩,使人反应敏捷,动作准确、迅速,不易疲劳。

2. 心血管系统 运动可增加心肌收缩力,改善心功能,维持或增加心肌氧的供应,预防或延缓冠状动脉粥样硬化,增加冠状动脉侧支循环,直接改善心肌的血液灌注和分布。另外,运动还可预防高血脂、动脉粥样硬化和高血压。

3. 呼吸系统 运动能改善呼吸功能,使呼吸肌强壮有力,提高胸廓活动度,使胸廓充分地扩展,增加肺活量。呼吸加深使肺通气量和最大通气量增加,并使能量储备及氧的利用增加,从而保证了脏器和组织的需氧量。

4. 消化系统 运动可促进胃肠蠕动、消化液分泌,有利于食物的消化和吸收,促进机体新陈代谢,改善肝功能、肾功能,减少体内脂肪堆积,维持血糖稳定,保持合适的体重。

5. 肌肉骨骼系统 运动可使老年人骨质密度增强,韧性及弹性增大,预防骨质疏松,增加关节灵活性,预防和减少老年性关节炎的发生;运动还可使肌肉纤维变粗、坚韧有力,增加肌肉的运动耐力和灵活性。

6. 其他 运动对机体各个系统都有促进作用,有利于维持机体内环境稳定,预防心身疾病的发生。运动可以增强机体的免疫功能,提高对疾病的抵抗力。运动可增加肾的血液供给,提高肾排泄废物的能力,增加水分和其他物质的重吸收,从而保护肾功能。同时,运动可促使膀胱协调自主收缩,促进残留尿液的排出,预防尿路感染。此外,运动能使骨髓的造血功能增强,促进红细胞、血红蛋白的生成,有利于老年人贫血的纠正和康复。

(二)影响老年人活动的因素

运动涉及的机体组织器官非常广泛,如心血管系统、呼吸系统、肌肉骨骼系统和神经系统等,因而组织器官的老化对于老年人的运动具有较大的影响。

1. 心血管系统 当老年人进行最大限度的运动时,其最快心率低于成年人。老年人的心室壁弹性比成年人弱,导致心室再充盈所需时间延长,因此影响整个心脏功能。老化会造成老年人全身的小动脉和大动脉弹性降低,使收缩压和舒张压升高。所以,当老年人增加运动量时,血管扩张能力下降,回心血量减少,可造成心排血量下降,进而影响老年人的运动耐力。

2. 肌肉骨骼系统 肌肉细胞因为老化而减少,肌张力也有不同程度的下降,加之老年人多有骨质疏松,在最大运动量时,由于骨骼支撑力下降使老年人容易跌倒。老化对骨骼系统的张力、弹性、反应时间及执行功能都有负面的影响,从而造成老年人运动量减少。

3. 神经系统 老年人因为前庭器官过于敏感,导致其对姿势改变的耐受力下降及平衡感缺失,故运动时应考虑安全性问题。老化会造成脑组织血流减少、大脑萎缩、运动纤维丧失、神经树突数量减少、神经传导速度变慢,导致老年人对刺激的反应时间延长。这些最终会从老年人的姿势、平衡状态、肢体协调、步态中反映出来。

4. 其他 老年人常患有多种慢性病,因而对运动的耐受力下降。例如帕金森病对神经系统的侵犯,可造成步态迟缓,身体平衡感丧失;骨质疏松症导致老年人运动能力受限,容易跌倒而造成骨折。另外,由于科学技术的发展,老年人活动机会越来越少,如各种交通工具取代了步行,使用电梯减少了人们爬楼梯的机会等。

(三)老年人活动的指导

1. 老年人活动能力的评估 老年人的活动能力受诸多因素的影响,为保证活动安全,需要对其活动能力进行全面评估,根据评估结果制订适合的运动计划。评估内容包括:系统地了解心率、呼吸、血压、体重、肺活量、躯体功能及步态等，现病史与既往史，用药史，运动兴趣。此外，每次给予新的运动内容时，都应该评估老年人对于该项运动的耐受性。年老体弱，患有多种慢性病或平时有气喘、心悸、胸闷或全身不适者，应在医师的指导下运动。若有下列情况应暂停运动锻炼：急性疾病，近期有心绞痛或呼吸困难、严重高血压、血栓性静脉炎等。

2. 老年人活动的注意事项

(1) 选择正确：老年人可以根据自己的年龄、体质状况、场地条件等选择运动项目及适当的运动量。运动时的着装应舒适、轻便，以棉织品为好。鞋应大小适宜、轻便、柔软、防滑。袜子要透气、柔软。裤子长度、肥瘦要适宜。

(2) 循序渐进：运动时应遵循运动量由小到大、动作由简单到复杂的原则，不可急于求成。运动之前应该做至少 5 min 的热身，以防肌肉损伤。

(3) 持之以恒：通过锻炼增强体质、防治疾病，是一个逐步积累的过程，在取得疗效以后，仍需坚持锻炼，才能巩固和加强效果。

(4) 时间恰当：老年人运动以每日 1～2 次，每次 0.5 h 左右为宜，一天运动总时间不超过 2 h。在两种运动中间，需要休息较长时间。不宜饭后立即运动，以防影响消化，导致消化系统疾病。

(5) 场地与气候：运动场地应尽可能选择空气新鲜、安静清幽的公园、树林、操场、海滨、湖畔等。老年人对气候适应调节能力较差，夏季户外运动要防中暑，冬季户外运动要防跌倒和受凉。

(6) 自我监测：运动时的自我监测有助于保证老年人的安全，最简单、方便的监测方法是计算运动后最高心率（次 /min），即 170– 年龄。运动结束后 3 min 内心率恢复到运动前水平，表明运动量较小，应加大运动量；在 3～5 min 之内恢复到运动前水平，表明运动适宜；而在 10 min 以上才能恢复者，则表明运动量过大，应减少运动量。同时要结合自我感觉综合判断，如运动时全身有热感或微微出汗，运动后感到轻松愉快或稍有疲劳，食欲增进，精神振作，表示运动量适当；如运动时身体不发热或无出汗，脉搏次数不增加或增加不多，则说明运动量小；如果在运动中出现严重的胸闷、气喘、心绞痛或心率反而减慢、心律失常等，应立即停止运动，并尽快就诊；如果运动后感到很疲乏、头晕、胸闷、气促、心悸、食欲减退、睡眠不良，说明运动量过大，应减少运动量。

(7) 运动效果的评价：经过一段时间的锻炼，应全面进行身体评估，并与锻炼前的情况进行对比，以评价运动的效果、调整或修改原定运动项目及强度，进一步提高运动效果。

3. 患病老年人的活动

(1) 偏瘫老年人：这类老年人要借助助行器或多脚手杖等辅助器具进行活动。带轮的助行器适用于能够步行但容易疲劳的老年人；另一种不带轮的助行器，可以帮助不能行走的老年人站立，并训练其行走的能力。多脚手杖支撑面大，稳定性好，给行走不便的老年人增加了运动的安全性。

(2) 制动状态的老年人：这类老年人很容易出现肌力下降、肌肉萎缩等并发症。应确定最小范围的制动或安静状态，在不影响治疗的同时，尽可能地做肢体的被动运动或按摩等，争取早期解除制动状态。

(3) 不愿意运动的老年人：对于害怕病情恶化而不愿运动的老年人，要耐心说明活动的重要性及其对疾病的疗效,鼓励老年人共同参与运动计划的制订,让其在活动中感到愉快、放松,从而提高自我效能。

(4)痴呆老年人:护理人员应根据痴呆老年人的认知功能障碍的特点,设计和选择既适合于维持和促进老年人的运动能力,增加老年人与社会的接触机会,又能改善痴呆症状的运动,以延缓病情发展。

(奚　兴)

第五节　排　泄

一、老年人排泄的特点

1. 夜尿增多　随着年龄的增长,老年人肾实质的肾单位数目减少,肾小球滤过率下降,肾小管的浓缩与稀释能力减退,导致尿液稀释及出现夜尿现象。

2. 老年女性尿路感染、尿失禁现象增加　肌张力降低及膀胱容量减少,使膀胱排空能力下降,残余尿增加,导致女性尿路感染、尿失禁现象增加。

3. 老年男性易出现排尿困难　老年男性因睾丸萎缩导致性激素分泌紊乱,出现前列腺增生,可引起尿路梗阻,使排尿困难。

4. 易出现便秘或大便失禁　消化系统方面,老年人的消化功能日益减退,各种消化液分泌减少,胃肠蠕动减慢。此外,结肠、直肠及肛门肌肉松弛,易产生便秘或大便失禁。

这些排泄问题的发生与年龄有关,对老年人的身心健康、生活质量会产生极大的影响,还会给家庭照顾者带来压力。

二、老年人排泄的一般护理

(一)排尿护理

1. 坚持每日饮水 1 200 ~ 1 500 mL 或维持尿量每日在 900 mL 以上,保持小便通畅,预防尿路结石和感染。

2. 养成白天饮水的习惯,尽量避免晚间和睡前大量饮水,减少夜尿次数。

3. 鼓励老年人有尿意时立即排尿,不要憋尿。

4. 衣裤应宽松,容易穿脱,以便于老年人如厕。

5. 每次外出前尽量排尿。每到新的环境,尽可能先了解厕所位置。老年人排尿时,等候者不要催促,以免影响排尿。

6. 高龄、运动障碍或夜尿多者,练习床上解小便,夜间床旁放置便器。

7. 对认知障碍的老年人要定时督促排尿,满足老年人需要协助如厕的需求。

8. 出现尿失禁者,参见第六章常见老年综合征的护理相关内容。

(二)排便护理

1. 养成清晨饮温开水或蜂蜜水的习惯。

2. 每日坚持适当的活动,可进行自我腹部按摩,自右下腹至右上腹,再从右上腹至左上腹到左下腹又回到右下腹,环形按摩,反复数次,持续 10 ~ 15 min,以促进胃肠蠕动。

3. 摄入富含纤维的蔬菜和水果,以软化粪便,有助于排便。

4. 避免进食易引起腹泻的食物,如含有咖啡因的食物、辛辣食物、酒、油腻和油炸食物、人工甜料等。

5. 养成规律排便习惯,每日坚持排便 1~2 次,有便意时及时排便,避免因控制排便而造成便秘或肠内形成粪石。

6. 出现便秘者,参见第六章常见老年综合征的护理相关内容。

（奚　兴）

第六节　皮肤清洁与衣着卫生

一、老年人皮肤的特点

皮肤是人体最大的器官,有着诸多重要的生理功能。老年人的皮肤逐渐老化,尤其是处于暴露部位的头、面、颈及四肢,可出现皱纹、松弛和变薄,下眼睑出现"眼袋",皮肤干燥、多屑和粗糙,头发脱落和稀疏。皮肤附属器皮脂腺萎缩,功能减弱,皮肤触觉、痛觉、温觉等浅感觉功能减弱,皮肤表面的反应性减低,对不良刺激的防御能力减弱,免疫系统的损害也伴随老化而来,以致皮肤抵抗力降低。同时老年期的各种皮肤病逐渐增多。皮肤老化和皮肤病会给老年人的日常生活带来困扰。因此,做好皮肤护理,保持皮肤清洁,讲究衣着卫生舒适,是日常生活护理中的重要内容。

二、老年人的皮肤护理

(一)老年人皮肤的一般护理

1. 皮肤清洁　老年人通过皮肤清洁保持卫生,尤其是褶皱部位,如腋下、肛门、外阴和乳房下等,要定期用温水洗净。可根据自身习惯和地域特点选择合适的沐浴频率,一般每周1~2 次;对于皮脂腺分泌旺盛,出汗较多的老年人,可适当增加沐浴的次数。

2. 头发保养　协助老年人保持头发的清洁卫生,定期洗头。头发干燥或头屑较多者清洁次数不宜过多,清洗后适当使用护发素,以便软化头发,待头发干后可涂少许发乳或保湿露。

3. 环境温度　老年人进行沐浴时,需注意环境温度,建议沐浴的室温调节在 24~26℃,水温以 40℃为宜,防止因温度不当,造成老年人烫伤或着凉。

4. 饮食与饮水　老年人营养状况不佳、体内缺水等都会增加发生皮肤健康问题的风险。因此,应结合老年人的健康状况,提供充足的热量,加强食物种类的多样性,少用辛辣刺激食物;同时计算老年人每日水分摄入量,为老年人提供充足的水分,包括含水量高的食物(如水果和酸奶等),避免含咖啡因的饮料。

(二)清洁护肤用品的选择

1. 选择原则　根据老年人的个人情况来选择清洁护肤品。首先应观察老年人皮肤能否耐受,是否过敏。对于敏感的皮肤,要慎用含香料的清洁护肤品。

2. 浴皂和浴液　可有效清洁皮肤。应避免碱性肥皂的刺激,保持皮肤酸碱度(pH)在 5.5

左右。对于皮肤易过敏的老年人,可选择低致敏的浴皂和浴液。对于皮肤特别干燥或皮肤破损者,可只用温水清洗。

3. 润肤剂 可在体表形成一层油脂保护膜,防止水分蒸发,达到软化皮肤的作用,对于老年人的干燥皮肤有保护作用。常用的润肤剂有羊毛脂和凡士林类护肤品。

4. 爽身粉 可减少皮肤摩擦并吸收多余的水分。将爽身粉撒在皮肤上可减少皮肤摩擦,阻碍细菌生长。

5. 洗发用品 根据老年人的头皮性质选择洗发用品,皮脂分泌较多者可用温水及中性洗发水洗头。头发和头皮干燥者可选用洗发乳或含脂皂,并辅以护发素、发乳或保湿露等产品。

三、老年人的衣着卫生

(一)服装面料的选择

各种纺织品的透气性、吸湿性、吸水性和保暖性等性能不同。纯棉织品的透气性和吸湿性优于化纤织品,因此,内衣以棉织品为好。有些衣料(如毛织品、化纤织品)穿起来轻松、柔软、舒适,一向受到老年人的喜爱。然而,它们对皮肤有一定的刺激性,若用来做贴身的内衣,就有可能引起瘙痒、疼痛、红肿或水疱。尤其是化纤织物,其原料是从煤、石油、天然气等高分子化合物或含氮化合物中提炼,其中有些成分可成为过敏原,一旦接触皮肤,很容易引起过敏性皮炎。另外,这类织物带有静电,容易吸附空气中的灰尘,而引起支气管哮喘。因此,毛织品、化纤织品不适合老年人做内衣,用其做外套更为合适。

(二)服装款式的选择

对于老年人来说,衣服款式如衣襟、衣袖的形状、大小等是否美观很有讲究。内衣和外衣、上装和下装等要配合协调,并且外观以庄重、大方为原则,满足老年人爱美的心理需求。在尊重老年人习惯的基础上,注意衣服的款式要适合老年人参与社会活动。选择适合老年人个性的服饰打扮,注意衣服的安全与舒适性,衣服大小合身,款式要宽松,容易穿脱,不妨碍活动和便于变换体位。衣服色彩要柔和、不变色,容易观察到是否弄脏。

(奚 兴)

第七节 性 需 求

性活动是人类生命力的一种自然表现,也是人类的基本需要之一,其出现频率和满意度与身心健康关系密切。性不仅是生活的一部分,也是人与人之间爱恋关系的表达方式,人们可通过性生活来满足自身爱与被爱的需要。在护理方面,护理人员应对性有正确的观念及态度,充分掌握老年人的性需求特点和影响老年人性生活的因素,以指导老年人享受美好的性生活,提高晚年生活质量。

一、老年人的性需求

人们对老年人性需求方面的认知存在着许多误区。这些错误观念影响了老年人及其照护者对性问题的认知,从而使老年人过早地终止性生活。例如有人把性与生育混为一谈,认为性能力就是生殖能力;也有人认为过了生育年龄没有生育能力后,性也应该慢慢被淡忘;甚至有人认为老年人没有性能力,老年人过性生活有碍健康等。因此,消除这些误区是处理老年人性问题的第一步,也是护理人员首先需要面对的问题。

现代性科学研究证明,性功能不等于生殖功能,性活动虽然随着年龄的增长呈下降趋势,但下降的速度是缓慢的。老年人仍存在着享受性生活的能力和需求。现代性心理学研究发现,有性功能的老年人,如果长期性压抑或性生活不和谐,一方面会降低身体免疫力而易患疾病;另一方面会增加精神压力,甚至导致精神障碍。因此,性压抑或性生活不和谐可造成心理上和躯体上的病态或不适,而这些不适反应又将影响性生活,造成恶性循环。在临床上有一些老年人的心理或生理障碍,就是性障碍导致的。

二、影响老年人性生活的因素

(一)生理老化因素

1. 男性

(1)性腺:老年男性的睾丸萎缩和纤维化,生精能力逐渐下降,精液中精子数逐渐减少,活力下降。睾丸间质细胞减少,产生雄性激素能力下降,睾酮分泌减少。

(2)性功能:老年期性兴奋功能会随增龄而减退,造成对性刺激不敏感,性兴奋缓慢,肌张力减弱,性器官组织弹性降低和力度不足,不应期延长。从生理学角度来看,因神经传导速度减慢,老年男性需要较长的时间才达到勃起,而勃起持续时间也会比年轻时短,阴茎勃起的角度、睾丸上提的状况均有降低。除此以外,射精前的分泌物及精液减少,且并非每次性交都有射精,射精后阴茎较快疲软,缓解期所需的时间较长。

2. 女性

(1)生殖与内分泌系统:外阴和阴唇萎缩,阴蒂缩小,神经末梢感觉迟钝,阴道黏膜皱襞减少、干燥,阴道 pH 由酸性变为碱性,抗感染能力减弱。子宫内膜和子宫体萎缩,子宫颈管粘连闭锁;输卵管黏膜萎缩,管腔变窄或闭锁;卵巢萎缩,卵泡消失;乳房缩小、松弛。雌激素分泌减少,黄体生成素升高,雌二醇分泌减少。

(2)性功能:老年女性随着年龄的增长性欲减退,性兴奋阶段大多延迟,前庭大腺的黏液分泌时间延后 3～5 min,甚至更长时间,分泌量亦明显减少。在老化过程中,女性的阴蒂包皮萎缩,但阴蒂的感觉仍然存在。在性行为中,阴道内润滑液产生较慢、较少且需要较直接的刺激,在性交中可能会产生疼痛的感觉。高潮期时间变短,高潮时子宫收缩也可能造成疼痛,子宫上提的情形会减少且变慢,性潮红发生率可能较少或消失。另外,乳房的血管充血反应会减少或消失,肌肉强直的频率也会降低。

(二)疾病相关因素

疾病和药物是引起老年人性功能障碍的最主要原因。老年人常因患慢性疾病而放弃性生活,认为性生活(尤其是激烈的性生活)会导致疾病的复发、加重,甚至死亡。心肌梗死的老年人对性活动更是害怕,担心心脏是否能负荷这样的活动;患糖尿病的老年女性易出现阴道感染,导致不适、疼痛等问题;关节炎老年人则常苦于肢体活动不便;前列腺肥大的老年人常害怕逆向射精;慢性阻塞性肺疾病的老年人更是担心出现严重的呼吸困难而危及生命。

药物的不良反应也是影响性功能的重要因素,常见于精神类药物、心血管药物、激素类药物。药物影响性功能的机制是多方面的,如作用于中枢神经者,通过改变其功能提高或降低性欲;作用于外周神经者,虽然不影响性欲,但能损伤或影响神经递质,而这些递质与勃起及性高潮有关;有些药物作用于生殖器官的血管平滑肌,从而影响性功能。

(三) 心理因素

老年人常因外表改变而对自己的性吸引力及性能力失去信心。疲劳、疼痛及由于疾病造成的生理缺陷,使得老年人减少了性行为,减低了对自身性能力的信心。对自身形象或自理能力缺陷很敏感的老年人,在出现大、小便失禁或结肠造口术后,可能会放弃性需求。除了身体上的改变之外,老年人从工作中退休后丧失了社会角色,也会认为自己应从性生活中退出。

(四) 环境因素

居住环境和社会文化环境均可影响老年人的性生活。例如,养老住所房间设置统一,夫妻同住者的房间放两张单人床,影响了老年人的自主生活。在养老机构中,老年人的性别易被忽略,如衣服没有性别款式的区别,浴室、厕所没有男女之分,这些都不利于性别角色的认同。另外,有些与家人同住的老年人没有较理想的私人空间,需与年幼的子孙同住一个房间,使得老年人对配偶表达亲密的感情或行为较不方便。此外,老年同性恋、自慰、再婚等情形,很难被社会接受,从而影响老年人的性生活。

三、老年人性生活指导

(一) 护理评估

1. 病史及客观资料 首先要评估老年人的一般资料、性知识、性态度、性别角色及自我概念等内容。同时还要了解其婚姻状况、宗教信仰、疾病史及治疗情况(如药物的使用情况)。性功能评估内容包括性欲、性生活频率、性满意度、性行为成功次数等,男性阴茎勃起情况、勃起后控制情形、勃起硬度及夜间勃起等,女性有无阴道分泌物减少或性交疼痛等。同时评估老年人对治疗或咨询的期望,以免其出现过高的期望或错误的期待。

对老年人配偶或性伴侣的评估同样非常重要。评估内容包含一般资料、性知识、性态度、性别角色及自我概念,以及配偶的期望及配合度。

2. 身体检查 常见的检查有:阴茎膨胀硬度测验、海绵体内药物注射测试、神经传导检查、阴茎动脉功能检查等。阴茎膨胀硬度测验是在阴茎上系两个记录电极做整夜的测试,利用计算机记录老年人在夜间勃起的次数及勃起的硬度。海绵体内药物注射测试则是使用前列腺素或罂粟碱注射于阴茎海绵体,再观察阴茎的勃起情形。神经传导检查包括局部神经反射检查及感觉敏锐测试。阴茎动脉功能检查是用复合血流超声波,在注入药物前后观察动脉的口径,以确定是否有动脉阻塞的病变。

注意事项:评估时,应尊重老年人的隐私并注意个体差异。老年人一般不会直接、主动地表达性方面的困扰,这时护理人员就需要充分地运用沟通技巧。每个人对性有不同的理解,因此在评估及处理性问题时需考虑个体差异。在评估中,若遇到老年人几乎没有性活动或频率异常等问题,切忌面露惊讶或草率判断。

(二) 一般指导

1. 端正性生活态度 健康的性生活不仅是知识问题,更是态度问题。老年人要相信自己的性能力和享受性生活的权利。老年性生活应强调精神的力量,重情不重欲。老年人不应对性兴奋要求过高,而应将性爱作为一种良好的身心交流,双方有效的沟通应为性生活的核心。

2. 消除心理障碍 老年性心理问题中,性忧虑和性焦虑是普遍存在的问题,也是引起性功能障碍的主要原因。性忧虑源于缺乏有效的性行为,对自身性欲望和性能力缺乏自知和自信。性焦虑源于复杂的内心冲突,其根源是对性的压抑,禁忌意识太强,权利意识太弱是其主要心理机制。压抑愈甚,反抗愈烈,进而性的冲突可转变为各种躯体化障碍和精神障碍,因此要去除压抑,自我解放,对性生活和性关系有正确的理解,学会如何体验和享受性生活的乐趣,体验性爱本身的意义。

此外,一些老年人在老年期可能会表现出性偏好或性嗜好的改变和偏离,出现性欲亢进、性行为怪异、露阴、猥亵等,应警惕疾病的发生,如阿尔茨海默病或内分泌疾病。

3. 加强伴侣意识 在老年生活中,夫妻分床而居占有相当大的比例,各种人为因素是导致这种现象的主要原因。如子女家庭需要照顾,照看孙辈等,给老年人性生活带来极大影响,老年人性生活一旦中断,往往就意味着性生活的终止。因为,性生活中断可导致老年人性器官废用性退化,反过来它又会弱化老年人的性需求。由此可见,无论何种原因导致老年夫妻分床而居,都是一个值得关注的问题。

老年人同床共枕有利于肌肤相亲,有时仅仅通过皮肤接触(如拥抱、接吻、触摸、爱抚等),就能使双方得到心理和生理的满足。此外,同床共枕可传递贴心话,进行感情交流,增强互相依恋的幸福感。

4. 改善性爱技巧 老年人性生活的时间以休息后为佳。对男性而言,每日清晨是最佳的时间选择。饮食上采用低脂饮食可保持较佳的性活动,这主要是由于高脂血症易引起冠心病及阴茎的血管阻塞,从而造成阳痿。女性停经后雌激素水平下降,阴道黏膜较干燥,这些问题可通过使用润滑剂解决。

5. 澄清对手淫的误解 单身状态的中老年人需要维护自己的性能力和性尊严,可通过健康教育,帮助其澄清对手淫的误解。手淫本质是一种自娱、自慰、自限性的性行为,一个人对自娱的感受将影响其性态度和享受性生活的质量。从医学角度看,手淫的积极方面包括:①手淫是一种求知欲,是对性敏感区的学习。②手淫是保持良好性关系和性独立的重要途径。③手淫是自爱、自我陶醉的表现,有助于消除心理障碍,减少性挫折感。由此可见,性自慰对老年人无害且有益,有助于缓解性紧张。

(三) 对患病老年人的指导

1. 对老年心脏病患者,可通过一般的心肺功能检测判断老年人是否能承受性生活的活动量(相当于爬楼梯达到心率 174 次 /min 的程度)。同时应从其他方面减轻心脏的负担,如避免在劳累时或饱餐饮酒之后进行性生活。必要时遵医嘱,在性活动前 15～30 min 服用硝酸甘油,以达到预防的效果。

2. 对老年前列腺肥大患者,应告之逆向射精是无害的,不必因此产生恐惧;老年糖尿病患者可以通过药物或适当使用润滑剂,以缓解性疼痛;老年关节炎患者可由改变姿势或服用止痛药等方法来减轻不适的程度,或在事前 30 min 泡热水澡,使关节肌肉达到放松舒适的状态。

3. 对呼吸功能不全的老年人,应帮助其学习呼吸技巧,活动时吐气,静止时吸气。性生活前可进行雾化吸入治疗,以提高老年人的安全感。而早晨睡醒时,需注意口鼻分泌物是否已清除,防止分泌物较多而妨碍呼吸功能。在姿势安排上,可采用侧卧或面对背的姿势以减轻负担,或进行中以侧卧方式得到休息,从而降低耗氧量。

（奚　兴）

第八节　用药与安全

老年人在患病方面,存在着患慢性病多、多种疾病并存、病情重而复杂、病情恶化后难以逆转等特点;在用药方面,存在长期用药且多种药物联合应用,其用药的不良反应发生率高且表现不典型等特点。据统计,老年人用药的不良反应较年轻人高 3～7 倍,对药物的敏感性和耐受性等方面也存在着个体差异,故老年人用药须十分慎重,注意用药安全。

一、老化对于药物使用的影响

（一）生理上的衰退

1. 感官功能及认知功能的改变　由于老年人往往多种疾病共存,如肝病、肾病、心脑血管疾病、代谢内分泌疾病等均可影响药物代谢。若食物中缺乏蛋白质、钙、镁、维生素 C 等,可降低肝对一些药物的代谢能力;而食物中不饱和脂肪酸增多,会使药物代谢增加。所以,老年人用药剂量存在较大的个体差异,适宜小剂量开始,用药种类依主要疾病以简单的一种用药为妥。老化会造成嗅觉、味觉较不灵敏,听力与视力功能也退化,再加上老年人记忆力下降,容易出现忘记服药,不按时、漏服或过量补服药物等情况。有的老年人误以为"药"可治病防病而盲目自作主张服药等。这些情况均影响老年人的治疗依从性。

2. 药物吸收能力的改变　老化会造成唾液减少、胃肠道蠕动速度减慢、胃肠血流量减少、胃排空时间增加及胃部酸碱度(pH)增高等,这些因素会影响药物溶解,使其停留在胃肠道的时间增加,并干扰药物的吸收,因而达不到使用药物的预期效果。此外,老年人由于患慢性疾病多及发生并发症的可能性大,致联合用药的机会增多,从而增加药物之间的相互作用,发生不良反应的概率也随之大大增加。从临床治疗角度来考虑,要有针对性地选用药物,特别是老年人在肝、肾功能低下的情况下,过多地使用药物,只会加重肝、肾负担,不利于康复,同时服用多种药物,也会使药物彼此间的吸收受影响。

（二）心理方面的依赖

1. 老年人各系统之功能普遍有退化的现象,在面临这些生理功能衰退时,往往可能伴随着失去健康的危机;面对这一压力,老年人不免对自己的健康状况开始忧心忡忡,甚至将大部分的注意力集中于健康问题上,积极地想保有现存的身体功能,其中,使用药物即成为维持健康的最便利之方法。

2. 许多老年人喜欢自行购买成药服用,尤其是一些标榜功能特优的药物,例如,对降血压、血脂特别有效的药,往往辗转委托亲友购得或旅游时大量购买。这些药物滥用的情形多少也可反映老年人依赖药物取得健康或维持功能运作之心态。

二、老年人合理与安全用药原则

老年人用药在明确疾病的诊断具有适应证的基础上,还有必要了解其他并存疾病,排除禁忌证,减轻或避免不良反应的发生,保障用药的安全。老年人选择药物要正确,剂量要恰当,给药途径也要适宜。为了减少和避免药物的不良反应,应避免滥用药。此外,还需探讨用药的最小剂量、适宜时间和疗程,以便发挥药物最佳的疗效,最终促进疾病康复,增进老年人健康。用药时应注意遵循以下合理且安全的原则。

1. 受益原则　老年人药物不良反应(adverse drug reaction,ADR)发生率高,危害大,死亡率高,用药必须权衡利弊,遵循受益原则,以确保用药对老年人有益。因此,临床用药应坚持受益原则:①要有明确的用药适应证。②要求用药的受益/风险>1。无论何种药物均有一定的毒副作用,当药物治疗的好处明显超过风险情况时才可用药。若有适应证,而受益/风险<1时,不应用药。③选择疗效确切而毒副作用小的药物。

2. 五种药物原则　老年人用药数目越多,ADR 发生率越高。据研究,老年人同时使用≤5 种药物的 ADR 发生率为4%;用药 6~10 种者,ADR 的发生率为9%;而用药 16 种以上者,ADR 则上升至40%。因此 ADR 的发生率,与用药种数有一定相关性,控制用药数量能减少 ADR 的发生。根据老年人用药种数与 ADR 发生率的关系,有学者提出五种药物原则,即同时用药不能超过五种,目的是避免过多的药物合用而引起 ADR。应做到:①了解药物治疗的局限性。②抓住主要矛盾,选择主要药物。③选择一举两得的药物。④重视非药物疗法。

3. 小剂量原则　由于药动学和药效学方面的原因,老年人使用成年人剂量可达到较高的血药浓度,使药物效应和毒副作用增加,用药时需要采取小剂量原则。老年人的小剂量原则并非始终如一的小剂量,可以是从小剂量开始,也可是维持治疗的小剂量,主要与药物类型有关。老年人用药的最佳剂量应以获得最大疗效和最小副作用为准则,并有必要探索老年人最佳剂量的个体差异。

4. 择时原则　是根据疾病、药动学和药效学的昼夜节律,选择最合适的用药时间进行治疗,以达到提高疗效和减少毒副作用的目的。例如应用抗心绞痛药物时,要求其有效时间能覆盖心绞痛发作的高峰时段。变异型心绞痛多在 0：00—6：00 发作,主张睡前用长效钙拮抗药,也可在睡前或夜间用短效钙拮抗药,而调整次晨用药的时间。劳力型心绞痛多在 6：00—12：00 发作,应在晚间用长效 β 受体阻滞药、钙拮抗药或硝酸盐。氢氯噻嗪的肾排泄 Na/K 比值在上午达最高,早晨用药不仅增加疗效,还可减少低钾血症的发生。铁剂最大吸收率位于 19：00,中、晚餐后用药较合理。早餐后阿司匹林的半衰期($t_{1/2}$)长,血药浓度高,疗效好。

5. 暂停用药原则　老年人一旦发生 ADR,危害较大。因此,用药时应高度警惕 ADR 的可能,密切观察用药后的相关表现,一旦发现任何新的症状,应考虑 ADR 或病情进展,前者停药,后者加药。减量或停药后症状好转或消失,可进一步诊断为 ADR。暂停用药是既简单又有效的处理 ADR 措施。

6. 及时停药原则　老年人长期用药十分常见,是导致 ADR 的原因之一,其中有些是完全没有必要的。因此,老年人用药要采用及时停药原则,以避免不必要的长期用药。对于用药的老年人,停药受益者明显多于加药受益者,说明及时停药的重要性。用药时间的长短,视病种和病情而定。经过药物治疗,病情得到控制后,是否停药有几种不同的情形:①立即停药:感染性疾病经抗生素治疗后,病情好转,体温维持正常 3~5 天即可停药;镇痛等对症治疗药物,也应在症状消失后停药。②疗程结束时停药:如抑郁症、甲状腺功能亢进症、癫痫等疾病在相应的药物治疗后,症状消失,为了避免病情的复发,需要继续巩固治疗一段时间,等疗程结束时停药。部分药物长期应用后,突然停药可使病情恶化,称停药综合征,对此采用逐渐减量再停药的方法大多可以避免。③长期用药：高血压、慢性心力衰竭、糖尿病、帕金森病、甲状腺功能减退症等疾病在药物治疗后，病情得到控制，还需长期用药，甚至终身用药，以免病情复发。前两种情况达到治疗目标后应及时停药。此外，凡是疗效不确切、耐受性差、未按医嘱使用的药物均应及时停药。

三、老年人用药常见的问题

1. 服药错误　老年人服用的药物种类繁多，再加上老年人可能因为记忆力、认知力下降，而导致忘记服用药物或是因为取错药物而造成服药错误的情况；有时候老年人因病情稳定，不懂规律服药的重要性，按照自己的意愿服药，增加或减少药物剂量，导致错误服用药物。此外，依照药物个别吸收特性，以及与食物相互影响之各种考量，在恰当时间采取正确服用方法至为重要，千万不可因为担心药物损伤胃黏膜，而将所有药物皆于饭后服用。使用药物前，应详读药品说明书，尤其注意药品用法及注意事项。

2. 自动停药　慢性疾病患者常因自觉病况稳定而停止服用药物，如血糖正常后就不再继续服用降血糖药，或是血压正常后就不再继续服用抗高血压药，事实上，若患者自行停药，短期内也许不会使病情产生波动，却可能在无法预期的情况下疾病突然发作，而造成再一次甚至是更严重的伤害。因此，患慢性疾病者应牢记，为有效控制慢性疾病，切忌擅自停药，遵医嘱用药，规律按时服药是老年患者持续稳定地控制慢性疾病病况的重要策略。

3. 听信广告及偏方　有些老年人因年长深受慢性疾病症状所困扰，会听信医药广告或通过亲友邻居寻求各种秘方、特效药，以求有效且立即改善身体不适。相对地，也有许多老年人为了预防疾病发生，盲目听从一些不实的医药广告，或是深信报纸、广播、电视的植入性医药新闻。事实上，医疗及用药的专业度都很高，老年人听信广告及偏方有可能在疾病控制上导致反效果，甚至增加身体的负担而不自知。

4. 药物的储存不当　每种药物都有其保存的时间及方法，若时间太长、保存方式不对，其作用会受到影响。例如，硝酸甘油为心绞痛患者随身用药，但此药怕光及热，必须存放于阴凉及避光的玻璃瓶内，应避免放在口袋内，以免失去药效，此外，药物开瓶后半年内有效，半年后需丢弃。因此，在药瓶外标示有效日期，可以提醒老年人注意药物的有效期限。老年人由于记忆、认知等功能减退，在用药时间、用药剂量上可能会出现忘记服药、少服用药物等情形，而造成药物有剩余；加上老年人可能会忘了药物放在哪里，或者使用过药物后忘了将药物放回适当的储存地点，而使得误用药物及药物失效情形增加。等到下次再看诊领了新的药物后，新、旧药物杂存，很容易造成药物误用或药物失效等问题。此外，除非有特别指示，否则勿将药品放在冰箱，以避免小孩容易取得药品而误食。

5. 服药的遵从性不佳　药物遵从性是指个人所服用的药物与医师开立处方一致的程度，而遵从行为强调患者的知觉，其与医疗效果具有一定程度的关联性。药物不良反应事件的发生与患者的遵从性有关，患者遵从性越好，药物不良反应事件发生率越低，反之就越高；一个人使用的药物越多，遵从性越差，ADR发生概率亦越高。以老年人常见的高血压为例，服药遵从性低是患者血压控制不佳的主要原因之一，尤其当患者觉得无短期、立即且明显的症状时，他们无服药的需求感受，因此可能出现自行停药或减少药物剂量的情形，此举有可能造成病况不稳定，导致冠状动脉疾病和脑卒中的严重后果，甚至造成医师误判病况的发生。

6. 药物不良反应（ADR） 不同药物的代谢吸收途径是不同的,不同药物之间也有产生作用的可能,有协同或拮抗作用,这些都会导致用药的不安全,而老年人因身体功能老化影响药物的吸收、分布、排泄及代谢,若未考虑老年人用药的个别状况,则易造成药物累积、交互作用,产生毒性,增加 ADR 发生率。世界卫生组织对 ADR 的定义为:在有证据或是可能的因果关系下,不论剂量多少,人体对于药品产生有害且非蓄意的个别反应。药物过敏反应则较常见于免疫能力较差的老年人,由于他们的 ADR 不明显,且可能因老化或其他慢性疾病而模糊掉所出现的症状或征象,致 ADR 常被忽略,故护理人员应对老年人服药后出现的异常症状或征象具有警觉性。

四、老年人药物治疗的护理

老年人由于生理功能的衰退,记忆力下降,对药物治疗的目的、服药时间、服药方法常不够理解,而影响其用药安全和及时有效。因此,准确合理给药及指导老年人正确用药是老年专科护士重要的工作任务。

1. 全面评估老年人用药现状和自我服药能力

（1）了解老年人的用药史:详细评估老年人的用药史,建立完整的用药记录,包括过去及现在的用药情况,老年人对药物了解的程度,尤其是曾出现的各种 ADR 情形,有无药物过敏反应、肝肾功能损害、骨髓造血功能抑制等。

（2）评估老年人各系统老化程度:详细评估老年人各器官的功能情况,如肝功能和肾功能的指标、血象等。肾功能有明显减退甚至出现障碍的老年人,在使用药物时,应尽量避免经肾排泄的药物,以免药物蓄积中毒。

（3）评估老年人自我服药的能力:评估老年人的视力、听力、理解力、阅读能力、开启药瓶的能力、准时准量服药能力（记忆力）、及时发现 ADR 的能力、吞咽能力等。通过对老年人服药能力的评估,提出给药途径、辅助手段和观察方法。

（4）了解老年人对目前使用药物的相关知识的掌握情况,以及对遵医嘱用药的认识。

2. 给予全面、安全与合理的用药指导 在任何用药方案制订后及实施给药前,对老年人及其家属简要说明用药方案的合理性,详细告知医嘱上的药物种类、名称、服用时间、用药方式、药物作用、可能的 ADR、有效期限及注意事项等,以及强调严格遵循医嘱用药的重要性,引导老年人严格遵循医嘱用药方案,提高老年人及其家属对安全与合理用药的认识和自我用药的能力。

3. 准确、合理给药

（1）正确选择给药途径

1）口服给药:是常用的给药方法,方便、经济、安全,适用于大多数药物和患者。但该途径药物吸收较慢,且易受胃肠内容物影响。对于昏迷、抽搐、呕吐患者及精神障碍不合作的患者不宜采用口服给药,可考虑捣碎后从胃管或鼻饲管注入。

2）注射给药:可以准确而迅速地达到有效血药浓度,静脉注射尤其如此。静脉注射立即生效,特别适合于危重患者。大容积药物或刺激性较强的药物,常用静脉滴注法。混悬或油剂药物常作肌内注射,吸收较缓慢,作用持久。一般来说,注射给药剂量比口服要小。

3）舌下给药:只适合少数容易穿透黏膜的药物,但接触面积有限,其吸收率不高。因吸收不通过肝,所以是快速而有效的给药途径。

4）吸入法:适用于挥发性或气体药物,如吸入性全身麻醉药,药物通过扩散自肺泡进入血液。但临床上为了使某些药物达到机体某个局部(如咽、喉、气管、支气管黏膜等),也使用非气体或非挥发性药物,如使用普通注射剂或溶液通过加热成蒸气或利用高速气流将药液喷成雾状颗粒,通过吸气管进入患者的咽、喉、气管、支气管和肺泡,达到治疗目的。

(2) 选定适当的用药时间及服药间隔:在遵循医嘱的前提下,结合老年人各自的生活习惯和作息规律,选定适当的时间和间隔服药,避免用法紊乱。给药的方式尽量简单,考虑老年人的用药能力及生活习惯,如口服药物与注射药物,尽量采用口服方式,方便老年人自行服药。服药的时间,应以药物发挥作用最明显时间为日常工作时间,以免影响休息,如利尿药宜白天服用,镇静催眠药宜睡前服。也应考虑减轻 ADR,如阿司匹林、红霉素等胃肠道反应最为常见,应选择饭后服药。有些用药还应配合人体激素的分泌节律,如皮质激素分泌具有昼夜节律性,即 8:00—10:00 为分泌高潮,随后逐渐下降,24:00 为分泌低潮期,服用相关药物时应将一日或两日总量在早晨一次给药。给药时间还应考虑药物作用的时间,如磺酰脲类降血糖药,口服 15~20 min 即开始降血糖,因此需要饭前服用,以防止低血糖发生等。

(3) 帮助患者坚持遵医嘱用药:必要时,服药的注意事项可以书面的方式,以醒目的颜色标示于药袋上,以达到安全有效用药和训练老年人自我服药的能力。还可以采取卡片和小容器等帮助老年人增强对服药的记忆。

4. 密切观察用药过程中的药物不良反应(ADR)　老年人用药具有 ADR 发生率高及表现不典型的突出特点,给及时发现 ADR 带来了一定的难度。因此,护士要掌握老年人常用药的 ADR,在用药过程中保持高度的警觉性,仔细和敏锐地评估老年人的临床表现和病情变化,特别注意观察老年人特有的 ADR,如出现老年病五联征,即跌倒、精神症状、大小便失禁、不想活动及生活能力丧失,应引起注意,考虑是否与用药有关。

老年人常用药的 ADR 有:①利尿药:由于老年人内环境稳定能力下降,代谢功能减弱,服用利尿药时容易出现低钾血症、血容量不足、低血压、糖耐量降低。②抗高血压药:由于老年人压力感受器损害,静脉张力降低,心血管和神经系统调节减弱,服用抗高血压药时易出现直立性低血压。③利血平:由于老年人代偿能力降低,对药物的敏感性增加,长期应用利血平可能出现抑郁症的不良反应。④洋地黄类药物:应用洋地黄类药物时,应考虑到老年人对该类药敏感性高,如地高辛的 $t_{1/2}$ 可延长 40%。⑤镇静催眠药:老年人对镇静催眠药的敏感性增加,如使用地西泮后,可出现过度嗜睡、精神运动行为损害和精神错乱等;而使用硝西泮可导致老年人尿失禁、营养不良及活动减少等 ADR。服用西咪替丁易引起老年人的精神症状,这可能与阻断中枢神经系统 H_2 受体有关。

总之,老年人用药,要周密考虑其年龄、体质及各项生理功能,结合药理学、生物化学、药物动力学和病理生理相互关系,准确、恰当地选用药物并确定剂量、用法、疗程,提高用药的有效性和安全性。尤其对并发症多,如青光眼、糖尿病、肝病、肾病、听觉障碍等老年人,在用药中更应注意避免药物的相互作用,避免严重的 ADR 加重病情或导致药源性疾病。

(吴　彬)

第九节　危机与应对

老年人由于生理功能的老化,机体维持内环境稳态的能力减弱,应对各种应激的能力降低,面对各种危机或失衡状态容易表现出束手无策,给老年人身心健康甚至生命安全带来严重威胁。因此,危机与应对也是值得老年护理关注的重要内容之一。

一、危机

危机(crisis)是指当个体不能用常规的应对策略处理当前突发的、重大的应激性事件时所出现强烈的情绪反应。危机也是由不可预测的或突如其来的、重大的应激事件引发,导致个体出现严重的应激反应的一种状态,并用以往防卫或应对机制对这种突发的重大应激事件作用无效。个体遭遇危机时,可表现出行为失调,难以决断,解决问题能力下降。危机具有多样性、突发性及持续时间短暂的特点。危机可通过采取应急方案或危机干预解决危机或重建平衡。

(一)老年人常见的危机

对于老年人而言,最大的危机莫过于丧子、丧偶和失去兄弟姐妹。过去早年重大创伤经历也可成为老年人潜在的危机。通常与老年人有关的危机包括:机体内、外环境的突变和疾病,过于关注其儿孙及配偶,丧失亲朋好友,急性躯体疾病、疼痛,脑卒中失语,功能残障或丧失活动能力,严重创伤、跌倒,遭遇重大的交通事故、盗窃、火灾、地震、水灾等自然灾害;乔迁,经济陷入困境,单位倒闭,等等。

(二)危机评估

危机评估首先要考虑近期内发生的各种事件,无论是有效还是无效应对的事件。危机根据其严重程度分为 0~7 期。

0 期:无危机,无任何危机的迹象。

1 期:轻度危机,患者可以自己处理和应对。

2 期:突发危机,患者意识到且渴望得到针对性的应对帮助。

3 期:紧急危机,患者意识到需要应对帮助,但不明白需要帮助什么、哪里或怎样能得到帮助。这时需要咨询和提示。一旦将来出现危机,患者很愿意得到应对帮助。

4 期:中度危机,患者有代偿性表现,试图自我解决危机。往往通过帮助可控制或推迟危机发生。

5 期:中度严重危机,患者表现出紧张不安、迷惑,甚至抑郁。

6 期:重度危机,患者陷入生命受到威胁的状态。患者恳求、祈求帮助以逃避危机。

7 期:非常严重危机,患者生命时刻受到威胁,无法控制现状。

需要给予老年人及其家庭指导,加强其对危机的了解,尽早采取针对性措施。

(三)危机干预

危机干预是一套治疗性技术,用来帮助个体及时处理特殊的、紧急的心理应激。危机对于老年人来说,是一种失衡状态,其延续时间不能超过 6 周,否则对健康危害极大。当危机出现时,应及时制订危机干预计划,实施干预,帮助老年人度过危机阶段,降低应激强度。危机干预的措施较多,大致包括下面几种:

1. 与发生危机的老年人保持密切接触,了解危机发生的原因,同时防止其发生意外。
2. 给予老年人适当的心理支持、行为训练、生物反馈治疗等。
3. 帮助老年人寻求可利用的社会支持资源。
4. 帮助老年人正确认识所发生的重大应激事件,或采用认知疗法。
5. 鼓励老年人积极采取有效措施应对。
6. 鼓励老年人充分利用手头资源,结合实际解决问题。
7. 反复评价干预效果,针对个体选择最佳危机干预方法。

二、应对

(一)引起危机的环境因素

老年人的视力下降可影响对客观环境的适应,如居室光线过暗、路面不平、过道狭窄等均可能造成老年人摔倒。居室布局复杂,居家用热水瓶、电插座板、刀、剪、玻璃器皿等也可能影响老年人的安全,导致老年人行走及用物取用不便,而使其跌倒、烫伤、锐器伤、电击伤等。

(二)应对危机的环境设计

改善环境,以预防危机,良好的环境是维护老年人身心健康的必要条件。清新、自然、舒适、安静、整洁的居住环境是每个人所需要的,老年人尤其如此。室内温度以 18~22℃,湿度以 50%~60% 为宜。房间宜朝南或朝阳,定时开窗换气,避免感冒。地面要保持清洁、不滑,厕所宜安装坐式马桶、扶手等;门槛不宜过高;座椅结实,有靠背和扶手,高低适宜,接触地面要稳固;床具宜选硬板床,褥垫厚实,高度不宜高过膝盖;室内照明充足,家具陈设简单、固定等,避免老年人发生跌倒等意外。

(吴　彬)

---

e 数字课程学习……

　　🔲 教学 PPT　　💬 简述题和案例题　　📝 自测题

第四章　老年保健与养老照护

学习目标

识记：

(1) 简述老年保健、自我保健的概念。

(2) 简述老年保健重点人群及老年人自我保健措施。

(3) 简述老年人中医四季养生起居调摄特点。

理解：

(1) 理解老年保健的基本原则、任务与策略。

(2) 理解中医养生保健原则。

(3) 理解养老服务与照护模式。

运用：

(1) 学会指导老年人进行自我保健,促进老年人健康。

(2) 运用中医养生理论指导老年人进行四季养生保健。

　　我国老年人口现已进入快速增长和向高龄化发展的阶段,老年人的健康问题日益突出,做好老年保健工作,提高老年人群的健康水平和生活质量,是当前我国社会十分重要的任务。建立合理完善的老年人养老照护模式,有助于促进老年人的身心健康和提高其生活质量;同时,对创建和实现健康老龄化社会,促进社会的稳定和发展具有重要意义。

第一节　老　年　保　健

一、老年保健概述

(一) 老年保健的概念

　　WHO 老年卫生规划项目将老年保健(health care in elderly)定义为:在平等享用卫生资源的基础上,充分利用现有的人力、物力,以维护和促进老年人健康为目的,发展老年保健事业,使老年人得到基本的医疗、护理、康复、保健等服务。

　　老年保健可通过为老年人提供疾病的预防、治疗、功能锻炼等综合性服务来实现,同时促进老年保健事业和老年福利事业的发展。

（二）老年保健的重点人群

1. 高龄老年人　是老年人口中体质脆弱的群体。随着年龄的增高,老年人的健康状况不断退化,多种疾病并存且病情严重,同时心理健康状况也令人担忧。因此,高龄老年人对医疗、护理、健康保健等方面的需求更大。

2. 独居老年人　随着社会的发展和人口老龄化,家庭已趋于小型化,独居老年人人数急剧升高,导致老年人的生活照顾、医疗保健、健康教育、养老护理和心理需求等社区服务需求量增加。因此,帮助他们购置生活必需品,定期巡诊,为老年人提供健康咨询或开展社区老年人保健具有重要意义。

3. 丧偶老年人　随年龄增高而增加,高龄老年人的丧偶率为78.6%,女性高达92.3%。据 WHO 报告,丧偶老年人的孤独感和心理问题发生率均高于有配偶者,这种现象对老年人的健康是有害的,尤其是近期丧偶者,常导致原有疾病的复发。

4. 新近出院的老年人　刚出院而疾病未完全恢复的老年人,身体状况差,常需要继续治疗和及时调整治疗方案,如遇到经济困难等不利因素,疾病极易复发甚至导致死亡。因此,从事社区医疗保健的人员,应该及时掌握出院老年人的疾病状况,定期随访。

5. 精神障碍的老年人　如神经衰弱、焦虑症、抑郁症和癔症等,尤其是抑郁症、精神分裂症和阿尔茨海默病患者应作为精神疾病防治重点,其特点是患者认知功能减退或丧失,自理能力减退,医疗和护理服务需求明显高于其他人群,应引起全社会的重视。

二、老年保健原则、任务

（一）老年保健的基本原则

1. 全面性原则　老年人健康包括生理、心理和社会的健康,所以老年保健也应该是多维度、多层次的。全面性原则包括三层含义:一是指老年保健护理的对象应该是全体老年人;二是指老年保健护理是多层次的,不仅要从传统的身体疾病着手,而且应当重视老年人的心理卫生和精神健康,以及老年人在社会适应和生活质量方面的问题;三是指老年保健是多阶段的,不仅要包括疾病或障碍的治疗,还应当包括预防和康复,以及健康促进。

2. 区域化原则　是指以社区为基础提供老年保健。保健的区域化就是为了老年人能够获得更方便、快捷的保健服务,服务提供者能更有效地组织保健服务。老年人其实更愿意留在家庭而不是住进各种各样的老年保健机构。老年人的居家保健护理将是今后一段时期老年护理的主要形式。因此,建立老年人社区保健制度是相当必要的。一方面,通过在家庭、邻居、社区提供保健和社会服务,帮助老年人及其照顾者;另一方面,已建立的长期护理机构通过专业或辅助性服务,日益深入社区为老年人服务。

3. 费用分担原则　由于日益增长的老年保健需求和紧缺的财政支持,特别是发展中国家情况尤为突出,为缓解保健费用筹集的困难,老年保健的费用应采取多渠道筹集社会保障基金的办法,即政府承担一部分,保险公司的保险金补偿一部分,老年人自付一部分。这种"风险共担"的原则越来越为大多数人所接受。

4. 功能分化性原则　老年保健的功能分化随着老年保健的需求而增加,该原则是在对老年保健的多层次性有充分认识的基础上,对老年保健的各个层面有足够的重视,在老年保健的计划、组织和实施及评价各环节有所体现,提供多种功能的保健服务。老年人可能会存在特殊的生理、心理和社会问题,不仅要有从事老年医学研究的医护人员,还应当有心理学家和社会工作者参与老年保健,在老年保健的人力配备上也应显示明确的功能分化。

5. 联合国老年保健原则 1991 年 12 月 16 日,联合国大会通过《联合国老年人原则》。该原则强调老年人的独立、参与、照顾、自我实现和尊严。原则概要如下。

(1) 独立原则:①老年人应能通过提供收入、家庭和社会支持以及资助,享有足够的食物、水、住房、衣着和保健。②老年人应当有工作的机会或其他创造收入的机会。③老年人应当能参与决定退出劳动力队伍的时间。④老年人应当有机会获得适宜的教育和培训。⑤老年人应当能生活在安全且适合个人选择和能力变化的环境。⑥老年人应当能尽可能长期在家居住。

(2) 参与性原则:①老年人应当保持融入社会,积极参与制定和实施与其健康直接相关的政策,并与年轻人分享他们的知识和技能。②老年人应能寻找为社会发展服务的机会,在适合他们兴趣和能力的位置上做志愿者服务。③老年人应能形成自己的协会或组织。

(3) 保健与照顾原则:①老年人应享有与其社会文化背景相适应的家庭和社区照顾保护。②老年人应享有保健服务,以维持或重新获得最佳的生理、心理与情绪健康水平,预防或推迟疾病的发生。③老年人应享有各种社会和法律服务,以期得到更好的保障和照顾。④老年人应能利用适宜的服务机构,在一个有人情味和安全的环境中获得政府提供的保障、康复、心理和社会性服务及精神支持。⑤老年人居住在任何受保护的住所时,均应能享有人权和基本自由,包括充分尊重他们的尊严、信仰、利益、需求、隐私,以及对其自身保健和生活质量的决定权。

(4) 自我实现或自我成就原则:①老年人应能寻求充分发展自己潜力的机会。②老年人应能享受社会的教育、文化、精神和文娱资源。

(5) 尊严性原则:①老年人的生活应有尊严、有保障,且不受剥削和身心虐待。②所有老年人都应当能够被公正对待,并尊重他们对社会的贡献。

(二)老年保健的任务

老年保健任务的完成需要依赖一个完善的医疗保健服务体系,即需要在老年人医院或老年病房、中间服务机构、社区及临终关怀设施内展开老年保健工作。

1. 医院内老年保健护理 医院内医护人员应具有老年医学和护理相关知识,熟悉老年患者的临床特征,配合医生有针对性地做好住院老年患者的治疗、护理工作和健康教育工作。

2. 中间服务机构的老年保健护理 中间服务机构指介于医院和社区家庭的中间老年服务保健机构,如老年人护理院、老年人疗养院、日间老年护理站、养(敬)老院和老年公寓等。中间服务机构的老年保健护理,可以增进老年人对所面临健康问题的了解和调节能力,指导老年人每日按时服药、定期检查、康复训练等,帮助老年人满足生活需要。

3. 社区家庭中的老年保健护理 社区家庭医疗保健服务是老年保健的重要工作内容之一,是提高老年人的医疗服务水平既经济又有效的办法,可以减低社会对医疗的负担,有利于满足老年人不脱离社区、家庭环境的心理需求,并能解决老年人基本的医疗、健康保健、康复服务等需求。

三、老年保健策略与措施

(一)老年保健策略

由于各国的文化背景和社会经济条件的差异,不同国家老年保健制度和体系也不尽相同。我国在现有的经济和法律基础上,建立符合我国国情的老年保健制度和体系是老年保健事业的关键。针对老年人的特点和权益,围绕我国老龄工作目标,可将我国的老年保健策略归纳为 6 个"有所",即"老有所医""老有所养""老有所乐""老有所学""老有所为"和"老有所教"。前三个提法关系到老年人的生存和健康问题,后三个提法则关系到老年人的发展和成就。

1. 老有所医——老年人的医疗保障　我国由于总体发展水平不高,在医疗保健资源方面存在着不足和地区不平衡。大多数老年人的健康状况随着年龄的增长而下降,健康问题逐渐增多。要改善老年人口的医疗状况,就必须首先解决好医疗保障问题。只有深化医疗保健制度的改革,逐步实现社会化的医疗保险,运用立法的手段和国家、集体、个人合理分担的原则,将大多数的公民纳入这一体系当中,才会改变目前大多数老年人支付医疗费用的被动局面,真正实现"老有所医"。

2. 老有所养——老年人的生活保障　我国养老的特点是以家庭养老为主要方式,但是随着家庭养老功能的逐渐弱化,养老必然由家庭转向社会,特别是社会福利保健机构。建立、完善社区老年服务设施和机构,增加养老资金的投入,确保老年人的基本生活和服务保障,将成为老年人安度幸福晚年的重要生活保障。

3. 老有所乐——老年人的文化生活　老年人在离开劳动生产岗位之前,奉献了自己的一生,因此有权继续享受生活的乐趣。社会有责任为老年人的"所乐"提供条件,积极引导老年人正确和科学地参与社会文化活动,提高身心健康水平和文化修养。"老有所乐"的内容十分广泛,诸如琴棋书画、阅读欣赏、体育文娱,饲养鱼虫花草、观光旅游等。

4. 老有所学——老年人的发展　自 1983 年第一所老年大学创立以来,老年大学为老年人提供了一个再学习的机会,也为老年人的社会交往创造了有利的条件。老年学员通过一段时间的学习,精神面貌发生了很大改观,生活变得充实而活跃,身体健康状况也有明显改善,老年大学深受老年人的欢迎。老年人可根据自己的兴趣爱好,选择学习内容,如医疗保健、少儿教育、绘画、烹调和缝纫等,这些知识给老年人的发展创造了一定的条件。

5. 老有所为——老年人的成就　"老有所为"是积极养老的显著标志。重视发挥老年人的作用,坚持自愿和量力而行,社会需求同个人志趣相结合的原则,鼓励老年人从事、关心人才培养,从事各种技术咨询服务、医疗保健服务,参与社会公益活动,编史或写回忆录,参加家务劳动以支持子女工作等,对提高老年人在社会和家庭中的地位及进一步改善自身生活质量起到了积极的作用。

6. 老有所教——老年人的教育及精神生活　国内外研究表明,科学的、良好的教育和精神文化生活是老年人生活质量和健康状况的前提和根本保证。老年群体是相对脆弱的群体,经济脆弱,身体脆弱,心理脆弱。因此,社会有责任对老年人进行科学的教育,建立健康的、丰富的、高品位的精神文化生活将会成为 21 世纪老年人的主要追求。

（二）老年保健措施

自我保健(self-health care)是指人们为保护自身健康所采取的一些综合性的保健措施。老年自我保健(self-health care in elderly)是指健康或罹患某些疾病的老年人,利用自己所掌握的医学知识和科学的养生保健方法,简单易行的康复治疗手段,依靠自己、家庭或周围的力量对身体进行自我观察、诊断、预防、治疗和护理等活动。老年人自我保健的具体措施,包括自我预防、自我监测、自我治疗、自我护理、自我急救和定期体检。

1. **自我预防**　是指建立健康的生活方式,是预防疾病的重要措施。主要包括养成良好的生活、饮食、卫生习惯,调整和保持良好的心理状态,坚持适度运动、科学锻炼等。

2. **自我监测**　主要是观察自觉症状和所能看到的体征变化,包括自我观察和自我检查两部分。自我观察是通过"视、听、嗅、触"等方法观察自己的健康情况,自我检查即通过自己所能掌握的试剂、仪器、器械等工具进行检查。老年人要学会体温、脉搏、呼吸、血压的测量方法及注意事项,掌握相应的正常值,随时注意自己身体所发生的变化,及时寻求相应的医疗保健服务。

3. **自我治疗**　主要指对轻微损伤和慢性疾病的自我治疗。如患有慢性心肺疾病的老年人可在家中使用氧气枕、小氧气瓶等吸氧,糖尿病患者可学会自己进行胰岛素皮下注射,常见慢性疾病患者的自我服药等。

4. **自我护理**　增强生活自理能力,根据自己的病情,运用家庭护理知识进行自我保护、自我照料、自我参与和自我调节等护理活动。

5. **自我急救**　在特殊危急的情况下,老年人及其家属应具有一定的急救常识,才能最大限度地提高治疗效果,挽救老年患者的生命。如熟知急救电话和指定医院,外出时随身携带自制急救卡、急救药盒等。

6. **定期体检**　可以了解所患慢性疾病病情进展,早期发现新患疾病,及时治疗,以避免引起严重后果。一般而言,建议健康状况良好或患慢性疾病病情稳定的老年人进行每年一次全面体检。若患有某种疾病或者某器官出现特殊症状,则需要在医生的指导下,定期对重点部位进行体检。还可根据具体情况而定,如服用降血脂药,则1~3个月需要复查肝功能等。

（刘　伟）

第二节　老年人中医养生保健

养生就是根据生命的发展规律,达到保养生命、健康精神、增进智慧、延长寿命的方法。四季养生就是顺应自然界一年中春、夏、秋、冬四季气候变化的规律和特点,通过相应的调养护理方法,达到健康长寿的目的。

一、中医四季养生原则

中医讲究顺时养生,是顺应四时气候、阴阳变化规律,从精神、起居、饮食、运动等方面综合调养的养生方法。其宗旨是"春夏养阳,秋冬养阴"。一年四季呈现着春生、夏长、秋收、冬藏的自然现象。所以春天要养"生",夏天要养"长",秋天要养"收",冬天要养"藏"。

1. **春天养"生"**　在春天应借助大自然的生机,去激发人体的生机,鼓动生命的活力,激发五脏,尽快从冬天的藏伏状态中走出来,进入新一年的生命活动。春天重在养肝,因为肝主生机,肝应于春。

2. **夏天养"长"**　利用夏天天地的长势,去促进人体的生长功能,重点在养心,通过调动心的气血运行功能去加强人体的生长功能。养长包括夏天要长个子、长肉、长骨骼。

3. **秋天养"收"**　顺应秋天大自然的收势,来帮助人体的五脏尽快进入收养状态,让人体从兴奋、宣发的状态逐渐转向内收、平静的状态。

4. 冬天养"藏" 指顺应冬天天时的藏伏趋势,调整人体的五脏,让人体各脏经过一年的辛苦后,逐渐进入休整状态,也就是相对的"冬眠"状态。

二、老年人四季养生保健

(一)春季养生法

春季昼长夜短,是阳长阴消,天地俱生,万象更新的季节,气候变化以风为特点,风善行数变,乍暖还寒,因此,春季冷暖变化反复无常,易使老年人患感冒、支气管炎、肺炎、咽喉炎及风湿性关节炎。

1. 情志 春天肝气生发,故易动怒,所以要力戒暴怒,更忌情怀忧郁,做到心胸开阔,乐观向上,保持心境愉悦的好心态。关键是顺应春天阳气生发、万物萌生的特点,使自己的精神、情志、气血也能像春天的气候那样舒展畅达、生机勃发。

2. 饮食 中医认为,养阳重在养肝。在饮食方面要考虑春季阳气初生,宜食辛甘发散之品,不宜食酸收之味。保肝十分重要,饮食做到均衡,多吃新鲜蔬菜,少吃酸、辣及油炸、烤、煎食品,勤喝水,少饮酒。平时调理好情绪,有目的地选择一些柔肝养肝、疏肝理气的草药,如枸杞、丹参、元胡等;食品选择有辛温发散功效的大枣、豆豉、葱、香菜、花生等。

3. 起居 春季阳气萌动,万物复苏,气象更新,随着气温上升,人体的血管较冬季处于舒张状态,导致血液循环速度相对较缓,循环至大脑的血液相对减少,最终使中枢神经系统兴奋性降低,大脑出现抑制现象,这就是所谓"春困"。因此在春季,起居宜早睡早起,保持每天有充足睡眠;午饭 30 min 后应适当小憩,一般以 30 ~ 40 min 为宜;房间注意通风,保持室内空气清新。

4. 运动 坚持锻炼身体,根据自己年龄、体质,选择慢跑、散步、太极拳、五禽戏、八段锦、保健操等适当的锻炼项目。

(二)夏季养生法

夏季昼长夜短,暑气灼人,老年人耐受力弱,适应性差,生理活动与外界环境的平衡容易遭到破坏,不仅容易中暑,还容易引发高血压和心肌梗死等多种疾病。

1. 情志 天阳下济,地热上蒸。天地之气上下交合,是万物繁荣的季节。夏季是一年阳气最盛的季节,是人体新陈代谢旺盛的时期,在整个夏季的养生中要注重对心脏的养护。夏季要神清气和,快乐欢畅,心胸宽阔,精神饱满,如万物生长需要阳光那样,对外界事物要有浓厚的兴趣。培养乐观外向的性格,以利于气机的通泄。与此相反,凡懈怠厌倦,恼怒忧郁,则有碍气机通畅。

2. 饮食 夏时中医认为宜多食酸味以固表,多食咸味以补心。从阴阳学角度看,夏月伏阴在内,饮食不可过寒,如心旺肾衰,即外热内寒之意,故冷食不宜多吃,少则犹可,贪多定会寒伤脾胃,令人吐泻。夏季应以清淡爽口,又能刺激食欲的饮食为主,具有清热祛暑功效的食物有茄子、鲜藕、绿豆芽、丝瓜、黄瓜、冬瓜、西瓜、西红柿等。夏季西瓜、西红柿多食,可生津止渴。老年人应少吃油腻食物,体弱者应避免食用冷饮及生冷瓜果,以免引起消化功能障碍。西瓜、绿豆汤、乌梅小豆汤,为解渴消暑之佳品,但睡前勿吃西瓜。

3. 起居 夏季炎热,若汗泄太过,会令人头昏胸闷,心悸口渴,恶心甚至昏迷;夏日炎热,却易受风寒湿邪侵袭。起居应该遵循以下几点:顺应自然界阳盛阴衰的变化,宜晚睡早起。安排室外工作和体育锻炼时,应避开烈日炽热之时,加强防护,合理安排午休时间;每日温水洗澡,室内外温差不宜过大。

4. 运动　夏季多阳光,但不要厌恶日长天热,仍需要适当运动。夏季运动最好选择在清晨或傍晚天气较凉爽时进行,场地宜选择在开阔水域水边、公园庭院等空气新鲜的地方。有条件的人可以到森林、海滨地区去疗养、度假。锻炼的项目以散步、慢跑、游泳、广播操为宜,不宜做过分剧烈的活动,若运动过激,可导致大汗淋漓,汗泄太多,不但伤阴气,也易损阳气。在运动锻炼过程中,出汗过多时,可适当饮用淡盐开水或绿豆盐水汤,切不可饮用大量凉开水,更不能立即用冷水冲头、淋浴,否则会引起寒湿痹证等多种疾病。

(三) 秋季养生法

秋季阳气始收,阴气渐长。白露过后雨水渐少,天气干燥,昼热夜凉,气候寒热多变,容易伤风感冒,许多旧病也易复发,故又被称为“多事之秋”。秋季的五行属性为金,其特性为“金曰从革”,即是收敛、沉降、稳定,具有清洁、肃降、收敛的作用。秋季的五脏归属为肺,其生理特点为“相傅之官”,肺主气,司呼吸。

1. 情志　悲忧易伤肺,肺气虚则机体对不良刺激的耐受性下降,易生悲忧之情绪,所以在进行自我调养时不可背离自然规律,循其古人之纲要“使志安宁,以缓秋刑,收敛神气,使秋气平;无外其志,使肺气清,此秋气之应,养收之道也”。在精神调养方面要做到内心宁静,神志安宁,心情舒畅,切忌悲忧伤感,即使遇到伤感的事,也应主动排解,以避肃杀之气,同时还应收敛神气,以适应秋天容平之气。

2. 饮食　酸味收敛肺气,辛味发散泻肺,秋天宜收不宜散,所以要尽量少吃葱、姜等辛味之品,适当多食酸味果蔬。秋季燥气,易伤津液,故饮食应以滋阴润肺为宜;朝朝盐水,晚晚蜜汤。总之,秋季时节,可适当食用芝麻、糯米、粳米、蜂蜜、枇杷、菠萝、乳品等柔润食物,以益胃生津。根据自身实际选择不同的粥食用,如百合红枣糯米粥滋阴养胃,扁豆粥健脾和中,生姜粥御寒止呕,胡桃粥润肺防燥,菊花粥明目养神,山楂粥化痰消食,山药粥健脾固肠,甘菊枸杞粥滋补肝肾。

3. 起居　在起居调养方面,立秋之季已是天高气爽之时,应开始“早卧早起,与鸡具兴”,早卧以顺应阳气之收敛,早起以使肺气得以舒展,且防收敛太过。初秋之季,暑热未尽,虽有凉风时至,但天气变化无常,即使在同一地区也会出现“一天有四季,十里不同天”的情况。因而着衣不宜太多,否则会影响机体对气候转冷的适应能力,易受凉感冒。

4. 运动　秋季老年人应适量运动,循序渐进,避免进行紧张激烈、活动幅度大的运动项目,以散步、慢跑、太极拳、八段锦、保健操等运动项目较为适宜,以运动后轻松舒适,身体发热,微微出汗为宜。

(四) 冬季养生法

冬三月是闭藏的季节。天气寒冷,气候干燥,河水结冰,田地冻裂,是阴盛阳衰的现象,冬季养生要顺应体内阳气的潜藏,以敛阴护阳为原则。老年人易受风寒,要避寒就暖,应以养精蓄锐为主,内心积极向上,冬天养生以养护“藏”气为主。

1. 情志　在精神调养上要做到力求其静,控制情志活动,保持精神情绪的安宁,含而不露,避免烦扰,使体内阳气得以潜藏。老年人可以增加生活情趣,如养花养草、听音乐、写字、画图等;从事自己力所能及的社会工作,使身心融入社会之中;参加集体活动,如老朋友一起唱歌、弹琴;多参加室外的集体活动,如跳舞、做操、打门球等,调畅情志,消除或减弱冬季带给老年人的不良心理影响。

2. 饮食 冬季是进补的好季节,进补要顺应自然,注意养阳。少食生冷,但也不宜燥热,根据体质有的放矢地食用一些滋阴潜阳,热量较高的膳食。根据中医"虚则补之,寒则温之"的原则,冬季要多吃温、热性质的食物,以提高机体的耐寒力。老年人冬季可多食用牛羊肉、乌鸡、鲫鱼,多饮豆浆、牛奶,多吃萝卜、青菜、豆腐、木耳等。多吃新鲜蔬菜以避免维生素的缺乏。

3. 起居 中医认为,"冬者,天地闭藏",即是说冬季万物闭藏,自然界阴盛阳衰,各种动植物都潜藏阳气,以待来春。因此,冬季养生应注重敛阴护阳,尽量早睡晚起,保持较长的休息时间,使意志安静,人体潜伏的阳气不受干扰。保持居住环境的舒适,冬天气温低,老年人可以使用取暖器或空调将室温调到舒适的温度,不可将室温调得忽高忽低。此外,还应该保持室内空气的新鲜,每天最好早、晚开窗通风各一次。

4. 运动 冬季体育锻炼能增强体质,提高机体的抵抗力,有效地抑制细菌和病毒的侵袭。"冬练三九"不仅锻炼意志和毅力,而且多在室外锻炼,能弥补阳光照射不足。这对老年人来说尤其重要。耐寒锻炼最好在户外进行,运动方式可根据个人的兴趣爱好,选择有助于提高抗寒能力的运动项目,如慢跑、太极拳、气功、五禽戏、八段锦等。

（刘 伟）

第三节 养老服务与照顾模式

一、养老服务

(一)养老服务的涵义

养老服务是指国家和社会对老年人提供的在保证其基本生活的基础上不断提高其生活质量的物质和精神方面的服务。广义的养老服务,是指"一切为满足老年人特殊需要而提供产品和服务的总称,其外延至少包括家政服务、医疗护理、保险、老年理财、老年休闲娱乐、老年用品、老年旅游、老年教育、老年文化体育、老年心理咨询等"。狭义的养老服务,则是指为老年人提供家政服务、疾病护理、精神慰藉等生活照顾性质的服务。

(二)养老服务的层次

为了保证整个养老保障体系的顺利贯彻,把实惠真正落实到老年人身上,养老服务可以划分为基本养老服务和非基本养老服务两个层次。基本养老服务是为老年人提供生活资料、护理和社会化服务。非基本养老服务是为老年人提供在基本养老服务范围以外的生活、医护、保健、教育、就业和再就业、文化、娱乐等领域的高层次服务。养老服务的内容应该以解决广大老年人最关心、最直接、最现实的问题为主,满足不同群体老年人多层次需求为辅,以基本养老服务为主,以非基本养老服务为辅。

(三)养老服务体系

养老服务体系是指老年人在生活中获得的全方位服务支持的系统,它既包括家庭提供的各种服务和条件,也包括政府、社会提供的有关服务的形式、制度、政策、机构等各种条件,但一般不包括物质和经济供养内容。社会养老服务体系是与经济社会发展水平相适应的,以满足老年人养老服务需求、提升老年人生活质量为目标,面向所有老年人,提供生活照料、康复护理、精神慰藉、紧急救援和社会参与等设施、组织、人才和技术要素形成的网络，以及配套的服务标准、运行机制和监管制度。

我国养老服务体系建设的目标，应以居家养老服务为基础，社区养老服务为依托，机构养老服务为支撑，着眼于老年人养老服务的实际需求，应该优先保障孤老优抚对象，"三无""五保"及低收入的高龄、独居、失能等养老困难老年人的服务需求。目前养老照顾体系分为几个层次。第一级：立足于家庭，主要由亲属，如配偶、子女、兄弟姐妹提供照料服务。第二级：朋友、邻居，有些地方探索所谓"结对子"活动，充分利用社区的社会力量进行照料互助。第三级、第四级、第五级就是社会养老照顾系统，服务提供者的角色不一样，有社区准正式服务组织、社区正式服务组织及各个养老照护机构，还有提供专业照料服务比较完善的机构提供正规的在院或辐射社区的长期照料服务。养老服务建设应以社区日间照料中心和专业化养老机构为重点，在机构养老层面，重点建设社会福利院、养老院、敬老院、荣军院、老年公寓等养老机构。

二、养老照顾模式

随着时代和社会的变迁，我国养老模式正在向着新的方向发展。居家养老、社区养老和机构养老，是我国目前存在的三种养老模式。其中，居家养老是基础，社区养老是依托，机构养老是补充。

（一）居家养老照顾模式

居家养老与传统的家庭养老不同，它是以家庭为核心，以社区养老服务网络为支持，以养老保险制度为保障，通过调动社会各方面的力量共同构建一个符合老年人意愿的养老体系。居家养老是相对于机构养老（如养老机构、托老所、老年公寓、敬老院等）而言的，是指老年人在家居住，由社区和社会帮助家庭为居家老年人提供生活照料、医疗护理和精神慰藉等方面服务的一种社会化养老模式，侧重点在于养老的居住方式上。而家庭养老的重点在于子女是否提供养老资源的问题。

（二）机构养老照顾模式

机构养老是指老年人集中居住在福利院、敬老院、托老所、疗养院等机构中养老，而不是分散居住在各个家庭里面养老。机构养老的养老费用可以是来自子女亲属，也可以是由老年人从社会领取（退休金或者其他津贴）。养老机构能够提供比较好的专业护理及随时随地的医疗资源，从而能够满足老年人的各种需求。

（三）医养结合的养老照顾模式

"医养结合"就是指医疗资源与养老资源相结合，实现社会资源利用的最大化。其中，"医"指医疗康复保健服务，具体包括医疗服务、健康咨询服务、健康检查服务、疾病诊治和护理服务、大病康复服务及临终关怀服务等；而"养"包括生活照护服务、精神心理服务、文化活动服务。"医养一体化"的发展模式，是集医疗、康复、养生、养老等为一体，把老年人健康医疗服务放在首要位置，将养老机构和医院的功能相结合，把生活照料和康复关怀融为一体的新型养老服务模式。"医养合一"是养老机构吸引老年人入住的重要特色，特别适合患有慢性疾病并且经常需要急救服务的老年人。目前我国各地已经有不少养老机构开始探讨和发展以"医养结合"为核心的养老照顾模式。

（四）其他养老照顾模式

近年来，随着人们生活水平的提高和思想观念的不断改变，大城市老年人的养老模式已经从过去的居家养老、机构养老等逐步向多元化养老方式发展。其中，"异地养老"逐渐被越来越多的老年人接受，成为一种方兴未艾的新趋势。所谓"异地养老"，就是指老年人离开现有的住宅，到外地去居住的一种养老模式，包括旅游养老、候鸟式养老、回原籍养老等许多方式。从自然环境看，"异地养老"可以使老年人摆脱喧嚣嘈杂的城市生活，享受清新的空气、纯净的水质、新鲜的食物、开阔的活动空间，在这样的环境中安享晚年生活，是有益于老年人的身心健康的。

（刘　伟）

ℯ 数字课程学习……

　　🔲 教学 PPT　　　　💬 简述题和案例题　　　📝 自测题

第五章　老年综合评估

学习目标

识记：

（1）陈述老年综合评估的原则。

（2）列举老年综合评估的方法。

（3）正确描述老年综合评估的内容。

理解：

（1）阐述老年人健康评估的注意事项。

（2）举例说明老年人疾病的非典型表现。

（3）阐述老年人生活质量的内涵。

运用：

对于有不同健康问题的老年人，能进行系统、全面的健康评估。

第一节　概　　述

老年人与成年人在健康评估方面基本相同。但由于受老化和慢性疾病的影响，老年人听觉、视觉功能衰退，接受外界信息的能力下降，认知功能和反应能力也会出现不同程度的改变。因此，对老年人进行综合评估时，评估者应注意正确应用语言和非语言沟通的技巧，通过耐心、细致的观察、交谈及护理查体等方法，获得准确、全面和客观的健康资料，从而准确分析和判断老年人的健康状况及功能状态。

近年来，国外推行的老年综合评估（comprehensive geriatric assessment，CGA），是一种多维度测量、多学科团队共同诊断的过程，重点在于评估老年脆弱群体的医疗、心理、功能状况等方面的能力水平，以提供一个协调和综合的治疗、康复、照护计划和长期随访计划。CGA 从整体出发，全面评估老年人的躯体、心理和社会等多层面。常用于老年综合评估的测量工具主要有：美国老年人资源与服务（older American resource and service，OARS）、多维功能评估问卷（multidimensional functional assessment questionnaire，MFAQ）、综合评价量表（the comprehensive assessment and referral evaluation，CARE）、费城老年中心多水平评价问卷

(Philadelphia geriatric centre multilevel assessment instrument，PGC-MAI)。以上量表均包括躯体功能状况、精神心理状况、社会环境状况等方面的评估内容。

一、老年综合评估原则

由于老化和慢性疾病等原因，在对老年人进行综合评估时应根据其特点，遵循以下评估原则。

（一）了解老年人身心变化特点

1. 老年人生理变化特点　随着年龄的增长，人体细胞、器官和各系统发生了退行性改变，这些改变属于正常的生理性改变。而病理性改变是由于生物、物理或化学的因素所导致的老年性疾病引起的变化，属于异常改变。这两种改变往往同时存在于老年人身上，既相互影响，也难以严格区分。因此，评估者须认真实施健康评估，确定与年龄相关的正常改变，区分正常老化与现存的或潜在的健康问题，并采取适当的干预措施。

2. 老年人的心理变化特点　身心变化不同步，心理发展具有潜能和可塑性，个体差异较大。智力方面，由于反应速度减慢，在限定时间内学习新知识、接受新事物的能力较年轻人低。记忆方面，记忆能力下降，并以有意记忆为主，无意记忆为辅。思维方面，个体差异较大。特性或个性方面，可出现孤独、任性，产生怀旧、焦虑、烦躁情绪。老年人的情感与意志变化相对较稳定。

（二）正确解读老年人辅助检查结果

引起老年人辅助检查结果异常有 3 种可能，即正常的老年期变化、疾病导致的异常改变及受老年人服用的某些药物的影响。目前有关老年人辅助检查结果标准值（参考值）的资料很少，老年人辅助检查参考值可通过年龄校正置信区间或参考范围的方法确定。评估者需长期观察和反复检查，结合病情变化，正确解读老年人辅助检查结果，明确辅助检查异常是生理性变化还是病理性改变所致，以免延误诊治而造成严重后果。

（三）注意老年人疾病的非典型性表现

老年人由于感受性降低，且常常多种疾病并存，故发病后常无典型的症状和体征，称为非典型性临床表现。例如，阑尾炎致肠穿孔的老年人，临床表现常仅有轻微疼痛，而没有明显的腹膜炎体征；老年人患肺炎时常无症状，或仅有食欲减退、全身乏力、脱水，突然出现意识障碍而无明显的呼吸道症状。这种非典型性表现的特点给老年人疾病的诊治带来困难，容易出现漏诊、误诊。因此，对老年人的客观检查尤其是生命体征和意识状态的评估要予以重视。

二、老年综合评估方法

对老年综合评估的方法主要包括以下几种。

（一）交谈

交谈是指通过与老年人及其亲友或照护者进行谈话沟通，了解老年人的健康史、既往史、家族史等。交谈是收集资料最重要的手段。通过交谈可了解老年人疾病的发生发展、诊治经过及目前存在的主要健康问题，还可了解老年人的心理、家庭状况和经济状况及社会功能等。交谈时要注重交谈技巧的运用，建立良好的信任关系，有效获取老年人的相关健康资料和信息。

（二）体格检查

体格检查是检查者运用自己的感觉器官和借助于简单的检查工具,对老年人进行有目的的全面检查。检查方法包括视诊、触诊、叩诊、听诊和嗅诊,详见《健康评估》教材。

（三）其他方法

1. 观察　运用感觉器官对老年人的表情、动作、言语、服饰、身体姿势、精神状态及其所处的环境等进行观察,以便发现潜在的健康问题。

2. 阅读　指通过查阅病历资料、护理记录、辅助检查结果等,获取老年人的健康信息。

3. 测试　指用标准化的量表或问卷测量老年人的身心状况。量表或问卷的选择须根据老年人的具体情况来确定,并且需要考虑量表或问卷的信度和效度。

三、老年综合评估注意事项

对老年人进行综合评估的过程中,应根据老年人身心变化的特点,注意以下事项。

1. 环境准备要适宜　由于老年人感觉功能下降,血流缓慢,代谢降低,体温调节功能下降而容易受凉感冒,因此,体格检查时应注意室内温度的调节,以 22～24℃为宜。老年人听力和视力下降,评估过程中,环境要安静,避免光线直接照射老年人,注意保护老年人的隐私。

2. 时间安排要充足　由于老年人感觉器官的退化,反应减慢,行动迟缓,思维能力降低,评估所需时间较长。而且老年人常常因患有多种慢性疾病而容易感到疲劳,评估者应根据其具体情况合理分次进行健康评估。

3. 方法选择要适当　对老年人进行躯体评估时,应根据具体要求让老年人选择适当的体位。检查口腔及耳部时要取下义齿和助听器。由于老年期触觉、痛觉减退或消失,需要较强的刺激才能引出,对老年人进行感知觉尤其是痛觉、温觉检查时,应注意刺激适当,不要损伤老年人。

4. 沟通技巧要掌握　由于老年人视觉、听觉、记忆等功能减退,交谈时会产生沟通障碍。因此,评估者要尊重老年人,运用有效的沟通技巧,如减慢语速,采用体贴的语气,保持语音清晰,语言通俗易懂,注意适时停顿,必要时重复。增进与老年人之间的情感交流,以便收集到完整而准确的资料。

5. 资料获取要客观　对老年人的综合评估应建立在全面收集资料的基础上,进行客观、准确的判断分析,避免由于主观判断而引起偏差。在对老年人的功能状态进行评估时,护士应直接通过观察进行合理判断,避免受到老年人自身因素的影响。

6. 综合评估要全面　全面、系统地评估老年人的整体健康状况,包括躯体健康、心理健康、社会健康及特有问题的评估。评估时需综合考虑所有因素及其之间的相互影响,重点在于预防问题的发生,而不是处理已经发生的问题。

（孙建萍）

第二节　老年人躯体功能状况评估

老年人躯体功能状况评估包括健康史采集、体格检查、功能状态评估、实验室检查及其他辅助检查。

一、健康史采集

老年人的健康史是指老年人目前和过去的健康状况及其影响因素,老年人对自身健康的认识,老年人日常生活和社会活动能力等方面的资料。采集老年人健康史是老年护理的最基本环节。

(一)健康史采集中的常见问题

随着老年人年龄的增长,机体各组织器官功能会出现进行性的、衰退性的变化,如记忆力衰退、思维判断能力下降、耳聋、老视、语言表达障碍等;同时还由于老年疾病临床症状的不典型,甚至无症状等因素,在采集老年人健康史的过程中可能会遇到一些困难或问题,主要表现如下。

1. 记忆不清　多数老年人对发病时间、经过等记忆不确切,有时次序颠倒或遗漏重点发病环节。

2. 反应迟钝　表现为老年人对所提问题反应迟钝,回答不具体、不准确甚至答非所问。

3. 主诉凌乱　老年人常因多种疾病共存和社会、心理问题复杂等因素,出现主诉多、重叠,且主诉与症状不符等现象。有的老年人陈述冗长,却重点不突出;有的怀疑身患重大疾病而主诉繁多。

4. 隐瞒症状　老年人隐瞒症状可能与下列因素有关,如对疾病的危险程度认识不够、对某些检查和治疗措施感到恐惧、担心检查和治疗的费用过高给家庭带来负担等。另外,有些老年人由于脑功能受损或认知障碍,也可能出现否认或夸大疾病事实的现象。

(二)健康史采集中的常用技巧

健康史的采集常通过观察和交谈进行。在健康史采集的过程中要注意尊重和关爱老年人,与他们建立良好的关系,并运用以下技巧。

1. 环境和距离　环境宜安静、舒适,温度适宜,光线柔和,避免目眩。健康史采集宜采取面对面的交流方式,护士与老年人之间的距离以相互能看清对方的表情和口型为宜。必要时借助扩音设备或书面交谈。

2. 询问和倾听　护士在采集老年人健康史过程中要有足够的耐心,仔细询问并倾听。采集前,首先应做好自我介绍,并说明采集目的。询问次序一般从主诉开始,有目的、有顺序地进行。可选择一般易于回答的开放性问题提问,如"您感到哪儿不舒服?""多长时间了?"等。在与老年人交谈时,语言要通俗易懂,音量适中,语速宜慢,吐词应清晰,切勿催促。认真倾听会显示出对老年人回答的问题感兴趣和关心,对其陈述表示理解和认可。对于语言表达障碍而思维功能正常的老年人,可采用文字或图画等书面形式沟通。当老年人的叙述偏离主题时,要进行适时引导。

3. 核实　对含糊不清、存有疑问或矛盾的内容必须进行澄清和核实,以获取老年人准确的健康史资料。

4. 家属或照顾者帮助　对记忆力下降、语言表达障碍或患阿尔茨海默病的老年人,可向其家属或照顾者了解老年人的详细情况。

5. 非语言沟通技巧的运用　采集时,始终保持与老年人的目光交流,并恰当使用手势和良好的体态语言。触摸可以传递"关心您、照顾您、尊重爱护您"的信息,是重要的交流手段,但要注意文化差异。

(三) 健康史采集的内容

1. 一般资料　主要包括老年人的姓名、性别、出生年月、民族、婚姻状况、职业、经济状况、籍贯、家庭住址与联系方式、文化程度、宗教信仰、医疗费用的支付方式、入院及记录日期等。

2. 健康状态

(1) 自觉健康状态:自觉现在和过去的健康状态、对自身健康状况的认识和反应、日常生活活动能力等。

(2) 既往健康状况:由于有些老年病的发生起始于青壮年期,经过了长时间的演变过程。因此,应详细询问老年人的既往疾病史,尤其是与目前疾病密切相关的疾病。如高血压病史与心、脑血管疾病关系密切,肥胖与糖尿病关系密切等。

(3) 影响健康的危险因素:包括吸烟及量、饮酒及量、饮用咖啡或浓茶、运动、爱好、饮食习惯、药物的使用情况等。

(4) 目前的健康问题:①疾病发生的情形,加重或减轻的可能因素,治疗及痊愈进程。②目前最突出、最明显的症状和体征,同时询问近期的营养、排泄、睡眠、活动、性生活、精神心理等有关情况。③询问老年人的日常生活活动状况和生活自理情况,现存疾病对目前生活的影响。④了解老年人的家庭关系、与周围社会环境中的人际关系和社会支持情况,确定有无受家庭不和、邻里纠纷、经济纠纷、离退休、离异、丧偶等生活事件的影响。

二、体格检查

老年人体格检查(简称体检)的方法同成年人。一般认为,每 1~2 年老年人应进行一次全面的体格检查,以及时了解自身的健康状况。

(一) 注意事项

由于老年人身心变化的特点及受疾病的影响,护理人员在为其体检时应注意以下几方面。

1. 环境安静,温度适宜　体检时应避免阳光直射,环境安静,尽量减少干扰,注意保护老年人的隐私。老年人因血流缓慢、皮下脂肪减少、代谢率及体温调节功能降低,更容易着凉。体检时应注意调节室内温度,注意保暖,以 22~24℃为宜。

2. 时间充分,避免劳累　由于受老化的影响,老年人的思维能力下降,反应较慢,行动迟缓。另外,老年人往往多病共存,很容易感到疲乏。因此,如果需要做全面的体格检查可采取分次、分时段进行,以避免老年人过度劳累。

3. 体位舒适,方法得当　根据体检的要求,选择舒适、合适的体位。对于有移动障碍的老年人,可取任何适合的体位。条件允许者,可准备特殊检查床,床高可以调节,并可按要求取坐位或半坐位。体检时应注意皮肤的完整性,全面检查易于发生皮损的部位;检查口腔和双耳时,要注意取下义齿和助听器;在进行感知觉检查,尤其是痛觉和温度觉检查时应注意不要损伤老年人。

(二) 检查内容

1. 一般状况

(1) 身高、体重:正常情况下 50 岁起身高逐渐缩短,女性平均缩 4.9 cm,男性 2.9 cm。老年人体重随年龄增长而逐渐增加,65~75 岁达高峰;随后由于肌肉和脂肪组织的减少,

80~90 岁的老年人体重明显减轻。

（2）生命体征：老年人基础体温较成年人低，70 岁以上的老年人感染时常无发热的表现，若老年人午后体温比清晨高 1℃以上，应视为发热。评估脉搏时要注意脉搏的不规则性，时间应不少于 30 s。老年人正常呼吸频率为 16~25 次/min。高血压和直立性低血压在老年人中较为常见，因此应同时测量卧位血压和直立位血压。方法为先测平卧 10 min 后的血压，再在直立后 1、3、5 min 时各测一次，若任何一次直立时的收缩压比卧位时降低的范围≥20 mmHg 或舒张压降低的范围≥10 mmHg，即可诊断为直立性低血压。

2. 皮肤　观察老年人皮肤的颜色、弹性、温湿度、完整性及特殊感觉等。老年人皮肤干燥，无光泽，厚度变薄，松弛，皱纹加深，缺乏弹性，表皮出现色素沉着或老年斑，有鳞屑等。老年斑常见于面部、手背、前臂、小腿、足背等部位。皮肤的触觉、温觉、痛觉减弱，皮肤表面的反应性衰减。皮肤异常改变有老年疣、皮脂腺角化过度、白癜风等。

3. 头面部

（1）头发：随着增龄头发变成灰白，发丝变细，头发稀疏，并有脱发。

（2）眼与视力：由于眼部脂肪组织减少，老年人的眼球凹陷，眼睑萎缩下垂；泪腺分泌减少，易出现眼干；瞳孔开大肌与瞳孔括约肌逐渐萎缩和透明样变，致使瞳孔逐渐缩小；视网膜视紫质的再生能力减退，使其区分色彩、暗适应的能力均有不同程度的衰退和障碍；角膜脂肪组织赘积，出现白灰色云翳。随着增龄，老年人的晶状体柔韧性变差，睫状肌肌力减弱，眼的调节能力逐渐下降，迅速调节远、近视力的功能下降，出现老视眼。晶状体增厚，致前房中心变浅，出现房角关闭而影响房水回流，使眼内压升高，导致青光眼。玻璃体发生混浊，老年性白内障、眼底动脉硬化，易发生眼底出血等，均严重影响老年人的视功能。

（3）耳与听力：老年人外耳道皮脂腺萎缩，分泌减少，耳垢干燥。老年人的听力随增龄逐渐下降，对高音量或噪声易产生焦虑。常伴有耳鸣，尤其在安静环境下明显。由于中耳听骨的退行性改变，内耳听觉感受细胞退变、数目减少，耳蜗动脉血液供应减少等原因而出现老年性耳聋，甚至听力丧失。

（4）鼻腔：老年人鼻腔黏膜萎缩变薄，且变得干燥。鼻软骨失去弹性，鼻塌、下垂。嗅神经数量减少、萎缩、变性，50 岁以后嗅觉迟钝，分辨气味的能力下降，尤以老年男性显著。

（5）口腔：老年人由于毛细血管血流减少，唇周失去红色，口腔黏膜及牙龈苍白、干燥。牙齿缺失，常有义齿，牙齿色黄、变黑及不透明。舌部的味蕾萎缩，数量减少，功能退化，常使老年人食而无味，影响食欲。

4. 颈部　正常情况下与成年人相似，无明显改变。

5. 胸部

（1）乳房：由于乳腺组织减少，老年女性乳房下垂或变平坦。男性如有乳房发育常是体内激素改变或药物不良反应所致。由于乳腺癌的高发年龄为 40~60 岁，因此在检查时若发现肿块，应高度怀疑癌症。

（2）胸、肺部：老年人胸廓前后径增大，横径缩小，常呈桶状改变，尤其是患有慢性支气管炎者。因生理性无效腔增大，肺部叩诊常呈过清音。老年人胸廓顺应性下降，胸廓扩张受限，呼吸肌肌力减弱，致肺部通气功能下降，出现胸式呼吸减弱，腹式呼吸增强，呼吸音减弱的现象。

（3）心脏：老年人因肩部变窄、脊柱后凸、心脏下移，使心尖冲动出现在锁骨中线旁。

胸廓坚硬,使心尖冲动幅度减小,听诊第一心音及第二心音减弱,心室顺应性减低,可闻及第四心音。主动脉瓣及二尖瓣钙化、纤维化,脂质堆积,可致瓣膜僵硬、关闭不全,听诊时可闻及舒张期杂音,并可传播至颈动脉。检查重点是确定有无心脏杂音、心肌肥厚及心脏扩大等。

6. 腹部 老年人腹部皮下脂肪堆积,腹壁肌肉松弛。由于肺扩张、膈肌下降的原因,在肋缘下可触及肝。膀胱容量随增龄而减小,因而很难触诊到膨胀的膀胱。听诊闻及肠鸣音减少。

7. 泌尿生殖器 老年女性阴毛稀疏呈灰白色。阴唇皱褶增多,阴蒂变小。阴道变短变窄,阴道壁干燥苍白,皱襞萎缩变平。子宫颈萎缩变小,子宫及卵巢缩小。因阴道上皮萎缩变薄,糖原含量减少,阴道杆菌的糖酵解能力下降,乳酸产生减少,使阴道内的 pH 由弱酸性变为中性或碱性,致阴道内的自洁作用减弱甚至消失,阴道防御功能减弱,易受细菌侵袭而发生老年性阴道炎。老年男性阴毛变稀呈灰色,阴茎、睾丸变小,阴囊变得无皱褶和晃动。随增龄前列腺逐渐发生增生,增生的组织引起排尿阻力增大,导致下尿道梗阻,出现排尿困难。

8. 脊柱、四肢 老年人肌张力下降,腰脊变平,导致头部和颈部脊柱前倾。椎间盘退行性改变使脊柱后凸。由于软骨变性、骨质增生,关节腔狭窄,导致关节活动范围随增龄而缩小。肌肉和肌腱挛缩,使活动进一步受限,步幅变小,速度变慢。评估四肢时重点检查关节及其活动范围,注意有无疼痛、水肿、畸形、运动障碍等情况。

9. 神经系统 随增龄运动神经和交感神经对神经冲动的传导减慢,对刺激反应的时间延长,因而老年人反应迟钝,动作协调能力下降。

老年人感觉功能逐渐减退,视、听、触、嗅、味、温、痛觉等普遍降低,可检查手足的细触觉、针刺觉、位置觉,同时注意检查闭眼时手指的精细动作和握拳动作、下肢肌力、腱反射和病理反射。

三、功能状态评估

功能状态评估是指评估老年人处理日常生活的能力。其完好与否影响着老年人的生活质量。通过了解老年人的生活起居、日常生活状况来评估老年人的功能状态,可及时判断功能缺失及程度,并作为制订治疗、康复护理方案的依据,从而提高老年人独立生活的能力,达到提高生活质量的目的。

(一)注意事项

1. 客观评价,避免霍桑效应 霍桑效应即指老年人高估或低估自己的能力的现象。评估者不应受老年人自身评估的影响,应真实、客观、准确地判断老年人的功能状态。同时避免老年人在做某项活动时,因表现出色而掩盖了平时的状态,产生霍桑效应。

2. 直接观察,避免主观判断 评估者应通过直接观察老年人的进食、穿衣、如厕等日常活动来判断其功能状态,并注意周围环境对老年人活动的影响,避免主观判断出现偏差。

(二)评估方法

常用的评估方法有自述法和观察法。

1. 自述法 指护理人员通过与被评估的老年人交谈或提问,听取老年人自我陈述个人对日常生活的自理状况,从而获得对其日常生活的自理程度和能力的大致了解。

2. 观察法　是指护理人员通过直接观察老年人日常生活自理行为(如进食、穿衣、如厕等)来判断老年人的功能状态。

护理人员定期对老年人的功能状态进行客观地评估,是良好的老年护理的开始,对维持和促进老年人的自立性有重要的指导作用。

（三）评估内容

功能状态评估的内容包括日常生活活动能力、工具性日常生活活动能力、高级日常生活活动能力三方面的内容。

1. 日常生活活动(activities of daily living,ADL)能力　是指满足个体每日必需的日常生活活动的能力,如更衣、洗澡、如厕、行走、大小便控制等。这一能力的缺失,将会影响老年人最基本的生活需要。

2. 工具性日常生活活动(instrumental activities of daily living,IADL)能力　是指老年人进行自我照顾、自我护理活动的能力,如打电话、做家务、购物、服药、使用交通工具、管理财务等方面,是决定老年人能否独立生活并具备良好的日常生活能力的重要依据。

3. 高级日常生活活动(advanced activities of daily living,AADL)能力　是指老年人的智能能动性及社会角色功能。Reuben 和 Solomon 将高级日常生活活动定义为:与生活质量相关的一些活动,如娱乐、职业工作、社会活动等,但不包括满足个体保持独立生活的活动。随着老化的进展或疾病的影响,这一功能可能会逐渐丧失。高级日常生活活动能力的缺失一般比日常生活活动能力和工具性日常生活活动能力的缺失出现得早。一旦发现老年人出现高级日常生活活动能力下降,则预示着有更严重的功能下降,需进一步进行其他功能状态的评估。

（四）评估工具

目前有多种专业的标准化量表可以评定老年人的功能状态。下面介绍几种常用的评估工具。

1. Barthel 指数(Barthel index,BI)　由美国的 Dorother Barthel 和 Floorence Mahoney 于 1965 年制定。主要通过 10 项日常生活状态来评定被测试者的日常生活活动能力。该量表项目细致,简明易懂,便于询问,即使是非专业人员也容易掌握和使用。计分方法简单,易于记录和统计。

（1）量表结构和内容:Barthel 指数的具体内容见表 5-1,主要为躯体生活自理量表 10 项,包括进食、洗澡、修饰、穿衣、控制大便、控制小便、如厕、床椅移动、平地行走、上下楼梯。

（2）评定方法:评定时按表格内容逐项询问和填写,如受试因故不能回答,可根据其照顾者的观察评定。评分标准根据是否需要帮助及其帮助程度分为 0、5、10、15 分 4 个功能等级。

（3）分析与解释:评定结果按总分进行分析。总分范围为 0~100 分,得分越高,独立性越强,依赖性越小。0~20 分者,表示完全残疾,生活完全依赖他人;20~40 分者,表示为重度残疾,生活需要很大帮助;40~60 分者,表示为中度残疾,有功能障碍,生活需要他人帮助;>60 分者,表示虽有轻度功能缺陷,但生活基本可以自理。

表 5-1 Barthel 指数

生活能力	项目	分值
进食	可独立进食	10
	需部分帮助	5
	需极大帮助或留置胃管	0
洗澡	可独立完成	5
	需他人帮助	0
修饰	可独立完成	5
	需他人帮助	0
穿衣	可独立完成	10
	需部分帮助	5
	需极大帮助或完全依赖他人	0
控制大便	可控制大便	10
	偶尔失控或需他人提示	5
	完全失控	0
控制小便	可控制小便	10
	偶尔失控或需他人提示	5
	完全失控	0
如厕	可独立完成	10
	需部分帮助	5
	需极大帮助或完全依赖他人	0
床椅移动	可独立完成	15
	需部分帮助	10
	需极大帮助	5
	完全依赖他人	0
平地行走	可独立在平地行走 45 m	15
	需部分帮助	10
	需极大帮助	5
	完全依赖他人	0
上下楼梯	可独立上下楼梯	10
	需部分帮助	5
	需极大帮助或完全依赖他人	0

2. Katz 日常生活功能指数　由 Katz 等人设计制定的语义评定量表,以测量被测试者的基本自理能力。用于测量评价慢性疾病的严重程度及治疗效果,还可预测某些疾病的发生发展。

（1）量表结构和内容：Katz 日常生活功能指数的具体内容见表 5-2，此量表分为进食、更衣、沐浴、移动、如厕、控制大小便共 6 项内容，以确定各项功能完成的独立程度。

（2）评定方法：可用做自评或他评。通过观察、交谈或被测试者自填问卷，视 6 项功能独立完成的程度来确定 ADL 功能的评分和总分值。总分值与活动范围及认知功能相关。

（3）分析与解释：总分值的范围是 0～12，分值越高，提示被测者的日常生活能力越高。Katz 等人认为，功能活动的丧失是按特定顺序进行的，复杂的功能会先丧失，而简单的动作丧失较迟。功能性独立和依赖分级如下：①能完全独立完成量表中的 6 项；②能独立完成量表中的 5 项；③除洗澡和另一项活动外，能独立完成其余 4 项；④不能完成洗澡、更衣和另外一项活动；⑤不能完成洗澡、更衣、如厕、移动和另外一项活动；⑥只能独立完成控制大小便或进食；⑦6 项均不能独立完成。

表 5-2　Katz 日常生活功能指数

项目	请在最适合被测试者（自己）的□内打"√"		
1. 沐浴（擦浴、盆浴或淋浴）	□独立完成（洗盆浴时进出浴缸自如）	□仅需要部分帮助（如背部或一条腿）	□需要帮助
2. 更衣（取衣、穿衣、扣扣、系带）	□取衣、穿衣完全独立完成	□只需要帮助系鞋带	□取衣、穿衣要协助
3. 如厕（大小便自如，便后能自洁及整理衣裤）	□无须帮助，或能借助辅助器具进出厕所	□需要帮助进出厕所或夜间用便桶、尿壶，便后清洁或整理衣裤	□不能自行进出厕所完成排泄过程
4. 移动（起床、卧床，从椅子上站立或坐下）	□自如（包括使用手杖等辅助器具）	□需要帮助	□不能起床
5. 控制大小便	□完全能控制	□偶尔有失禁	□排尿、排便需要别人观察控制，需使用导尿管，或大小便失禁
6. 进食	□进食自理，无须帮助	□需帮助备餐，能自己进食	□需帮助进食，部分或全部通过胃管进食，或需静脉输液

注：每个功能项目中，帮助是指监护、指导、亲自协助。

3. Pfeffer 功能活动调查表（Pfeffer functional activities questionnaire，FAQ）　于 1982 年编制。该调查表能更好地筛选和评价功能障碍不太严重的老年人，即早期或轻度痴呆者。由于测评一次仅需 5 min，故常在社区调查或门诊工作中应用。

（1）量表结构和内容：见表 5-3，由 10 个条目组成。

（2）评定方法：由测试者或被测试者家属完成。测试时，每项只能选择一个评分，不能重复评定，也不要遗漏，以便评分结果能恰当地反映出老年人的活动能力。如被测试者无法完成或不能正确回答问题，应向其照顾者询问。评定一次时间仅需 5 min。评分标准采用 3 级评分法："0"表示无任何困难，能独立完成；"1"表示有些困难，需要他人指导或帮助；"2"表示本人无法完成，完全或几乎完全由他人代替完成。如某个项目不适用（如老年人一向不使用炉子),则记"9",不计入总分。

(3) 分析与解释:FAQ 有两项指标:总分 0～20 分和单项分 0～2 分。FAQ＜5 分为正常。FAQ≥5 分,表示在家庭或社区中不可能独立,即说明社会功能有问题,尚需进一步确定这类损害是否新近发生,是因智力减退还是另有原因,如年龄、视力缺陷、情绪抑郁或运动功能障碍等。

表 5-3　Pfeffer 功能活动调查表(FAQ)

指导语:请仔细阅读,并按老年人的情况,选择一个最能恰当地反映其活动能力的评定,每个条目只能选择一个评定答案,不能重复评定,也不要遗漏。

条目	请圈上最适合的情况
1. 正确使用各种票证,不过期	0　1　2　9
2. 按时支付各种费用(如房租、水电费等)	0　1　2
3. 自行购物(购衣、食品、家庭用品)	0　1　2　9
4. 参加技巧性的游戏或活动(棋类、麻将、绘画、摄影)	0　1　2　9
5. 使用炉子(包括生炉子、熄灭炉子两方面)	0　1　2　9
6. 准备并能做一顿饭(包括饭、菜、汤)	0　1　2　9
7. 关心、了解新鲜事物(国家大事或邻居中发生的重要事情)	0　1　2　9
8. 能持续 1 h 以上注意力集中地看电视或小说或听收音机,并能理解、评论或讨论其内容	0　1　2　9
9. 记得重要的事情或约定(如领退休金、朋友约会、接送幼儿等)	0　1　2　9
10. 独自外出活动或走亲访友(指较远距离,即相当于 3 站公交车站的距离)	0　1　2　9

4. SPICES 量表　由美国哈特福德老年护理研究所、纽约大学护理系设计,是用于对老年综合征的评估。老年综合征(geriatric syndrome,GS)是指老年人由多种疾病或多种原因造成的同一种临床表现或问题的症候群。老年综合征包含的种类,目前国际上尚无统一的界定。2013 年,亚太地区老年医学会指出常见的老年综合征包括痴呆、尿失禁、谵妄、跌倒、听力受损、视力受损、肌少症、营养不良、衰弱、卧床、步态不平衡和压疮共 12 个种类。可采用整体评估量表,如 SPICES 量表。

5. PULSES 量表　该量表中的 P(physical condition)是指躯体健康状况(主要是各种慢性疾病的患病情况);U(upper limb function)是指上肢功能;L(lower limb function)是指下肢功能;S(sensory intactness and communication)是指感官功能,包括视、听觉及语言能力;E(excretory function)是指排泄功能;S(situational factors)是指精神和情感状况。该量表主要用于评价老年人和慢性疾病患者的独立生活能力,预测康复的可能性及评估病情的进展情况等。

四、实验室检查

老化可引起机体在形态和功能上发生一系列进行性、衰退性的变化。这些变化会影响到实验室检查的结果。因此,护理人员应正确解读和分析老年人的实验室检查数据,结合病情变化,区别异常改变是由生理性老化引起,还是病理性改变所致,以免延误诊断、治疗和护理。

（一）常规检查

1. 血常规　一般认为，人体外周血液中红细胞（RBC）、血红蛋白（Hb）和血细胞比容随增龄而略下降，但仍在成年人的正常范围内。成年期 RBC、Hb 有性别差异，但高龄时差异会消失。老年人的血小板计数不随增龄而变化。老年人贫血的诊断参考值为 RBC < 3.5×10^{12}/L、Hb < 110 g/L、血细胞比容 < 35%。多数学者认为，白细胞（WBC）总数、血小板计数无增龄性改变。但也有学者认为，WBC 总数随增龄有减少趋势，其参考值为 $(3.0 \sim 8.9) \times 10^9$/L。WBC 分类中，T 淋巴细胞减少，60 岁以上的老年人 T 淋巴细胞减少 30%，而 B 淋巴细胞则无增龄性变化。

2. 尿常规　老年人尿蛋白及尿胆原与成年人相比无明显差异。老年人肾排糖阈值升高，因而会出现即使血糖升高，尿糖也为阴性的现象。老年人对尿路感染的防御功能随着增龄降低，尿中出现白细胞或菌尿的比例也增多，尿沉渣 WBC 计数 > 20 个/HP 才有临床意义。真性菌尿的确定界限为老年男性中段尿培养菌落计数 $\geq 10^3$/mL，女性 $\geq 10^4$/mL。

3. 红细胞沉降率　老年人红细胞沉降率（ESR）随增龄而增快，且变化范围很大。一般认为，ESR 在 $30 \sim 40$ mm/h 无病理意义，如 ESR > 65 mm/h 应考虑肿瘤、感染和免疫性疾病等。

（二）生化检查

1. 电解质　老年人血清钙随增龄而下降，可能与白蛋白降低有关，血清磷也随增龄而降低。老年人血清铁及不饱和铁结合力可降低 $5\% \sim 10\%$ 或无变化。

2. 血糖　多数学者认为，空腹血糖无年龄和性别差异。老年人空腹血糖和随机血糖范围增宽。有学者提出，老年人空腹血糖 > 6.4 mmol/L，餐后 2 h 血糖 > 10.6 mmol/L 可作为糖尿病的诊断标准。

3. 血脂　血清总胆固醇（TC）和三酰甘油（TAG）随增龄而增高，男性 $40 \sim 50$ 岁、女性 $50 \sim 60$ 岁达高峰，随后渐降；低密度脂蛋白（LDL）随增龄而升高，$40 \sim 50$ 岁达高峰，随后渐降；高密度脂蛋白（HDL）随增龄而降低。

4. 非蛋白氮类　40 岁以后，尿素氮（BUN）随增龄而增加，老年人 BUN 的参考值上限为 $3.3 \sim 9.9$ mmol/L。血清肌酐（CRE）无增龄性改变。血清尿酸（UA）随增龄而轻度升高或无变化。

（三）功能检查

1. 肺功能检查　健康老年人的肺活量应 > 60%，第 1 秒肺活量应 > 50%。目前认为，老年人血氧分压（PaO_2）正常低值为 70 mmHg，低于此值应视为异常。老年人 HCO_3^-、$PaCO_2$、pH 无增龄性变化。

2. 肝功能检查　老年人血清总蛋白无改变，但白蛋白随增龄有下降趋势，一般下降 10%；α_1、α_2、β 和 γ 球蛋白随年龄增长而升高，尤以 γ 球蛋白为甚。随增龄白蛋白/球蛋白（A/G）比值降低，IgG、IgA 升高。

3. 肾功能检查　随增龄老年人肾小球滤过率（GFR）降低，肾浓缩功能减退。一般 30 岁后年龄每增长 10 岁，GFR 降低 10 mL/min，而肾浓缩功能减退 5%。Davis 计算 GFR 的公式为 GFR（mL/min）=153.2−0.96× 年龄（岁）。酚红排泄试验（PSP）50 岁后开始降低，< 22% 提示肾功能低下。尿相对密度 ≥ 1.015，视为正常。

4. 内分泌功能检查

(1) 甲状腺功能：多数学者认为，血清总三碘甲腺原氨酸（TT_3）、总甲状腺素（TT_4）无增龄性变化。但也有学者认为，老年男、女性 T_3 随增龄降低，每增长 10 岁 T_3 降低 0.1 nmol/L（8.0ng/dL）。血清促甲状腺激素（TSH）轻度升高或无变化。

（2）肾上腺功能：随增龄肾素、醛固酮降低，尿儿茶酚胺、肾上腺素、去甲肾上腺素升高。

（3）性激素：男性雄性激素 30 岁后出现增龄性减少，至 60 岁降低 50%，而女性则无年龄差异。女性雌二醇、孕酮 50 岁后随增龄而降低，至 80 岁降低 50%。

五、其他辅助检查

（一）心电图

心电图检查对老年人具有特殊意义，无论有无心脏病的症状，均应每 0.5～1 年进行一次检查，以便及时发现无症状的心肌缺血、心肌梗死等。

老年人的心电图随增龄常有轻度非特异性改变，如 P 波轻度平坦、P-R 间期延长、T 波变平、ST 段非特异性改变、电轴左偏倾向和低电压等。

（二）影像学

影像学检查已广泛应用于老年病的诊断。如钼靶 X 线对诊断乳腺肿块很有价值。计算机体层成像（CT）、磁共振成像（MRI）对急性脑血管病、颅内肿瘤等有较大的诊断价值。

（三）内镜

相应的内镜检查对老年人胃肠道肿瘤、消化性溃疡、泌尿系统疾病、呼吸系统疾病等的诊断有着重要的意义。

（孙建萍）

第三节　老年人精神心理状况评估

老年人必须面对和适应离退休、经济收入减少、社会地位滑落、各种慢性疾病、功能受限或障碍、丧偶、空巢现象等生活事件。在面对和适应的过程中，常会出现一些老年个性心理特征。护理人员掌握老年人的心理活动特点及影响因素，正确评估其心理健康状况，对维护和促进老年人的身心健康、预防身心疾病有着重要的作用。老年人精神心理状况评估主要包括认知功能、情感状态及压力与应对水平的评估。

一、认知功能的评估

认知是人们认识、理解、判断和推理事物的过程，是个体完成各种活动所必需的基本能力，反映了个体的思维活动。认知功能的评估对判断老年人是否能够独立生活及生活质量有无受到影响起着重要的作用。老年人由于视力不良和听力缺损常常会影响评估结果，因而在进行认知状态评估时需要考虑老年人的视力和听力情况。

（一）评估范围和内容

1. 外观和行为　包括意识状态、姿势、穿着打扮等。
2. 语言　包括语音、语速、流畅性、理解力、复述能力等。
3. 思考与知觉　包括思维判断力、思考内容、知觉等。
4. 记忆力与注意力　包括短期记忆、长期记忆、定向力及学习新事物的能力等。
5. 高级认知功能　包括知识、计算能力、抽象思考能力、结构能力等。

（二）常用评估工具

常用认知功能评估工具有简易精神状态检查、简易操作智力状态问卷。

1. 简易精神状态检查（mini-mental state examination，MMSE）　由 Folsten 于 1975 年编制，是认知缺损筛选工具中最具影响的工具之一。MMSE 方法简便，主要用途为筛检需进一步诊断的对象，适合于社区和基层普查。

（1）量表结构和内容：MMSE 的具体内容见表 5-4，MMSE 共包含 19 项，30 个小条目，评估范围包括 11 个方面。

（2）评定方法：直接询问被测试者，一次检查需要 5～10 min，应注意避免他人干扰。必要时需要鼓励老年人不要放弃测试。

（3）分析与解释：回答或操作正确记"1"分，错误记"5"分，说不会做或拒绝分别记"7"分和"9"分。全部答对总分为 30 分。

MMSE 总分范围为 0～30 分，指回答或操作正确的条目或小条目数。MMSE 总分分界值与被测者受教育情况有关，未受教育者（文盲）的分界值为 17 分，教育年限 ≤ 6 年者为 20 分，教育年限 > 6 年者为 24 分；低于分界值时，则认为测试者认知功能缺损。

表 5-4　中文版简易精神状态检查（MMSE）

项目归类	项目		
		正确	错误
时间定向	1. 今年的年份？	1	5
	2. 现在是什么季节？	1	5
	3. 今天是几号？	1	5
	4. 今天是星期几？	1	5
	5. 现在是几月份？	1	5
地点定向	6. 您能告诉我现在我们在哪里吗？	1	5
	7. 您住在什么区（县）？	1	5
	8. 您住在什么街道？	1	5
	9. 我们现在在第几楼？	1	5
	10. 这里是什么地方？	1	5
语言即刻记忆	11. 现在我要说三种物品的名称，在我讲完之后，请您复述一遍（请仔细听清楚，每一种物品 1 s）"皮球""国旗""树木"		
	请您把这三种物品说一遍（以第一次答案记分）	正确　　错误　　拒绝回答	
	皮球	1　　5　　9	
	国旗	1　　5　　9	
	树木	1　　5　　9	

续表

项目归类	项目			
注意力和计算能力	12. 现在请您从 100 减去 7，然后将所得的数目再减去 7，如此一直计算，把每个答案告诉我，直到我说"停"为止（若错了，但以下答案均是对的，只记一次错误）			
		正确	错误	说不会做	其他原因不做
	93 _____	1	5	7	9
	86 _____	1	5	7	9
	79 _____	1	5	7	9
	72 _____	1	5	7	9
	65 _____	1	5	7	9
短期记忆	13. 现在请您告诉我，刚才我要您记住的三样东西是什么？			
		正确	错误	说不会做	其他原因不做
	皮球 _____	1	5	7	9
	国旗 _____	1	5	7	9
	树木 _____	1	5	7	9
物品命名	14. 请问这是什么？（测试者手指手表）			
		正确	错误	拒绝回答
	手表 _____	1	5	9
	请问这是什么？（测试者手指铅笔）			
		正确	错误	拒绝回答
	铅笔 _____	1	5	9
语言复述	15. 现在我说句话，请您清楚地复述一遍，"四十四只石狮子"（只能说一遍，咬字清楚记 1 分）			
		正确	不清楚	拒绝回答
	四十四只石狮子	1	5	9
阅读理解	16. 请按照卡片上的要求做（测试者把写有"闭上您的眼睛"的卡片交给被测试者）			
		有	没有	说不会做	拒绝	文盲
	闭眼睛	1	5	7	9	8
语言理解	17. 请您用右手拿这张纸，再用双手将纸对折，然后放在您的大腿上			
		正确	错误	说不会做	拒绝
	用右手拿纸 _____	1	5	7	9
	把纸对折 _____	1	5	7	9
	放在大腿上 _____	1	5	7	9

项目归类	项目	
语言表达	18. 请您说一句完整的有意义的句子（句子必须有主语、动词）	
	记录所述句子的全文_____	
	句子合乎标准_____	1
	句子不合乎标准_____	5
	不会做_____	7
	拒绝_____	9

项目归类	项目				
描图	19. 照这张图把它画出来（两个五边形的图案，交叉处形成个小四边形）				
		正确	错误	说不会做	拒绝
		1	5	7	9

2. 简易操作智力状态问卷（short portable mental status questionnaire，SPMSQ） 由 Pfeiffer 于 1975 年编制。该问卷较注重对被测试者定向力的检验，而对于注意力和记忆力方面的测量项目少，适合用于评定老年人认知状态改变的前后比较。

（1）评估内容：包括定向力、短期记忆、长期记忆和注意力 4 个方面，10 个问题。如"今天星期几？""今天几号？""您在哪里出生？""您家的电话号码？""您今年多大了？""您的家庭住址？"，以及由被测试者计算 20 减 3 并一直减下去。

（2）评定方法：直接提问被测试者。操作简便，测定花费时间少。

（3）分析与解释：该问卷满分为 10 分；错 0 ~ 2 项表示认知功能完整，错 3 ~ 4 项为轻度认知功能损害，错 5 ~ 7 项为中度认知功能损害，错 8 ~ 10 项为严重认知功能损害。测试结果要考虑被测试者受教育的背景。受过初等教育者允许错 1 项以上，受过高中以上教育者只能错 1 项。

在对老年人进行健康评估时，无论其是否出现认知功能损害，均应进行认知功能的筛查，以作为今后比较老年人是否有认知功能改变的基本资料。

二、情感状态的评估

老年人的情感纷繁复杂。护理人员可以通过老年人情绪和情感的变化来判断其需求是否得到满足及是否需要护理干预。最常见、最需要护理干预的情绪状态是焦虑和抑郁。

（一）焦虑

焦虑（anxiety）即个体感受到威胁时的一种不愉快的情绪状态，也就是人们对环境中一些即将面临的、可能会造成危险或威胁的重大事件，或者预示着要做出重大努力进行适应时，心理上出现的一种期待情绪。主要表现为紧张、不安、急躁、失眠等，但无法说出明确的焦虑对象。常用的评估方法有以下三种。

1. 访谈和观察 通过与老年人交谈、询问和观察，综合判断其有无焦虑情绪。

2. 心理测试 常用的评估量表有汉密尔顿焦虑量表和状态 - 特质焦虑量表。

（1）汉密尔顿焦虑量表（Hamilton anxiety scale，HAMA）：是广泛用于评定焦虑严重程度的他评量表,于 1959 年由汉密尔顿(Hamilton)编制,通过因子分析,可提示患者焦虑症状的特点。

1) 量表结构和内容:HAMA 具体内容见表 5-5,包括 14 个条目,分为精神性和躯体性两大类。其中第 1~6 项及第 14 项为精神性条目,第 7~13 项为躯体性条目。

2) 评定方法:测试员由经过训练的医护人员担任。通常由两名专业人员对被测试者进行联合检查,然后各自独立评分,做一次评定需要 10~15 min。除第 14 项需结合观察外,其余各项均根据被测试者的口头叙述进行评分,同时特别强调被测试者的主观体验。采用 0~4分的 5 级评分法,各级评分标准为:0= 无症状;1= 轻度;2= 中度,有肯定的症状,但不影响生活和劳动;3= 重度,症状重,需要进行治疗和干预,已经影响生活和劳动;4= 极重度,症状极重,严重影响生活。

3) 分析与解释:评定结果可按总分和因子分进行分析。总分 > 29 分,提示严重焦虑;总分 > 21 分,提示明显焦虑;总分 > 14 分,提示有肯定的焦虑;总分 > 7 分,提示可能有焦虑;总分 < 7 分,则提示无焦虑。

因子分包括精神性焦虑因子分和躯体性焦虑因子分,提示老年人焦虑症状的特点。计算方法:前者为精神性焦虑因子分之和除以 7,后者为躯体性焦虑因子分之和除以 7。

表 5-5　汉密尔顿焦虑量表(HAMA)

项目	主要症状	圈出最适合被测试者的分数				
1. 焦虑心境	担心,担忧,感到有最坏的事将要发生,容易激怒	0	1	2	3	4
2. 紧张	紧张感,易疲劳,不能放松,易哭,颤抖,感到不安	0	1	2	3	4
3. 害怕	害怕黑暗、陌生人、一人独处、动物、乘车或旅行、公共场合	0	1	2	3	4
4. 失眠	难以入睡,易醒,睡眠浅,多梦,夜惊,醒后感到疲倦	0	1	2	3	4
5. 认知功能	注意力不集中,注意障碍,记忆力差	0	1	2	3	4
6. 抑郁心境	丧失兴趣,抑郁,对以往爱好缺乏快感	0	1	2	3	4
7. 躯体性焦虑(肌肉系统)	肌肉酸痛,活动不灵活,肌肉和肢体抽动,牙齿打颤,声音发抖	0	1	2	3	4
8. 躯体性焦虑(感觉系统)	视物模糊,发冷发热,软弱无力,浑身刺痛	0	1	2	3	4
9. 心血管系统症状	心动过速,心悸,胸痛,血管搏动感,晕厥感,心搏脱漏	0	1	2	3	4
10. 呼吸系统症状	胸闷,窒息感,叹息,呼吸困难	0	1	2	3	4
11. 胃肠道症状	吞咽困难,嗳气,消化不良(进食后腹痛、腹胀、恶心、胃部饱胀),肠蠕动感,肠鸣,腹泻,体重减轻,便秘	0	1	2	3	4
12. 泌尿生殖系统症状	尿频,尿急,停经,性冷淡,早泄,阳痿	0	1	2	3	4

项目	主要症状	圈出最适合被测试者的分数				
13. 自主神经系统症状	口干，潮红，苍白，易出汗，紧张性头痛，毛发竖起	0	1	2	3	4
14. 会谈时行为表现	（1）一般表现：紧张，不能放松，忐忑不安，咬手指，紧握拳，面肌抽动，手发抖，皱眉，表情僵硬，肌张力高，叹息样呼吸，面色苍白	0	1	2	3	4
	（2）生理表现：吞咽，呃逆，安静时心率快、呼吸快，腱反射亢进，震颤，瞳孔放大，眼睑跳动（痉挛），易出汗，眼球突出					

（2）状态 – 特质焦虑量表（state-trait anxiety inventory，STAI）：是由 Charles Spielberger 等人编制的自我评价问卷，能非常直观地反映被测试者的主观感受。这些学者认为，焦虑可分为状态焦虑（state anxiety）和特质焦虑（trait anxiety）两个不同的概念。前者描述的是一种短暂性的、当前不愉快的情绪体验，如紧张、恐惧、抑郁和神经质，伴有自主神经功能亢进；而后者描述相对稳定的人格特质，且具有个体差异的焦虑倾向。

1）量表结构和内容：STAI 的具体内容见表 5-6。该量表包括 40 个条目，第 1～20 项评价焦虑状态，第 21～40 项评价焦虑特质。

2）评定方法：该量表属于自评量表，由被测试者根据自己的体验选择合适的分值。采用 1～4 级评分：1= 几乎没有；2= 有些；3= 中等程度；4= 非常明显。量表中有"*"号者为正性情绪条目，需反向计分。

表 5-6　状态 – 特质焦虑量表

指导语：下面列出的是人们常常用来描述自己的陈述，请阅读每一个陈述，然后圈上右边适当的数字来表示您**现在最恰当**的感觉。没有对或错的回答，不要对任何一个陈述花太多的时间去考虑，但所给的回答应该是您**现在最恰当**的感觉。

状态焦虑条目	几乎没有	有些	中等程度	非常明显
*1. 我感到心情平静	1	2	3	4
*2. 我感到安全	1	2	3	4
3. 我是紧张的	1	2	3	4
4. 我感到被限制	1	2	3	4
*5. 我感到安逸	1	2	3	4
6. 我感到烦乱	1	2	3	4
7. 我现在正为可能发生的不幸而烦恼	1	2	3	4
*8. 我感到满意	1	2	3	4
9. 我感到害怕	1	2	3	4
*10. 我感到舒适	1	2	3	4

续表

状态焦虑条目	几乎没有	有些	中等程度	非常明显
*11. 我有自信心	1	2	3	4
12. 我觉得神经过敏	1	2	3	4
13. 我极度紧张不安	1	2	3	4
14. 我优柔寡断	1	2	3	4
*15. 我是轻松的	1	2	3	4
*16. 我感到心满意足	1	2	3	4
17. 我是烦恼的	1	2	3	4
18. 我感到慌乱	1	2	3	4
*19. 我感到镇定	1	2	3	4
*20. 我感到愉快	1	2	3	4

指导语:下面列出的是人们常常用来描述自己的陈述,请阅读每一个陈述,然后在右边适当的圈上打钩来表示您**经常**的感觉。没有对或错的回答,不要对任何一个陈述花太多的时间去考虑,但所给的回答应该是您**平常**所感觉到的。

特质焦虑条目	几乎没有	有些	经常	几乎总是如此
*21. 我感到愉快	1	2	3	4
22. 我感到神经过敏和不安	1	2	3	4
*23. 我感到自我满足	1	2	3	4
*24. 我希望像别人那样高兴	1	2	3	4
25. 我感到像个失败者	1	2	3	4
*26. 我感到宁静	1	2	3	4
*27. 我是平静、冷静和镇定自若的	1	2	3	4
28. 我感到困难成堆,无法克服	1	2	3	4
29. 我过分忧虑那些无关紧要的事情	1	2	3	4
*30. 我是高兴的	1	2	3	4
31. 我的思想处于混乱状态	1	2	3	4
32. 我缺乏自信	1	2	3	4
*33. 我感到安全	1	2	3	4
*34. 我容易做出决定	1	2	3	4
35. 我感到不太好	1	2	3	4
*36. 我是满足的	1	2	3	4
37. 一些不重要的想法缠绕着我,并打扰我	1	2	3	4
38. 我如此沮丧,无法摆脱	1	2	3	4
*39. 我是个稳定的人	1	2	3	4
40. 一想到当前的事情和利益,我就陷入紧张状态	1	2	3	4

3）分析与解释：状态焦虑和特质焦虑的总分范围各为 20～80 分。前者是被测试者第 1～20 项的累加分，后者是第 21～40 项的累加分，反映状态或特质焦虑的程度。分数越高，说明焦虑程度越严重。该量表国内尚无常模，美国常模见表 5-7。

表 5-7　状态－特质焦虑量表的美国常模

年龄（岁）	状态焦虑（分）		特质焦虑（分）	
	男	女	男	女
19～39	56	57	53	55
40～49	55	58	51	53
50～69	52	47	50	43

　　3. 焦虑可视化标尺的应用　请被测试者在标尺的相应位点上画圈，以标明其焦虑程度（图 5-1）。

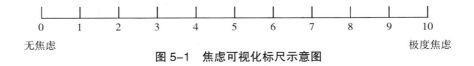

图 5-1　焦虑可视化标尺示意图

（二）抑郁

抑郁（depression）是个体失去某种其重视或追求的东西时所产生的情绪体验，是一种最常见的情绪反应。其显著特征是情绪低落，典型症状为兴趣减退甚至消失，常伴有失眠、悲哀、自责、性欲减退等，严重者可出现自杀行为。常用的评估方法有以下三种。

　　1. 访谈和观察　询问和观察老年人有无抑郁情绪。

　　2. 心理测试　常用的评估量表有汉密尔顿抑郁量表、Zung 设计的抑郁自评量表、90 项症状自评量表和老年抑郁量表等。

　　（1）汉密尔顿抑郁量表（Hamilton depression scale，HAMD）：于 1960 年由 Hamilton 编制，是临床上评定抑郁程度时应用最普遍的他评量表。

　　1）量表结构和内容：具体内容见表 5-8。该量表经多次修订，有 17 项、21 项和 24 项三种版本，本教材选用 24 项版本。

　　2）评定方法：由经过培训的两名专业人员采用交谈和观察的方法对被测试者进行 HAMD 联合检查，然后各自独立评分。HAMD 大部分项目采用 0～4 分的 5 级评分法。各级评分标准为：0=无；1=轻度；2=中度；3=重度；4=极重度。少数项目采用 0～2 分的 3 级评分法，其标准为：0=无；1=轻度至中度；2=重度。

　　3）分析与解释：按总分和因子分进行分析。总分能较好地反映被测试者病情的严重程度，即病情越重总分越高。按 Davis 的划分标准：总得分＞35 分，为严重抑郁；总得分＞20 分，为轻度或中度抑郁；总得分＜8 分，则无抑郁症状。

　　因子分能简捷、清晰地反映被测试者的实际情况和特点。HAMD 共归纳为 7 类因子结构：

①焦虑(躯体化):由精神性焦虑、躯体性焦虑的全身症状、胃肠道症状、躯体性焦虑的一般症状、疑病和自知力6项组成。②体重:即体重减轻1项。③认知障碍:由恶罪感、自杀、焦虑(激越)、人格或现实解体、妄想症状、强迫症状6项组成。④日夜变化:仅日夜变化1项。⑤阻滞:由抑郁情绪、工作和兴趣、迟钝、性症状4项组成。⑥睡眠障碍:由入睡时(入睡困难)、睡眠中(睡眠不深)和睡眠晚期(早醒)3项组成。⑦绝望感:由能力减退感、绝望感和无价值感3项组成。

表5-8　汉密尔顿抑郁量表（HAMD）

项目	描述语	圈出最适合被测试者的分数				
1. 抑郁情绪	①只有在问到时才叙述这种感情。②自动叙述这种感情。③察觉到有此感情。④在与被测试者谈话时,其表情、姿势、声音中均可见此感情	0	1	2	3	4
2. 罪恶感	①自责,感到对不起人。②罪恶观念,反复思考以往错误。③认为现在的病是一种惩罚,罪恶妄想。④听到责骂声	0	1	2	3	4
3. 自杀	①感到生活无意义。②想死。③有自杀念头和表示。④企图自杀	0	1	2	3	4
4. 睡眠障碍:入睡时	①叙述常难以入睡（半小时以上）。②晚上总难入睡	0	1	2		
5. 睡眠障碍:睡眠中	①叙述睡不安或不深。②晚间醒来	0	1	2		
6. 睡眠障碍:睡眠晚期	①叙述常早醒。②经常早醒	0	1	2		
7. 工作和兴趣	①对工作和爱好感到无能、疲劳和无力。②对爱好失去兴趣。③活动减少,工作效率下降。④因目前的病而停止工作	0	1	2	3	4
8. 迟钝（思维和言语缓慢,难集中注意）	①交谈变缓慢。②交谈明显迟钝。③难于交谈。④完全呆滞	0	1	2	3	4
9. 焦虑（激越）	①搓手,捻头发。②抓紧手,咬指甲,咬紧嘴唇	0	1	2		
10. 精神性焦虑	①问及时诉述。②自发的表达。③表情和言谈流露出明显忧虑。④明显惊恐	0	1	2	3	4
11. 躯体性焦虑的全身症状	胃肠道（口干、多屁、消化不良、腹泻、腹痛、呃逆）,心血管（心悸、头晕）,呼吸道（呼吸急迫、叹气）,尿频、出汗。评定分轻、中、重和因此不能工作,分别记1~4分	0	1	2	3	4
12. 胃肠道症状	①食欲减退（不要鼓励可进食）。②无督促不进食	0	1	2		
13. 躯体性焦虑的一般症状	①感到四肢、背或头很沉重。背痛,无精力或易疲劳。②上述有一项明显评2分	0	1	2		
14. 性症状	性欲减退,月经失调。评分:①中等。②严重	0	1	2		
15. 疑病	①关心身体。②全身心关注于健康。③经常叙述有病并求医。④疑病妄想	0	1	2	3	4

续表

项目	描述语	圈出最适合被测试者的分数				
16. 体重减轻（A、B）任选一项	A.根据治疗前情况评：①可能因现病而使体重减轻。②肯定因现病使体重减轻。B.根据1周的实际体重评：①减0.5～1 kg。②减1 kg以上	0	1	2		
17. 自知力	①自知有病，但归因于其他原因。②否认有病	0	1	2		
18. 日夜变化	如果在早上或晚上恶化评为严重变化，评2分	0	1	2		
19. 人格或现实解体	①轻。②中。③重。④因此不能工作	0	1	2	3	4
20. 妄想症状	①猜疑。②关系观念。③关系妄想或被害妄想。④伴有幻觉的关系妄想或被害妄想	0	1	2	3	4
21. 强迫症状	①轻。②严重	0	1	2		
22. 能力减退感	①问到时有之。②自述有之。③要督促才能做个人卫生。④不能自理	0	1	2	3	4
23. 绝望感	①间常怀疑"事情会好起来"，经保证可释疑。②经常感到无望，但还能接受保证。③不能驱散气馁、绝望、厌世之感。④不停自发地说"我不会好的"等	0	1	2	3	4
24. 无价值感	①只在询问时有。②自然流露。③被测试者自述是"无用之人""卑贱之人"等。④无价值的妄想，如"我是一废物"等	0	1	2	3	4

（2）抑郁自评量表（self-rating depression scale，SDS）：由 Zung 于 1965 年编制。SDS 能有效地反映被测试者的抑郁状态及其严重程度和变化，并因操作简单而得到广泛应用。

1）量表结构和内容：SDS 由 20 个陈述句或相应的问题条目组成，每句陈述引出一个相关症状，见表 5-9。

2）评定方法：由被测试者根据自己最近 1 周的实际情况自行填写。要求被测试者阅读、明确每句陈述的含义后，做出独立的、不受他人影响的自我评定。如果被测试者的文化程度过低，看不懂或不能理解 SDS 问题的内容，可由测试者逐条念给他（她）听，然后让被测试者独立做出评定。一次评定可在 10 min 内完成。

SDS 按症状出现频度评定，采用 1～4 分的 4 级评分法。各级评分标准为：1= 没有或很少时间，2= 小部分时间，3= 相当多时间，4= 绝大部分时间或全部时间。其中有"*"号者为反向评分条目，需反向计分。

若为正向评分题，依次评为粗分 1、2、3、4；若为反向评分题（题号前有 * 者），则依次评为4、3、2、1。

3）分析与解释：SDS 的主要统计指标为总分，但要经过一次转换。将 20 个项目的得分相加便得到总粗分 X，然后通过公式 $Y = 1.25X$ 转化成标准分。按中国常模，正常人 SDS 总粗分的分界值为 41 分，标准分为 51 分，分数越高，说明抑郁程度越高。

表 5-9　抑郁自评量表（SDS）

指导语:请仔细阅读每个条目,明确意思后,根据您最近 1 周的实际情况在适当的方格内画"√"。每条文字后有 4 个小格,A 表示没有或很少时间,B 表示小部分时间,C 表示相当多时间,D 表示绝大部分时间或全部时间。

条目	A	B	C	D
1. 我觉得闷闷不乐、情绪低沉（忧郁）	☐	☐	☐	☐
*2. 我觉得一天中清晨最好（晨轻晚重）	☐	☐	☐	☐
3. 我一阵阵哭出来或觉得想哭（易哭）	☐	☐	☐	☐
4. 我晚上睡眠不好（睡眠障碍）	☐	☐	☐	☐
*5. 我吃得跟平常一样多（食欲减退）	☐	☐	☐	☐
*6. 我与异性朋友密切接触时和以往一样感到愉快（性兴趣减退）	☐	☐	☐	☐
7. 我发现我的体重在下降（体重减轻）	☐	☐	☐	☐
8. 我有便秘的苦恼（便秘）	☐	☐	☐	☐
9. 我心跳比平常快（心悸）	☐	☐	☐	☐
10. 我无缘无故地感到疲乏（易倦）	☐	☐	☐	☐
*11. 我的头脑跟平常一样清楚（思考困难）	☐	☐	☐	☐
*12. 我觉得经常做的事情并没有困难（能力减退）	☐	☐	☐	☐
13. 我觉得不安而平静不下来（不安）	☐	☐	☐	☐
*14. 我对将来抱有希望（绝望）	☐	☐	☐	☐
15. 我比平时容易生气激动（易激惹）	☐	☐	☐	☐
*16. 我觉得做出决定是容易的（决断困难）	☐	☐	☐	☐
*17. 我觉得自己是个有用之人,有人需要我（无用感）	☐	☐	☐	☐
*18. 我的生活过得很有意思（生活空虚感）	☐	☐	☐	☐
19. 我认为如果我死了,别人会生活得好些（无价值感）	☐	☐	☐	☐
*20. 平常感兴趣的事我仍感兴趣（兴趣丧失）	☐	☐	☐	☐

（3）90 项症状自评量表（symptom checklist 90,SCL-90）:由 Derogatis 于 1975 年编制。SCL-90 量表适用于有躯体疾病者的心理健康研究,可作为自评量表,亦可用做医师他评量表,是目前心理咨询和心理治疗中应用最多的量表。

1）量表结构和内容:该量表由 90 项反映个体常见心理症状的条目组成（表 5-10）,包含躯体化、强迫症状、人际关系敏感、抑郁、焦虑、敌意、恐怖、偏执和精神病性 9 个范畴的精神症状及其他方面（附加条目）的内容。

2）评定方法:由被测试者根据自己 1 周以来的实际情况和体会对各项目选择恰当的评分,也可以对过去某一特定时间的情况进行评定。要求是独立做出、不受他人影响的自我评定。若被测试者文化程度低或有其他特殊情况,可由测试者协助阅读理解。采取 5 级评分法(0~4 分),即对于所列情况或症状在某一时间内的严重程度进行评定:无 =0 分,轻度 =1 分,

中度 =2 分, 偏重 =3 分, 严重 =4 分。

3) 分析与解释: SCL-90 的分析统计指标为总分和因子分。总分越高, 说明抑郁症状越严重; 因子分可以反映被测试者抑郁症状的特点(表 5-11)。

表 5-10　90 项症状自评量表（SCL-90）

指导语: 请您仔细阅读下列每个条目, 明确意思后, 根据自己最近 1 周内的实际情况在适当的方格内画 "√"。

条目	程度				
	没有	轻度	中度	偏重	严重
1. 头痛	□	□	□	□	□
2. 神经过敏, 心中感到不踏实	□	□	□	□	□
3. 头脑中有不必要的想法或字句盘旋	□	□	□	□	□
4. 头昏或昏倒	□	□	□	□	□
5. 对异性的兴趣减退	□	□	□	□	□
6. 对旁人责备求全	□	□	□	□	□
7. 感到别人能控制您的思想	□	□	□	□	□
8. 责怪别人制造麻烦	□	□	□	□	□
9. 健忘	□	□	□	□	□
10. 担心自己的衣饰不整齐及仪态不端正	□	□	□	□	□
11. 容易烦恼和激动	□	□	□	□	□
12. 胸痛	□	□	□	□	□
13. 害怕空旷的场所或街道	□	□	□	□	□
14. 感到自己精力下降, 活动减慢	□	□	□	□	□
15. 想结束自己的生命	□	□	□	□	□
16. 听到旁人听不到的声音	□	□	□	□	□
17. 发抖	□	□	□	□	□
18. 感到大多数人都不可信任	□	□	□	□	□
19. 食欲不好	□	□	□	□	□
20. 容易哭泣	□	□	□	□	□
21. 同异性相处时感到害羞不自在	□	□	□	□	□
22. 感到受骗、中了圈套或有人想抓住您	□	□	□	□	□
23. 无缘无故地突然感到害怕	□	□	□	□	□
24. 自己不能控制地大发脾气	□	□	□	□	□
25. 怕单独出门	□	□	□	□	□
26. 经常责怪自己	□	□	□	□	□
27. 腰痛	□	□	□	□	□

续表

条目	程度				
	没有	轻度	中度	偏重	严重
28. 感到难以完成任务	☐	☐	☐	☐	☐
29. 感到孤独	☐	☐	☐	☐	☐
30. 感到苦闷	☐	☐	☐	☐	☐
31. 过分担忧	☐	☐	☐	☐	☐
32. 对事物不感兴趣	☐	☐	☐	☐	☐
33. 感到害怕	☐	☐	☐	☐	☐
34. 您的感情容易受到伤害	☐	☐	☐	☐	☐
35. 旁人能知道您的私下想法	☐	☐	☐	☐	☐
36. 感到别人不理解您、不同情您	☐	☐	☐	☐	☐
37. 感到人们对您不友好，不喜欢您	☐	☐	☐	☐	☐
38. 做事必须做得很慢以保证正确	☐	☐	☐	☐	☐
39. 心跳得很厉害	☐	☐	☐	☐	☐
40. 恶心或胃部不舒服	☐	☐	☐	☐	☐
41. 感到比不上他人	☐	☐	☐	☐	☐
42. 肌肉酸痛	☐	☐	☐	☐	☐
43. 感到有人在监视您、谈论您	☐	☐	☐	☐	☐
44. 难以入睡	☐	☐	☐	☐	☐
45. 做事必须反复检查	☐	☐	☐	☐	☐
46. 难以做出决定	☐	☐	☐	☐	☐
47. 怕乘电车、公共汽车、地铁或火车	☐	☐	☐	☐	☐
48. 呼吸有困难	☐	☐	☐	☐	☐
49. 一阵阵发冷或发热	☐	☐	☐	☐	☐
50. 因为感到害怕而避开某些东西、场合或活动	☐	☐	☐	☐	☐
51. 脑子变空了	☐	☐	☐	☐	☐
52. 身体发麻或刺痛	☐	☐	☐	☐	☐
53. 喉咙有梗塞感	☐	☐	☐	☐	☐
54. 感到前途渺茫，没有希望	☐	☐	☐	☐	☐
55. 不能集中注意力	☐	☐	☐	☐	☐
56. 感到身体的某一部分软弱无力	☐	☐	☐	☐	☐
57. 感到紧张或容易紧张	☐	☐	☐	☐	☐
58. 感到手或脚发重	☐	☐	☐	☐	☐
59. 想到死亡的事	☐	☐	☐	☐	☐

续表

条目	程度				
	没有	轻度	中度	偏重	严重
60. 吃得太多	☐	☐	☐	☐	☐
61. 当别人看着您或谈论您时感到不自在	☐	☐	☐	☐	☐
62. 有一些不属于您自己的想法	☐	☐	☐	☐	☐
63. 有想打人或伤害他人的冲动	☐	☐	☐	☐	☐
64. 醒得太早	☐	☐	☐	☐	☐
65. 必须反复洗手、点数目或触摸某些东西	☐	☐	☐	☐	☐
66. 睡得不稳不深	☐	☐	☐	☐	☐
67. 有想摔坏或破坏东西的冲动	☐	☐	☐	☐	☐
68. 有一些别人没有的想法或念头	☐	☐	☐	☐	☐
69. 感到对别人神经过敏	☐	☐	☐	☐	☐
70. 在商店或电影院等人多的地方感到不自在	☐	☐	☐	☐	☐
71. 感到做任何事情都很困难	☐	☐	☐	☐	☐
72. 感到一阵阵恐惧或惊恐	☐	☐	☐	☐	☐
73. 在公共场合吃东西感到很不舒服	☐	☐	☐	☐	☐
74. 经常与人争论	☐	☐	☐	☐	☐
75. 单独一人时神经很紧张	☐	☐	☐	☐	☐
76. 认为别人对您的成绩没有做出恰当的评价	☐	☐	☐	☐	☐
77. 即使和别人在一起也感到孤单	☐	☐	☐	☐	☐
78. 感到坐立不安、心神不定	☐	☐	☐	☐	☐
79. 感到自己没有什么价值	☐	☐	☐	☐	☐
80. 感到熟悉的东西变得陌生，或不像是真的	☐	☐	☐	☐	☐
81. 大叫或摔东西	☐	☐	☐	☐	☐
82. 害怕会在公共场合昏倒	☐	☐	☐	☐	☐
83. 感到别人想占您的便宜	☐	☐	☐	☐	☐
84. 为一些有关"性"的想法而很苦恼	☐	☐	☐	☐	☐
85. 您认为应该因为自己的过错而受到惩罚	☐	☐	☐	☐	☐
86. 感到要赶快把事情做完	☐	☐	☐	☐	☐
87. 感到自己的身体有严重问题	☐	☐	☐	☐	☐
88. 从未感到和其他人很亲近	☐	☐	☐	☐	☐
89. 感到自己有罪	☐	☐	☐	☐	☐
90. 感到自己的精神方面出了些毛病	☐	☐	☐	☐	☐

表 5-11 90 项症状自评量表因子结构及意义

因子 （项目总数 / 最高分）	题号	意义
1. 躯体化（12/48）	1,4,12,27,40,42,48,49,52,53,56,58	主要反映躯体不适感，包括心血管、呼吸、消化等系统不适及头痛、背痛等
2. 强迫症状（10/40）	3,9,10,28,38,45,46,51,55,65	反映与强迫观念、行为有关的症状
3. 人际关系敏感（9/36）	6,21,34,36,37,41,61,69,73	反映人际交往障碍，如自卑、不自在，社交时焦虑不安等
4. 抑郁（13/52）	5,14,15,20,22,26,29,30,31,32,54,71,79	反映心境不佳、悲观失望、忧郁，对生活无兴趣，甚至自杀观念等
5. 焦虑（10/40）	2,17,23,33,39,57,72,78,80,86	反映烦躁、坐立不安、紧张过敏的感受及躯体征象等
6. 敌意（6/24）	11,24,63,67,74,81	反映敌意的情绪、思想和行为
7. 恐怖（7/28）	13,25,47,50,70,75,82	反映对空旷场地、高空、人群、社交场合产生恐怖的感觉
8. 偏执（6/24）	8,18,43,68,76,83	反映投射性思维、猜疑、妄想、被动体验等偏执性思维特征
9. 精神病性（10/40）	7,16,35,62,77,84,85,87,88,90	反映各种限定不严精神病性急性症状和行为
10. 其他（7/28）	19,44,59,60,64,66,89	附加条目

（4）老年抑郁量表(the geriatric depression scale,GDS)：由 Brink 等人于 1982 年编制，是老年人专用的抑郁筛查量表。

1）量表结构和内容：该量表共有 30 个条目，见表 5-12。

2）评定方法：结合被测试者 1 周来的感受回答"是"与"否"。"是"计 1 分，"否"计 0 分，其中有"*"号者为反向计分条目。

3）分析与解释：该量表的分析统计指标为总分。总分越高，说明抑郁程度越严重，但其临界值仍存在疑问。其中 0~10 分为正常，11~20 分为轻度抑郁，21~30 分为中重度抑郁。

表 5-12 老年抑郁量表

指导语：请仔细阅读下列每个条目，选择最切合您 1 周来感受的答案。

项目	选择答案	
*1. 您对生活基本满意吗？	是	否
2. 您是否已放弃了许多活动与兴趣？	是	否
3. 您是否觉得生活空虚？	是	否
4. 您是否常感到厌倦？	是	否
*5. 您觉得未来有希望吗？	是	否

续表

项目	选择答案	
6. 您是否因为脑子里一些想法摆脱不掉而烦恼?	是	否
*7. 您是否大部分时间精力充沛?	是	否
8. 您是否害怕会有不幸的事降落到您头上?	是	否
*9. 您是否大部分时间感到幸福?	是	否
10. 您是否常感到孤立无援?	是	否
11. 您是否经常坐立不安,心烦意乱?	是	否
12. 您是否希望待在家里而不愿意做些新鲜事?	是	否
13. 您是否常常担心将来?	是	否
14. 您是否感觉记忆力比以前差?	是	否
*15. 您觉得现在生活很惬意吗?	是	否
16. 您是否常感到心情沉重、郁闷?	是	否
17. 您是否觉得像现在这样活着毫无意义?	是	否
18. 您是否总为过去的事忧愁?	是	否
*19. 您觉得生活很令人兴奋吗?	是	否
20. 您开始一件新的工作很难吗?	是	否
*21. 您觉得生活充满活力吗?	是	否
22. 您是否觉得您的处境已毫无希望?	是	否
23. 您是否觉得大多数人比您强得多?	是	否
24. 您是否常为一些小事伤心?	是	否
25. 您是否觉得想哭?	是	否
26. 您集中精力有困难吗?	是	否
27. 您早晨起来很快活吗?	是	否
28. 您希望避开聚会吗?	是	否
*29. 您做决定很容易吗?	是	否
*30. 您的头脑像往常一样清晰吗?	是	否

3. 抑郁可视化标尺的应用　抑郁可视化标尺见图5-2。请被测试者在标尺的相应位点上画圈,以标明抑郁的程度。

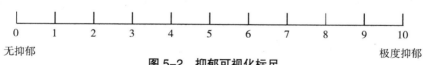

图5-2　抑郁可视化标尺

117

三、压力与应对水平的评估

造成老年人压力的常见原因有：①健康问题：如疾病、功能障碍等。②家庭、婚姻及生活环境改变：家庭矛盾、与子女有代沟、离婚、再婚及迁居异地、居住环境改变等。③亲友去世：丧失亲人、朋友，尤其丧偶是重要的生活事件。④经济来源减少：如离开岗位后收入减少等。⑤人际关系紧张：如与家人、同事、邻里、朋友发生冲突等。⑥工作变动：如离退休、再就业、工作调动等。⑦自我价值感：如随增龄不能胜任工作、不能参加社会活动、不能做家务，直至生活不能自理、需要照顾等。

护理人员应熟悉引起老年人压力的原因，全面评估各个环节，及时了解压力源是否存在，压力源的性质、强度及持续时间，对老年人的影响等。正确评估老年人的应对能力、应对方式，帮助老年人充分认识压力源的危害，采取积极的应对方式，有效地减轻压力反应，促进身心健康。

压力与应对的评估可采用交谈、观察、心理测验等相结合的综合评定方法进行。其相关评定量表可参照张明园等编制的生活事件量表（life events scale，LES）、姜乾金编制的应对量表等。

（孙建萍）

第四节 老年人社会环境评估

健康包括躯体、心理和社会三方面的内容。社会学健康观指出，健康是一个人所具有正常的社会角色，具有执行其社会角色和义务的最佳活动状态。老年人社会环境评估主要包括角色、家庭、经济、环境、文化等方面的评估。老年人角色的变化、社会角色功能的改变及社会支持程度等都将影响老年人的健康水平。因此，应对老年人的社会健康状况和社会功能进行评估，以帮助老年人适应社会环境。

一、角色评估

（一）角色的概念及内涵

1. 角色（role） 是社会心理学借用戏剧舞台上的专用名词来表示对具有某种特定社会职位的个体所规定的标准和期望。社会角色（social role）是指在一定文化背景下，处于某一特定社会位置的社会成员遵循一定社会规范所表达的社会行为。角色不能单独存在，需要存在于与他人的相互关系中。人的一生常常先后或同时承担着多种角色。

老年人一生中经历了多重角色的转变，从婴儿到青年、中年直至老年，从学生到职员直至退休，从子女到父母直至祖父母等，适应对其各个阶段的角色功能起着相当重要的作用。

2. 角色功能 是指个体从事正常角色活动的能力，包括正式工作、社会活动、家务活动等。老年人对其角色的适应与个性、性别、家庭背景、经济状况、文化背景、社会地位等因素有关。随着增龄所出现的机体老化及某些功能的减退会使老年人的角色功能减退。

（二）角色功能的评估

1. 老年人承担的角色

（1）一般角色：了解老年人过去的职业、离退休时间，目前有无工作等情况，有助于确定其对现在角色是否适应,有无受离退休的影响。

(2)家庭角色:家庭是老年人的主要生活场所。步入老年,大多数老年人由父母上升到祖父母的位置,增加了老年人的家庭角色,也常常担任起照料第三代的任务;老年期是丧偶的主要阶段,因而也会失去一些角色。此外,对老年人性生活的评估有助于了解老年夫妻角色功能,有助于判断老年人社会角色及家庭角色形态。评估老年人的性生活时,要持非评判、尊重的态度,询问老年人过去和现在的情况。

(3)社会角色:评估老年人的社会关系形态有助于获得有关自我概念和社会支持资源的信息。收集老年人每日活动的资料,有助于对老年人的社会关系形态进行评价。如果老年人对每日活动不能明确表述,提示社会角色缺失或是不能融入社会活动中去;如为不明确的反应,也可提示有认知或其他精神障碍。

2. 评估方式 老年人角色功能的评估,主要用交谈和观察两种方法收集资料。交谈法常常用开放式问题进行,观察法主要观察老年人有无角色改变、角色适应不良等问题。

(1)角色的承担:询问老年人所承担的角色。了解老年人过去从事什么职业及担任什么职务,目前在家庭或社会中所承担的角色,如最近1周内做了哪些事情,大多数时间在干什么,什么事情最重要,什么事情最困难,等等。

(2)角色的认知:让老年人描述对自己角色的感知情况和他人对其所承担角色的期望,目前的角色改变对其生活方式、人际关系方面的影响等。同时还应问询是否认同他人对其角色期望。

(3)角色的适应:询问老年人是否了解自己的角色权利和义务。让老年人描述对自己承担的角色是否满意以及与自己的角色期望是否相符,观察有无角色适应不良的身心行为反应。

二、环境评估

社会环境包括经济、文化、教育、法律、制度、生活方式、社会关系和社会支持等诸多方面,这些与人的健康有着密切的关系。本节着重于生活方式、经济状况、社区环境和社会支持的评估。

1. 生活方式 主要评估老年人的睡眠、活动、饮食起居、娱乐等方面的习惯以及是否有吸烟、酗酒、饮浓茶等嗜好。若有不良生活方式,还应进一步询问对老年人带来的影响。

2. 经济状况 是老年人健康以及患者角色适应的较大影响因素之一。护士可从以下问题中了解老年人的经济状况:①老年人的经济来源有哪些,原单位的工资和福利如何。对低收入的老年人,要询问是否足够支付食品、生活用品和医疗费用。②家庭经济状况,有无失业、待业人员等。③医疗费用的支付方式等。

3. 社区环境 社区配套建设是否完善,如医院、商店、餐馆、银行、交通、车站、邮电局、娱乐场所和公园等是否齐全,社区有无提供医疗保健服务、家务照护的社会服务。

4. 社会支持 社会关系和社会支持网络对老年人的身心健康更具重要性。邻里关系体现老年人在社会环境中其主观良好状态和社交的应对方式以及人与环境相适应的程度,这是判断社会功能的主要指标之一。主要评估家庭成员、邻居、朋友、社区等与老年人的关系。如相互间是否和睦相处,家庭关系是否稳定;家庭成员向老年人提供帮助的能力及对老年人的态度;与邻里间的关系,需要时能否得到帮助;与亲戚、朋友、邻居、同事等的接触频度;参与社会团体情况和参与社会活动频度以及有无社会孤立的倾向。

三、文化评估

文化(culture)是在某一地域内大多数社会成员所必须遵循的社会规范。广义的文化,即社会及其成员所拥有的物质财富和精神财富的总和。狭义的文化则为精神文化,主要包括思想意识、道德规范、宗教信仰、习俗、知识等。老年护理主要从狭义的文化概念出发,研究文化对老年人健康的影响。对老年人文化进行评估必须充分考虑到老年人的文化背景、民族差异等情况。

(一)评估内容

文化评估主要评估人的价值观及信念。

1. 价值观　不同的文化背景有着不同的价值观,而个体的健康行为通常与其价值观是一致的。个体根据自身的价值观去认识、决策自身的健康问题。护理人员可从以下问题中获得资料:①老年人对自身健康的认识情况。②老年人对所患疾病及患病原因的认识等。③老年人的生活是否受到疾病的影响等。

2. 信念　与健康有着密切的联系。个体信念是自身经历的积累,生活在不同文化背景下,对健康与疾病的认识和理解亦不相同。对老年人信念的评估,应主要了解老年人关于疾病、健康的信念及老年人所处的文化背景对其健康信念的影响。

(二)评估模式

常采用克莱曼(Kleiman)评估模式进行文化评估。主要包括以下问题:①老年人自身认为引起健康问题的原因是什么。②是如何发现自己有健康问题的。③这些健康问题对老年人产生了哪些方面的影响。④健康问题的严重程度如何,发作时持续的时间。⑤老年人自己认为该接受何种治疗,希望通过治疗达到哪些效果。⑥疾病或健康问题给老年人自身带来了哪些问题。⑦老年人对其疾病最害怕什么。

1. 宗教信仰　了解老年人的宗教活动及对宗教信仰的依赖程度,可评估以下问题:①宗教信仰对老年人的重要程度。②是否因宗教信仰而禁食某种食物。③有无因宗教信仰而必须禁做的事情。④老年人的家庭中,有谁与其有相同的宗教信仰。

2. 风俗习惯　风俗又称习俗,是指历代相传从而形成的风尚;习惯则是由于重复或多次练习而巩固下来并变成需要的行动方式。风俗和习惯常常连用,是指由于历代相传而在人们生活中程式化的行为方式,是历代相传的规范文化,与人们的日常生活有着密切的联系,约束着人们的行为,影响着人们的衣、食、住、行、娱乐、卫生等方面。

护理人员应在了解不同文化区域风俗习惯的基础上,评估老年人的风俗习惯。评估内容也应注意从与健康相关的各种习俗方面进行,包括饮食、家庭习惯、礼节、民间疗法等。

四、家庭评估

家庭(family)是指由婚姻、血缘或收养而产生的亲属间共同生活的一个群体,是老年人主要的甚至是唯一的生活环境。融洽的家庭关系、良好的家庭环境有助于老年人的身心健康。

(一)评估内容

1. 基本资料　主要包括老年人家庭成员的姓名、性别、年龄、受教育程度、职业及健康状况。

2. 家庭结构 主要指家庭组成的类型及家庭各成员相互间的关系。

（1）家庭类型：社会学家将家庭结构描述为主干型、联合型、核心型和单身型 4 种类型。主干型，即一对夫妇与父母、祖父母及子女一起生活。联合型，即在不同代中有两对或两对以上夫妇共同生活。核心型，即一对夫妇与其婚生或领养子女一起生活。单身型，即仅一人生活。我国传统的家庭结构是以主干型和联合型的大家庭为主要结构的形式，老年人在家庭中的地位较高，生活在这种类型家庭里的老年人精神较充实。随着社会的发展，家庭的结构类型发生了明显的变化，核心型家庭所占据的比例逐渐增大，核心型小家庭的状态使许多老年人得不到应有的合适的照顾，增加了老年人的孤独感，其结果是损害了老年人的身心健康，而导致和加剧各种疾病的发生。

（2）家庭成员的关系：主要是指与老伴、子女、媳婿及孙辈之间的关系。家庭成员的关系在主干型和联合型家庭中比较复杂，容易产生矛盾。核心型家庭也会因赡养问题引起矛盾。护理人员可通过对老年人家庭成员关系的评估，了解其家庭有无矛盾及产生原因，并在工作中广泛宣传我国人民敬老、爱老、养老的传统美德，做到对老年人在物质上赡养，生活上照顾，精神上安慰，保持良好的家庭关系。

（3）家庭功能：是指家庭对人类的作用和效能，及其对人类生存和社会发展所起的作用。家庭功能的健全与否关系到每个家庭成员的身心健康及疾病的预测，故家庭功能是家庭评估的重要内容之一。家庭功能对老年人的作用主要有以下三方面：①经济支持：经济来源是决定老年人衣、食、住、行的基本需求的物质基础，是决定老年人安度晚年的基本条件。②生活照顾：当老年人因衰老或疾病而丧失生活自理能力时，家庭的这一作用至关重要。③情感支持：通过家庭成员的情感联系，建立起家人的归属感，彼此亲近关爱。这是老年人维持心理健康必不可少的精神良药。

（4）家庭压力：是指家庭中所发生的重大生活变化。由于家庭是一个系统，个人或家庭的压力事件均会对整个家庭造成冲突。包括家庭成员关系的改变、家庭成员的角色冲突、家人患病或死亡等，都会造成家庭失衡，扰乱家庭正常生活。

（二）评估方法

家庭评估可以根据所需资料的不同采用不同的方法，一般以问询和问卷评估进行。

1. 问询 是对家庭成员基本资料、家庭结构、家庭成员的关系等资料进行采集的常用方式。

2. 问卷评估 经常用于家庭功能的评估。常用评估表为 APGAR 家庭功能评估表，包括家庭功能的 5 个重要部分：适应度 A（adaptation）、合作度 P（partnership）、成长度 G（growth）、情感度 A（affection）和亲密度 R（resolve）。

（孙建萍）

第五节　老年人生活质量评估

生活质量作为生理、心理、社会功能的综合指标，常用来评估老年人群的健康水平、老年疾病的临床治疗效果及预后等。生活质量评估是老年人对生活及其各方面的主观评价，可以反映内、外环境因素对老年人的生理功能、精神和心理状态、社会活动及生活美满程度的影响。

一、生活质量的概念

WHO 认为,生活质量(quality of life, QOL)是指不同文化和价值体系中的个体,对其生存目标、期望、标准及所关心的事情相关生存状况的感受,也就是指人们对生活的适应状态和主观感受,通常通过人们对工作、生活、婚姻家庭等领域的态度和满意度等主观指标来测量与评估。

老年人的生活质量,即指 60 岁以上的老年人身体、精神、家庭和社会生活满意的程度或老年人对生活的全面评价。

二、常用评估工具

(一)生活满意度指数量表

生活满意度,即个人对生活总的观点以及目前实际情况与希望之间、与他人之间的差距。生活满意度常用生活满意度指数来评定。Neugarten 和 Havighurst 于 1961 年编制的生活满意度指数(the life satisfaction index, LSI)量表目前广泛应用于临床,也是老年研究中的一个重要工具。

1. 量表结构和内容 具体内容见表 5-13。LSI 从老年人对生活的兴趣、决心和毅力、知足感、自我概念及情绪 5 个方面来反映其对生活的满意程度。共有 20 个条目,其中 12 项为正向条目,8 项为负向条目。

2. 评定方法 评定时按陈述内容逐项询问和填写。其中同意得 2 分,不同意得 0 分,无法确定得 1 分,有"*"号为反向计分项目。

3. 分析与解释 评定结果可按总分进行分析,得分越高说明老年人对生活的满意程度越高。

表 5-13　生活满意度指数(LSI)量表

指导语:下面的一些陈述涉及人们对生活的不同感受,请您仔细阅读。如果您同意该观点,请在"同意"下面画"√";如果您不同意该观点,请在"不同意"下面画"√";如果您无法确定,请在"无法确定"下面画"√"。请您务必回答所有问题。

陈述条目	同意	不同意	无法确定
1. 当我老了以后发现事情似乎要比原来想象得好			
2. 与我所认识的大多数人相比,我更好地把握了生活的机遇			
*3. 现在是我一生中最沉闷的时期			
4. 现在和我年轻时一样幸福			
*5. 我的生活原本应该更好些			
6. 现在是我一生中最美好的时光			
*7. 我所做的事多半是令人厌烦和单调乏味的			
8. 我估计最近能遇到一些有趣的和令人愉快的事			
9. 我现在做的事和以前做的事一样有趣			
*10. 我感到老了,有些累			

续表

陈述条目	同意	不同意	无法确定
11. 我感到自己确实上了年纪，但并不为此而烦恼			
12. 回首往事，我相当满足			
13. 即使能改变自己的过去，我也不愿意有所改变			
*14. 与其他同龄人相比，我曾做出较多愚蠢的决定			
15. 与其他同龄人相比，我的外表较年轻			
16. 我已经为一个月甚至一年后该做的事制订了计划			
*17. 回首往事，我有许多想得到的东西未得到			
*18. 与其他人相比，我惨遭失败的次数太多了			
19. 我在生活中得到了相当多我所期望的东西			
*20. 不管人们怎样说，许多普通人都是越过越糟			

（二）幸福度量表

主观幸福感是反映个体在社会中生活质量的重要指标。纽芬兰纪念大学幸福度量表（Memorial University of Newfoundland scale of happiness，MUNSH）是老年人精神卫生测定和研究的有效工具之一，由 Kozma 于 1980 年制定。

1. 量表结构和内容 具体内容见表 5–14，共由 24 个条目组成，分为正性情感（PA）、负性情感（NA）、一般正性体验（PE）和一般负性体验（NE）4 种类型的条目。

2. 评定方法 按项目内容逐项询问和填写。其中回答"是"计 2 分，"不知道"计 1 分，"否"计 0 分。第 19 项如果回答的是"现在住地"计 2 分，"别的住地"计 0 分。第 23 项回答"满意"计 2 分，"不满意"计 0 分。

3. 分析与解释 评定结果可按总分进行分析，总分 =PA−NA+PE−NE，得分范围为 −24 ~ +24。为了便于计算，常加上常数 24，则记分范围为：0 ~ 48 分。

表 5–14 纽芬兰纪念大学幸福度量表（MUNSH）

指导语：我们想问一些关于您最近几个月的生活过得怎样的问题。下面的条目如果符合您的情况，请回答"是"；如不符合您的情况，请回答"否"。

类型	项目	是	否	不知道
PA	1. 满意到极点			
PA	2. 情绪很好			
PA	3. 对您的生活特别满意			
PA	4. 很幸运			
NA	5. 烦恼			
NA	6. 非常孤独或与人疏远			
NA	7. 忧虑或非常不愉快			

续表

类型	项目	是	否	不知道
NA	8. 担心，因为不知道将来会发生什么样的情况			
NA	9. 感到您的生活处境变得艰苦			
PA	10. 一般来说，生活处境变得使您感到满意			
NE	11. 这是您一生中最难受的时期			
PE	12. 您像年轻时一样高兴			
NE	13. 您所做的大多数事情都令人厌烦或单调			
PE	14. 您所做的事像以前一样使您感兴趣			
PE	15. 当您回顾您的一生时，感到相当满意			
NE	16. 随着年龄增长，一切事情更加糟糕			
NE	17. 您感到孤独			
NE	18. 今年有一些事情使您烦恼			
PE	19. 如果您能到您想住的地方去，您愿意到那里住吗			
NE	20. 有时您感到活着没意思			
PE	21. 您目前像您年轻时一样快乐			
NE	22. 大部分时间您感到生活是艰苦的			
PE	23. 您对您目前的生活满意吗			
PE	24. 您的健康状况与您的同龄人相同，甚至还好些			

（三）生活质量评定表

评估老年人的生活质量，应以老年人的体验为基础进行评价，即被测试者生活的主观状态和客观状态均应评价。适合老年人群生活质量评估的常用量表有老年人生活质量评定表和生活质量综合评定问卷（generic quality of life inventory），本章只介绍前者。

1. 量表结构和内容　具体内容见表5-15，该量表从身体健康、心理健康、社会适应和环境适应4个方面对老年人的生活质量进行评价。其中身体健康包括4小项，心理健康3小项，社会适应和环境适应各2小项。

2. 评定方法　根据量表逐项评价。

3. 分析与解释　评定结果可分别按单项分和总分进行分析。得分越高说明老年人的生活质量越高。

表5-15　老年人生活质量评定表

项目		内容	得分
1. 身体健康	（1）疾病症状	1）无明显病痛	（3分）
		2）间或有病痛	（2分）
		3）经常有病痛	（1分）

续表

项目		内容	得分
1. 身体健康	（2）慢性疾病	1）无重要慢性疾病	（3分）
		2）有，但不影响生活	（2分）
		3）有，影响生活	（1分）
	（3）畸形残疾	1）无	（3分）
		2）有（轻、中度脊柱后凸），不影响生活	（2分）
		3）畸形或因病致残，部分丧失生活能力	（1分）
	（4）日常生活能力	1）能适当劳动、爬山，参加体育活动，生活完全自理	（3分）
		2）做饭、管理钱财、料理家务、上楼、外出坐车等有时需人帮助	（2分）
		3）丧失独立生活能力	（1分）
		本项共计得分（　　　）	
2. 心理健康	（5）情绪、性格	1）情绪稳定，性格开朗，生活满足	（3分）
		2）有时易激动、紧张、忧郁	（2分）
		3）经常忧郁、焦虑、压抑、情绪消沉	（1分）
	（6）智力	1）思维能力、注意力、记忆力都较好	（3分）
		2）智力有些下降，注意力不集中，遇事易忘，但不影响生活	（2分）
		3）智力明显下降，说话无重点，思路不清晰，健忘，呆板	（1分）
	（7）生活满意度	1）夫妻、子女、生活条件、医疗保健、人际关系等都基本满意	（3分）
		2）某些方面不够满意	（2分）
		3）生活满意度差，到处看不惯，自感孤独苦闷	（1分）
		本项共计得分（　　　）	
3. 社会适应	（8）人际关系	1）夫妻、子女、亲戚朋友之间关系融洽	（3分）
		2）某些方面虽有矛盾，但仍互相往来，相处尚可	（2分）
		3）家庭矛盾多，亲朋往来少，孤独	（1分）
	（9）社会活动	1）积极参加社会活动，在社会团体中任职，关心国家、集体大事	（3分）
		2）经常参加社会活动，有社会交往	（2分）
		3）不参加社会活动，生活孤独	（1分）
		本项共计得分（　　　）	

续表

项目		内容	得分
4. 环境适应	（10）生活方式	1）生活方式合理，无烟、酒嗜好	（3分）
		2）生活方式基本合理，已戒烟，酒不过量	（2分）
		3）生活无规律，嗜烟，酗酒	（1分）
	（11）环境条件	1）居住环境、经济收入、医疗保障较好，社会服务日臻完善	（3分）
		2）居住环境不尽如人意，但有基本生活保障	（2分）
		3）因住房、经济收入、医疗费用等造成生活困难	（1分）
		本项共计得分（　　　）	
共计得分			

（孙建萍）

数字课程学习……

教学 PPT　　　 简述题和案例题　　　 自测题

第六章 常见老年综合征的护理

识记：

（1）简述老年综合征、衰弱、跌倒、肌少症、呛噎、尿失禁、便秘、营养不良、压疮、睡眠障碍、疼痛和谵妄的概念。

（2）简述老年综合征评估内容。

（3）陈述清醒状态下老年人呛噎的急救处理。

（4）简述老年人压疮、睡眠障碍、疼痛和谵妄的流行状况。

理解：

（1）分析老年人发生衰弱、跌倒、肌少症、呛噎、尿失禁、便秘、营养不良、压疮、睡眠障碍、疼痛和谵妄的病因或影响因素。

（2）分析衰弱、跌倒、肌少症、呛噎、尿失禁、便秘、营养不良的临床表现与主要护理诊断及护理措施的联系。

（4）理解老年人压疮、睡眠障碍、疼痛和谵妄的临床表现和特点。

（5）理解老年人压疮、睡眠障碍、疼痛和谵妄的主要护理诊断／问题。

运用：

运用护理程序对有衰弱、跌倒、肌少症、呛噎、尿失禁、便秘、营养不良、压疮、睡眠障碍、疼痛、谵妄的老年人进行护理评估，确立护理诊断／问题，制订有效的护理计划，运用恰当的方法给予健康教育。

第一节 老年综合征概述

一、老年综合征概念

老年综合征（geriatric syndrome，GS）是老年人由于多种病理过程或多种诱发因素导致的具有同一种临床表现特点的老年病症。GS 与传统医学综合征（traditional medical syndrome，TMS）不同，TMS 是指由某种特定的病理过程导致的多种临床表现的综合征，即在某种特点的病理过程中,当出现一个症状时,同时会伴有另外几个特定的症状,如皮质醇增多症、扩张型心肌病等,具有"一因多果"的特点;而 GS 则是多种致病因素导致一种临床表现,如痴呆、脱水、严重疾病、药物因素、感觉损害、睡眠障碍、高龄等多种致病因素产生一个共同的临床表现——老年谵妄,即 GS 具有"多果一因"的特点。

GS 严重危害老年人群的身心健康,一方面,GS 严重影响老年人的日常生活能力;另一方面,GS 与老年人罹患多种疾病紧密相关,并能显著增加门诊和住院次数,增加医疗费用和死亡风险。因此,正确认识和综合防治 GS 是老年护理的一项重要内容。

二、常见老年综合征的种类

GS 是老年人伴随着增龄而产生的一系列功能减退或功能障碍。GS 包含的内容多,包括智力障碍(intellectual disorder)、视听觉障碍(impairment of vision and hearing)、运动障碍(immobility)、稳定性差(instability)或跌倒、失禁(incontinence)、失眠(insomnia)、营养不良(malnutrition)等。因许多 GS 是以英文字母"I"为首字母,因此也称为老年"I"症。也有学者认为,GS 主要有"4D"和"4P",即痴呆(dementia)、抑郁(depression)、谵妄(delirium)、吞咽障碍(dysphagia)、疼痛(pain)、多重用药(polypharmacy)、压疮(pressure sore)和帕金森综合征(Parkinson syndrome)等。亚太地区老年医学会于 2013 年发表共识指出,常见的 GS 包括痴呆、尿失禁、谵妄、跌倒、听力受损、视力受损、肌少症、营养不良、衰弱、卧床、步态不平衡和压疮12 项。本章将重点介绍衰弱、跌倒、肌少症的护理。

三、老年综合征的危险因素

导致老年综合征的危险因素有很多,涉及多个系统器官。目前已经明确的危险因素包括人体的正常老化、共病、多重用药、多个照顾者、治疗干预的不利影响及认知能力受损和活动力下降等。老年人随着增龄出现多个器官老化、机体功能下降、认知能力受损和活动力下降,且常会出现冠心病、高血压、糖尿病、骨质疏松等多病共存现象,需要多种药物治疗,由此引发的多种因素相互影响,易出现跌倒、痴呆、尿失禁、谵妄、抑郁、疼痛、失眠、药物滥用和营养不良等老年综合征表现。此外,不同的症状会引发不同的不良后果,如慢性疼痛可能会诱发抑郁、焦虑等不良情绪,对患者睡眠质量也会产生影响;尿失禁可诱发尿路感染;抑郁、跌倒、压疮等可能导致患者与社会脱离。总之,GS 是衰老、疾病、心理及社会环境等多种因素累加的结果。

四、老年综合征的护理评估

(一)评估内容

1. 一般情况 包含性别、年龄、婚姻状况、身高、体重、吸烟、饮酒、文化程度、职业状况和业余爱好等。

2. 躯体功能 主要包含日常生活活动能力、平衡和步态、跌倒风险等评估。

3. 营养状态 采用系统评估法并结合多项营养指标评价患者的营养状况。系统评估法包括营养风险筛查(nutrition risk screen 2002,NRS 2002)、微型营养评价法(mini-nutritional assessment,MNA)、微型营养评价法简表(short form mini-nutritional assessment,MNA-SF)等。住院患者可采用体重指数(body mass index,BMI)、小腿围等评估营养状况。

4. 精神、心理状态 包括认知功能、谵妄、焦虑、抑郁等评估。老年人认知障碍包括轻度认知功能障碍和痴呆。

5. 衰弱 目前关于衰弱的评估方法并无统一标准,国内比较推荐的是美国 Fried 5 项指标:体重下降、虚弱、缓慢、疲乏、低体力活动。但衰弱评估手段需要老年人参加一定程度的活动,因此,不适用于依赖辅具、不能步行 4 m、跌倒高风险、严重心力衰竭、恶病质、严重残疾的老年人。

6. 肌少症 可通过测定肌力(握力测定)、肌功能(日常步行速度测定)和肌量三项指标来评估。肌量需要应用双能 X 射线吸收法或者生物电阻抗分析法进行测定。

7. 疼痛 老年人疼痛评估需详细询问疼痛病史和进行体格检查;评估疼痛的位置、强度、加重及缓解因素,是否影响情绪和睡眠;疼痛部位是否有感觉异常,如痛觉超敏、感觉减退、麻木等。评估方法包括视觉模拟评分法(visual analogue scale,VAS)和数字分级评分法(numerical rating scale,NRS)。

8. 共病 是指老年人同时存在 2 种或 2 种以上慢性疾病。老年累积疾病评估量表可对各系统疾病的类型和级别进行评估,使对共病情况及严重程度的评估更加完善。

9. 多重用药 其诊断标准目前尚未达成共识,临床应用最为广泛的标准通常是将"应用 5 种及以上药品"视为多重用药。评估还可使用 2015 年美国老年医学会发布的老年人不恰当用药 Beers 标准和我国老年人不恰当用药目录,评估老年人潜在不恰当用药的情况。

10. 睡眠障碍 评估包括具体的失眠表现形式、作息规律、与睡眠相关的症状以及失眠对日间功能的影响、用药史以及可能存在的物质依赖情况等,进行体格检查和精神心理状态评估。

11. 视觉障碍 询问视觉障碍病史,评估双眼视觉障碍情况,询问有无配镜史。评估视觉障碍有无加剧跌倒的发生等。一般可采用 Snellen 视力表,也可采用简便筛检方法检查:只需根据被测试者阅读床边的报纸标题和文字进行简单的初评。

12. 听觉障碍 询问听觉障碍病史,评估双耳听觉障碍情况,询问有无戴助听器。要明确引起听觉障碍的病因,需进一步行五官科专科诊治。

13. 口腔 检查牙齿脱落、义齿的情况,评估义齿佩戴的舒适性以及有无影响进食。口腔评估重点在于口腔问题是否影响进食、营养摄入以及情绪状况等。

14. 尿失禁 询问尿失禁情况、严重程度,评估尿失禁类型及相关疾病史,长期尿失禁者评估有无盆腔炎、膀胱炎、阴道炎、膀胱癌及尿毒症等疾病,评估尿失禁对患者心理的影响及其程度。

15. 压疮风险 评估内容包括指压变白反应,局部热感、水肿和硬结,关注局部有无疼痛。可采用皮肤状况或量表相结合的方法对压疮风险进行评估。

16. 社会支持 一般从客观支持(即患者所接受到的实际支持)、主观支持(即患者所能体验到的或情感上的支持)和对支持的利用度(支持利用度是反映个体对各种社会支持的主动利用,如倾诉方式、求助方式和参加活动的情况)三个方面评估社会支持状况。

(二)评估注意事项

老年人 GS 问题是多方面的,而且相互影响,要全面、系统地评估一个老年人费时费力。为了让评估过程更加有效,操作时应注意以下几点:

1. 尊重老年人,注意隐私保护 评估应建立在尊重、知情同意的前提下,评估过程中要态度和蔼、语调温和、耐心体贴,使用礼貌的称谓及指导用语。对于患者的隐私问题,评估者应明确表明态度,严格遵守职业道德,妥善保管相关资料,并承诺保密。

2. 提供适宜的环境,选择适当的时间　应尽量提供安静、整洁、舒适的环境,减少外界噪声,保持室内空气清新,并提供足够的照明。评估者应更根据患者的体力、精力等安排适当的时间进行评估,必要时分次进行,避免患者过度疲劳。

3. 运用适当的沟通技巧　老年人常有视力、听力和认知功能减退等,可能会妨碍有效的沟通。应运用恰当的方式交流沟通。另外,评估者应尽量让老年人及其家属了解评估对他们的积极意义,争取他们的积极配合,以确保评估结果的真实性和可靠性。

五、老年综合征的防治原则

1. 注重评估　GS 是老年人各种功能退化形成的一系列临床表现,需要采用科学的方法进行综合评估,以发现老年人 GS 的潜在风险及其严重程度,进而制订科学、合理的健康干预计划并实施干预,同时评估干预效果,注重改善老年人的生活质量,降低致残率和病死率。

2. 尽早防控　到目前为止,GS 还未引起医护人员及老年人足够的重视,许多老年人直到出现严重状况才去医院就诊,此时大部分 GS 治愈的可能性已很小。因此,应高度重视 GS,尽早进行筛查与识别,并及时采取相应的干预措施,使 GS 得到较好的控制。

3. 对症施治　对已经出现 GS 的老年人,在综合评估的基础上,应采用多学科团队合作模式进行有针对性的治疗,尽可能发现 GS 的致病因素,科学规划、标本兼治,护理人员从“以人为本”的角度,全方位进行护理干预。

4. 加强宣教　GS 一旦发生,将严重影响老年人的生活质量。因此,正确认知 GS 极其重要,要加强对老年人及其家庭、社区人员的健康宣教和专业指导,提高防范意识,减少 GS 的发生。

（王秀华）

第二节　衰弱患者的护理

【疾病概述】

衰弱(frailty)是指一组由机体退行性改变和多种慢性疾病引起的机体易损性增加的老年综合征。衰弱表现为躯体储备功能下降,即便是外界较小的刺激也可引起不良事件的发生,常见于老年人,尤其是高龄老年人。65 岁以上的老年人中发生率为 10% ~ 25%,而在 85 岁以上的人群中则高达 30% ~ 45%。衰弱会导致老年人躯体功能障碍、跌倒和骨折等风险增加,而且会增加老年患者的再入院率,延长其住院时间,甚至缩短老年人的寿命。但是衰弱是一个可逆的、动态变化的过程,通过营养支持和体育锻炼等干预措施可以延缓衰弱进程。因此,及时发现老年人的衰弱状态,尽早干预,对降低老年人跌倒、失能、入院等风险及提高老年人的生活质量,降低病死率至关重要。

衰弱涉及多系统病理、生理变化,包括骨骼系统、神经系统、内分泌系统和免疫系统的改变。目前衰弱的发病机制尚未完全明确,普遍认为衰弱的发生与机体内在的老化密切相关,并受到基因、环境和生活方式的影响。因为伴随着老化,老年人的自由基、氧化应激、表观遗传学改变和线粒体等分子和细胞学水平会受到损害,衰弱的发生涉及肌肉 - 神经 - 内分泌 - 免疫系统所构成的庞大的自稳态网络,当人体器官和系统损伤到一定程度时,一个小小的应激源即可导致严重损害,这些器官和系统发生功能损害的数量也是发生衰弱强有力的预测因子。另外,不同种族基因多态性可能影响衰弱的临床表型,相关的基因有载脂蛋白 E(ApoE)基因、胰岛素样生长因子受体基因 -2(DAF-2)、肌细胞线粒体 DNA(mt204C)、IL-6、维生素 B_{12} 基因及血管紧张素转化酶(ACE)基因多态性等。总之,衰弱的发生是由于老化与疾病生理过程相互作用的结果,与遗传有一定的关系。

【护理评估】

(一)健康史

衰弱常为多种慢性疾病、某次急性事件或严重疾病的后果。目前引起老年衰弱的原因尚未完全明了,可能是多种病因综合而成,如种族、增龄、共病、教育程度、不良的营养方式、未婚及独居等。

1. 评估患者一般情况　包括年龄、职业、受教育程度、经济状况、居住状况及婚姻状况等,是否有吸烟、饮酒等不良嗜好。

2. 既往史　评估患者是否有营养不良、肌少症等老年综合征,是否有慢性疾病(如糖尿病、贫血、脑卒中、慢性阻塞性肺疾病、充血性心力衰竭、结核病、髋部骨折、关节炎和恶性肿瘤等)病史。

3. 用药史　评估患者用药情况,是否存在多病共存、多重用药。

4. 评估精神心理因素　是否有认知功能障碍及认知功能障碍的程度,是否有焦虑、抑郁情绪或焦虑性抑郁症。

(二)临床表现

衰弱主要表现为机体脆弱性增加,维持机体稳态的能力下降。

1. 症状　严重衰弱者主要症状为疲乏、疲劳、行动缓慢、躯体活动量降低(体力活动下降)、握力下降、厌食、进食减少、不明原因的体重下降,衰弱前期者可仅表现出上述 1~2 项症状。

2. 体征　肌少症、骨量减少、步速减慢、平衡差、失用性肌萎缩等。

3. 不良结局　跌倒、骨折、急性病发作、谵妄、波动性失能(表现为功能独立和需要人照顾交替出现)等。

(三)辅助检查

衰弱老年人血液中的 C 反应蛋白升高,白细胞介素(IL)、肿瘤坏死因子 α(TNF-α)等炎性细胞因子水平升高,与自身免疫无关的自身抗体水平升高。但是由于老年人衰弱并无特异性实验室指征,为明确病因,还需进一步做全面的身体检查。如 X 线检查有无骨质疏松及关节畸形;心电图检查有无心率、心律的异常,超声心动图检查心脏舒缩功能及心脏血流动力学有无异常;肺功能检查有无肺活量降低,血气分析有无氧分压下降;尿液检查有无钠、钙浓度增加等。

(四)心理社会状况

1. 评估患者是否因躯体疾病病情而影响日常生活和人际交往,产生孤独、焦虑、抑郁的心理问题。

2. 评估老年人家庭照顾能力和社会支持能力,是否因老年人患病而造成家庭经济负担过重,家庭关系紧张。

【主要护理诊断/问题】

1. 营养失调:低于机体需要量　与衰老导致的营养吸收障碍和营养摄入不足有关。

2. 有受伤的危险　与跌倒有关。

3. 躯体移动障碍　与各种疾病所致的肌肉关节活动受限及器官受损有关。

4. 活动无耐力　与户外活动减少、体质虚弱有关。

5. 个人应对能力失调　与衰老和角色丧失有关。

6. 知识缺乏　缺乏衰弱相关知识。

【主要护理措施】

(一)预防措施

衰弱的危险因素众多,对于可控的危险因素,如营养不良、多重用药、跌倒等,即使无任何临床症状,也要最大限度地去纠正或远离。

1. 定期体检　老年人应通过体检了解自身的身体状况,及时找出潜在的危险因素,预防各种疾病的发生,尤其是体弱的老年人。

2. 预防原发病　注重对老年人的饮食、运动、睡眠、情绪等方面的调节,养成良好的生活习惯。如注意补钙,以预防骨质疏松;定期运动,以增强肌力,预防摔倒;增强抵抗力可预防感染等。

3. 治疗原发病　多病共存已成为老年人群的隐形杀手,特别是那些潜在的、未控制或控制不良的、终末期疾病继发的衰弱,需从多种疾病中及时识别主要导致衰弱的疾病,给予积极处理,尤其是高龄老年人,如心脑血管疾病、骨关节疾病及其他慢性疾病等。

(二)一般护理

1. 营养干预　可以有效改善衰弱老年人的体重下降和营养不良。补充蛋白质可以增加肌容量进而改善衰弱状态,如瘦肉、鸡、鱼、豆类等;补充维生素 D 和钙能有效提高神经和肌肉的功能,并能预防跌倒、骨折和改善平衡能力,如乳制品、豆类、海带等;补充微量元素有利于改善老年人的健康结局,如水果、绿叶蔬菜、动物肝等。此外,要注意食物的烹饪禁忌,如豆腐不宜与菠菜同时烹饪,因为钙与草酸结合会形成不溶性的草酸钙等。

2. 运动锻炼　运动有助于改善老年人的衰弱症状,能增加老年人的活动灵活性和日常活动能力,改善步态,增加骨密度,提高老年人的躯体运动功能、平衡能力,降低跌倒发生率等。老年人常采用的运动方式为有氧运动、抗阻运动和平衡训练,应根据老年人的身体状况选择合适的锻炼项目,如慢跑、快步走、游泳、太极拳等,同时可以配合身体的局部力量训练,如举小杠铃、小沙袋,拉轻型弹簧、爬楼梯运动或登山等,对关节活动、步态、平衡能力等进行全面的练习,练习中应注意观察老年人的承受能力,控制运动时间与强度,量力而行,循序渐进,并适时鼓励患者。

3. 环境设施改善　老年人的自我保护应变能力减退,加之衰弱导致骨骼脆性增加,常易造成跌倒而致骨折。因此,为老年人提供一个安全、舒适、整洁的环境非常重要,应注意保持室内光线充足,地面平整,座椅、厕所、浴缸旁设扶手,物品摆放位置勿过高等。

4. 药物护理　由于衰弱的发生与多个系统的功能缺陷有关,因此需要同时对多种疾病进行药物治疗,如促进合成代谢的孕激素、生长激素、改善骨骼状况的维生素 D 等。护理时应密切观察和预防药物不良反应以及药物间的相互作用。例如,雄性激素可以改善肌肉的力量,但会增加心血管或呼吸系统发生风险的概率。

5. 心理护理 老年衰弱患者多表现为焦虑、抑郁、睡眠障碍,护士应耐心倾听老年人的主诉,向老年人讲解疾病发生的原因,使其了解衰弱的相关知识,鼓励老年人说出内心的担忧与不适的感觉并加以引导,以减轻老年人不良的心理情绪。指导家庭成员参与到老年人的治疗护理中,起到监督、帮助、鼓励的作用。

6. 老年人多病共存的用药和管理 老年人共病是衰弱的潜在因素及发生和发展的促进因素。衰弱的预防和治疗要积极预防和管理好现患疾病,尤其要重视处理可逆转的疾病。对于存在共病和多重用药老年人的护理,必须根据具体情况综合考虑,护理时应强调整体性和个体化,充分评估老年人的多重用药,避免药物不良反应对老年人造成的损害,优先解决对衰弱老年人健康有重大影响的问题。

7. 多学科团队合作的医疗护理模式 衰弱并不表现为单一疾病或单一症状,常难以通过单一学科干预诊治。老年综合评估团队能准确评估、联合诊治老年衰弱患者,以早日发现衰弱高危人群,为不同衰弱程度的老年人进行治疗。其中护士对衰弱老年人的营养支持、运动干预、心理护理、用药护理并及时处理并发症,是诊治衰弱老年人的重要环节,可大幅度改善老年衰弱患者的生活质量及预后。

(三)健康教育

1. 知识宣教 向老年人讲解衰弱发生的原因、表现、治疗及护理方法,以提高老年人对该疾病的认识。

2. 生活指导 鼓励老年人适当运动,根据身体状况及个人喜好选择可耐受的运动形式,并坚持锻炼。鼓励老年人摄入充足的营养和均衡的营养素,选择高热量、高蛋白质、高纤维素、易消化的食物。

3. 心理支持 保持乐观的心态,树立战胜疾病的信心。

4. 药物指导 指导老年人准确服药,做到定时、定量,不可随便停药、换药、增减药量,并向老年人及其照顾者介绍药物的作用和不良反应、监测方法等。

(王秀华)

第三节 跌倒患者的护理

【疾病概述】

跌倒(fall)是一种不能自我控制的意外事件,指个体突发的、不自主的、非故意的体位改变,而脚底以外的部位停留在地上、地板上或者更低的地方。跌倒包括两类:从一个平面至另一个平面的跌落,同一平面的跌倒。老年人跌倒发生率高,每年有 1/3 的老年人发生跌倒,且发生率随着增龄而逐渐上升。跌倒的发生是各种复杂因素相互作用的结果,包括内因(生理、心理、疾病及药物因素)、外因(环境、家庭及社会支持因素)和老年人所处的状态(日常生活活动)。随着世界人口老龄化的加速,老年人跌倒不仅会导致机体各部位的损伤,造成日常活动能力的下降,降低老年人的生活质量,而且会加重家庭及社会的经济负担。因此,跌倒是老年护理工作中的一项重要内容。

跌倒重在预防。主要对老年人增龄或疾病相关的生理、心理状态的改变进行评估与处理;其次,对老年人及其家人进行健康教育,提高老年人防跌倒意识及能力;再者,积极营造老年人安全、舒适的生活活动环境。

【护理评估】

(一) 健康史

老年人在发生跌倒前往往存在跌倒的危险因素。据调查,在因跌倒而住院的老年人中,内在原因占45%,外在原因占39%,其余为原因不明者。护理人员应详细评估老年人的健康史,分析跌倒的原因。

1. 内在原因　评估老年人是否存在影响其维持平衡功能的疾病,或有无与年龄相关的变化。如有无阿尔茨海默病、帕金森病、脑卒中、小脑退行性变、周围神经性病变等神经系统的疾病,有无下肢的关节炎、足畸形、鸡眼等肌肉骨骼系统的问题,有无白内障、青光眼、听觉丧失等感官系统的问题,有无代谢性疾病、心肺疾病、贫血和脱水等其他系统的疾病及问题。另外,很多药物的使用也会增加跌倒的危险,应评估老年人有无使用止痛药、精神活性药、抗高血压药、抗心律失常药及氨基糖苷类抗生素等使平衡功能减退的药物。有无沮丧、抑郁、焦虑等心理状态,或者不服老的心理,对自身能力估计过高,对危险性认识不足,对辅助工具存在排斥心理以及不愿意麻烦他人等,这些均增加了老年人跌倒的风险。

2. 外在原因　室内环境不佳,如居住环境发生改变,灯光昏暗或过于强烈,地面湿滑、不平坦,走道堆积障碍物,家具高度或摆放位置不当,床铺、座椅过高或过低,楼梯和浴室缺少扶手,台阶间距过高或边界不清晰等。户外环境因素,如设施缺失,台阶和人行道不平整,存在障碍物、雨雪天气、拥挤等均可能引起老年人跌倒。

3. 所处状态　评估老年人是否被约束,陪护者的责任心和安全意识,是否在行走时携带较大或较重的物品,裤腿过长,穿拖鞋或尺码不合的鞋,以及使用行走辅助工具不当;是否处在陌生环境;在上下楼梯、改变位置时更容易发生跌倒,跌倒时的状况,如从直立位倒下时受伤程度更严重。

(二) 临床表现

老年人跌倒后会导致各种损伤,其中50%的跌倒会引起软组织及内脏的创伤,10%伴有严重损伤,骨折占5%。

1. 软组织及内脏损伤　轻度软组织损伤可有局部疼痛、压痛、肿胀及淤斑;重度软组织损伤包括关节积血、脱位、扭伤及血肿,损伤局部在肿胀、疼痛的同时,会有不同程度的活动受限。内脏损伤或裂伤时会有胸腹部相应部位的触痛,如果是腹部器官,还会出现腹膜刺激征阳性。

2. 骨折　老年人由于骨质疏松、骨脆性增加,跌倒时容易发生骨折,特别是股骨颈骨折、椎骨骨折及髋部骨折,是老年人致残的主要原因。因需要长期卧床,可导致健康状况恶化。据统计,老年人髋部骨折后3个月病死率为20%,即使渡过难关,很多患者将终身残疾。

如果老年人跌倒后躺在地上起不来,时间超过1 h,称为"长躺"。长躺可引起脱水、压疮、横纹肌溶解、体温过低、肺炎等问题,甚至会导致死亡。

(三) 辅助检查

老年人常患多种疾病且症状常相互掩盖,因此,为明确跌倒的原因,应对老年人做全面检查。如要明确跌倒造成的损伤,对怀疑骨折者做X线检查,对头部先着地者应做头颅CT或MRI检查。

（四）心理社会状况

1. 评估老年人有无运动的愿望和信心 约50%有跌倒经历的老年人惧怕再次跌倒,对活动丧失信心,因这种恐惧不敢活动者占25%,有些老年人甚至回避购物、清洁等日常活动,使老年人的社交活动明显减少。

2. 评估老年人日常生活能力 跌倒后的损伤还会导致老年人日常生活能力下降,而影响生活质量。

3. 了解老年人家庭的经济状况、心理支持和生活照顾状况,因跌倒造成机体残障或长期卧床、自理受限,会增加其家人及社会的经济及精神负担。

【主要护理诊断 / 问题 】

1. 有受伤的危险 与跌倒有关。

2. 疼痛 与跌倒后的损伤有关。

3. 恐惧 与害怕再次跌倒有关。

4. 移动能力障碍 与跌倒所致损伤有关。

5. 如厕自理缺陷 与跌倒所致损伤有关。

6. 知识缺乏 缺乏跌倒相关知识。

【主要护理措施】

全面评估老年人跌倒的原因及跌倒所造成的损伤是采取有针对性护理措施的基础。老年人跌倒虽不能完全避免,但通过积极预防和跌倒后的正确处理,可有效减少跌倒的次数,减轻损伤的严重程度。

（一）预防措施

如果跌倒由内因引起,应采取措施减少与疾病相关的损害,并提供一定的物理治疗。如果由外因引起,应提出可行的改善外部环境的方案。对与老年人健康状态有关的跌倒,应给予科学的指导。

1. 针对内因的预防措施

（1）针对原发病:对引起跌倒的各种疾病应积极治疗,如可对帕金森病患者遵医嘱按时服用多巴胺类药物;对骨关节炎老年人采取止痛和物理治疗;对高血压患者采取降压处理;对代谢性疾病老年人纠正代谢紊乱等;指导骨质疏松症老年人合理补充维生素 D 和钙剂,以及鼓励老年人适当晒太阳以促进机体对钙的吸收等。

（2）针对相关症状:引起跌倒的直接原因不是疾病本身,而是与疾病有关的各种症状,所以应结合不同症状采取措施。①意识障碍:身边应随时有人陪伴,床旁加用床栏。②平衡功能差:可凭借助步器提高侧向稳定性,也可教会老年人做平衡操,通过持之以恒的锻炼以增强平衡性。③眩晕:应注意总结发病的前驱症状,一旦出现不适则立即就近坐下或上床休息。④视力下降:最好白天外出活动,避免用眼过度,定期检查视力。⑤听力下降:可正确使用助听器。⑥肌力减退:选择适合且容易坚持的运动形式,如步行、慢跑、游泳、太极拳等,通过锻炼提高肌力和关节的灵活性。因髂腰肌与人体抬腿走路关系密切,可通过骑自行车使髂腰肌得到充分的运动。

（3）针对相关用药:因用药引起的跌倒,药物数目越多,跌倒的危险性越大。因此,应尽量减少用药的品种和剂量。镇静催眠药须睡前服用,服后尽量减少活动;抗精神病药、麻醉镇痛药未完全清醒时不要下床;服用安眠药或初用抗高血压药的老年人,睡前将便器、纸巾置于床旁,避免夜间单独去厕所。

2. 针对外因的预防措施

(1) 穿着合适:走动时最好穿大小合脚的布鞋,尽量不要穿拖鞋;裤子或裙子不宜太长;穿脱鞋袜或裤子时应采取坐位。

(2) 改善环境:室内光线充足且不刺眼;合理设置角灯;地面干爽、平整;保持家具边缘的钝性,家具及物品摆放位置固定且妥当;将经常使用的物品放在伸手可及的位置,避免攀高取物。床、椅、澡盆高低适中,床边及通道无障碍物。楼梯台阶不高且标志明显,楼梯、浴室加设扶手,厕所尽量使用坐便器。

3. 针对活动方式的预防措施

(1) 生活起居做到"3 个 30 s",即觉醒 30 s 后再坐起,坐起 30 s 后再起立,站立 30 s 后再行走。

(2) 老年人在上、下楼梯尤其是下楼时速度一定要慢,在上、下第一级或最后一级台阶时脚下一定要踩稳。改变体位时动作不宜过快,特别要防止猛回头或急转身等动作。走动前要先站稳后再起步,小步态的老年人起步时腿宜稍抬高,迈步宜稍大。

(3) 用温水洗澡。不宜用过热的水洗澡,以免全身皮肤毛细血管扩张,导致心、脑等机体重要器官供血不足而发生意外。必要时有家人照看和协助。

(二) 跌倒后的处理

1. 医护救助　遇到老年人跌倒,应就地评估血压、脉搏、意识、面色等变化,了解有无生命危险,若出现心搏呼吸骤停,就地抢救;其次评估检查局部有无外伤及骨折,若无骨折,将其搬运至床上或长凳上平卧,外伤者要及时清创处理,骨折者应尽早固定。如头部受伤应保持平卧,严密观察瞳孔变化及头痛程度,早期发现异常,尽早处理。

2. 自我处置　为了防止跌倒后的"长躺",老年人应学会在无人帮助的情况下安全起身。

(1) 如果独自在家时跌倒,且背部先着地,可弯曲双腿移动臀部,到铺有毯子或垫子的椅子或床铺旁时,先盖上毯子保持体温,然后呼救。

(2) 如果找不到他人帮助,待休息片刻体力有所恢复后,尽力使自己向椅子或床铺方向反转变成俯卧位,然后双手支撑地面、抬臀、屈膝,尽力面向椅子或床铺跪立,再以双手扶住椅面或床铺站立起来,休息一段时间后打电话寻求帮助。

(3) 老年人还应经常与家属或朋友保持联系,最好在地面放一部电话或装一台远距离报警系统。

(三) 心理护理

与老年人深入沟通,鼓励其说出跌倒的经历及详细过程,明确有无恐惧再跌倒的心理,分析恐惧的具体缘由,针对老年人自身情况教会相应的预防措施及自我处置方法,从而克服恐惧心理。对因担心跌倒而不愿参加社交活动的老年人,应告知他们缺乏锻炼会进一步增加跌倒的危险,且保持旺盛的精神可预防跌倒的发生,动员老年人参加保健及体操等新型活动,这种新鲜刺激不但会引发他们的兴趣,还可提高注意力,有利于预防跌倒。

(四) 健康教育

1. 知识宣教　讲解与跌倒有关的疾病、环境及自身因素,介绍跌倒所造成的身心伤害,使老年人认识到预防和处理跌倒的重要性。

2. 生活指导　如出现多次相似状况下的跌倒,应考虑与某种疾病有关,要及时查明原因给予治疗。如因环境等外在原因所致,要及时总结教训,采取一定的防范措施。

3. 预防技巧　平时注意少饮酒,不乱用药物,坚持体能锻炼。如有必要,可使用助行器保持平衡。

4. 消除恐惧　对跌倒的恐惧会造成跌倒、丧失信心、不敢活动、身体衰弱继而更易跌倒的恶性循环,因此应设法克服恐惧心理,保持精神活跃。

(王秀华)

第四节　肌少症患者的护理

【疾病概述】

肌少症(sarcopenia)的概念由 Rosenberg 在 1989 年首次提出,泛指增龄性的骨骼肌量减少和肌力下降,2010 年欧洲老年肌少症工作组(European Working Group on Sarcopenia in Older People,EWGSOP)、2011 年国际肌少症会议工作组(International Sarcopenia Consensus Conference Working Group,ISCCWG) 和 2014 年亚洲肌少症工作组(Asian Working Group on Sarcopenia,AWGS)进一步完善概念,将肌少症定义为一类广泛的、渐进性的骨骼肌量和肌力丧失,伴有身体活动障碍、生活质量降低等不良后果风险的综合征。由于肌少症缺乏特异性的临床表现,且人体肌肉质量受种族、地区、年龄及性别等多种因素的影响,故目前国内外对肌少症的诊断尚没有统一标准。欧洲、亚洲和国际肌少症工作组均指出,肌少症的诊断应全面评估肌量、肌力及肌功能(表 6-1)。全球目前约有 5 000 万老年人罹患肌少症,预计到 2050 年患此症的人数将高达 5 亿,在亚洲,老年人肌少症的估计患病率为 4.1% ~ 11.5%。肌少症与活动障碍、跌倒、低骨密度及代谢紊乱密切相关,是老年人生理功能逐渐减退的重要原因和表现之一。肌少症会增加老年人的住院率及医疗花费,严重影响其生活质量,甚至缩短寿命。

表 6-1　肌少症的诊断标准

研究机构	肌量减少	肌力下降	肌功能减退
欧洲老年肌少症工作组	肌量低于健康成年人(19 ~ 39 岁)2 个标准差	肌力低于健康成年人(19 ~ 39 岁)2 个标准差	步速低于健康成年人(19 ~ 39 岁)2 个标准差
亚洲肌少症工作组	四肢肌量(kg)/身高(m)^2: 男 < 7.0 kg/m^2 女 < 5.4 kg/m^2	肌力: 男 < 26 kg 女 < 18 kg	步速 < 0.8 m/s
国际肌少症会议工作组	四肢肌量(kg)/身(m)^2: 男 < 7.0 kg/m^2 女 < 5.4 kg/m^2	无	步速 < 1.0 m/s

肌少症病因多样,其病理生理机制涉及多方面的因素,目前尚不完全清楚。随着病因探讨的不断深入,目前已明确尚无首要致病因素,源于组织学、生物化学和分子生物学的研究证实,激素水平变化(如生长激素、雄激素)、蛋白质合成与分解失衡、神经 – 肌肉功能衰退及

运动单位重组、慢性炎症状态、自由基氧化损伤及骨骼肌的修复机制受损、细胞凋亡、钙稳态失衡、热量和摄入改变等均与肌少症有关,这些均是衰老相关的多因素综合作用的结果。此外,老年人低体力活动水平也被认为是肌少症发生的危险因素,但是确切的发病机制尚在进一步研究中。

【护理评估】

(一)健康史

1. 评估患者是否患有糖尿病、骨质疏松、恶性肿瘤及病程、治疗用药情况,有无家族史。

2. 询问患者起病的缓急、有无相关诱因,肌无力症状出现的部位,是否发生过跌倒,接受过哪些诊疗和护理措施及其效果如何。

3. 评估患者饮食的基本情况,包括每日餐次、进食量、饮食种类,是否患有影响进食、消化和吸收的疾病,有无慢性消耗性疾病,以及有无食欲及体重等方面的变化。

4. 评估患者的体力活动情况,包括活动的类型、时间、频次等,有无自理能力受限,受限的范围、程度、原因及表现,有无使用辅助器具等。

5. 评估肌少症对患者日常生活、社会活动参与能力的影响。

(二)临床表现

肌少症缺乏特异的临床表现,患者可表现为全身各个部位尤其是下肢的肌力明显衰退,进而出现活动能力的下降,表现为行走、登高、举重物等日常动作完成困难,甚至导致平衡障碍、难以站立、极易摔倒等。这些症状并非肌少症特有的表现,一些疾病的急性期也可导致上述症状。此外,一些严重的慢性器官功能障碍,如心、肺、肝、肾功能不全或衰竭等可以通过其本身的病理生理机制和合并存在的肌少症导致上述症状。因此,当这些症状持续存在时,应考虑到肌少症所导致的可能。

(三)辅助检查

1. 肌量测定　人体肌量评估的常用方法包括生物电阻抗分析(BIA)、双能 X 射线吸收法(DXA)、MRI、CT、超声及人体测量学方法等,通过区分骨骼肌、骨及脂肪等组织,计算出骨骼肌的质量。人体测量学方法包括小腿围、上臂围和皮肤皱褶厚度测量等。

2. 肌力测定　主要包括手握力测量、膝关节屈曲技术及呼气峰流量检测等。对于无呼吸系统疾病者,测量呼气流量峰值(peak expiratory flow,PEF)可反映呼吸肌功能,但单独测量不能用于评估全身肌力。

3. 肌肉功能评定　包括步速测试、6 min 步行试验、简易体能状况测试(short physical performance battery,SPPB)、定时起立 – 行走试验(timed up and go)等。

【主要护理诊断 / 问题】

1. 有跌倒的危险　与下肢肌力下降,导致行走障碍有关。

2. 营养失调:低于机体需要量　与食欲下降、营养物质摄入不足、消化吸收障碍,慢性消耗性疾病有关。

3. 躯体活动障碍　与肌肉质量减少、肌力下降有关。

【主要护理措施】

1. 安全护理　出现行走障碍的患者重点要防止坠床和跌倒,确保安全。床铺高度适中,应有保护性床栏;呼叫器和经常使用的物品置于床头患者伸手可及处;运动场所要宽敞、明亮,无障碍物阻挡;走廊厕所要安装扶手;地面要保持平整、干燥,防湿、防滑;选择合适的辅助工具,并有人陪伴。

2. 运动训练　应考虑患者的年龄、体能、肌少症的严重状况,选择合适的运动方式、持续时间和运动频率。运动方式主要包括有氧运动和抗阻运动。有氧运动形式有步行、慢跑、骑自行车、爬山、太极拳和水中运动等。在发展肌肉量方面,抗阻运动比有氧运动更有效,抗阻运动包括哑铃、杠铃、弹力带训练等多种形式,其运动频率为每周 3~5 天,每天训练 8~12 组,每组或每 2~3 组休息 1 次,休息时间为 1~2 min;运动强度为中至高强度。考虑到安全性和灵活性,弹力带训练更适合在老年人群中推广,因其是一种柔性抗阻训练,集合了力量训练、平衡性练习两种运动形式的特点,运动过程中负荷是可变的,练习者可根据自身的情况调整动作的难度、幅度和次数。训练前应告知患者并帮助做好相应准备,训练过程中应分步解释动作顺序与配合要求,并观察患者的一般情况,注意重要体征以及有无局部疼痛不适;同时应注意予以保护或辅助。不适宜运动的老年人也可采用一些康复疗法,如用全身肌肉电刺激法来纠正肌少症。

3. 饮食护理　指导患者有规律地定时进食。补充足够的热量,尤其需要补充优质、足量蛋白质,动物蛋白质优于植物蛋白质,富含亮氨酸的优质蛋白质能够更好地促进蛋白质合成,补充氨基酸的同时联合抗阻运动对治疗肌少症有协同作用。ω-3 脂肪酸可刺激老年人肌蛋白合成,对老年人肌少症的预防也有积极的作用。另外,要特别注意血清 25- 羟维生素 D 下降时需要补充维生素 D。同时,改善进餐环境,避免不良刺激,以增进患者食欲。定期测量体重,检测血清白蛋白和血红蛋白等指标,评估营养改善状况。

4. 生活护理　可根据 Barthel 指数评分确定患者的日常生活活动能力,并根据自理程度给予相应的协助。

(王秀华)

第五节　呛噎患者的护理

【疾病概述】

呛噎(choke)是指吞咽时发生误吸或食团噎在食管的某一狭窄处而引起的呛咳、呼吸困难,甚至窒息。

呛噎在 65 岁以上老年人中发生率较高,且随着增龄风险增高。在老化过程中,消化器官肌肉萎缩、腺体功能下降、唾液减少、吞咽功能障碍、协调功能不良等减弱了防止异物进入气道的反射性动作,容易发生呛噎。未及时发现并进行抢救,患者会因呼吸困难、窒息而死亡。

【护理评估】

(一)健康史

1. 评估一般情况　了解患者既往有无脑血管和食管病变、慢性阻塞性肺疾病、阿尔茨海默病、帕金森病、恶性肿瘤等病史;是否遵医嘱用药及目前用药情况;观察患者语言、认知、行为、注意力、记忆力等状况;确认患者是否属于适合摄食的状态,意识水平是否可进行清醒进食;了解患者的年龄、性格特点及文化背景、生活自理能力与饮食结构。

2. 评估摄食-吞咽功能　观察患者能否经口进食、进食量及类型、进食速度,饮水时有无呛咳,是否存在吞咽功能障碍。

（二）临床表现

呛噎的临床表现大致分为三期。

1. **早期表现**　进食时突然不能说话，欲说无声，大量食物积存于口腔、咽喉前部，患者面部涨红，并有呛咳反射；如果食物吸入气管，患者感到极度不适，大部分患者常不由自主地一手呈"V"形紧贴于颈前喉部，并用手指口腔，呼吸困难，表情痛苦。

2. **中期表现**　食物堵塞咽喉部或呛入气管，患者出现胸闷、窒息感，食物吐不出，手乱抓，两眼发直。

3. **晚期表现**　患者出现满头大汗、面色苍白、口唇发绀、突然晕倒，不及时解除梗阻可出现大小便失禁、抽搐、昏迷，甚至呼吸和心搏停止。

（三）辅助检查

临床评定吞咽功能的常用方法有：①反复唾液吞咽测试：被检查者采取坐位，检查者将手指放在被检查者的喉结及舌骨处，让其尽量快速反复吞咽唾液，观察 30 s 内吞咽的次数和活动度。评判标准：30 s 内吞咽 3 次属正常，30 s 内吞咽 2 次或小于 2 次则有呛噎的风险。②洼田饮水试验：患者坐位，饮温水 30 mL，观察所需时间和呛咳情况，评判标准见表 6-2。③视频荧光造影：摄录患者吞服不同黏度的造影剂的吞咽过程，评价吞咽障碍的程度及部位。

表 6-2　洼田饮水试验分级评判标准

洼田饮水试验分级	评判标准
1 级（优）	能顺利地一次将水咽下
2 级（良）	分两次以上，能不呛咳地咽下
3 级（中）	能一次咽下，但有呛咳
4 级（可）	分两次以上咽下，但有呛咳
5 级（差）	频繁呛咳，不能全部咽下

注：评判标准为正常：1 级，5 s 之内；可疑：1 级，5 s 以上或 2 级；异常：3～5 级。

（四）心理社会状况

观察患者及其家属是否因呛噎存在焦虑、恐惧等心理问题，了解患者及其家属对呛噎发生的相关因素、护理方法及预防措施等知识的认知程度，家属对患者的关心和支持度。

【主要护理诊断 / 问题】

1. 吞咽障碍　与老化、进食过快、食物过硬或过黏、疾病原因（如脑梗死、痴呆、谵妄）等有关。
2. 有窒息的危险　与摄食－吞咽功能减弱有关。
3. 有急性意识障碍的危险　与有窒息的危险有关。
4. 焦虑 / 恐惧　与担心窒息而紧张有关。

【主要护理措施】

治疗和护理的总体目标是：①呛噎能够得到及时处理，不发生窒息和急性意识障碍等危险；②患者焦虑、恐惧程度减轻，配合治疗及护理；③不发生相关并发症。

（一）一般护理

1. **体位**　应采取半卧位、侧卧位。

2. 呼吸道护理 呛噎后应仔细清理呼吸道,同时,定时帮助患者翻身、拍背,并指导患者有效咳嗽、排痰,以保持呼吸道通畅。进食后 30 min 内不宜进行吸痰等容易诱发恶心、呕吐等的操作。

3. 饮食护理

(1) 食物类型:避免容易呛噎的食物和黏性较强的食物,对偶有呛咳的患者,合理调整饮食种类,以细、碎、软为原则;避免食物过冷或过热;避免过量饮酒;对有吞咽困难的患者,给予半流质饮食。

(2) 进食指导:①尽量取坐位,上身倾斜 15°,卧床患者进餐后,不要过早放低床头。②对于进食慢的患者,可将餐盘留下,不要催促。③避免一次进食过多,鼓励少食多餐、细嚼慢咽;④对于发生呛咳的患者,间歇时可用汤匙将少量食物送至舌根处,让患者吞咽,待患者完全咽下,张口确认无误后再送入第二口食物;而发生呛咳时宜暂停进餐,等到呼吸完全平稳后再喂食物,频繁呛咳且严重者应停止进食。

(二) 紧急处理

1. 清醒状态下呛噎的急救 通常采用 Heimlich 急救法:抢救者站于患者背后,双手臂由腋下环绕患者的腰部抱紧。一手握拳,将拳头的拇指一侧顶住患者的胸廓下段与脐上的腹部部分。用另一手抓住拳头,肘部张开,用快速向上的冲击力挤压患者腹部。反复直至异物吐出。

2. 无意识状态下呛噎的急救 将患者置平卧位,肩胛下方垫高,颈部伸直,在环甲韧带处稳准地刺入一个粗针头(12 ~ 18#)于气管内,以暂时缓解缺氧状态,争取时间进行抢救,必要时配合医师行气管切开术。

(三) 心理护理

当呛噎发生后,应及时稳定患者情绪,安慰患者,以缓解其紧张情绪。引导患者接受由于吞咽障碍导致的进食困难的现实,并告知患者可以通过有效的预防措施来防止呛噎的发生等,减轻或消除其焦虑、恐惧心理。

(四) 健康指导

防治呛噎的健康指导对象应包括患者及其照护人员。

1. 现场应急指导

(1) 当患者出现呛咳时,立即协助其低头弯腰,身体前倾,下颌朝向前胸。

(2) 如果食物残渣堵在咽喉部危及呼吸时,患者应低头弯腰,喂食者可在其肩胛下缘快速连续拍击,使残渣排出。在第一时间尽可能自行去除堵塞气道异物的同时,应尽早呼叫医务人员抢救。

2. 教会患者及其照护人员 Heimlich 急救法。

3. 吞咽功能锻炼指导

(1) 面部肌肉锻炼:包括皱眉、鼓腮、露齿、吹哨、龇牙、张口、咂唇等。

(2) 舌肌运动锻炼:伸舌,使舌尖在口腔内左右用力顶两颊部,并沿口腔前庭沟做环转运动。

(3) 软腭的训练:张口后用压舌板压舌,用冰棉签于软腭上做快速摩擦,以刺激软腭,嘱患者发"啊、喔"声音,使软腭上抬,利于吞咽。通过上述方法,促进吞咽功能的康复或延缓吞咽功能障碍的恶化,预防呛噎的再发生。

(李悦玮)

第六节 尿失禁患者的护理

【疾病概述】

尿失禁（urinary incontinence，UI）是指由于膀胱括约肌的损伤或神经功能障碍而丧失自控排尿的能力，使尿液不受主观控制而从尿道口溢出或流出的状态。

尿失禁是老年人中最为常见的健康问题，不同性别、民族、种族中的尿失禁发生率都随着年龄的增长而增高。据报道，全世界约有 2 500 万人患有尿失禁。其中老年女性的发病率高于男性，我国近年报道，60 岁以上女性尿失禁发生率达 55.3%。尿失禁对大多数老年人的生命无直接影响，但是它所造成的身体异味、反复尿路感染及皮肤糜烂等，可导致老年患者发生孤僻、抑郁等心理问题；并对患者及其家庭、卫生保健人员以及社会带来沉重的经济负担和精神负担，严重影响老年患者的生活质量。因此，尿失禁是老年护理应高度重视的问题之一。

【护理评估】

（一）健康史

1. 了解患者有无神经病、脑卒中、脊髓疾病、尿路感染、萎缩性尿道炎和阴道炎、心力衰竭和高血糖症等疾病；是否应用利尿药、抗胆碱药、抗抑郁药、抗精神病药及镇静安眠药等药物；有无抑郁等心理问题；了解患者生育史，有无盆腔、膀胱、尿道、阴道、前列腺手术史及外伤史等。

2. 了解漏尿时间、量、发生频率；漏尿前有无排尿预感，有无尿路刺激症状；尿失禁是间歇性还是持续性；有无夜尿增多；有无排尿困难；失禁与腹压增加的关系。

3. 评估尿失禁患者阴部皮肤有无皮疹、压疮。

（二）临床表现

根据英国国家卫生与临床优化研究所（National Institute for Health and Clinical Excellence，NICE）指南，将尿失禁分为压力性尿失禁、急迫性尿失禁和混合性尿失禁。

1. 压力性尿失禁　患者典型临床表现为当腹压增加时（如咳嗽、打喷嚏、运动或大笑）即有尿液自尿道流出。根据伴随症状及既往史，分为单纯型压力性尿失禁和复杂型压力性尿失禁。

（1）单纯型压力性尿失禁：除上述典型临床表现外，无其他伴随症状及相关既往病史。

（2）复杂型压力性尿失禁：除上述典型临床表现外，伴有尿急、尿不尽、慢性尿潴留相关症状或反复尿路感染，既往可有根治性盆腔手术史、抗尿失禁手术史或复杂尿道手术史，可存在膀胱储尿相关症状及排尿相关症状。

2. 急迫性尿失禁　患者表现为尿急、尿频、夜尿和不能自主控制排尿。

3. 混合性尿失禁　患者同时具有压力性尿失禁和急迫性尿失禁两种表现。

（三）辅助检查

1. 压力试验　在患者感觉膀胱充盈的情况下进行检查，常取膀胱截石位。嘱患者用力咳嗽，观察尿道外口有无尿液流出，有则表示压力试验为阳性，反之则为阴性。压力试验为阴性者，可嘱患者改站立位，再次咳嗽以增加腹压，观察有无漏尿，防止漏诊。

2. 指压试验　压力试验阳性时，应行指压试验，将示指及中指经阴道置于膀胱颈水平尿道两侧，嘱患者用力咳嗽增加腹压，在有尿液漏出时手指向上将膀胱颈向前上推顶，从而恢复了尿道与膀胱的正常角度,若漏尿停止,则表示指压试验阳性,反之则为阴性。

3. 棉签试验　可用于测定尿道的轴向及活动度。患者取膀胱截石位,将消毒的细棉签插入尿道,使棉签前端处于尿道与膀胱交界处,分别测量患者在静息时及 Valsalva 动作时棉签与水平线之间的夹角。正常情况下,夹角应 < 15°,提示解剖学支持良好;夹角介于 15°~30°,表示结果不能确定;夹角 > 30°,提示解剖学支持薄弱,尿道活动度较大。单纯型压力性尿失禁患者表现为棉签试验 > 30°,而复杂型压力性尿失禁及急迫性尿失禁患者表现为棉签试验 < 30°。

4. 实验室检查　尿常规、尿沉渣和细菌培养可排除尿路感染。

5. 排尿日记　详细记录患者 3 天内的液体摄入时间、摄入量,漏尿时间、量及漏尿时从事的活动,这些数据有助于尿失禁的诊断。

6. 1 h 尿垫试验　嘱患者在 1 h 内做一系列规定的动作,测量患者活动前后所垫卫生巾的质量,计算漏尿量,从而评估患者尿失禁的严重程度。漏尿量 ≥ 2 g 即为阳性(排除汗液及分泌物等误差)。①轻度:2 g ≤ 漏尿量 < 5 g;②中度:5 g ≤ 漏尿量 < 10 g;③重度:10 g ≤ 漏尿量 < 50 g;④极重度:漏尿量 ≥ 50 g。

(四)心理社会状况

了解患者是否发生自卑、孤僻、抑郁等心理问题,是否发生社会交往障碍,家人的关心和支持度。

【主要护理诊断/问题】

1. 排尿型态异常　与骨盆肌肉松弛和尿道括约肌功能降低有关。
2. 社会交往障碍　与尿频、异味引起的不适、困窘和担心等有关。
3. 有皮肤完整性受损的危险　与尿液刺激局部皮肤、辅助用具使用不当等有关。
4. 知识缺乏　缺乏尿失禁治疗、护理及预防等相关知识。

【主要护理措施】

老年人尿失禁的发生常是由于多种因素共同作用的结果,故在治疗尿失禁时应遵循个体化原则,针对不同的情况采取相应的治疗措施。

(一)生活护理

1. 定时排尿,适量饮水　根据排尿日记调整每日饮水的时间及量,并制订排尿计划,定时提醒,帮助养成规律排尿的习惯。白天宜多次少量饮水,睡前限制饮水。

2. 保持皮肤清洁舒适　防止尿液对皮肤的刺激,及时清洁皮肤,更换衣裤、床单、尿垫。

3. 尿失禁护理用具的选择　①无法自由如厕者,应提供给患者一些辅助用具,如拐杖、助行器等。②护垫、纸尿裤,不影响患者翻身及外出,可以有效处理尿失禁的问题。③高级透气接尿器,适用于老弱病残、骨折、瘫痪及卧床不起、不能自理的患者。④避孕套式接尿袋,适用于老年男性,其优点是不影响患者翻身及外出。主要选择适合患者阴茎大小的避孕套式接尿袋,勿过紧。⑤保鲜膜袋接尿法,适用于男性尿失禁患者,其优点是透气性好,价格低廉。⑥一次性导尿管和密闭引流袋,适用于躁动不安及尿潴留的患者,其优点是患者翻身按摩、更换床单时不易脱落,缺点是护理不当易造成尿路感染,长期使用会影响膀胱的自动反射性排尿功能。因此,护理上必须严格遵守无菌操作,尽量缩短导尿管留置的时间。

(二)行为治疗

行为治疗包括生活方式干预、盆底肌肉训练和膀胱训练。

1. **生活方式干预**　如合理膳食、减轻体重、停止吸烟、规律运动等。

2. **盆底肌肉训练**　可分别在不同体位时进行训练。

（1）站立：双脚分开与肩同宽，尽量收缩骨盆底肌肉并保持 10 s，然后放松 10 s，重复收缩与放松 15 次。

（2）坐位：双脚平放于地面，双膝微微分开，与肩同宽，双手放于大腿上，身体微微前倾，尽量收缩骨盆底肌肉并保持 10 s，然后放松 10 s，重复收缩与放松 15 次。

（3）仰卧位：双膝微屈约 45°，尽量收缩骨盆底肌肉并保持 10 s，然后放松 10 s，重复收缩与放松 15 次。

3. **膀胱训练**　可增加膀胱容量，以应对急迫性的感觉，并延长排尿间隔时间。具体步骤如下：

（1）让患者在白天每小时饮水 150～200 mL，并记录饮水量及饮水时间。

（2）根据患者平常的排尿间隔，鼓励患者在急迫性尿意感发生之前如厕排尿。

（3）若能自行控制排尿，2 h 没有尿失禁现象，则可将排尿间隔再延长 30 min。直到将排尿时间逐渐延长至 3～4 h。

（三）各种疗法的指导

1. **药物治疗**　琥珀酸索利那新片、托特罗定片，对尿失禁患者的膀胱过度紧张症，以及其他一些尿频、尿急、尿失禁等症状有一定疗效。盐酸奥昔布宁缓释片是常用的解痉药物，更适合并发感染的急迫性尿失禁患者。指导患者遵医嘱正确用药，讲解药物的作用及注意事项，并告知患者不要依赖药物，而应配合行为治疗。

2. **物理治疗**　对出口关闭不全引起的尿失禁可通过电刺激疗法作为被动的辅助锻炼，使盆底肌肉收缩。一般给予 9 V 电压及 20～200 次 /s 的脉冲进行刺激。

3. **手术治疗**　当各种保守治疗效果欠佳时，或伴有盆腔器官脱垂、尿失禁严重影响生活质量者可采用手术治疗。近年来手术方法不断更新，如泌尿生殖膈修复术、耻骨后膀胱尿道固定术、尿道中段悬吊术、膀胱颈周围填充物注射术等。需做好相应的术前、术后护理和术后康复指导。

（四）心理护理

应充分理解及尊重尿失禁的老年人，维护其自尊心，进行尿失禁护理操作时用屏风等遮挡保护其隐私。尊重患者的保密意愿，先征求其同意后，才可以就其健康问题与其亲友或照顾者交谈。讲解尿失禁相关知识，增强老年人应对尿失禁的信心，减轻其不良情绪。鼓励老年人积极与社会联系。

（五）健康指导

1. **皮肤护理**　指导老年人及其照护者及时更换尿失禁护理用具，注意外阴部清洁，每日用温水擦洗，保持外阴部皮肤清洁、干燥。变换体位、减轻局部受压、加强营养等，预防压疮等皮肤问题的发生。

2. **饮水管理**　向老年人解释尿液对排尿反射刺激的必要性，在无静脉补液的情况下，保证每天饮水量在 1 500～2 000 mL。饮水时间也会影响排尿习惯，让患者尽量在白天饮水，睡前 2～4 h 应限制饮水，以减少夜间尿量。避免摄入有利尿作用的咖啡、浓茶、可乐和酒类等饮料。

3. **饮食与大便管理**　应摄入含足够膳食纤维的食物，以促进良好的肠道功能；养成每日排便习惯，便秘患者平时多吃蔬菜、水果，清晨可以喝一杯凉的淡盐水或蜂蜜水；同时应减少摄入可引起膀胱刺激症状的食物,如含咖啡因的碳酸饮料、辣椒和酸性食物或饮料。

4. 指导行为训练　鼓励老年人坚持做盆底肌肉训练和膀胱训练、健身操等活动,减缓肌肉松弛,使膀胱恢复到正常生理位置,保持排尿的控制力,改善抑制尿急的能力,防止尿急,逐渐延长排尿间隔等,促进尿失禁的康复。

5. 指导家属尽可能地改善环境,如改良厕所、便器、衣裤等,减少因尿失禁给老年人带来的生活不便。

(李悦玮)

第七节　便秘患者的护理

【疾病概述】

便秘(constipation)是指排便困难或排便次数减少,且粪便干结,便后无舒畅感。有研究表明,与中青年人比较,老年人更容易发生便秘,约占老年人群的30%,长期卧床者可高达80%。随着年龄增长,老年人的食量和体力活动明显减少,肠管的张力和蠕动减弱,腹腔及盆底肌肉乏力,肛门内、外括约肌功能减弱,胃结肠反射减弱,直肠敏感性下降等均易引起便秘。同时,由于老年人肠平滑肌、膈肌、腹直肌及肛提肌收缩无力,致使排便反射减弱,排便困难。粪便在结肠内停留时间过久,经肠道细菌的分解作用,产生大量对人体有害的物质,被肠壁吸收进入血液循环,不仅会引起局部及全身不适,还会诱发心血管系统及胃肠道并发症的发生,而严重影响老年人的生活质量。

【护理评估】

(一)健康史

通过询问大便的频率、性状、自觉症状及收集相关疾病、用药、饮食习惯、生活方式等方面的资料,评估便秘产生的原因及严重程度。

1. 评估老年人是否患有导致或加重便秘的疾病　如炎性肠病、肿瘤、疝、直肠脱垂等,此类病变导致功能性出口梗阻而引起排便障碍;肛裂、痔或肛周脓肿等肛门疾病;阿尔茨海默病、脑血管疾病、帕金森病等神经精神问题;糖尿病、甲状腺功能减退、低钾或高钙血症等内分泌代谢疾病等。

2. 询问老年人有无使用引起便秘的药物　如阿片类镇痛药、抗胆碱药、神经节阻滞药、镇静药、抗抑郁药、利尿剂、抗惊厥药、抗高血压药、抗帕金森病药或过量使用泻药等。

3. 了解老年人的饮食习惯　①是否有膳食纤维摄入不足情况。日常生活中动物性食物摄入多,谷类食物、膳食纤维的摄入量减少,使得肠道蠕动缓慢、排便不畅而造成便秘。②是否有喜食辛辣食物、饮水量不足、偏食等不良的饮食行为。

4. 了解老年人的生活方式　是否有久坐不动、缺乏运动、生活起居无规律、没有养成良好的排便习惯等问题,排便是否需借助药物。

(二)临床表现

1. 局部表现　可有腹胀、腹痛、食欲不振、恶心、骶尾部或臀部酸胀感,触诊腹部较硬实且紧张,有时可触及包块。肛诊可触及粪块。直肠指检可排除直肠、肛门疾病。

2. 全身症状　表现为头晕、头痛、乏力、坐卧不安等。

3. 并发症　①粪便嵌塞:便秘最常见的并发症是粪便嵌塞,粪便持久滞留堆积在直肠内,坚硬不能排出。②粪性溃疡:粪块的滞留、粪石的嵌塞,可刺激结肠黏膜而成溃疡,易发生在直肠、乙状结肠,其次为横结肠,又称为"宿便性溃疡"。③大便失禁:持续便秘形成了粪块的阻塞,由于粪块不能继续运行,上段肠管内的静止粪便被肠管内微生物液化为粪水,这些粪水通过阻塞粪块而流到直肠末端,加之肛门内、外括约肌的舒缩功能下降,缺乏灵敏的调节,致使粪液从肛门流出,造成大便失禁。④直肠脱垂:轻度者仅发生在排便时,还可自行还纳;患病日久,可造成肠黏膜糜烂、溃疡出血、黏液渗出,肛门功能失调。⑤用力排便还可诱发脑卒中,甚至导致猝死。

（三）辅助检查

为了排除结肠、直肠病变及肛门狭窄等情况,可视情况选择以下辅助检查:结肠镜、直肠镜、钡剂灌肠、直肠肛门压力测定和球囊排出试验等。

也可通过血液检查确定有无糖尿病、甲状腺功能减退、低钾及高钙血症。

（四）心理社会状况

评估老年人是否因长期便秘而引起抑郁、焦虑等心理问题。了解家属对老年人便秘的认识,有无设法解决老年人便秘的措施。

【主要护理诊断/问题】

1. 便秘　与老化、活动减少、不合理饮食、药物不良反应等有关。

2. 焦虑　与患者担心便秘并发症及其预后有关。

3. 舒适度减弱　与排便时间延长、排便困难、便后无舒畅感等有关。

4. 知识缺乏　缺乏合理饮食、健康生活方式及缓解便秘方法等相关知识。

【主要护理措施】

老年人便秘的护理应针对引起便秘的原因进行。护理的总体目标是:①患者便秘缓解或消失。②患者形成良好习惯,定时排便。③患者掌握便秘护理知识,能描述引起便秘的原因;保证每日富含纤维素食物和水分的摄入;坚持每日活动锻炼,预防便秘。

（一）排便护理

1. 指导老年人养成良好的排便习惯　①定时排便,早餐后或临睡前按时蹲厕,培养便意;有便意则立即排便;排便时取坐位,勿用力过猛;注意力集中,避免便时看书看报。②勿长期服用泻药,防止药物依赖性的发生。③餐后60 min内,食物进入胃、十二指肠,易引起胃-结肠反射和十二指肠-结肠反射,可在此时训练患者排便习惯。④勿用力排便。

2. 指导使用辅助器　为体质虚弱的老年人提供坐便椅或在老年人面前放置椅背,提供排便坐姿的依托,减轻排便不适感,并保证安全。

3. 人工取便法　老年便秘者易发生粪便嵌塞,当无法自行排出时,需采取人工取便法。向患者解释清楚,嘱患者左侧卧位,戴手套,用涂上皂液的示指伸入肛门,慢慢将粪便掏出,取便完毕清洁肛门。

4. 排便注意事项　指导患者勿忽视任何一次便意,尽量不留宿便;注意排便技巧,如身体前倾,心情放松,先深呼吸,后闭住声门,向肛门部位用力等。

（二）一般护理

1. 调整饮食结构　饮食调整是治疗便秘的基础。①多饮水:如无限制饮水的疾病,则应保证每天的饮水量在2 000~2 500 mL。清晨空腹饮一杯温开水,以刺激肠蠕动。②摄取足够的膳食纤维:指导老年人酌情添加粗制面粉、玉米粉、豆制品、芹菜及韭菜等,适当多吃带馅面食,如水饺、馄饨、包子等,有利于保证更全面的营养,同时膳食纤维亲水性强,可使食物残渣膨胀,从而刺激肠蠕动,使粪便软化易于排泄,可以预防便秘。③适当进食产气食物及维生素 B 丰富的食物:如白薯、香蕉、生蒜、生葱、木耳、银耳、黄豆、玉米及瘦肉等,利用其发酵产气,促进肠蠕动。④增加润滑肠道的食物:对体重正常、血脂不高、无糖尿病的患者,可清晨空腹饮一杯蜂蜜水等;烹饪时用植物油,植物油不仅有润肠作用,还能在肠内分解产生脂肪酸利于排便。⑤少饮浓茶或含咖啡因的饮料,禁食生冷、辛辣及煎炸刺激性食物。老年患者一般胃肠功能较差,体质弱,因此要加强饮食的调理。

2. 调整生活方式　无严重慢性疾病的老年人可每天坚持锻炼,改变静止的生活方式,每天保持 30～60 min 活动时间,如散步、太极拳、做操等。卧床或坐轮椅的老年人可通过转动身体、挥动手臂等方式进行锻炼。同时养成在固定时间(早晨或饭后)排便的习惯。轻量舒适的运动有助于改善局部血液循环,促进食物代谢,减少食物滞留,从而达到改善患者排便情况,预防便秘的目的。

3. 满足老年人私人空间需求　房间内居住两人以上者,可在床单位间设置屏风或窗帘,便于老年人的排泄等需要。照顾老年人排泄时,只协助其无力完成部分,不要一直在旁守候,以免老年人紧张而影响排便,更不要催促,以免令其精神紧张、不愿麻烦照顾者而憋便。保证良好的排便环境,便器应清洁而温暖。

(三) 用药护理

1. 口服泻药　原则是指导患者勿长期服用泻药,防止药物依赖性的发生。①宜用液状石蜡、麻仁丸等作用温和的药物,适用于年老体弱、高血压、心力衰竭、动脉瘤、痔、疝、肛瘘等患者。②必要时根据医嘱使用大黄、番泻叶、酚酞片等刺激性泻药,由于作用强,易引起剧烈腹泻,尽量少用,并在使用过程中注意观察。③指导患者避免长期服用泻药,长期服用泻药可能造成依赖性,减弱肠道自行排便功能而加重便秘;同时还可能造成蛋白质、铁和维生素的损失,从而导致营养缺乏症。

2. 外用简易通便剂　老年患者常用简易通便剂(如开塞露、甘油栓、肥皂栓等),经肛门插入使用,通过刺激肠蠕动,软化粪便,达到通便效果。此方法简单有效,易教会患者及家属掌握。

3. 灌肠法　严重便秘者必要时给予灌肠。可遵医嘱选用“1,2,3”溶液(50% 硫酸镁 30 mL、甘油 60 mL、温开水 90 mL)、植物油或肥皂水,行小量不保留灌肠。

(四) 心理护理

耐心听取患者的倾诉,讲解便秘出现的原因,使其认识到不良情绪对便秘的影响。及时发现并解决问题,增加患者治疗信心。鼓励患者参加集体活动,提高其家庭支持和社会支持水平。

(五) 健康指导

1. 知识宣教　向患者家属讲解造成便秘的可能原因及预防措施。

2. 生活指导　鼓励老年人养成定时排便的习惯,指导患者在晨起或早餐前排便,即使无便意,也要坚持蹲厕 3～5 min,或用餐后 1 h 如厕;排便时注意力集中,不要看书、听音乐等;纠正不良饮食习惯,多食粗纤维含量高的食物,多饮水;高血压、冠心病、脑卒中患者应避免用力排便,若排便困难,要及时告知医务人员,采取相应措施,以免发生意外;正确使用轻泻药。

3. 适当运动和锻炼　①适当参加体育锻炼,如散步、慢跑、太极拳等;②避免久坐久卧;③腹部按摩,取仰卧位,用手掌从右下腹开始顺时针按摩;④收腹运动和肛提肌运动,收缩腹部与肛门肌肉 10 s 后放松,重复训练数次,以提高排便辅助肌的收缩力,增强排便能力。

(李悦玮)

第八节　营养不良患者的护理

【疾病概述】

营养不良(malnutrition)是指营养的不充足状态,以摄入不充足的食物、食欲差、体质消瘦、体重下降,不能满足机体能量与蛋白质所需为特征的营养低下状态。随着年龄的增长,老年人生理功能减退,代谢水平下降及生活自理能力降低,导致老年人营养需求和摄入之间失衡,增加了老年人患病和营养不良的风险。

老年人营养不良已成为一个全球性的问题。我国 8 个省随机选择的家庭数据分析显示,≥60 岁的参与者有 8.5% 表现为消瘦(BMI≤18.5kg/m²);在欧洲和美国北部,老年护理机构中老年人营养不良的患病率高达 25% 以上,医院中的老年人高达 35% 以上;日本老年人营养状况调查中发现,19.9% 处于营养不良状态。营养不良可能是疾病的原因,还会导致免疫功能低下,增加疾病的致残、致死率,降低老年人的生活质量。因此,重视老年人的营养筛查和评估,加强老年人对营养的认识刻不容缓。

【护理评估】

(一)健康史

1. 进食情况　询问老年人近期的进食情况,有无口腔健康不良(包括牙齿脱落和咬肌退化),有无味觉、嗅觉改变,食欲和饮食习惯,是否存在需要禁食或不能经胃肠道摄食的疾病或因素。

2. 疾病及相关因素　目前是否患有代谢亢进性疾病、消耗性疾病或吸收不良性疾病;是否患有影响独立进食能力的疾病,如关节炎或帕金森病等;近期或既往有无消化道系统手术史、严重创伤等;是否因智力、视力、听力、运动耐力等减退,而致进食量减少;有无抑郁症状、情绪变化影响食欲;是否正在服用引起食欲减退或恶心的药物,如排钾类利尿药、抗生素等。

3. 常用人体指标测量

(1) 体重:测量一定时期内体重的增减是观察营养状态的常用方法。体重测量应于清晨、空腹、排便、排尿后,着单衣裤测量。

(2) 体重指数(body mass index,BMI):BMI= 体重(kg)/ 身高(m)²,我国成年人 BMI 的正常范围为 18.5 ~ 23.9 kg/m²,BMI < 18.5 kg/m² 为消瘦,24 kg/m²≤BMI≤27.9 kg/m² 为超重,BMI≥28 kg/m² 为肥胖。

(二)临床表现

临床上根据蛋白质及能量缺乏情况将营养不良分为三种类型。

1. 消瘦型　以能量缺乏为主,伴有蛋白质不足,表现为体重下降,明显消瘦,皮下脂肪减少,皮肤干燥无光泽、弹性差,头发干枯,低血压。

2. 水肿型　以蛋白质缺乏为主,主要表现为压凹性水肿,皮下脂肪不减,体重下降不明显,头发干枯,肌张力低下。血浆总蛋白和白蛋白明显降低。

3. 混合型 蛋白质和热量的摄入均缺乏,体重下降又有水肿症状。

(三)辅助检查

评估老年患者的营养状况是营养护理、治疗和饮食教育的第一步,也是考察营养治疗效果的一种方法。20世纪90年代,Guigoz等创立和发展了专门评价老年人营养状况的微型营养评价法(mini-nutritional assessment,MNA)。2001年,Rubenstein等将MNA量表进一步简化,对其中18项条目的相关内容与评定结果进行logistic相关分析,得到6条相关性很强的条目组成最简便的微型营养评价法简表(MNA-SF)(表6-3)。

表6-3 微型营养评价法简表（MNA-SF）

指标	分值			
近3个月体重丢失	>3kg 0分	不知道 1分	1~3kg 2分	无 3分
BMI(kg/m^2)	<19 0分	19~21 1分	21~23 2分	>23 3分
近3个月有应激或急性疾病	否 0分	是 2分		
活动能力	卧床 0分	能活动,但不愿意 1分	外出活动 2分	
精神疾病	严重痴呆、抑郁 0分	轻度痴呆 1分	没有 2分	
近3个月有食欲减退,消化不良,咀嚼、吞咽困难等	食欲严重减退 0分	食欲轻度减退 1分	无这些症状 2分	

注:以上计分满分为14分。分值12~14分,提示营养状况良好;分值8~11分,提示营养不良风险;分值0~7分,提示营养不良。

(四)心理社会状况

老年人因生理、原发疾病及孤寂、贫困、丧偶等因素的影响,易产生许多负性情绪(如焦虑、抑郁、紧张、悲哀等),这种情绪应激导致胃肠功能失调,进而引起食欲不振,即使勉强进食亦会吸收不良,使营养状况越来越差。

【主要护理诊断/问题】

1. 营养失调:低于机体需要量 与食物摄入不足或营养需要增加有关。

2. 活动无耐力 与营养不良有关。

3. 健康维护能力低下 与营养知识缺乏和活动能力减弱有关。

【主要护理措施】

(一)一般护理

1. 饮食指导 牙齿不好的老年人,应尽快安装合适的义齿或多做炖汤、菜泥等营养丰富的食物,针对胃肠功能减退,应选择容易吸收的食物。植物性食物一般较容易消化,在肉类方面,鸡肉和鱼肉最适合老年人消化。在食物的烹调加工方面,要注意适合老年人消化系统的特点,色、香、味俱全,同时采用多种烹调方式或变换食谱以增加生活的乐趣,从而促进老年人的食欲。为预防便秘,首推膳食纤维,还可多食苹果、香蕉、猕猴桃等富含果胶的食物。注意少量多餐的原则。

2. 控制原发病 对原发病所致的营养不良,应积极治疗原发病,以阻断恶性循环,增强患者的免疫力。在积极治疗原发病的同时,适当增加水、纤维素、钙、维生素和微量元素的摄入,减少胆固醇、饱和脂肪酸、反式脂肪酸的摄入。

3. 定期测试相关指标 如体重、血浆总蛋白和白蛋白等。

4. 营养支持的基本指征 当患者出现下列情况之一时,应提供营养支持:①近期体重下降大于正常体重的 10%。②血浆白蛋白 < 30 g/L。③连续 7 天以上不能正常进食。④已明确为营养不良。⑤具有营养不良危险或可能发生手术并发症的高危患者。

（二）用药护理

某些药物可影响或减少一些营养素的吸收利用,影响老年人的全身营养状况,因此,在治疗疾病时,应避免长期使用这些药物,适当加大富含这类营养素的食物的摄入。

（三）心理调适

给患者讲解营养不良出现的原因,鼓励其积极配合治疗。鼓励老年人参加有益的社交活动,调节情绪,使其保持心情愉悦。进餐时室内环境保持清洁。尽可能让老年人与家人一起用餐或集体进餐。

（四）健康指导

1. 食品的选择与烹制 选购的食品必须新鲜、清洁。食品不宜在冰箱内长期存放,如口感食物味淡,可在用餐时蘸醋或酱油。羹汤类食品能增加与味蕾的接触,亦有利于提高食欲。通过对老年人的健康教育,提高其对膳食营养与健康重要性的认识,自觉纠正不良的膳食习惯,提高自我保护意识。

2. 指导适度的活动 根据老年人的体力和年龄,适度锻炼。两餐间可在室内或户外进行活动,改善情绪,达到增进食欲的目的。

（李悦玮）

第九节 压疮患者的护理

【疾病概述】

压疮（pressure sore）又称压力性溃疡（pressure ulcer,PU）,系指皮肤或皮下软组织的局部损伤,通常位于骨凸处或与器械设备有关。老年人是压疮的高发人群,调查显示,70% 以上压疮出现在 70 岁以上的老年人。这与老年人长期卧床或坐轮椅、机体老化及抵抗力下降等有关。美国有 10%～20% 的老年患者在入院时或住院期间发生压疮,护理机构的压疮患病率高达 23%。我国家庭长期卧床患者的压疮发生率高达 20%～50%。压疮会加重患者机体的损伤,延缓病情的康复,导致患者住院日数增长,医疗花费增高。住院老年患者合并压疮往往会出现不良预后,如有感染或败血症,其病死率甚至超过 50%。

（一）压疮的原因

1. 外在因素　导致患者压疮的外在因素中，压力是最主要的危险因素，其次是剪切力、摩擦力，以及潮湿等。

（1）压力：持续压力会造成局部缺血，引起周边血管扩张反应。皮肤受到持续压力70 mmHg达2 h，就会出现不可逆的改变，而皮肤若长期持续受到较低的压力，所产生的伤害要大于高压在短时间内所造成的伤害。

（2）剪切力：是一种对于骨凸处所产生的平行拉力，以骶、尾骨为例，当剪切力产生时，会造成表皮的牵拉，皮下组织和比较深层的血管也会受到牵拉，使该处血液循环减少，依次造成肌肉层、皮下组织最后是表皮的缺血反应。

（3）摩擦力：表皮的角质会因为摩擦脱去，造成表皮间起水疱和皮肤受伤。在皮肤上制造摩擦力会加速压疮的产生，因此要搬移处在压疮高危险的患者时，应该将之抬起以减少摩擦的产生。

（4）潮湿：潮湿的发生常是因为患者大小便失禁，潮湿会浸润皮肤组织，造成局部皮肤水肿，使得上皮组织更容易受到损伤。

2. 内在因素　造成压疮的内在因素较多，老年人特别容易发生。主要为软组织对机械力的耐受性差，如患者合并有较多的基础疾病（如营养不良、内分泌紊乱、感染、组织缺氧、贫血等），均能造成软组织对机械力的耐受减弱，尤其是长期卧床并合并较多基础疾病的老年患者，更易出现压疮。此外，精神或神经系统疾病导致感知低下，不能避免压迫，也容易出现压疮。

（二）压疮的可能机制

压力压迫软组织后通过一系列病理生理过程造成皮肤及软组织的损伤，可能与以下4种机制有关。

1. 毛细血管阻塞缺血学说　软组织及皮肤受压后，局部毛细血管阻塞导致细胞缺血、缺氧，长时间缺血、缺氧易造成细胞坏死及相关细胞代谢产物的堆积，从而引起内皮细胞通透性增加，导致组织间渗出、严重的炎症反应及表皮剥脱。

2. 再灌注学说　受压后组织及细胞缺血、缺氧，去除压力后，血液再灌注后氧自由基及细胞内钙超载导致细胞二次损伤。

3. 淋巴系统功能受损学说　外部压力压迫淋巴管，使淋巴回流受阻，同时代谢产物不能循环，导致组织细胞坏死。

4. 组织细胞机械变形学说　压力可直接作用于组织及细胞，使细胞破裂及组织破损，导致不可逆损伤。

【护理评估】

（一）健康史

1. 评估老年人的局部皮肤状态，有无压红、破溃。

2. 评估老年人有无承受压力、剪切力和摩擦力，有无受到潮湿和高、低温的刺激等外在危险因素。

3. 评估老年人有无营养不良、高热、昏迷、自主活动障碍或限制活动、感觉障碍、大小便失禁等内在危险因素。

（二）临床表现

1. 压疮的分期　美国国家压疮咨询委员会（NPUAP, 2016）对压疮的分期标准如下：

1 期：皮肤无破溃，皮肤出现指压不变白的红斑。受压部位可能有疼痛、坚硬，相比周围正常组织微暖或微凉。皮肤颜色变化不包括紫色改变，可能提示深部组织压疮。

2 期：部分皮层缺损伴真皮层外露，伤口粉色或红色、湿润，也可表现为完整或破损的浆液性水疱。脂肪及深部组织没有外露，也没有肉芽组织、腐肉或焦痂。

3 期：皮肤全层损伤，可观及皮下脂肪的暴露，有坏死组织形成，可能存在潜行腔隙或窦道，但没有筋膜、肌肉、肌腱、韧带、软骨或骨的外露。

4 期：皮肤全层缺损，伴有骨、肌肉及肌腱的暴露，伤口可观及坏死组织及焦痂，常常有潜行的腔隙及窦道，局部也可有腐肉或焦痂。

此外，不可分期的压疮是指损伤程度不明的全层皮肤和组织受损，但其创面被腐肉及焦痂样皮肤覆盖，需要清除腐肉及痂皮方能确定压疮分期；深部组织压疮是指皮肤完整或不完整，局部呈现持续指压不变白的深红色、栗色、紫色，或表皮分离后可见黑色创基或充血的水疱。疼痛和温度改变往往早于皮肤颜色变化。如果可见坏死组织、皮下组织、肉芽组织、筋膜、肌肉或其他深层组织，那么就是皮肤全层的压疮（不可分期、3 或 4 期）。此种损伤不能用于描述血管性、创伤性、神经性或皮肤病相关性的创面。

2. 压疮易发部位　由于体位不同，压疮的易发生部位也不同。仰卧位时，易发部位从下向上分别为足跟、骶尾、肩胛冈和枕骨等；侧卧位时，易发部位从下向上分别为踝骨内、外侧，膝关节内、外侧，髋骨和肩部等；俯卧位时，易发部位从下向上分别为足趾、膝盖、肋骨、锁骨及下颌；坐位时，易发部位为坐骨结节、骶尾部等。

3. 老年压疮分类与特征　根据原因不同，可将老年人压疮分为 4 类：①普通压迫性压疮：由局部受压缺血所致，愈合时间较短。②动脉硬化性压疮：因血管硬化、狭窄影响了血液供应所致，不易愈合。③临终前压疮：因机体全身衰竭所致，极难愈合。④混合性压疮：各种原因综合所致，临床最常见。

老年人压疮有以下特点：①临床症状不典型：在出现发热或低体温、红细胞沉降率加快、神志改变时，应警惕压疮合并感染的可能。②易继发感染：易发生受损局部及周围的感染，严重者可致脓毒血症。③愈合困难：混合性压疮受多因素影响，加上本身营养状况差、免疫功能减退，因此愈合极难。

（三）辅助检查

血常规检查有无贫血或白细胞、中性粒细胞计数升高，红细胞沉降率有无加快等。

使用评估量表对压疮的危险因素进行评估，压疮危险评估工具主要包括 Braden 量表、Norton 量表和 Waterlow 量表。

1. Braden 压疮危险评估量表　美国 Braden 和 Bergstrom 制定的 Braden 量表包含感觉、活动力、移动力、营养状况、潮湿状况、摩擦力和剪切力 6 个因素（表 6-4）。每个因素分为 4 个分值等级，最高分为 23 分，最低分为 6 分，分数越低表示压疮的风险越大。轻度危险为 15～18 分，中度危险为 13～14 分，高度危险为 10～12 分，高重危险为 9 分及以下。

表 6-4　Braden 压疮危险评估量表

因素	1 分	2 分	3 分	4 分
感觉	完全受限	非常受限	轻度受限	没有改变
活动力	卧床	局限于轮椅	偶尔行走	经常行走
移动力	完全不能	严重受限	轻度受限	不受限
营养状况	非常差	不足	充足	极佳
潮湿状况	持久潮湿	经常潮湿	偶尔浸湿	很少浸湿
摩擦力和剪切力	有问题	有潜在问题	无明显问题	
总分				

2. Norton 压疮危险评估量表　包括身体状况、精神状况、活动能力、移动能力和失禁情况 5 个条目（表 6-5）。每项 1~4 分，得分越高，危险越小。分值为 15~19 分可能发生压疮，12~14 分有发生压疮的高危险，<12 分属高危组。适用于评估老年患者。

表 6-5　Norton 压疮危险评估量表

因素	1 分	2 分	3 分	4 分
身体状况	极差	不好	一般	好
精神状况	反应迟钝	不合逻辑	无动于衷	思维敏捷
活动能力	卧床	坐轮椅	在别人帮助下可走动	可走动
移动能力	不能活动	非常受限	轻微受限	行动自如
失禁情况	大小便失禁	一般情况下尿失禁	偶尔失禁	无失禁
总分				

3. Waterlow 压疮风险评估量表　包括性别、年龄、皮肤类型、体重指数（BMI）、运动能力、食欲/饮食、失禁情况、组织营养不良、神经功能障碍、大手术或创伤及药物治疗 11 个条目（表 6-6）。评估总得分 <10 分者为无危险，≥10 分者为危险：10~14 分为轻度危险，15~19 分为高度危险，≥20 分为极度危险。适用于评估老年患者。

表 6-6　Waterlow 压疮风险评估量表

项目	具体内容及分值	分值
性别	A 男（1 分）B 女（2 分）	
年龄	A 14~49 岁（1 分），B 50~64 岁（2 分），C 65~74 岁（3 分）， D 75~80 岁（4 分），E >81 岁（5 分）	
皮肤类型	A 健康（0 分），B 薄如纸（1 分），C 干燥（1 分），D 水肿（1 分）， E 潮湿（1 分），F 颜色异常（2 分），G 破溃（3 分）	
BMI/（kg/m²）	20~24.9：一般（0 分），25~29.9：高于一般（1 分），>30：肥胖（2 分）， <20：低于一般（3 分）	

续表

项目	具体内容及分值	分值
运动能力	A 完全自如（0分），B 躁动不安（1分），C 冷漠（2分）， D 限制（3分），E 卧床（4分），F 轮椅（5分）	
食欲／饮食	A 正常（0），B 差（1分），C 鼻饲（2分），D 流质（2分）， E 禁食（3分），F 厌食（3分）	
失禁情况	A 完全控制／导尿（0分），B 尿失禁（1分），C 大便失禁（2分）， D 大、小便失禁（3分）	
组织营养不良	A 恶病质（8分）；B 贫血：血红蛋白＜80 g/L（2分）； C 吸烟（1分）；D 外周血管病（5分）；E 单器官衰竭（5）； F 多器官衰竭（8分）	
神经功能障碍	A 运动／感觉缺陷（4~6分），B 糖尿病（4~6分），C 截瘫（4~6分）， D 心脑血管疾病（4~6分）	
大手术或创伤	A 整形外科／脊柱（5分），B 手术时间＞2 h（5分）， C 手术时间＞6 h（8分）	
药物治疗	长期大剂量类固醇／细胞毒性药物／抗生素（4分）	
		总得分

（四）心理社会状况

1. 评估老年人出现压疮后的情绪反应　老年人压疮发生后一般不易愈合，可引起烦躁、焦虑等各种不良的情绪反应。

2. 评估老年患者及其家人对压疮的认识　老年人发生压疮与自身及照顾者缺乏相关知识，对压疮危险性认识不足和护理不到位有关。

【主要护理诊断／问题】

1. 组织完整性受损　与局部组织受压及缺血有关。
2. 有感染的危险　与营养不良、抵抗力下降有关。
3. 知识缺乏　缺乏压疮的预防及护理知识。

【主要护理措施】

对长期卧床及患有各种慢性疾病的老年人需采取必要措施以预防压疮的发生，对已经出现压疮的老年人应根据分期合理处置。

（一）积极预防压疮

首先应积极治疗导致老年人营养不良和抵抗力下降的原发病，同时密切观察皮肤的变化情况，在此基础上，可采取以下有针对性的措施。

1. 压疮风险评估　对出现高热、消瘦或肥胖、昏迷或躁动、疼痛、大小便失禁、使用支架或石膏等老年人，应特别注意压疮的评估。以耳郭、枕部、肩部、肘部、骶尾部、髋部、膝部、足跟为重点部位，注意检查局部皮肤弹性、颜色、温度变化；有无压红，压红消退时间，水疱、破溃、感染等皮肤状态；以及感觉障碍、活动功能障碍、意识丧失、肢体固定或束缚等情况。

2. 营养支持　对有发生压疮危险的老年人应重视营养的作用，提供高热量、高蛋白质、高纤维素、高矿物质且易消化吸收的软食。对不能进食者,可鼻饲营养液;对胃肠疾病患者,可静脉补充营养。因为微量元素锌对加快伤口愈合和提高机体免疫力有效,所以可通过摄入瘦肉、鸡、鱼、豆类、海产品等适当补充锌。

3. 减压预防

(1) 局部减压:是预防压疮的常见手段。局部减压主要是借助减压工具,对患者压疮高危部位进行局部减压。临床上常用的局部减压工具较多,包括水凝胶垫、茶叶垫、水垫和凉垫等。

(2) 全身减压:主要是采用全身减压的工具,对压疮高危患者实施全身性减压护理。全身减压工具包括电动充气式床垫、非电力驱动减压床垫下的静态空气床垫、喷气式床垫、水床垫等。

(3) 翻身预防:采用间歇性接触压力的方式,可以有效改善患者皮肤长时间接触床垫的现象,从而降低压疮的发生率。可根据患者压疮危险评估结果,为患者制订合理的翻身方案。高危老年患者应定时翻身,减少受压时间,自己不能活动的老年人由护士或照护者给予被动的变换体位,每 2 h 左右翻一次身,对皮肤压红长时间不消退者,应增加翻身次数。侧卧时,为使皮肤承受压力最小,应采用 30° 侧卧位。避免将床头抬高大于 30°,因会增加剪力的发生。

4. 减少局部刺激　温水清洗皮肤,保持皮肤清洁干燥;保持床单位平整无皱;变换体位时抬起轻放,避免用力拖、拉、推等;肛周涂保护膜,防止大便刺激;及时清理大小便、汗液。骨凸处皮肤使用透明贴或减压贴局部保护。

5. 防止损伤　感觉障碍者慎用热水袋或冰袋,防止烫伤或冻伤。

(二) 分期处置压疮

1 期:先立即解除压迫,使患处架空,防止局部继续受压。局部皮肤用透明贴或减压贴保护。增加翻身次数,切忌按摩受压变红的软组织。

2 期:避免受损皮肤的继续受压。如皮肤尚未破损,可用聚乙烯薄膜保护;如水疱较大,可先在无菌操作下抽出疱内液体,用生理盐水清洗创面,再用水胶体敷料覆盖受损的创面,保持伤口湿润,促进上皮组织修复。也有研究认为,碘可减轻疼痛,收敛创面,并刺激生长。不宜用各种刺激性消毒液清洗伤口,以免损伤组织细胞。

3 期:先通过清创术去除坏死组织和焦痂,再用生理盐水敷料、吸收敷料、藻酸钙敷料或液态保护剂等覆盖创面,在保证无细菌侵入的情况下,保持创面生理环境,促进肉芽组织生长。

4 期:清除坏死组织,可采用外科手术或选用清创胶 + 渗液吸收贴,达到清创、吸收渗出液的作用。①首先清除窦道内渗出物及坏死组织,对窦道进行冲洗。②创面鲜红且较深时,选用藻酸盐填充条 + 渗液吸收贴或溃疡糊 + 渗液吸收贴覆盖伤口,以促进肉芽组织生长。③创面鲜红、表浅时,使用溃疡糊 + 渗液吸收贴或透明贴,以促进肉芽组织生长和上皮爬行。

(三) 心理护理

老年压疮患者常因自理能力下降,被照顾时没有隐私,压疮创面的异味等产生自卑心理。有些老年患者会因丧失行动能力,出现悲观厌世的心理。应对患者耐心讲解病情及治疗方案,介绍以往治愈病例,增加患者战胜疾病的信心,并做好家属的心理疏导。鼓励老年人通过看电视、听音乐、下棋等各种方法调节情绪,从而增进食欲,提高抵抗力,积极防治压疮。

（四）健康教育

1. **知识宣教** 向患者及其家属介绍压疮发生的原因及发生后的危害,认识积极预防的重要性。

2. **压疮防治** 指导家属及陪护人员保持卧床患者的床单平整、清洁,避免推、拉患者,至少 2 h 为患者翻身一次,减少骨凸处长期受压;尽可能提前使用保护性用具(如气垫、贴膜等),以减轻皮肤局部压力,预防压疮发生;选择合适的产品,促进压疮的预防和愈合;给予破损的皮肤定时换药;鼓励功能障碍患者尽早进行功能锻炼,恢复自理。

3. **心理辅导** 获取各方面的有用信息以增强患者对压疮的认识,以积极的方式应对压疮所造成的身心改变,提高依从性,促进康复。

（贾守梅）

第十节 睡眠障碍患者的护理

【疾病概述】

（一）睡眠概述

睡眠是人类生命活动的一种生理现象,是中枢神经系统内产生的一个主动性抑制过程,呈周期性与觉醒交替出现。大脑皮质的神经细胞因不断地工作而疲劳时,睡眠能保护大脑皮质细胞,使其免于衰竭和破坏,同时又使精神和体力得到恢复。人类每日需要睡眠的时间,随年龄、性格、个体健康状况、劳动强度、营养条件、工作环境的不同而有所差异,并随着年龄的增长而逐渐减少。新生儿每日睡眠时间约需要 20 h;儿童为 12~14 h;成年人为 7~8 h;老年人因生理功能的衰退,所需睡眠时间相对较少。

睡眠过程可根据脑电图(electroencephalogram,EEG)的变化,分为非快速眼动睡眠(non-rapid eye movement sleep,NREMS)和快速眼动睡眠(rapid eye movement sleep,REMS)两个基本类型,其中非快速眼动睡眠又可分为 4 期:入睡期、浅睡期、熟睡期和深睡期。正常睡眠应以精神和体力的恢复为标准,如果睡后疲劳消失,头脑清晰,精力充沛,无论时间长短都属于正常睡眠。如果正常睡眠的启动和调节过程发生障碍,就会产生各种睡眠障碍。睡眠质量不好会导致个体出现烦躁、精神委靡、食欲减退、疲乏无力,甚至发生疾病。

（二）睡眠障碍

睡眠障碍是指各种躯体因素和心理社会因素引起的睡眠和觉醒障碍,包括失眠、睡眠觉醒节律紊乱、睡眠呼吸暂停综合征和其他异常睡眠。国外一项超过 9 000 人的研究报道,有42% 的老年人存在入睡和睡眠维持困难。我国学者对全国 22 个省的老年人研究显示,老年人有睡眠障碍者占 49.9%。另一项国内 meta 分析结果显示,我国 60 岁以上的老年人群失眠患病率为 47.2%。

睡眠障碍的原因和机制尚不十分明确,可能与下列因素密切相关。

1. **躯体因素** 全身性不适症状,如饥饿、疲劳、疼痛、瘙痒;呼吸系统的疾病症状,如咳嗽、喘等;循环系统的疾病症状,如心悸、胸闷等;内分泌及代谢性的疾病症状,如夜尿、盗汗等;消化系统的疾病症状,如呕吐、腹泻等,都会影响到个体睡眠状况。老年人的躯体疾病大部分都会影响到其睡眠质量。

2. 心理因素 遭遇各种生活事件,如亲人离异、个人损失等心理应激因素;不良情绪,如焦虑、紧张、愤怒等均可造成各种睡眠障碍。另外,具有某些人格特征的个体更容易出现各种睡眠障碍,如具有抑郁、焦虑倾向和敏感多疑个性特征的个体易出现失眠症状。

3. 精神疾病 每一种精神疾病都可以与睡眠觉醒节律相联系,各类精神疾病大多伴有睡眠障碍,失眠往往是精神症状的一部分。

4. 环境因素 环境嘈杂、居住拥挤、声音光线等刺激影响,更换睡眠场所,生活规律改变等,均是诱发各种睡眠障碍尤其是失眠的重要因素。

5. 药物和食物因素 酒精、咖啡、浓茶、中枢兴奋药,以及药物依赖和戒断症状等也会影响到个体睡眠。

【护理评估】

(一)健康史

对睡眠障碍患者的评估应包括睡眠状况,以及可能的影响因素。

1. 评估患者睡眠形态和睡眠质量,如是否存在入睡困难、早醒、再次入睡难易度及次日精神状况,每夜总睡眠时间,有无多梦或常有噩梦等。

2. 评估患者有无慢性躯体疾病,以及患者的服药情况。

3. 评估患者在心理上有无担心、不安、焦虑、紧张、害怕、悲伤、愤怒、兴奋等情绪因素,或者遇到配偶离世、搬家等重大生活事件。

4. 评估患者工作性质和生活方式情况,有无吸烟、饮酒、咖啡、中枢兴奋药等嗜好。

(二)临床表现

老年人较为常见的睡眠障碍为失眠、睡眠觉醒节律紊乱、睡眠呼吸暂停综合征和下肢不宁综合征等。

1. 失眠(insomnia) 是一种对睡眠的质和(或)量持续相当长时间的不满意状况,是最常见的睡眠障碍。它可以是单独的一种疾病,也可以是其他疾病的临床表现之一,如果没有明显的发病原因,即称为原发性失眠。

失眠的临床表现主要为入睡困难,睡眠不深,易惊醒,自觉多梦,早醒,醒后不易再睡,醒后感到疲乏或缺乏清醒感,以及白天困倦。其中,患者最常见的主述是难以入睡,其次是早醒和维持睡眠困难,如经常醒转,多梦,醒后不易再睡等。患者常因失眠感到身心交瘁、困倦、焦虑、抑郁、易激惹和对自身的过分关注,严重者导致工作或学习效率下降,甚至影响社会功能。患者由此产生对失眠的恐惧和对失眠所致后果的过分担心,导致就寝时紧张、焦虑,无法入睡,这种"失眠—焦虑—失眠"心理可形成恶性循环,从而导致失眠症状的持续存在,久治不愈。部分患者还可有睡眠感丧失。

2. 睡眠觉醒节律紊乱(sleep-wake rhythm disorder) 是指个体睡眠觉醒节律与所在环境的社会要求和大多数人所遵循的节律不符,导致对睡眠质量的持续不满意状况,个体对此有忧虑或恐惧心理,并引起精神活动效率下降,妨碍社会功能。个体表现为在主要的睡眠时段失眠而在应该清醒的时段出现嗜睡。

3. 睡眠呼吸暂停综合征(sleep apnea syndrome,SAS) 是一种在睡眠过程中发生呼吸间歇性中断超过 10 s 以上,造成呼吸暂时中止的现象。可能与呼吸道阻塞、咽部结构塌陷、低血氧、高碳酸血症、睡眠剥夺有关。患者主诉白天睡眠过多、睡醒后头痛、记忆力下降、注意力下降、打鼾声音大、睡醒后感到呼吸困难、呼吸道阻塞、喘息等症状。由于换气量不足,造成血液中的二氧化碳浓度增加,从而刺激延髓的化学感受器,促使患者醒转,醒来后有不安及疲倦感。睡眠呼吸暂停现象常会导致夜间的突然死亡或引起心绞痛、心肌梗死、脑卒中等情况,阿尔茨海默病患者也经常有睡眠呼吸暂停的症状。

4. 下肢不宁综合征(restless leg syndrome,RLS)　与高龄、家族史、尿毒症或缺铁等有关,病因不明。患者如同在床上奔跑,导致下肢无法休息,这种持续的腿部不自主运动症状,常伴随着感觉异常、躁动不安等,发生在上肢的情形较少见,症状通常在肢体静止时恶化,在肢体活动时反而会缓解,发作时间在傍晚或夜间入睡前最明显。会导致患者失眠、夜间烦躁不安及全身不适的症状。

(三) 辅助检查

1. 客观测量方法　是指观察及测量睡眠情形及实验室方面的检查,包括腕动记录仪、多导睡眠图、睡眠循环交替模式和非快速眼动脑波频率光谱分析等。

(1) 腕动记录仪(actigraphy):是一种形状类似手表的仪器,需 24 h 戴在手腕上的移动侦测器,连续记录 1~2 周睡眠情形,可了解老年人何时睡眠、何时清醒,进而了解其睡眠周期和睡眠形态,可与睡眠日志一同评估。

(2) 多导睡眠图(polysomnography,PSG):此项测量检查包含心电图、脑电图、眼电图、肌电图、鼻部和口腔的呼吸气流、呼吸肌肉的活动、动脉血氧饱和度等多项检查,记录整晚的睡眠情况,是目前最客观、有效的测量方法之一。临床检查睡眠呼吸暂停综合征常采用多导睡眠图结合咽喉镜等检查。

(3) 睡眠循环交替模式(cyclic alternating pattern,CAP):此项检查是测量非快速眼动睡眠状态的觉醒规律,通常觉醒的节律可以是自发性或因为外界对感官刺激所引起,可作为在睡眠周期中操控觉醒的一种机制。

(4) 非快速眼动脑波频率光谱分析(NREM EEG frequency spectral analysis,NREFSA)仪:分析睡眠周期中非快速眼动睡眠的脑波图形的一种仪器,可用来测量睡眠周期的深度,作为测量睡眠质量的重要数据。

2. 主观测量方法　是指让老年人表达其睡眠的感受经验,如睡眠日志、匹兹堡睡眠质量指数、睡眠观察者量表和视觉模拟评分法等。

(1) 睡眠日志:是临床上最常使用的方法,由 Monk 等于 1994 年研发,以图示或表格的方式让老年人每天记录其睡眠的情形,及有无影响睡眠的活动,通常填写持续 2 周的夜间睡眠及白天情形。

(2) 匹兹堡睡眠质量指数(Pittsburgh sleep quality index,PSQI):由匹兹堡大学 Buysse 等于 1989 年发表,用于评估个体过去 1 个月的睡眠习惯及睡眠质量。PSQI 的内容包括主观睡眠品质、睡眠潜伏时间、睡眠效率、睡眠总时数、睡眠障碍、使用安眠药和日间活动障碍共 7 项内容,总分为 0~21 分,分数越高表示其睡眠质量越差:总分>5 分表示睡眠质量欠佳,总分 ≤5 分表示睡眠质量良好。

(3) 睡眠观察者量表(sleep observer scale,SOS):用来观察老年人睡眠的行为,采用四级计分,若总分≥5 分,表示老年人的睡眠会影响其健康、安全及生活质量。

(4) 视觉模拟评分法(visual analogue scale,VAS):为一条 10 cm 左右的量尺,表示老年人对睡眠质量的满意程度,分数越高代表其对睡眠质量满意程度越高,通常可用来询问及收集老年人对睡眠的感受体验。

（四）心理社会状况

1. 患者是否因睡眠障碍出现了异常焦虑或紧张,如害怕失眠的不利影响。

2. 患者对睡眠形态改变的态度和认知。

【主要护理诊断 / 问题】

1. 睡眠形态紊乱　与躯体不适、社会心理因素刺激、焦虑、睡眠环境改变及药物影响等有关。

2. 疲乏　与失眠、异常睡眠引起的不适状态有关。

3. 焦虑　与睡眠形态紊乱有关。

【主要护理措施】

通过各种护理措施,帮助老年人认识睡眠障碍,纠正不良睡眠习惯,重建规律、有质量的睡眠模式。

（一）消除诱因

对于躯体疾病因素导致的睡眠障碍,需要进行疾病的治疗和护理。对于由于心理因素导致的睡眠障碍,护理重点在于建立良好信任的护患关系,加强护患间的理解和沟通,了解患者深层次的心理问题,并运用支持性心理护理,帮助患者认识心理刺激、不良情绪对睡眠的影响,使患者学会自行调节情绪,积极应对不良的心理因素,消除睡眠障碍的诱因。

（二）改变不正确的睡眠认知

用认知重建帮助有睡眠障碍的老年人改变不正确的睡眠认知,以降低患者对睡眠的担心与害怕。如失眠患者往往存在失眠—焦虑—失眠的恶性循环,对此可使用认知疗法,帮助患者了解睡眠的基本知识,引导其以正确态度对待失眠,消除对失眠的顾虑(如害怕睡不好导致次日精神差而影响工作效率等),解除心理负担,纠正恶性循环状态。

（三）重建规律的睡眠模式

1. 刺激控制训练　主要是帮助失眠者减少与睡眠无关的行为和建立规律性睡眠觉醒节律的手段。具体方法为要求患者做到以下几点:把床当做睡眠的专用场所;感到想睡觉才上床,而不是一累就上床;不在床上从事与睡眠无关的活动,如看书等;无法再入睡(无睡眠20 min 后)时立刻起床到另一房间,直到睡意袭来再回到床上;无论夜间睡眠质量如何,都必须按时起床;避免白天睡觉。

2. 睡眠定量疗法　失眠患者常常在床上待很长时间,希望能弥补睡眠,但结果往往是适得其反。睡眠定量疗法的主要目的是教导失眠者减少在床上的非睡眠时间,限制待在床上的时间,而增加有效的入睡时间,提高患者的睡眠效率。具体方法为:如果患者每晚在床上的时间是 9 h,但实际睡眠时间为 5.5 h,即通过推迟上床或提前起床来减少患者在床上的时间至 5.5 h,然后将患者上床睡眠的时间每周增加 15 min,每日早晨固定时间起床,以保证在床上的时间至少有 85% ~ 90% 用于睡眠。该方法的代价是睡眠时间相对减少,需要对患者进行随访。

3. 放松疗法　是目前临床上最常使用的非药物治疗失眠的方法之一,具体方法有很多种,如渐进性肌肉放松疗法、冥想法和静坐法等。

（四）其他睡眠干预技术

1. 运动疗法　规律运动可有效增加老年人深度睡眠的时间(如第三及第四期非快速眼动睡眠时间),并减少快速眼动睡眠时间,以提高睡眠效果。如步行、慢跑、气功、太极拳等都可以很好地帮助改善睡眠。

2. 光疗法　即给予一定强度(7 000~12 000 Lux)和适当时间的光照,以改变睡眠觉醒节律,对于老年人的睡眠问题、日夜睡眠节律紊乱问题等都有明显的改善效果。

（五）用药指导

目前临床上镇静催眠药分为苯二氮䓬类(benzodiazepine,BZD)和非苯二氮䓬类(non-benzodiazepine,non-BZD)两类药物。此外,抗抑郁药、抗焦虑药等也可作为辅助治疗失眠的药物。由于老年人肝、肾功能减弱,导致镇静催眠药在体内代谢速率较慢,药效发挥作用的时间较成年人缓慢,药物作用时间也延长,随意服用药物可能会导致肝、肾衰竭,产生药物耐受性及依赖性,因此,老年人使用镇静催眠药需注意以下事项。

1. 选择药物的种类和剂量应考虑老年人的个体性,并评估其有无其他肝、肾疾病等因素,用药期间要定期检查肝、肾功能。

2. 从低剂量开始用药,大多从一般成年人剂量的1/2开始用药,然后再逐渐增加剂量,以短效药物为主,以避免影响老年人白天的精神及意识状态。

3. 短期、间断用药,每周2~4次,连续用药不超过3~4周。

4. 缓慢停药,突然停药会出现撤药反应,尤其是半衰期较短的药物比半衰期较长的药物撤药反应出现得更快、更严重。

5. 不可与其他的镇静药、镇痛药、抗精神病药、抗组胺药、乙醇合并使用,以免引起药物过量。

6. 因镇静催眠药可引起呼吸抑制,有慢性肺功能障碍的老年人应慎用。

（六）健康教育

1. 生活规律　维持规律的睡眠作息时间,每日按时上床入睡及在固定时间起床,养成良好的生活习惯。

2. 劳逸结合　老年人适当进行体力活动或于睡前活动30 min可帮助睡眠。白天多在户外活动,接受太阳光照。

3. 保持睡前情绪稳定　睡前2 h避免易兴奋的活动,如看紧张刺激的电影、电视、书或报纸,以及长久谈话、进食等,避免饮用浓茶、咖啡及巧克力、可乐等兴奋性饮料,使情绪平静,以利睡眠。

4. 营造适宜睡眠环境　睡眠环境应安静,空气新鲜,温度及湿度适宜,光线强度适合,避免光线过亮或直射脸部,避免噪声干扰,选择合适的寝具,如选择合适的床,床垫应软硬适中等。

5. 使用诱导放松方法　患者可学习有意识地使用诱导放松的方法,控制自身的心理生理活动,降低唤醒水平,包括腹式呼吸、肌肉松弛法和听音乐等。

（贾守梅）

第十一节　疼痛患者的护理

【疾病概述】

疼痛(pain)是由感觉刺激而产生的一种生理、心理反应及情感上的不愉快体验。国际疼痛研究学会(International Association for the Study of Pain,IASP,1979)将疼痛定义为:疼痛是一种不愉快的感觉和实际的或潜在的组织损伤所引起的情感经历,或是就这一损伤所作的陈述。2016 年 Williams 和 Craig 进一步提出,疼痛是一种痛苦的体验,与包括感觉、情感、认知和社会组成部分的实际或潜在的组织损伤有关。疼痛既是一种生理现象,也是一种心理社会现象;它既伴随现有的或潜在的组织损伤,还伴有情绪的感受和认知及社会层面的反应。

疼痛是老年人晚年生活中经常存在的一种症状。风湿热、关节炎、骨质疏松症、骨折、胃炎、溃疡病、带状疱疹、糖尿病、冠心病、脑卒中和癌症等许多疾病都可以诱发或导致老年人疼痛的发生。老年人最常见的疼痛原因是肌肉骨骼疾病,尤其是骨关节炎。此外,癌症也是老年人疼痛的常见原因之一。其他如带状疱疹、外周动脉粥样硬化等都可引起特异性疼痛。研究发现,65 岁以上老年人有 80% ~ 85% 患有一种以上易诱发疼痛的疾病,因此老年人各种疼痛的发病率高,25% ~ 50% 的老年人有各种疼痛,我国老年人慢性疼痛患病率达 60.2%。疼痛不仅严重影响了老年人的生活质量,而且增加了社会负担。

【护理评估】

(一)健康史

1. 了解疼痛病史　详细评估疼痛的部位、性质、开始时间、持续时间和强度,加强或缓解疼痛的因素。询问目前正在使用哪些药物治疗,疼痛对饮食、睡眠和日常生活的影响等。

2. 评估疼痛的原因　详细了解原有疾病的发生、发展情况,如外伤及手术史、骨关节病、脊柱疾病、带状疱疹、动脉粥样硬化、偏头痛和肿瘤等。仔细询问疼痛部位,特别注意观察其范围是否与神经支配一致,多数疼痛性疾病,疼痛部位就是病变的所在位置。还应注意疼痛的起始情况,如有无外伤,外伤时的体位及部位等,对判断起病原因及部位有重要意义。

3. 评估疼痛的诱发因素　疼痛的出现或加重往往有明显的诱发条件及因素。如脊柱部位病变可因咳嗽、用力大便、憋气时间过长而致肢体放射性疼痛,韧带损伤及炎症性疼痛可因体位改变而压痛加重或压痛点更明显。此外,疼痛作为机体对各种伤害刺激后产生的一种主观感受,其产生不仅与组织损伤及疾病有关,而且很大程度上还受心理、社会等因素的影响,因此需要评估疼痛相关的心理社会因素,如焦虑、抑郁情绪等。

(二)临床表现

疼痛是临床上最常见的症状,涉及临床各科疾病,可发生于身体任何部位。疼痛的分类有多种,常根据症状来区别不同的疼痛。

1. 疼痛的分类　根据起病缓急和持续时间将疼痛分为急性疼痛和慢性疼痛。①急性疼痛:有明确的开始时间,持续时间较短,往往不超过 3 个月(国际疼痛分类研究会,1986 年),常由于组织损伤所引起,如伤口疼痛、骨折疼痛、烧伤痛、牙痛、一般头痛等,采用常用止痛方法有效。②慢性疼痛:常以急性疼痛开始,但疼痛不随治疗及时间的延长而减弱,疼痛持续时间 3 个月以上,常由于各种生理、病理、心理等多种因素的影响使疼痛复杂化,疼痛可以是轻微的或严重的,持续的或间歇性的,如肌痛、关节痛、偏头痛及癌症、挤压伤、撕裂伤或炎症等所致疼痛,临床上较难控制。慢性疼痛常伴发持久的苦恼、失眠、易激惹,甚至丧失工作能力等。

根据发病机制可将疼痛分为躯体疼痛、内脏疼痛和神经性疼痛。①躯体疼痛:源自皮肤或骨筋膜或深部组织的疼痛,定位比较明确,性质为钝痛或剧痛。②内脏疼痛:源自脏器的浸润、压迫或牵拉,疼痛位置较深且定位不清,可伴牵拉痛,以腹腔脏器的炎症性疾病较为多见。③神经性疼痛:常见于疱疹后神经痛、糖尿病性周围神经病、椎管狭窄、三叉神经痛、脑卒中后疼痛等,性质为放射样烧灼痛,常伴有局部感觉异常。此外,还可按疼痛的程度分为微痛、轻痛和剧痛等。

2. 疼痛的性质　疼痛是一种主观感受,患者特别是老年人常对疼痛表述不清,或找不到恰当的词来形容,但是疼痛的性质对诊断具有重要的意义。例如,软组织内血肿、脓肿、外伤后水肿常为局部胀痛或跳痛;酸痛多为肌肉组织的功能性疼痛;神经根或神经干受压常引起肢体放射痛;肿瘤疼痛多呈部位固定、持续性且逐渐加重;风湿痛多为游走性;神经痛为阵发性剧痛,如三叉神经痛等;血管痉挛性疼痛常有明显的间歇期,并与诱发因素有关等。

3. 疼痛的伴随症状　每种疼痛性疾病都有各自的伴随症状。如老年人关节疼痛伴有肿胀、晨僵者,多为类风湿关节炎;感染性疾病引起的疼痛多伴有发热;剧烈疼痛时还常伴有烦躁不安、心率增快、呼吸加快等症状;头痛多伴头晕、恶心、呕吐;腰痛伴泌尿、生殖系统症状;颈痛伴肢体麻木、眩晕等。

4. 老年人疼痛的特点　①老年人持续性疼痛的发生率高于普通人群。②骨骼肌疼痛的发生率较高。③疼痛程度较重。④因疼痛而导致的功能障碍与生活行为受限等症状明显增加。

(三) 辅助检查

1. 体格检查及实验室检查　根据疼痛原因及部位选择辅助检查,如检测心率、血压,影像学检查(X 线、CT、MRI、造影等),以及实验室检查,如皮肤电活动、肌电图、皮质诱发电位、血浆皮质激素、神经肽类变化等,强调神经系统及基础疾病的检查。

2. 疼痛测量工具　评估疼痛强度、疼痛行为,以及其他疼痛方面等。

(1) 疼痛强度测量:临床上常用于测量患者疼痛的方法有数字分级评分法(NRS)、视觉模拟评分法(VAS)和语言分级评分法(VRS)(表 6-1)。① NRS:要求被测试者将疼痛的感受用 0 ~ 10 之间的整数表达,即从"0"表示"无痛"到逐渐加重的"10"为"最剧烈的疼痛"。② VAS:采用 10 cm 长的直线,两端分别表示"无痛"和"最痛",被测试者根据其疼痛的感受在直线上相应的部位做记号,测量记号与"无痛"端间的距离即为疼痛强度评分,是目前常用且简单的方法之一。③ VRS:采用分级评分法,将对疼痛的感受分为"无痛""轻微疼痛""中度疼痛""重度疼痛"及"极度(不可忍受的)疼痛"。

表 6-1　疼痛强度评价工具

NRS	0	1	2	3	4	5	6	7	8	9	10
	无痛										最剧烈的疼痛

VAS	
	无痛　　　　　　　　　　　　　　　　　　　　　　　最痛

VRS	0	无痛
	1	轻微疼痛
	2	中度疼痛
	3	重度疼痛
	4	极度疼痛

（2）疼痛行为测量：通过对患者一些行为和举止表现间接评估疼痛的程度。该方法适用于婴儿、缺乏言语表达的儿童、成年人及老年人。疼痛行为测量主要包括躯体行为、功能损害及疼痛表情测量等，如面部表情测量法、疼痛日记评分法等。① Wong-Baker 面部表情疼痛分级评分法（faces pain rating scale，FRS）：采用 6 种表情脸谱从微笑、悲伤、痛苦至哭泣来表达疼痛的强度，简单，形象，易于掌握，适用于急性疼痛患者、老年人、儿童、文化程度低者、表达能力丧失者及认知功能障碍者的疼痛评定。②疼痛日记评分法（pain diary scale，PDS）：由患者及其家属或护士记录每天各时间段（每 4 h 或 2 h 或 1 h 或 0.5 h）与疼痛有关的活动方式，使用的药物名称和剂量。此方法简单，真实，可靠，便于比较及发现患者的疼痛与生活方式、疼痛与药物用量之间的关系等。

（3）疼痛问卷：有多个着重不同方面的疼痛测量工具，如 Turk 和 Rudy（1987）发展了包括心理社会行为内容的疼痛多轴评估表（multiaxial assessment of pain，MAP）、McGill 疼痛问卷（McGill pain questionnaire，MPQ）、疼痛自我效能问卷（pain self-efficacy questionnaire，PSEQ）等。

（四）心理社会状况

1. 了解患者情绪和治疗疾病的信心　疼痛不仅影响老年患者的活动、睡眠、食欲，而且影响其治疗疾病的信心。疼痛严重且持续时间长，往往会导致患者丧失治愈的信心，产生抑郁、恐惧情绪甚至自杀念头。疼痛可以是精神障碍患者的主诉，它本身也可以引起患者的精神障碍。负性心理活动，如沮丧、恐惧、焦虑、失望等可使人的痛阈降低；而积极的心理活动，如愉快、高兴等可提高痛阈。

2. 评估患者的社会功能　评估疼痛对老年患者日常生活的影响，患者有无社会适应能力下降，家庭支持系统是否良好等。

【主要护理诊断／问题】

1. 急性疼痛／慢性疼痛　与组织损伤、反射性肌肉痉挛、骨骼肌疾病、血管疾病、糖尿病和感染等有关。

2. 焦虑　与疼痛引起的紧张、担心治疗预后等有关。

3. 抑郁　与长期慢性疼痛而对治疗丧失信心等有关。

4. 舒适度减弱　与疼痛有关。

5. 睡眠形态紊乱　与疼痛有关。

【主要护理措施】

（一）疼痛评估

对老年患者应注意多方面评估疼痛，如疼痛强度、时间、部位、特点、伴随症状、缓解疼痛的方式及疼痛影响等；密切观察疼痛的动态变化，如疼痛部位改变、疼痛加剧等，都需要随时进行再次评估，如疼痛强度突然增加或突然消失，应及时报告医师，警惕病情加重。仔细询问病史，了解疼痛的原因，认真检查体温、脉搏、呼吸、血压等生命体征及意识状态并做记录，并与以前情况进行对比；注意随时观察患者的心理、精神状态。

（二）镇痛护理

1. 药物镇痛护理　药物治疗是疼痛治疗最基本、最常用的方法。疼痛治疗药物主要包括非甾体抗炎药、麻醉性镇痛药、抗抑郁药、抗焦虑药和镇静催眠药。①非甾体抗炎药：适用于短期治疗炎症关节疾病（痛风）和急性风湿性疾病（风湿性关节炎），对乙酰氨基酚（泰诺林）是用于缓解轻至中度肌肉骨骼疼痛的首选药物。②阿片类药物：如吗啡、哌替啶、芬太尼等,适用于急性疼痛和恶性肿瘤引起的疼痛。该类药物对老年人的止痛效果好,但会引起老年人恶心、呕吐、呼吸抑制、便秘和成瘾等,应减量且慎重使用,用药过程中注意观察和处理。③抗抑郁药:该类药物具有镇痛作用,可用于治疗各种慢性疼痛。④其他药物:曲马多主要用于中等程度的各种急性疼痛和手术后疼痛,由于其对呼吸抑制作用弱,适用于老年人的镇痛。药物止痛的治疗原则是使患者充分止痛并调整剂量使其恰到好处。在选择用药时首先要明确诊断,以免因镇痛而掩盖病情,造成误诊,如急腹症。其次,要明确疼痛的病因、性质、部位以及对镇痛药的反应,选择有效的镇痛药或者联合用药,以达到满意的治疗效果。

老年人多以慢性疼痛为主,止痛时最好选择长效缓释剂,对于慢性疼痛不建议使用按需给药方案,否则会导致病情加重,疼痛控制不满意,患者出现情绪波动,对此类患者应长期规则给药,而非疼痛发作时给药。对于某些疼痛难忍,如癌症、关节炎患者,应给予规律剂量,但有时需追加或调整剂量才能达到效果。如果疾病诊断明确,同时患者能从止痛中获益,可不必过多考虑患者药物依赖问题。由于老年人用药后起效慢、清除慢等特点,用药时要从小剂量开始,逐步调整到有效剂量,及时观察药物的效果,特别注意预防药物的不良反应。

2. 非药物镇痛护理　老年人由于体质变弱,抵抗力下降,容易并发多种疾病,而由于药物不良反应的高发性以及药物配伍问题,在接受治疗特别是使用镇痛类药物时受到较多限制。非药物止痛可减少止痛药物的用量,改善患者的健康状况。常用减轻疼痛的方法包括认知行为疗法、运动锻炼、冷热疗法、光疗法、磁疗法、按摩、放松疗法和音乐疗法等。研究发现,运用认知行为疗法并配合疼痛自我管理,能有效增强老年患者对慢性疼痛的控制。运动锻炼在改善全身状况的同时,可调节情绪,减缓骨质疏松进程,帮助恢复身体平衡,对于缓解慢性疼痛非常有效。此外,还可协助给予神经阻滞疗法、手术疗法等以止痛。

（三）心理护理

疼痛作为一种主观感受,心理社会因素影响较大,护士应主动关心、重视患者的疼痛,认真倾听患者主诉,给予适当安慰,减轻其心理负担。帮助患者生活,满足其需要,使其感到温暖,以减轻焦虑和无助感。同时安抚患者,稳定情绪,激发患者战胜疾病的信心,鼓励自强,消除依赖感,提高患者对疼痛的耐受力。

（四）健康教育

1. 知识宣教　帮助患者认识疾病,了解疾病的性质、病程、疼痛原因、治疗方案。

2. 病情监测　教会患者及家属使用常用的疼痛评估方法,以便调整药物,给予正确、有效的镇痛。嘱咐患者病情变化时,应及早就医,定期复查。

3. 用药指导　指导患者用药的方法和注意事项,不可随便停药、换药、增减药量。老年人常服用心血管药、降血糖药、利尿药及中枢神经系统药物,止痛药物与这些药物合用时,应注意药物的相互作用可能带来的影响。此外,对于长期服用阿片类药物导致的便秘可选用麻仁丸等中药软化粪便。

4. 减轻疼痛方法　指导患者在疼痛时卧床休息,采取舒适体位,尽量深呼吸,分散注意力,保持情绪稳定,以减轻或缓解疼痛。

5. 避免诱因　指导患者避免各种引起疼痛的诱因,如寒冷、潮湿、感染、吹风等,注意肢体保暖。脊柱病变者,避免过多弯腰屈背或搬重物的动作。

（贾守梅）

第十二节　谵妄患者的护理

【疾病概述】

谵妄(delirium)是一种急性脑功能下降,伴一过性广泛性的认知障碍和意识障碍。以急性起病、病程波动、病情发展迅速、注意力改变、认知障碍和意识改变为特征,常伴行为紊乱。谵妄在综合性医院发生率高,尤其多见于重症监护室(ICU)、骨科和老年科,常被误诊和漏诊。老年患者的谵妄发生率特别高,发生率随年龄增长而升高,65岁以上老年人群,年龄每增加1岁,谵妄发生风险增加2%。老年住院患者的谵妄发病率为25%~56%,在ICU患者中可高达80%。

引起谵妄的病因较多,主要包括:①脑器质性病变,如颅内肿瘤、颅内感染、脑血管病变、颅脑外伤和癫痫等。②躯体疾病,如各种感染性疾病、内分泌及代谢障碍、心脏疾病、呼吸疾病、肝疾病和肾疾病等。③药物,如镇静安眠药、苯丙胺等中枢兴奋药、抗精神病药、抗癫痫药、洋地黄类、抗心律失常药、抗高血压药、皮质类固醇、氨茶碱、阿片类药物、吲哚美辛及其他非甾体抗炎药等。

老年患者容易发生谵妄,主要因为:①老年人多有脑器质性病变,如脑血管病、脑细胞萎缩等。②常伴视觉、听觉障碍,接受的感官刺激相对较少。③脑内中枢神经递质乙酰胆碱合成减少。④对药物的耐受性降低。⑤下丘脑-垂体-肾上腺轴所形成的内稳态调节机制减弱。此外,生理、心理、社会应激因素(疾病、手术、乔迁、丧亲等)导致疲劳、失眠、恐惧、紧张、焦虑等也可引起谵妄。

谵妄症状变化大,若治疗及时,多数患者在数小时或1~2周内可缓解;若不能及时控制,病程可达数月;部分患者可因一般情况差或原发疾病恶化而死亡,病死率可达18%~37%。谵妄会使老年住院患者出现严重并发症(如跌倒、压疮等),导致病情恶化,住院时间延长,医疗成本增加,甚至病死率增加等。事实上,谵妄可以被早期识别和预防,通过识别、预防和及时治疗谵妄,可以大大降低患者的病死率,缩短住院时间,改善预后,减少认知功能损害,提高生活质量。

【护理评估】

(一)健康史

1. 了解病史　了解老年患者的年龄、饮酒史、认知功能情况、视力/听力功能、活动能力,谵妄发生的时间、持续时间,评估疾病的严重程度以及加重与缓解的因素。

2. 评估谵妄的危险因素　谵妄是一种累及中枢神经系统的急性脑功能障碍,但致病因素却涉及全身其他各大系统,包括脑器质性病变和躯体疾病等。通常将其危险因素分为易患因素和诱发因素。

(1) 易患因素:①高龄。②认知功能障碍。③合并多种躯体疾病,几乎所有的躯体疾病都可能引起谵妄,尤其是中枢神经系统疾病(如脑卒中、肿瘤、脑积水),急性血管病变(休克、高血压脑病),内分泌病变(甲状腺病变、血糖过低/过高)等。④存在视觉或听觉障碍。⑤活动受限。⑥酗酒。这些因素往往不可逆,易患因素越多,老年人越容易发生谵妄。

(2) 诱发因素:在易患因素的基础上,任何机体内、外环境的紊乱均可促发谵妄,成为诱发因素。①感染,如尿路感染、肺炎、脑炎、脑膜炎和败血症等。②应激,如骨折、外伤、慢性疾病急性加重等。③手术和麻醉。④药物,特别是苯二氮䓬类药、抗胆碱酯酶药、抗精神病药。其他药物如阿片类药、吲哚美辛、利多卡因、苯妥英钠、类固醇药、地高辛、强心药等。⑤缺氧,贫血、呼吸衰竭、心力衰竭、血压过低引起的低氧血症。⑥疼痛。⑦排尿或排便异常,如尿潴留等。⑧急性代谢障碍,如电解质紊乱、脱水、酸碱平衡失调、肝/肾衰竭。⑨营养不良。⑩睡眠障碍。此外,元素缺乏(维生素 B_1 和 B_{12}、叶酸、烟酸缺乏)、重金属中毒(铅、汞、锰、镁中毒)也是谵妄的诱发因素。

(二)临床表现

1. **意识紊乱**　谵妄的核心症状是意识障碍,患者出现神志恍惚,注意力不能集中,以及对周围环境与事物的觉察清晰度降低等。意识障碍的严重程度在 24 h 之内有显著的波动,有昼轻夜重的特点(又称"日落效应")。患者注意力涣散,注意力的指向、集中、持续和转移能力下降。患者多出现时间和地点的定向障碍,严重者还可出现自我定向障碍。

2. **认知障碍**　表现为知觉的鉴别和整合能力下降及思维障碍。患者出现幻觉、错觉及感知综合障碍,以恐怖性的视错觉和视幻觉为常见。思维结构解体,思维不连贯,推理、判断力下降,语言功能障碍,记忆障碍并以瞬间记忆障碍为主,清醒后可出现顺行或逆行性遗忘。

3. **精神运动行为障碍**　分三型:①活跃型:表现为活动过多,兴奋,无目的地走动,甚至冲动、伤人、毁物或自伤,也有部分患者表现为动作刻板或重复动作。②安静型:患者活动减少,嗜睡,警觉性降低,对提问不回答或回答不切题,语言内容零乱,缺乏语法结构,令人费解。③混合型:活跃型和安静型可相互转换。

此外,患者情绪异常也非常突出,包括恐惧、焦虑、抑郁、愤怒、害怕、淡漠和欣快等,并伴有睡眠觉醒节律紊乱等。

(三)辅助检查

1. **实验室检查**　脑电图对谵妄的诊断有参考价值,可呈现弥漫性慢波。此外,可根据患者病情需要,进行相应的辅助检查来明确谵妄的危险因素,如躯体疾病、电解质紊乱、感染、酒精或其他物质依赖等。

2. **谵妄评估工具**　可使用谵妄评估工具来筛查谵妄,评定谵妄的类型和严重程度。常见评估工具有:紊乱评估方法(confusion assessment method,CAM)、紊乱评定量表(confusion rating scale,CRS)、护士谵妄筛查量表(nursing delirium screening scale,Nu–DESC)、Neecham 紊乱量表(Neecham confusion scale)和谵妄评估量表(delirium rating scale,DRS)等。其中紊乱评估方法(CAM)是目前使用最广泛的有效筛查谵妄的工具。

(四)心理社会状况

1. 评估患者发生谵妄前可能受到的心理社会因素刺激,如退休、搬迁、丧亲、丧友等。

2. 评估老年人及其家属对疾病的认知情况,能否积极应对。

3. 特别关注有谵妄史的老年人有无谵妄后恐惧、沮丧、抑郁心理,是否因此出现生活自理能力、社交能力下降等。

【主要护理诊断／问题】

1. **思维过程紊乱**　与认知障碍有关。

2. **自理能力缺陷**　与精神运动障碍有关。

3. **有受伤害的危险**　与谵妄发作时患者易激动,思维及行为紊乱,可能坠床、拔管等有关。

4. **有暴力行为的危险**　与精神运动障碍有关。

【主要护理措施】

（一）危险因素防治

积极治疗原发病,防治各种危险因素是老年谵妄患者最重要的处理措施。①首先应全面评估患者,针对其存在的危险因素,制订和实施个体化的预防方案。②给予支持治疗,包括补充营养和维生素,纠正水、电解质紊乱和酸碱平衡失调等。③及时寻找病因并治疗感染,严格执行医院内感染控制措施,避免不必要的插管或管道长时间留置(如导尿管等)。④尽量减少患者用药种类,避免多种药物合用,避免会引起谵妄症状加重的药物,如苯二氮䓬类药物等。⑤正确评估患者疼痛水平,对任何怀疑有疼痛的患者都要控制疼痛,避免治疗不足或过度治疗。⑥帮助解决可逆的听觉和视觉障碍,向患者提供助听器或老花眼镜。⑦对于睡眠障碍者,保障睡眠环境安静,尽量减少夜间给药和治疗护理活动。

（二）生活护理

患者发生谵妄时,生活不能自理,应在个人卫生、饮食、排泄等方面给予协助。鼓励患者多饮水,若不能保证饮水量,应考虑静脉输液;鼓励进食蔬菜、水果等高纤维素食物,定时排便;症状严重如昏迷者,给予鼻饲或静脉输液保证营养,并注意眼、皮肤和口腔护理,预防压疮、感染等并发症的发生。

（三）休息与活动

安排单人房间,布局简单,室内安静,光线柔和,专人护理,鼓励家属陪伴,增加患者安全感和亲切感。白天鼓励患者参加一些力所能及的活动,活动内容应从简单到复杂,避免卧床过久。鼓励术后患者尽早下床活动,并为患者提供助行器,不能行走者,指导并鼓励其进行床上关节主动运动。

（四）认知干预

在患者能认知的范围内,多与患者交谈新近的活动,回忆当时的时间、地点和人物。用简单的词语提问,鼓励患者回答,从而提高记忆力和思维能力。鼓励患者表达自己的感知,并对患者异常的感知给予解释,消除其心理压力。鼓励患者进行益智活动,如打牌、拼图等。

（五）安全护理

确保患者不离开医护人员的视线,高度警惕某些患者在幻觉、妄想的支配下,发生自伤或跳楼等意外事件。对于精神运动性兴奋突出的患者,允许其用言语表达烦躁不安的情绪。当患者出现兴奋、躁动,有伤害自己或他人的危险时,应遵医嘱使用镇静药(如氟哌啶醇、奋乃静)或其他抗精神病药。

（六）健康教育

1. 知识宣教 对症状较轻或病情好转的患者及其家属进行疾病知识宣教,告知其谵妄的表现、危险因素等,帮助其了解经过治疗后,这些症状会减轻、消失。

2. 先兆症状观察 部分患者可有疲乏、失眠、多梦、易激惹等先兆症状,家属要密切观察,并及时将患者状况告诉医务人员。

3. 饮食原则 患者饮食宜以清淡、易消化食物为主,多饮水,多食新鲜水果、蔬菜,防止便秘。

4. 环境安排 保持室内整洁、安静,灯光柔和,不直接照射,防止噪声干扰,用镇静、温柔的声音与患者或身边的人说话。晚上开一盏光线较弱的灯,因为患者经常会感到混乱而好动、兴奋。

5. 定向力重建　提醒患者时间、地点、日期、季节等,帮助他们保持镇静,重建定向能力。

6. 陪伴与支持　列出家属和好友的清单,大家轮流陪伴患者,减少患者的恐惧感,并在患者兴奋或焦虑时确保其安全。轻轻向患者保证其是安全的,一切都会好起来。在室内放一些熟悉的照片,并播放患者喜欢的轻音乐。

7. 康复锻炼　鼓励患者病情好转后适当活动,生活适当自理,多与人交往,促进日常生活活动能力早日恢复。

(贾守梅)

⊕ 数字课程学习……

⊞ 教学 PPT　　　🗨 简述题和案例题　　　🗒 自测题

第七章　老年常见疾病患者护理

第一节　概　　论

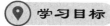 学习目标

识记：

（1）简述老年病的概念和分类。

（2）简述老年常见疾病的病因学特点、临床特点、诊断学和治疗学特点。

理解：

（1）分析老年常见疾病的防治特点。

（2）分析老年人病史采集方面常存在哪些问题。

运用：

能根据老年常见疾病在病因、病理、临床表现、诊断、治疗等方面的特点，更准确地对老年人进行护理评估，提供适宜的护理措施，并提高老年人的治疗依从性。

老年疾病或老年病是指老年人患病率在人群中明显居高的疾病，即指易发生于老年人的疾病。老年病通常包括三类：①原因与老化密切相关的老年病，因老化导致机体生理功能减退而引起的急性疾病，如老年肺炎等感染性疾病。肺炎已成为高龄老年人直接死因的首位，值得重视。②中青年人可发病，但在老年人中患病率明显居高的慢性病，如高血压、冠心病、脑血管病、恶性肿瘤及糖尿病等。该类疾病往往由多因素引起，其发病机制尚未完全清楚，其治疗尚无特异方法，需要从中青年期着手预防。③老年人特有的病症，如阿尔茨海默病、帕金森病、骨质疏松、白内障、钙化性心脏瓣膜病和大小便失禁等。

老年人往往患多种疾病，如果未能早期诊断及恰当地治疗和护理，容易发生各种并发症，过早地丧失日常生活能力，影响生活质量和健康期望寿命。一方面，当今威胁人类生命的冠心病、脑血管病和癌症三大疾病尚未得到突破性进展，故仍在影响我国人均寿命的增长。另一方面，影响老年人生活质量的主要因素不是老化，而是老年常见病，如冠心病、脑血管病、癌症、慢性肺源性心脏病（简称肺心病）、阿尔茨海默病等。虽然老年人与中青年人患同一疾病，其疾病对机体的影响是相同的，但由于老年病是发生在老化的机体，故在患病率、病

因病理、临床表现、诊断、治疗及预后等方面均与中青年不一致。由此,了解老年常见疾病在流行病学、病因学、病理学及在临床表现、诊断、治疗和护理等方面的特点,是做好老年常见疾病护理的前提。

一、流行病学特点

老年流行病学是以老年人群为对象,研究老年常见疾病的分布及其影响因素,并制订预防、控制和消灭这些疾病的策略和措施的科学。主要包括调查老年人群健康状况、常见老年疾病的发病情况、老年人致残和致死原因;制订防治老年疾病的相应规则和措施,为解决老年人预防保健和老年疾病的诊治提供可靠的依据。

流行病学方面研究资料表明,老年常见疾病具有以下特点。

1. 老年常见疾病患病率排序特点 我国老年人前 4 位常见疾病依次为高血压、冠心病、脑血管病和恶性肿瘤。1959 年、1979 年和 1991 年 3 次全国抽样调查高血压的患病率几乎是每 10 年增加 0.5 倍。同时,脑卒中发病率明显上升。1986—1989 年,全国 16 省、市脑卒中人群监测发现,脑卒中平均发病年龄为 60.9 岁,呈现出北高南低(11 ~ 14 倍)的地区分布差异,而高血压则呈南高北低。27 个国家脑卒中发病率排序,我国男性居第 11 位,而女性居第 3 位。老年人患常见癌症以肺、胃、肝、结肠和食管癌为多。近年来,老年人肺癌和肝癌的发病率呈上升趋势。

2. 老年人前四位死因特点 我国部分城市不同年代前四位死因及构成见表 7–1。

表 7–1 我国部分城市不同年代前四位死因及构成（％）

年份	第 1 位	第 2 位	第 3 位	第 4 位
1957	呼吸系统疾病（16.86）	急性传染病（7.93）	肺结核（7.51）	消化系统疾病（7.31）
1963	呼吸系统疾病（12.03）	恶性肿瘤（8.59）	脑血管病（6.87）	肺结核（6.77）
1975	脑血管病（21.61）	心脏病（19.49）	恶性肿瘤（18.84）	呼吸系统疾病（10.75）
1983	心脏病（21.49）	脑血管病（21.36）	恶性肿瘤（20.57）	呼吸系统疾病（8.90）
1990	恶性肿瘤（21.88）	脑血管病（20.83）	心脏病（15.81）	呼吸系统疾病（15.76）
2000	恶性肿瘤（24.38）	脑血管病（21.28）	心脏病（17.74）	呼吸系统疾病（13.29）
2009	恶性肿瘤（27.0）	心脏病（20.77）	脑血管病（20.36）	呼吸系统疾病（10.54）
2015	恶性肿瘤（26.44）	心脏病（21.98）	脑血管病（20.63）	呼吸系统疾病（11.80）
2017	恶性肿瘤（25.97）	心脏病（23.20）	脑血管病（20.52）	呼吸系统疾病（10.98）

近半个世纪以来,呼吸系统疾病和心脏病在死因排位中平稳而略呈下降,但脑血管病一直居于比较高的比例。恶性肿瘤从 20 世纪 70 年代的第 3 位已上升到第 1、2 位,其中恶性肿瘤中的前 5 位死因为肺癌、肝癌、胃癌、食管癌和肠癌。

3. 老年常见疾病危险因素特点 在老年常见疾病中,心脑血管疾病和癌症等均属多因素疾病,病因复杂,易患危险因素多,如不良生活方式、饮食习惯、烟酒嗜好、心理因素和环境因素等,各因素之间相互影响作用大。老年常见疾病的主要致病危险因素见表 7–2。

4. 老年常见疾病的防治特点 老年疾病的防治以减少病残和提高老年人生存质量为目

表 7-2 几种常见老年疾病主要致病危险因素

疾病名称	主要致病危险因素
冠心病	高血压、高血脂、高血糖、吸烟、缺少体力活动、超重、精神紧张
脑卒中	高血压、糖尿病、高血脂、超重、吸烟、酗酒、高盐饮食、精神紧张
癌症	职业毒物、吸烟、不良的膳食结构和生活方式、酗酒、病毒感染
糖尿病	超重、缺乏体力活动、遗传、环境因素
高脂血症	高脂饮食、超重和肥胖、体力活动少
高血压	肥胖、高钠及低蛋白质饮食、饮酒、体力活动减少、精神紧张、遗传

的。针对老年常见疾病分布广泛和病因复杂等特点,在防治上应突出以下几方面。

(1) 注重分级预防:分级预防即针对老年疾病过程中不同阶段的影响因素进行干预,达到减少或延缓疾病发生、控制疾病发展和防止复发或残疾的目的。分级预防主要是三级预防:一级预防为病因预防,强调开展经常性、群众性健康教育,改变不健康的行为和生活方式,加强高危因素的干预,如提倡生活规律、情绪乐观、讲究卫生、参与适当的体力和脑力活动,戒烟限酒,讲究合理营养,不吃过咸、霉变、过度油炸等食物,少食熏制、腌制食物。二级预防即做好老年疾病筛查,做到早发现、早诊断及早治疗。三级预防即加强慢性疾病后期康复,最大限度恢复生活能力,防止复发和减少伤残。

在应对老龄问题对策中,强调要努力做到把健康人群带入人口老龄化社会。是否能把健康人群带进人口老龄化社会,不仅关系到国家和社会的负担,也直接关系到未来我国人口老龄化的整体形象。延长健康期,缩短带病期和伤残期,并尽可能提高老年人的自理能力,是一项长期奋斗的目标。为此,要把促进人群健康作为一项系统工程,从人们的日常生活方式和行为方式入手,加强健康教育和健康干预,开展重点人群预防和疾病的监测,对 40 岁以上人群定期体检,重视老年疾病的预防和康复,提高老年人自我保健能力,减少伤残和依赖。在老年人群健康教育和健康干预中,要注意以下几点:①加强对老年期健康生活的指导,推进各项有益老年期健康的文体活动,发展适合老年人特点的体育运动项目,关注老年人心理健康,帮助老年人确立合理的心理期望值,增强其自我心理调适能力,提倡老年人自强、自立。②加强对老年人膳食结构的指导,发展老年健康食品和保健品,发展为老年人服务的产业,满足老年人对设施、产品和服务的需求。③加强对老年人群的医疗保健,提高老年期的生命质量。从整个人口来看,老年阶段的"顶部"健康主要地还应从"底部"抓起,需要全程的健康保障。关注 21 世纪老年人口的生命质量,更应关注目前的中青年乃至儿童的健康。许多慢性疾病尽管"显形"于老年阶段,实际上起源于中青年时期,是不良的生活习惯和行为方式随岁月不断累加的结果。与药物治疗相比,普及健康教育、强化健康管理、加强人群的自我保健意识和能力以及早期检查、早期诊断更为重要。发达国家已有的成功经验表明,加大对预防的投入、始终贯彻预防为主的方针能有效提高老年人群的生活质量。

(2) 注重改善老年医疗条件

1) 切实采取措施,逐步解决农村老年人口的医疗保障问题:建立医疗保障基金,并在此基础上逐步建立健全的农村医疗保险制度。建立社会互助制度,使农村老年人得到全社会的关注。整合现有卫生资源,调整预防和医疗投入比例,重视城市社区和农村基层医疗卫生投入,开展农村贫困地区的医疗救助工作,加大老年医学基础研究投入。

2) 改革和完善医疗保险制度,提高老年生命质量:目前,我国正在建立的城镇职工基本医疗保险制度标志着一个由国家、单位和个人共同承担责任的初级医疗保险模式正在形成,这种建立在"低水平、广覆盖"原则下的医疗保险制度是我国现阶段社会经济发展水平的产物。其中,对退休职工个人账户的计入金额、个人负担医疗费的比例及个人基本医疗保险费交纳金额等方面给予了一些特殊的照顾。但是,它的基本保险属性决定了在满足老年人群这一健康弱势群体的医疗保健需求方面所能发挥作用的局限性。由于老年人群比其他年龄人群在医疗保健方面有更多的需求,同时老年人群的经济状况与其他年龄人群相比又处于劣势,因此对于过高的医疗保健费用,个人的经济承受能力极其有限。按照与其他人群一致的做法"一刀切",势必导致部分老年人有病不能医或不敢医。我国的社会性质决定了医疗保障必然以公益性和福利性为最主要属性,保障老年人基本医疗需求仍然是国家的责任,是医疗保险服务公平性的重要体现。因此,一方面要逐步建立和完善基本医疗保险制度,并随经济发展相应调整基本医疗保险费率,提高基本医疗保险的保障水平。同时,还应积极发展各种类型的老年补充医疗保险,如对老年人常见的慢性疾病、大病、重病要制定一些特殊政策,给予适当的医疗费用保障。要逐步将社区老年卫生服务纳入职工基本医疗保险支付范畴,保证老年人得到就近、及时、便捷、价廉、质优的医疗保险服务。还应建立城乡医疗救助制度,对特困老年人给予医疗救助,保障其基本医疗需求。由此建立起一个围绕老年人基本医疗需求的,由基本医疗保险、医疗救助和针对慢性疾病、大病的综合医疗保险等所组成的多层次的老年医疗保障体系。根据老年人在医疗保健需求上的特殊性,当社会经济发展到一定阶段,并具备条件时,应当适时把老年护理和临终关怀等内容纳入医疗保险范畴。总之,21世纪老年医疗保险制度的发展,覆盖内容和保障水平要与我国国民经济及社会发展的总体目标和实际发展水平相适应,要与人民生活水平的提高程度保持一致。

3) 发展社区卫生服务:是适应人口老化与疾病模式转变的一项重要措施。社区卫生服务实际上是把原有的医院功能从治疗保健扩大到预防保健和康复,把服务对象从仅针对患者扩大到社区所有人群,这是针对疾病模式转换在医疗服务模式上的相应转变。社区卫生服务主要从事预防、保健、健康教育和常见病、多发病、慢性疾病的治疗和康复,具有有效、经济、方便、综合、连续的特点,适合于老年人的特点和要求。今后主要应从健全机构网络,加强人员队伍建设、素质培训,探索适宜的发展模式入手。要把老年医疗保健纳入社区卫生规划,逐步建立起社区老年医疗保健服务体系。要加强老年医疗保健服务设施建设,按照区域卫生规定原则,充实老年医疗服务、康复、护理和临终关怀等设施,大力发展家庭病床等上门服务,为老年人提供预防、医疗、康复、护理照料等便捷的一体化服务。社区还应逐步建立起老年人口健康档案,进行日常健康监测、健康教育与健康管理。

4) 合理配置卫生资源,加强城镇医药卫生体制改革:与医疗保险制度改革相配合,我国目前正在进行城镇医药卫生体制改革,这是新形势下改进医疗服务质量,充分利用和合理配置有限的医疗服务资源,提高效率,保护和增进人民健康的要求。20世纪70—80年代,我国人口的疾病谱和死因谱由急性传染病和感染性疾病为主转向以慢性非传染性疾病为主,心脑血管病、恶性肿瘤、糖尿病等成为影响人民健康,导致残障、威胁生命的主要疾病,而且患病率有逐年增长的趋势。这些疾病对老年人的健康和生命的威胁尤其显著,是导致老年人口高患病率、高伤残率和高医疗利用率特点的重要因素。人口老化、疾病模式和死因谱的转变使得原有面向急性传染性疾病防治为主的医疗卫生服务体制已难以适应人群医疗保健的新要求,转换医疗服务模式,制定新卫生形势下的预防保健战略是当务之急。

5)重视老年学的教育和科学研究:要做好老年学的普及工作,在医学院校设置老年医学和老年护理专业,在社会科学院校设置社会老年学专业。要加强老年基础医学理论的研究,建立跨学科的老年科学研究中心,特别是老年生物科学研究中心,建立国家老年病医疗研究中心。高新科学技术(包括老年医疗生物用品)要为老龄化服务,以提高老年人的生命质量。

二、病因特点

病因是指在疾病发生中起主要作用的因素。病因的三个要素包括致病因素、宿主(机体)和环境。在老年常见疾病中,大多为慢性疾病,系多因素致病,病因复杂,易患危险因素多。因此,掌握老年疾病病因学特点,才能有效地预防、控制和减少疾病的发生。

1. 感染性疾病特点

(1)革兰阴性杆菌多见:老年人感染性疾病中检出的病原菌46%为革兰阴性杆菌,且多为耐药菌。在血液培养中,以大肠埃希菌最常见,其次为克雷伯杆菌属、变形杆菌及金黄色葡萄球菌。在胆汁培养中,主要为大肠埃希菌和克雷伯杆菌。在脓液及分泌物培养中,以变形杆菌为多,其次为铜绿假单胞菌、金黄色葡萄球菌、肠球菌及大肠埃希菌。不动杆菌属、拟杆菌属、羧状芽孢杆菌属等厌氧菌也成为老年人感染性疾病的致病菌。

(2)病原菌多为条件致病菌:一方面,因抗生素的广泛应用,使感染的致病菌群发生了改变。另一方面,由于寄居于人体皮肤、黏膜、口腔、肠道、泌尿生殖道等部位对机体无损害的正常菌群,在老年人免疫力和机体抵抗力下降的情况下异常大量地繁殖而导致机体致病。

(3)真菌感染多:老年人因频繁或反复使用抗生素、激素、抗代谢类药物,容易发生口腔、肺、肠道等部位的真菌感染。

(4)混合感染多:据某项对老年人感染方面的调查,发现在同一感染处分离出6种致病菌。老年人混合感染多见于老年人呼吸道、胆道、尿路、软组织感染,可以是多种细菌感染,也可以是病毒、细菌及真菌混合感染。

2. 非感染性疾病病因复杂　非感染性疾病包括与老化相关的慢性疾病(如高血压、冠心病、脑血管病、糖尿病等),以及与老化直接相关的疾病(如阿尔茨海默病、白内障等)。该类疾病往往由多因素引起,病因复杂,而且目前尚未完全清楚,治疗上也缺乏特异的治愈措施,对老年人健康威胁较大。

3. 发病易受诱因影响　老年人因组织器官老化,机体对环境的适应和调节能力下降,对任何外界刺激和影响因素的耐受性降低,而使机体容易发病或加重病情变化。如气候寒冷加重慢性阻塞性肺疾病(COPD),过度运动诱发急性心肌梗死,输液速度过快诱发心力衰竭等。

三、病理特点

1. 感染性疾病炎性渗出减少而炎性增生明显　老年人患感染性疾病时,在病理变化方面较中青年有其自身特点:①炎性渗出相对减少:因为老年人局部组织的渗出反应减弱,渗出的蛋白质及中性粒细胞不多。②炎性增生明显:因为老年人发生感染,其炎症过程多呈反复发作,容易转为慢性,表现出组织纤维增生病变,致组织损伤不断加重。

2. 恶性肿瘤生长与扩散相对缓慢 经多项动物实验证明,老龄白鼠较幼龄白鼠恶性肿瘤的生长与扩散缓慢。临床也发现,多数老年人恶性肿瘤(乳腺癌、肺癌、胃癌、结肠癌、前列腺癌等)的生长与扩散较中青年缓慢。其原因尚不清楚,但认为机体免疫系统的老化是抑制肿瘤发生与发展的重要因素。

3. 动脉粥样硬化随增龄而加重 大量研究表明,机体的动脉粥样硬化从未步入老年的较早阶段已经开始,其进展缓慢,但进入老年后,呈现明显随增龄加重的表现,如出现粥样斑块、溃疡、出血、钙化等,易并发血栓形成和动脉瘤。

四、临床特点

老年人由于组织器官功能老化,即使患与中青年同一种疾病,其临床症状和体征也不完全一样,而具有老年疾病的临床特点。

1. 多病共存 据北京市老年人健康状况调研结果显示:老年人慢性疾病的患病率高达91.7%,患有一种慢性疾病的患者占15.2%,患有两种慢性疾病的患者占21.6%,患有三种及以上的老年患者占54.9%。老年人患病多为肿瘤、心脑血管病、糖尿病、老年抑郁症和精神病等慢性疾病。当老年人一个系统发生病变时,将会引起多个系统间相互影响,导致多个系统病变而出现多种疾病。如老年糖尿病患者发生血管病变时,可引起肾病、视网膜病等。在老年人中多系统疾病同时存在的现象很普遍,如一老年人患冠心病、高血压、糖尿病、尿路感染、前列腺增生和胆石症等疾病;也可以是一个器官的多种疾病,如一患心脏病老年人可同时存在冠心病、心脏瓣膜病、肺心病和心脏传导障碍等疾病。因此,老年人即使只发现一种疾病,也应积极查找有无其他异常。

2. 起病缓慢 老年病以慢性病为多,其起病缓慢,在相当长时间内无明显症状,难以确定起病时间,如骨质疏松症、动脉粥样硬化、糖尿病等。因为老年人机体老化及退行性病变,其轻微症状或不适往往不被警觉或不容易被发现,而被误认为是正常老化,如帕金森病,早期动作缓慢、躯体强直等容易被忽略,只有到震颤十分明显才引起重视。

3. 病情变化迅速 老年病尤其是慢性疾病,虽然病情进展缓慢、病程长,但随着疾病的反复发作,对各器官功能的损害逐渐加重,当疾病发展到一定的阶段,器官功能处于衰竭状态,一旦机体受到各种诱因刺激,病情很容易恶化。如慢性支气管炎合并冠心病的患者,发生急性心肌梗死,极容易诱发急性左心衰竭,造成肺淤血及肺部感染,相互影响,形成恶性循环,导致短时间内病情无法控制而抢救无效死亡。因此,对于老年人平常从外表上看来健康状况尚好,其实际是带病生存状态,应努力控制各种慢性疾病的进展,保持病情稳定,避免各种诱发因素,以免无法控制病情迅速发展而影响老年人的寿命。

4. 临床表现不典型 由于老年人对疾病的反应不敏感或反应性降低,即使老年人与中青年人患同一种疾病,其临床表现也不尽相同,出现老年人患病后可能无任何症状或表现出一系列非特异性症状,由此,临床上无法依临床表现来判断是何种疾病。老年人体温调节能力低下,易出现低体温症;另外,老年人患感染发热性疾病后体温升高不如中青年明显,即使严重的感染(如肺炎、尿路感染、败血症等),也可无发热或无局部症状。老年人对冷热刺激不敏感,容易发生冻伤、烫伤等不良事件。

疼痛作为一常见症状,因老年人疼痛阈值明显增高,对疼痛不敏感,部分疾病在中青年中表现典型的而在老年人中无疼痛表现。由此,典型症状的不出现给诊断带来难度,容易造成临床上的漏诊和误诊。如老年人发生急性心肌梗死时无典型的心绞痛或心前区疼痛，可能以腹痛、腹胀等类似急腹症而就诊。另外，老年人心力衰竭可先表现为精神症状、味觉异常、腹胀、腹痛等症状。据统计，有 35% ~ 80% 的老年人心肌梗死无疼痛，而中青年只占 7%；在无症状性消化性溃疡中，老年人也明显多于中青年人；80% 的老年人患腔隙性脑梗死无症状，多经体检才发现；49% 的老年人患腹膜炎无疼痛反应。

5. 发病方式独特　老年人随着增龄其器官系统的老化不断加重，其中老化突出而使其功能减退最突出的部位是脑、心血管、下尿路和骨骼系统，因此，老年人尤其是高龄老年人无论何种疾病发作，常以跌倒、不想活动、精神症状、大小便失禁及生活能力丧失即称为老年病五联征的任何一项或几项均出现而发病。当老年人出现以上五联征的任何症状时，都应给予高度重视和警惕，考虑是否有更严重的疾病存在，如感染性疾病、心力衰竭、脑梗死或甲状腺功能减退等，以免延误诊断和治疗。

五、诊断特点

疾病的诊断是利用医学科学的方法对疾病的临床表现做出辩证逻辑的结论，也就是将问诊、体格检查、实验室以及其他辅助性检查结果，根据医学知识和临床经验，再经过综合、分析、推理，对所获得的有关健康状态和疾病进行本质的判断。老年病诊断同样遵循诊断学方法和原则，但其突出的特点是诊断困难。主要表现如下。

1. 病史采集困难　一方面，由于老年人本身起病隐匿、病程长、多病共存及表现不典型等原因，使老年人难以提供准确的起病时间及典型的症状。另一方面，老年人在认知、记忆和智力等心理学方面的功能减退，而难以清晰地陈述病史或描述突出的症状，甚至无法提供与病史有关的信息，即使询问老年患者的配偶、子女及照顾者，也难以收集到完整而有价值的病史，这给疾病的快速诊断带来了困难。

2. 生理与病理现象难区别　老年人疾病的病理变化与老化造成的组织器官形态、功能等方面的变化难以区别。例如老年人视力减退，一部分是属于老化现象，但也有一部分是伴有多种眼病，不能把老年人视力减退单纯归咎于老化现象。

3. 缺乏老年人检验参考值　目前判断老年人检验结果正常与异常的标准，大多是参考中青年人参考值，对于老年人可能是过严或过松，容易误诊或漏诊。例如尿 17- 羟皮质类固醇在小儿期随年龄增长逐渐增高，至青春期达成年人水平，60 岁以上的老年人较中青年人为低，但无明确的老年人参考标准。即使有些指标有参考值范围，也可能会出现范围过大的情况，如尿素氮为 3.3 ~ 9.9 mmol/L，较中青年人正常参考值上限超出 40%，可能导致将病理性异常判断为生理性正常，而放松对疾病的考虑。

六、治疗特点

老年人或多或少患有一定数目的慢性疾病，慢性疾病一般是难以治愈的，加之随着机体老化，老年医学治疗的目的主要在于尽可能控制病情进展，减轻痛苦，最大限度地恢复正常功能。老年病治疗与所有疾病的治疗一样，主要针对致病因素选择不同的治疗方法或手段，如心理治疗、药物治疗和手术治疗等。与中青年患者相比，对老年患者的治疗有以下特点。

1. 治疗依从性差　治疗依从性是指患者对医嘱执行的程度。良好的依从性是准确执行医嘱和获得有效治疗的保障。可采用问卷、交谈、计算剩余药物以及测定血药浓度等方法来评价依从性。由于评价方法不一,其结果不一,应对依从性结果认真进行分析。对于口服用药依从指数评价,可采用(医嘱已服药片数/处方所开的片数)×100% 来计算,分别以结果>90%、70%~90%、<70% 为依从性好、中、差三个等级来评价。老年人因记忆力差、行动不便、无人照顾、视力及听力减退、药物不良反应不能耐受、药物取用不便等多种原因,而影响治疗的依从性。因此,医护人员应尽量简化治疗计划,减少用药数目和频次,交代清楚用药注意事项,以提高治疗依从性,保障疗效。

2. 药物治疗种类多且不良反应发生多　老年人因为多病共存,联合用药的机会大,药物相互作用发生不良反应的概率也大。因此,老年病的药物治疗应从整体出发,权衡利弊和轻重缓急,抓住主要问题选择治疗方案,尽量减少药物种类,选择不良反应小且发生少的药物,以减少不良反应的发生和达到治疗目的。

3. 手术风险大　老年人因老化和疾病使器官系统功能减退,对手术和麻醉的承受能力明显降低,术后并发症及发生意外的风险增加,手术危险性增大。据统计,老年人手术死亡率较年轻人高2~3倍,并随年龄增长而增大。这主要与急诊手术、术前合并疾病及术后并发症的发生有关。因此对于老年患者,术前应充分评估手术的风险,做好充分的术前准备,尽可能降低手术风险,提高手术安全性。

七、预后特点

预后是指对疾病的进展和结局做出预先的估计。影响疾病预后的因素较多,其中主要包括疾病自然进展过程、病情轻重、病程长短及患者的年龄和健康状况、实施医疗护理措施的干预及其效果等。对预后的描述介于治愈与死亡之间,陈述为病情缓解、复发、迁延、残障、恶化等结局。由于老年患者机体的自然老化降低了其抵抗疾病的能力和医疗的效果,在其预后上具有以下特点。

1. 治愈率低　治愈率是指某种疾病受治患者中治愈的频率。在老年病中,由于大多疾病为慢性终身性疾病,如糖尿病、心脑血管疾病,其病情进展是随增龄而加重,即使采取治疗措施,也只能控制病情,延缓疾病的进展,而不能治愈。一些疾病(如急性胆囊炎)在中青年患者可以治愈,但在老年患者则往往不能治愈而转变成慢性病变。

2. 复发率高　老年人在患有慢性疾病的基础上出现病情加重或合并另一种疾病的现象常反复发生,给老年人的健康和生命造成更大的威胁。如患有高血压、糖尿病、高脂血症等老年患者常可反复发生短暂性脑缺血发作(TIA)以致发生脑梗死,也可能反复发生脑出血,随着复发频次增加其病情越严重,预后越差。

3. 残障发生率高　老年人患多种疾病后,虽然经过治疗病情得到控制,避免了出现病情恶化甚至阻止出现生命危险,但患病后所致功能障碍或丧失等常无法完全恢复而遗留残疾。老年人常见致残性疾病有:①脑血管病:该病的致残率高达86.5%,病程10年以上为11.4%,20年以上为0.9%。表现为瘫痪、失语、意识障碍和智力障碍等。②髋部骨折:如早期处理不当,可能导致行走能力永久丧失。随着全髋关节置换术的开展,其功能残障得到很大的改善。③糖尿病足:如早期处理不当或未引起足够的重视,可导致足坏疽而不得不截肢,造成活动能力的丧失。④帕金森病:所有药物治疗均只能改善患者的生活质量,但不能阻止病情的进展,最终导致患者丧失生活能力。据报道,其致残率为:病程1~5年为25%,6~9年为66%,10~14年为80%。

4. **病情恶化及死亡率高** 老年人由于免疫功能减退和常患有多种基础疾病,在任何诱因的刺激下容易发生感染、水电解质紊乱、多器官功能衰竭等严重并发症,导致病情恶化,给治疗带来更大的难度。如果早期并发症未及时诊断和治疗,可危及生命,造成患者死亡。

死亡率是指受治患者中死亡的频率。据多项统计资料表明,人类死亡率随增龄而升高,死亡高峰在老年人群组。随着人类寿命的不断延长,死亡率的高峰将继续向后推移。引起老年人死亡的主要原因是疾病恶化、意外事故及老化。对我国多次老年人群死因统计资料分析表明,减少老年人心脏病、脑血管病、肿瘤及肺部感染并发症能有效降低老年人的死亡率。

八、护理特点

由于老年患者在病因、病理、临床表现、治疗、诊断及预后方面的特点,在其护理方面也显露出与普通成年人护理不一样的特点。除了第一章第二节中谈到"老年护理学的特点"以外,老年慢性疾病护理方面应注意以下几个特点。

1. **性别与慢性疾病** 由于人类女性相对男性普遍平均寿命稍长且独居者居多的现状,老年女性在经济来源、生理依赖和慢性疾病管理方面的问题更为突出。据美国国家权威机构一大型调查结果表明,心血管疾病、癌症及骨质疏松是引起绝经后妇女死亡、功能障碍及影响生活质量的三大主要健康问题。针对早期预防绝经后妇女的健康问题,有学者提出了激素替代疗法(hormone replacement therapy,HRT),但目前对于该疗法的利弊仍有争议。老年女性相对于老年男性在获取社会支持和帮助方面有明显优势。老年男性自杀及丧偶后再婚的比例相对高于老年女性。据研究发现,在充血性心力衰竭、心脏病发作、肺炎及脑卒中的老年住院患者中,男性老年患者较女性老年患者花费更多的医疗费用,占用更多的高新医疗设备和医疗技术。

2. **疲乏与慢性疾病** 慢性疾病患者伴随疲乏问题很少得到关注。随着老年人年龄的增长,疲乏往往被认为是伴随增龄而出现的一种无意义的表现。但疲乏这一症状在某些疾病中不应被忽视。疲乏常常是抑郁症的表现,它还会涉及机体能量消耗的问题。因此,准确评估疲乏有利于护士指导老年人进行活动和休息。为慢性功能障碍的老年人提供护理照顾时,时间概念是很重要的,通常需要放慢活动节奏,花费更多的时间提供直接护理。

3. **疼痛与慢性疾病** 疼痛会对老年人的机体造成生理上的损害,如果发作频繁还会加重老年人心理上的不适。据研究发现,疼痛和抑郁两者间存在一定的相关性。年龄越大,疼痛与抑郁的相关性越大。因此,临床上也常采用抗抑郁药与镇痛药联合应用。由于疼痛常伴随慢性疾病,因此疼痛管理的问题也是慢性疾病治疗和护理的一个主要问题。

4. **性与慢性疾病** 近年来,由于媒体、学校的宣传和教育,人们的性知识得到了普遍提高。但社会对性仍持保守态度,还存在不少性问题和误传,特别是对于老年慢性疾病患者很少去关心其性生活和对性的情感需要。另一方面,慢性疾病可引发各种与性有关的问题或功能障碍。因此护理老年患者时,不应回避性问题,要尽力营造一个开放、相互接纳和促进交流的环境,注意询问老年人性生活经历,了解其主要愿望,评估老年人用药的疗效,提供促进性生活和心理健康的相关知识和信息。

(黄 金)

第二节　老年呼吸系统常见疾病患者护理

学习目标

识记：

（1）简述老年慢性肺源性心脏病、肺栓塞的概念及主要治疗手段。

（2）简述老年肺炎的特点。

（3）简述老年呼吸衰竭的主要病因。

理解：

（1）分析老年慢性肺源性心脏病的主要病因及防治措施。

（2）分析肺栓塞的临床表现特征与主要护理诊断及护理措施的联系。

（3）分析老年原发性支气管肺癌的主要护理难点。

运用：

（1）运用护理程序对有老年慢性肺源性心脏病、肺栓塞、原发性支气管肺癌、胸腔积液的老年人进行护理评估，确立护理诊断/问题，制订有效的护理计划。

（2）运用适当方法对有呼吸衰竭危险因素的老年人开展健康教育和疾病知识宣教。

一、老年慢性肺源性心脏病

【疾病概述】

慢性肺源性心脏病（chronic pulmonary heart disease）又称阻塞性肺气肿性心脏病，简称肺心病，是排除先天性心脏病和左心病变所致的，由肺、胸廓或肺动脉的慢性病变引起的肺循环阻力增高，导致肺动脉高压和右心室肥大，伴或不伴有右心衰竭的一类心脏病。此病在我国是常见病、多发病。最常见的病因为慢性阻塞性肺疾病（简称慢阻肺），占80%～90%，患病率北方高于南方，农村高于城市，吸烟者高于非吸烟者，且随增龄而升高，老年患者约占同期肺心病的80%。其发病机制主要是反复发作的气道感染和低氧血症，导致一系列的体液因子和肺血管的变化，使肺血管阻力增加，肺动脉血管的结构重塑导致肺循环血流动力学障碍，引起肺动脉高压。右心发挥其代偿功能，以克服肺动脉压升高的阻力而发生右心室肥厚。缺氧和高碳酸血症还可引起其他器官的损害。

肺心病的治疗在急性加重期主要以控制感染，通畅呼吸道，纠正缺氧和二氧化碳潴留为主，同时注意控制心力衰竭及心律失常。缓解期应采取措施增强机体免疫功能，去除诱发因素，减少或避免急性加重期的发生。

【护理评估】

（一）健康史

1. 评估患者的一般状态、生命体征、意识、精神状态、体位、有无发绀及下肢水肿。

2. 询问患者有无支气管、肺及肺血管疾病病史，以及有无咳嗽、咳痰、气促、活动耐力下降等表现，从而判断老年人有无呼吸衰竭或右心衰竭的表现。

3. 评估患者自理能力、活动量及活动后的气促程度，了解相关检查结果和目前用药的情况,判断病情的一般趋势。

4. 评估有无肺性脑病、电解质紊乱及酸碱平衡失调、心律失常、休克等并发症。

(二)临床表现

本病发展缓慢,临床上除原有肺、胸疾病的各种症状和体征外,主要是逐渐出现肺、心功能衰竭以及其他器官损害的征象。按其功能的代偿期与失代偿期进行分述。

1. 肺、心功能代偿期(包括缓解期) 此期主要是慢阻肺的表现。慢性咳嗽、咳痰、气促反复发作,并于活动后加重,继而出现心悸、呼吸困难、乏力和活动耐力下降。体格检查有明显肺气肿体征。

2. 肺、心功能失代偿期(包括急性加重期)

(1)以呼吸衰竭为主要表现:常见诱因是急性呼吸道感染。老年人由于生理性肺功能减退、呼吸肌无力,使得患病后呼吸困难症状尤为明显,患者多采取强迫性高枕卧位或端坐呼吸。

(2)伴或不伴有心力衰竭:多为右心衰竭的表现,如心悸、发绀、颈静脉怒张、下肢水肿等。

3. 并发症

(1)肺性脑病:高碳酸血症可引起白天嗜睡、夜间失眠的反常现象,患者常有表情淡漠、神志恍惚、谵妄等表现,但老年人感觉迟钝,早期症状不典型。

(2)酸碱平衡失调及电解质紊乱。

(3)心律失常:多表现为房性期前收缩及阵发性室上性心动过速。

(4)消化道出血:严重缺氧及 CO_2 潴留引起消化道黏膜水肿、糜烂,形成应激性溃疡而出血,表现为腹胀、恶心、呕吐咖啡色胃内容物,严重者呕血和便血。

(5)休克及弥散性血管内凝血(DIC):休克并不多见。老年人血液黏稠,血流速度慢,加上缺氧、酸中毒、感染、休克、红细胞代偿性增多等因素,而加重血液黏稠度,血流处于高凝状态,极易出现 DIC。当观察到患者出现皮肤、巩膜、内脏有出血倾向时,应高度警惕 DIC 的发生。

(三)实验室及其他检查

1. X 线检查 除肺、胸基础疾病及急性肺部感染的特征外,尚可有肺动脉高压的特征:如右下肺动脉干扩张,其横径≥15 mm;横径与气管横径之比值≥1.07;肺动脉段明显突出或其高度≥3 mm;右心室增大征等。

2. 心电图检查 主要表现为右心室肥大的改变。

3. 超声心动图检查 右心室流出道内径≥30 mm,右心室内径≥20 mm,右心室前壁厚度≥5 mm,右肺动脉内径或肺动脉主干内径以及右心房增大。

4. 血气分析 肺功能失代偿期可出现低氧血症或合并高碳酸血症,如 $PaO_2 < 60$ mmHg、$PaCO_2 > 50$ mmHg,提示有呼吸衰竭。

5. 血液检查 缺氧可使红细胞及血红蛋白升高,全血黏度及血浆黏度可增加;合并感染时,白细胞计数和中性粒细胞增高。并发 DIC 者,血小板计数进行性减少。

6. 其他检查 肺功能检查对早期或缓解期肺心病患者有意义。痰细菌学检查及药物敏感试验可以指导急性加重期肺心病抗生素的选用。

(四)心理社会状况

1. 评估患者及家属对疾病的发生、发展及健康保健知识是否了解,是否存在否认、焦虑、

179

抑郁等心理问题。

2. 评估家庭成员对患者的支持和照顾程度;评估家庭经济状况,患者是否由于经济原因无法按医嘱常规用药等。

【主要护理诊断/问题】

1. 气体交换受损　与低氧血症、二氧化碳潴留、肺循环淤血及不能有效咳嗽有关。

2. 体液过多　与静脉系统淤血导致毛细血管压增高,肾素-血管紧张素-醛固酮系统活性和血管升压素水平升高使水、钠潴留有关。

3. 活动耐力差　与心排血量减少有关。

4. 潜在并发症　肺性脑病。

5. 知识缺乏　缺乏有关肺心病治疗、用药的知识。

【主要护理措施】

1. 休息与活动　在急性期或心肺功能失代偿期应绝对卧床休息,避免探视,保持室内外安静,禁止吸烟,避免各种突发性噪声,减少机体耗氧量及避免情绪波动。代偿期或病情缓解期可鼓励患者适当活动。注意监测患者活动时的心率、呼吸及面色,发现异常立即停止活动。

2. 吸氧　呼吸困难者可抬高床头,取半坐卧位,并给予低流量、低浓度持续给氧。氧浓度宜25%~30%,流量宜1~2 L/min,可经鼻导管持续吸入,必要时通过面罩或呼吸机给氧。同时注意不要随意调节流量大小。氧疗过程中要注意患者生命体征、发绀等情况的变化,定期进行血气分析。

3. 积极控制感染　遵医嘱使用抗生素,观察疗效,及时、有效地控制肺部感染。保持呼吸道通畅,及时清除呼吸道分泌物,鼓励咳痰。对无力排痰者协助患者改变体位,叩击胸部或背部帮助排痰,必要时可考虑使用咳痰器及吸痰处理。

4. 维持水、电解质平衡　准确记录24 h出入水量。及时补充血容量,维持良好的循环状态。补液速度一般以20~30滴/min为宜,补液量不宜过多,以减轻心脏负荷。监测电解质和酸碱平衡情况,特别注意低钾血症的发生。

5. 病情监测　密切观察生命体征及意识状态。注意呼吸频率、节律及深浅的改变,有无发绀;观察有无心悸、胸闷、腹胀、下肢水肿等右心衰竭的表现。发现患者出现头痛、烦躁不安、睡眠紊乱、多汗、精神错乱等肺性脑病症状时,应立即报告医生,同时准备好各种抢救物品,如吸痰器、呼吸机等,随时做好急救准备。

6. 用药护理　肺心病心力衰竭的治疗与其他心脏病心力衰竭的治疗不同,一般在积极控制感染、改善呼吸功能后心力衰竭便能得到改善。无须加用利尿药,但对治疗后无效的病情较重患者可适当选用利尿、强心或血管扩张药。慎用洋地黄类药,以免引起洋地黄中毒。慎用镇静、安眠药,以免诱发或加重肺性脑病。

7. 心理护理　及时提供治疗信息,使患者情绪稳定,积极配合医生治疗。协助患者共同制订康复计划,帮助患者克服悲观情绪。在适当的文体活动中,给予鼓励和赞扬,增强患者战胜疾病的信心。

8. 健康教育

(1) 向患者及家属讲解老年肺心病有关治疗和护理知识,促进其主动参与治疗和护理,增强遵医嘱行为。

(2) 加强饮食营养,宜高热量、高蛋白质、丰富维生素的易消化软食或半流质饮食。

(3) 对有烟、酒嗜好者要劝其戒烟、戒酒,以利改善呼吸功能。指导患者避免受凉,以免加重病情。

(4) 指导患者加强呼吸功能锻炼,增加有效通气量。例如:①腹式呼吸:护士将双手放在患者腹部的肋弓下缘,嘱患者吸气。吸气时患者放松肩膀,通过鼻吸入气体,并将其腹部向外隆起,顶着护士的双手,屏气 1 s,以促使肺泡张开。呼气时,护士双手在患者肋弓下方轻轻施加压力,同时让患者用口慢慢呼出气体。护士陪同练习数次后,患者可将自己双手放在肋下练习。②缩唇呼吸:患者用鼻吸气,呼气时将嘴唇缩成吹口哨状,气体经缩窄的嘴唇缓慢呼出。

(5) 指导患者及家属监测病情,如出现呼吸困难、心悸、胸闷、腹胀、下肢水肿等应及时就医。

二、老年呼吸衰竭

【疾病概述】

呼吸衰竭(respiratory failure)是由各种原因导致严重呼吸功能障碍,引起 PaO_2 降低,伴或不伴有 $PaCO_2$ 增高而出现一系列病理生理紊乱的临床综合征。老年人呼吸衰竭发展迅猛,病死率极高,多有支气管、肺、胸膜、肺血管、心脏、神经肌肉或严重器质性疾病史。呼吸系统解剖生理退化改变是老年人呼吸衰竭发病率高的基础。阻碍外呼吸气体交换的任何病因均可引起呼吸衰竭。

呼吸衰竭的类型有:①按动脉血气分析结果分为:Ⅰ型呼吸衰竭,由于换气功能障碍所致,仅有缺氧,$PaO_2 < 60$ mmHg,不伴有 CO_2 潴留;Ⅱ型呼吸衰竭,由于通气功能障碍所致,既有缺氧,$PaO_2 < 60$ mmHg,又有 CO_2 潴留,$PaCO_2 > 50$ mmHg。②按病变部位分中枢性呼吸衰竭和周围性呼吸衰竭。③按起病急缓及病程长短分急性呼吸衰竭和慢性呼吸衰竭。

呼吸衰竭治疗的基本原则是:迅速纠正严重缺氧和 CO_2 潴留,保持呼吸道通畅,改善通气,积极处理原发病或诱因,维持心、脑、肾等重要器官的功能,预防和治疗并发症。

【护理评估】

(一)健康史

1. 评估呼吸系统疾病或其他导致呼吸衰竭的病史。如慢性阻塞性肺疾病、支气管扩张、胸廓或胸膜病变等。

2. 评估一般状况,观察呼吸、心率、血压、神志和尿量等。

3. 评估有无肺性脑病、心律失常、上消化道出血等。

4. 了解相关检查和目前用药情况,评估病情趋势。

(二)临床表现

老年呼吸衰竭可见基础疾病加上低氧血症和高碳酸血症的临床表现。

1. 呼吸困难　是临床上最早出现的症状,可出现"三凹征"。呼吸中枢受损时,呼吸频率变慢且常伴节律的改变,如潮式呼吸(陈 – 施呼吸)、比奥呼吸等。

2. 发绀　当 $SaO_2 < 90\%$ 时,可见口唇、甲床等处发绀。

3. 精神神经症状　早期缺氧可出现搏动性头痛,随着缺氧程度的增加可出现注意力分散,定向力减退,神志恍惚、意识障碍等症状。轻度二氧化碳潴留可表现为皮肤红润、温暖多汗、烦躁、失眠甚至谵妄,严重二氧化碳潴留可有情感淡漠、间歇抽搐、肌肉震颤、昏睡、昏迷等肺性脑病的表现。

4. 心血管系统症状　早期血压升高,心率加快;晚期心率减慢,血压下降,心律失常甚至心脏停搏。皮肤潮红、温暖多汗,与二氧化碳潴留引起外周血管扩张有关。

5. 其他 可有上消化道出血,蛋白尿、红细胞尿、血尿素氮升高。若治疗及时,随着缺氧、二氧化碳潴留的改善,上述症状可消失。

（三）实验室及其他检查

1. 动脉血气分析 静息状态呼吸时 $PaO_2 < 60$ mmHg,伴或不伴 $PaCO_2 > 50$ mmHg。

2. 其他检查 根据原发病的不同而有相应的表现。

（四）心理社会状况

1. 评估患者及其家属对老年呼吸衰竭的预后是否了解,是否存在紧张、急躁、焦虑等不良心理反应。

2. 评估家庭成员对患者的支持和照顾程度,了解家属是否有能力、精力应对。

3. 评估家庭是否因老年人患病而影响经济状况。

【主要护理诊断 / 问题】

1. 低效性呼吸形态 与肺的顺应性降低,呼吸肌疲劳,不能维持自主呼吸有关。

2. 焦虑 与呼吸窘迫有关。

3. 营养失调:低于机体需要量 与摄入不足,呼吸功增加导致能量消耗增多有关。

4. 潜在并发症 水、电解质紊乱,消化道出血等。

【主要护理措施】

1. 休息与体位 根据病情,指导患者安排适当的活动量,活动时尽量节省体力,注意劳逸结合。休息时取舒适体位,可半卧位或坐位。病情严重时可趴在床、桌上,借此增加辅助吸气肌的效能。呼吸过缓或意识障碍加深,须警惕二氧化碳潴留。

2. 合理用氧 氧疗是治疗本病的重要手段之一。$PaO_2 < 60$ mmHg 时给予吸氧,常用的给氧方法为鼻导管、鼻塞和面罩给氧。对 Ⅱ 型呼吸衰竭患者应给予氧流量 1~2 L/min,吸氧浓度为 25%~30%,以免缺氧纠正过快引起呼吸中枢抑制。I 型呼吸衰竭患者可适当提高吸氧浓度,但一般不超过 40%。给氧过程中若呼吸困难缓解,心率减慢,发绀减轻,表示氧疗有效。

3. 保持呼吸道通畅,改善通气 指导并协助患者进行有效咳嗽、咳痰。对于意识不清患者,应定时更换体位,避免舌下垂,清除口腔、咽喉分泌物。对病情重者,可采用呼吸机无创通气,病情严重甚至需要经鼻或经口气管插管,或气管切开,建立人工气道,以方便吸痰和机械通气治疗。

4. 用药护理 遵医嘱使用有效的抗生素控制呼吸道感染;使用呼吸兴奋药要注意观察用药后反应,防药物过量;对烦躁不安、夜间失眠患者,慎用镇静药,以防引起呼吸抑制。

5. 密切观察病情,防治并发症 密切注意生命体征、皮肤黏膜及神志变化,及时发现肺性脑病及休克;注意尿量及粪便颜色,及时发现上消化道出血。

6. 做好心理护理 患者常对病情和预后有顾虑。呼吸窘迫常造成患者恐惧、焦虑的心理。护理人员要注意观察这些不良心理反应,教会患者自我放松等各种缓解焦虑的方法。当疾病急性发作时,护理人员应保持镇静,抢救动作迅速但不显慌乱,以减轻患者的恐惧感。

7. 健康指导

（1）向患者及其家属讲解疾病的发生、发展及转归。

（2）指导患者及其家属避免加重病情的因素。①避免着凉,注意保暖。季节更替和流行性感冒季节减少外出,少去公共场所,预防呼吸道感染。②戒烟,减少对呼吸道黏膜的刺激。

（3）增强机体抵抗力,减轻疾病的严重程度。①饮食宜少量多餐。进食高蛋白质、丰富维生素、易消化饮食。②坚持适当的室外活动,进行力所能及的体育锻炼,增强自身体质。可采取人工被动免疫来增强机体免疫力。③指导患者进行缩唇腹式呼吸训练,改善通气。

（4）指导患者及其家属自我监测病情,一旦发现病情加重,应及时就诊。

三、老年肺炎

【疾病概述】

老年肺炎（senile pneumonia）是 60 岁以上老年人的常见病、多发病,是指终末气道、肺泡和间质的炎症。免疫功能减退,呼吸系统退行性变,是老年人肺炎发病率、病死率增高的重要原因。由于老年人住院次数多,住院时间长,所以易发生医院内获得性肺炎。老年肺炎好发于冬季,多为支气管肺炎,少数也有大叶性肺炎,多继发于其他基础疾病,且并发症较多,病死率较高。老年肺炎症状多不典型,易漏诊、误诊。

老年肺炎治疗的原则主要是提高机体免疫力,积极治疗基础疾病,去除诱因,改善呼吸道的防御功能。抗感染治疗时,应使用广谱抗菌药物,必要时联合用药,或根据药物敏感试验用药,早期正确的抗生素治疗能降低老年肺炎的病死率。

【护理评估】

（一）健康史

1. 了解老年患者既往身体状况,有无呼吸系统慢性病史。了解有无受凉、上呼吸道感染史、劳累、误吸和手术等诱因。

2. 询问目前病情,观察患者是否有咳嗽、咳痰、发热、胸痛等表现。

3. 评估有无肺性脑病、心律失常、呼吸衰竭、心力衰竭、上消化道出血等并发症表现。

（二）临床表现

本病起病隐匿,症状不典型,可无明显的畏寒、发热、胸痛、咳嗽、咳痰。其中,1/3 的患者无呼吸系统症状,少数可有神经精神症状,个别有突发难以解释的败血症、休克或呼吸衰竭。也有患者早期有心动过速、呼吸急促等表现。

老年肺炎患者容易发生并发症,如电解质紊乱和酸碱平衡失调、消化道出血、DIC、心律失常、心力衰竭等。

（三）实验室及其他检查

1. 胸部 X 线检查　检查有无肺纹理增粗、炎性浸润等。胸部 X 线检查对肺炎的诊断极为重要。

2. 血液检查　血常规检查白细胞总数可增高或不高,但半数以上可见核左移、C 反应蛋白呈阳性、红细胞沉降率快等炎症表现。

3. 痰标本　可做细胞学筛选及定量、半定量培养。

（四）心理社会状况

1. 评估患者及其家属对疾病的发生、发展及转归的认识。

2. 了解患者及其家属是否存在紧张、急躁、焦虑等不良心理反应。评估家属对患者的支持和照顾程度,以及对治疗肺炎医疗费用的支付能力。

【主要护理诊断/问题】

1. 清理呼吸道无效　与痰液黏稠、无力或无效咳嗽等有关。

2. 气体交换受损　与肺部炎症、痰液黏稠等引起呼吸面积减少有关。

3. 潜在并发症　感染性休克、心律失常。

【主要护理措施】

1. 一般护理

(1) 调节室温以 18~25℃ 为宜,避免过热和过冷。保持病室空气流通。

(2) 患者出现发热、呼吸困难等症状期间,应卧床休息,降低机体消耗。若出现感染性休克,取仰卧中凹位,给予高流量吸氧,维持 $PaO_2 > 60$ mmHg。

(3) 提供清淡易消化,含高热量、足够蛋白质、维生素及水分的饮食,少量多餐,避免辛辣刺激性食物,增强患者的抗病能力。

2. 保持呼吸道通畅　鼓励和指导患者咳嗽,帮助患者翻身、拍背或辅以祛痰药、雾化吸入等方法促进排痰,必要时吸痰。支气管痉挛者,遵医嘱给解痉药,缺氧者氧气吸入。

3. 病情监测　由于老年人基础代谢率低,加之各器官功能减退,病后体温变化不明显。不少老年人原先有不同程度的基础病变,发生感染后,易出现嗜睡、烦躁、昏迷等中枢神经系统症状。当发现原发病治疗无效,呼吸节律或频率变化,呼吸道分泌物增多,肺部出现新的啰音、心率或心律变化、神志模糊、烦躁、发绀时,应及时向医师汇报病情。

4. 高热护理　老年人患肺炎时不一定出现高热,如高热,可采用酒精擦浴、冰袋、冰帽等进行物理降温。服用解热药时,剂量宜小,以免大汗、脱水加重病情。发热期间注意保暖,及时添加衣被,鼓励饮水,加强皮肤及口腔护理。

5. 用药护理　遵医嘱按时使用抗生素。联合使用广谱抗生素时,注意观察药物疗效和不良反应。医嘱静脉给药及补充血容量时,输液速度不宜过快。

6. 健康教育

(1) 向患者及其家属讲解老年肺炎的病因和诱因,劝忌烟和酒,避免受凉、过度劳累,预防肺炎的发生。

(2) 指导保持口腔清洁,特别是发热期间。因口咽部细菌吸入可大大增加发生肺炎的概率,故应鼓励患者坚持晨起及睡前刷牙,进餐前后漱口。口唇发生疱疹时,局部涂抗病毒软膏,以防止继发感染。

(3) 嘱咐患者及其家属出现发热、咳嗽、咳痰、胸痛时,及时就诊。

四、老年肺结核

【疾病概述】

老年肺结核(senile pulmonary tuberculosis)是指年龄超过 60 岁的老年人初患和复发的肺结核。老年人由于机体出现退行性改变,机体免疫力下降,且老年肺组织弹性减弱,呼吸道分泌功能减低,使肺清除痰液和抵抗疾病的能力下降,容易受感染而发病。2010 年全国第五次结核病流行病学抽样调查报告,肺结核患者中老年人口所占的比例较大,占 48.8%,尤其是患有肺尘埃沉着病、糖尿病、癌症等患者更易合并肺结核。有些老年人虽然年轻时患过肺结核并且已经治愈,但到老年期免疫力下降时复发;有些老年人可因中年时感染,病情较轻或进展缓慢或未获痊愈,而延续到老年期发病。

对老年肺结核的治疗,除了"早期、联合、规律、全程"八字原则之外,还应在选择抗结核药时,考虑对老年患者肝、肾功能的副作用,防止发生药物性肝、肾损害及听力下降等。

【护理评估】

（一）健康史

1. 询问相关病史　了解患者有无类似病史,是初患还是复发;是否伴有导致机体免疫力低下的慢性基础疾病,如慢性支气管炎、肺气肿、硅沉着病、冠心病等心肺疾病,以及糖尿病等全身疾病。

2. 了解患者目前病情与一般状况　观察咳嗽、咳痰的情况,痰液的颜色、性质、量;有无乏力、盗汗、低热、消瘦等表现;有无胸闷、气短,有无发绀;饮食与睡眠情况等。

（二）临床表现

老年肺结核缺乏典型的临床表现,多数常无发热、盗汗等症状,有的并无明显的呼吸道症状。常难以与肺炎、肺癌等鉴别。典型表现者以咳嗽、咳痰、乏力、盗汗、低热、消瘦常见,其次为咯血、胸痛、胸闷、气短,也可有恶心、呕吐、腹痛、腹泻、头痛、头晕等。急性发病、继发肺部感染或并发糖尿病时,可有高热、呼吸急促及各种并发病的症状。

（三）实验室及其他检查

结核分枝杆菌培养为确诊依据,痰涂片找抗酸杆菌是简单、快速、易行的方法,但欠敏感;结核菌素纯蛋白衍生物(PPD)试验、血清结核抗体检测及聚合酶链反应(PCR)检测结核菌 DNA 等有辅助诊断价值;胸部 X 线和 CT 检查有定位诊断意义;纤维支气管镜检查可提高老年不典型肺结核的诊断率。

（四）心理社会状况

1. 评估患者及其家属对疾病的认识和心理反应,是否了解预防疾病传播措施,有无紧张、恐惧、焦虑等。

2. 评估家庭成员对患者的支持和照顾能力,有无家庭经济负担。

【主要护理诊断／问题】

1. 营养失调:低于机体需要量　与机体消耗增加、食欲减退有关。

2. 知识缺乏　缺乏结核病药物治疗的知识。

3. 潜在并发症　咯血、窒息。

【主要护理措施】

1. 活动与休息　宜单独安置或安置有负压的病室。老年肺结核患者在病灶活动期,应卧床休息;病情好转后可适当参加户外活动,如散步、做保健操等,但应避免劳累和重体力劳动,保证充足的睡眠和休息。

2. 饮食护理　饮食在结核病的治疗中占有重要地位,合理的饮食营养能辅助增强疗效。结核病患者应进食富含蛋白质、高热量、丰富维生素的食物。由于机体代谢增加、盗汗等原因,体内水分消耗量增加,患者如无心、肾功能障碍,应补充足够的水分。

3. 用药护理　由于抗结核化学药物治疗的疗程较长(6个月以上),老年人多数难以坚持,可能存在中途停药或不规则服药的现象,会极大地影响化学药物治疗效果。另一方面,因为随着年龄的增长,肝肾功能及胃肠道功能下降,发生药物毒副作用的概率较中青年患者更高。因此,护理人员要向患者及其家属解释化学药物治疗的意义、用药注意事项,防止多服、漏服现象。注意观察患者服药情况,及时发现药物不良反应。如利福平可引起黄疸,氨基转移酶一过性升高及变态反应;异烟肼偶有周围神经炎、中毒反应;链霉素可以引起耳聋、肾功能损伤;乙胺丁醇可以引起球后视神经炎等。

4. 咯血护理

（1）及时发现咯血先兆，仔细评估咯血量：24 h 咯血量在 100 mL 以内（或仅为痰中带血）为小量，在 100～500 mL 为中等量，在 500 mL 以上或一次 300～500 mL 为大量咯血。患者发生中量以上咯血，往往咯血前有咽喉发痒及异物感，或突发胸闷、心悸、剧咳、咳血痰、脉细数等先兆症状。一旦发现，应及时报告医师并做好抢救准备。

（2）嘱患者安静卧床，避免情绪紧张。小量咯血时，指导患者取健侧卧位，咯血时暂停进食，咯血停止后可给温凉的半流质食物。中等以上咯血者应取患侧卧位，头偏向一侧以利于血液引流排出，鼓励患者在不用力咳嗽的情况下，务必将血随时咯出。

（3）根据病情迅速建立静脉通道，并遵医嘱给予止血药。应用垂体后叶素静脉注射时应缓慢推注，因此药可引起冠状动脉平滑肌收缩，故有高血压、冠心病者禁用。

（4）严密观察病情变化，注意窒息的发生。如咯血伴气憋、胸闷、面色苍白、冷汗淋漓等征象，应立即采取头低脚高位，轻拍患者背部，促进呼吸道内血凝块排出。如不奏效，应立即使用用吸痰管吸出，并做好气管插管或气管切开的准备工作。

（5）加强生活护理，保持口腔清洁，咯血后及时漱口。

5. 病情观察　密切监测血压、脉搏、呼吸、瞳孔、意识等方面的变化。及时发现咯血先兆并给予及时处理。若老年肺结核患者突然出现胸闷、呼吸不畅、不能平卧，应考虑有气胸发生，须立即通知医生。每周测量体重一次，判断患者营养状况有无改善。

6. 健康教育

（1）嘱患者注意休息，避免疲劳，戒烟酒。

（2）指导家属为患者提供高蛋白质、低脂肪、易消化、维生素丰富的食物，满足机体高消耗的要求。

（3）交代患者坚持规律、全程化学药物治疗，并鼓励家属督促患者遵守医嘱，注意观察药物不良反应，一旦出现药物不良反应及时就诊。

（4）指导患者及其家属掌握预防结核病传播的消毒隔离措施，如餐具食用后煮沸消毒，患者痰液用纸盒或纸袋收集并焚烧处理。患者应尽可能与家人分床、分餐；被褥、书籍可用紫外线照射消毒或日光曝晒，防止肺结核的传播。

（5）指导家属有关咯血的急救，避免发生窒息。

（6）嘱患者定期复查，彻底治愈肺结核病。

五、老年原发性支气管肺癌

【疾病概述】

原发性支气管肺癌（primary bronchogenic carcinoma）简称肺癌（lung cancer），起源于支气管黏膜或腺体，是最常见的肺部原发性恶性肿瘤，是一种严重威胁人民健康和生命的疾病，发病率和死亡率逐渐上升。本病多在 40 岁以上发病，发病年龄高峰在 60～79 岁之间。男女患病率为 2.3：1。种族、家族史、职业致癌因子、电离辐射与吸烟对肺癌的发病均有影响。我国肿瘤死亡回顾调查表明，肺癌在男性占常见恶性肿瘤的第 4 位，在女性中占第 5 位，全国许多大城市和工矿区近 40 年来肺癌发病率也在上升。

肺癌分类：①按解剖学部位分类：中央型肺癌和周围型肺癌。发生在段支气管以上至主支气管的癌肿称为中央型，约占 3/4。发生在段支气管以下的肿瘤称为周围型。②按组织学分类：目前国内外对癌组织学分类仍不十分统一，但多数按细胞分化程度和形态特征分为鳞状上皮细胞癌、小细胞未分化癌、大细胞未分化癌和腺癌。鳞状上皮细胞癌（简称鳞癌）是最常见的类型，多见于老年男性，与吸烟关系非常密切。鳞癌生长缓慢，转移晚，手术切除的机会相对多，5 年生存率较高，但对放射治疗（简称放疗）、化学药物治疗（简称化疗）不如小细胞未分化癌敏感。腺癌在女性中多见，与吸烟关系不大。

肺癌治疗以手术、化疗和放疗为主。

【护理评估】

（一）健康史

1. 评估有无呼吸系统疾病病史及家族史，吸烟时间、量，生活及工作环境有无污染，有无暴露在致癌物质中的经历。

2. 评估咳嗽的音色，痰液的颜色、性质、量。注意有无发绀、发热、寒战等症状。

3. 评估患者一般状况，如休息和活动耐力情况，饮食、睡眠及体重等。

4. 观察有无恶心、呕吐、味觉异常、脱发、口腔溃疡、皮肤干燥、瘙痒等放、化疗反应。

（二）临床表现

肺癌的临床表现与其部位、大小、类型、发展的阶段，有无并发症或转移有密切关系。有 5%～15% 的患者于发现肺癌时无症状。主要症状包括以下几方面。

1. 由原发肿瘤引起的症状和体征

（1）咳嗽：为常见的早期症状，肿瘤在气管内可有刺激性干咳或少量黏液痰。肿瘤引起远端支气管狭窄，咳嗽加重，多为持续性，且呈高音调金属音，是一种特征性的阻塞性咳嗽。

（2）咯血：由于癌肿组织血管丰富，局部组织坏死后常引起咯血。以中央型肺癌多见，多为痰中带血或间断血痰。如侵蚀大血管，可引起大咯血。

（3）体重下降：消瘦为肿瘤的常见症状之一。肿瘤发展到晚期，可表现为消瘦或恶病质。

（4）发热：肿瘤可因坏死或继发性肺炎引起发热。

（5）其他：肿瘤引起支气管部分阻塞可引起喘鸣。患者大量胸腔积液、心包积液均可影响肺功能，而出现胸闷、气急。如果原有慢性阻塞性肺疾病，或合并有自发性气胸，胸闷、气急可更严重。

2. 肿瘤局部扩展引起的症状和体征

（1）胸痛：约有 30% 的肿瘤可引起不同程度的胸痛。若肿瘤位于胸膜附近，则产生不规则的钝痛或隐痛，疼痛于呼吸、咳嗽时加重。肋骨、脊柱受侵犯时，则有压痛点，而与呼吸、咳嗽无关。肿瘤压迫肋间神经，胸痛可累及其分布区。

（2）压迫症状：压迫气管，可出现吸气性呼吸困难。侵犯或压迫食管，可引起吞咽困难。压迫喉返神经，可引起声音嘶哑。肿瘤侵犯纵隔，压迫上腔静脉时，上腔静脉回流受阻，引起上腔静脉阻塞综合征。上腔静脉阻塞综合征表现为头面部、颈部和上肢水肿以及胸前部淤血和静脉曲张，可引起患者头痛或眩晕。

（3）霍纳（Horner）综合征：位于肺尖部的肺癌称肺上沟癌（Pancoast 癌），可压迫颈部交感神经，引起病侧上睑下垂、瞳孔缩小、眼球内陷，同侧额部与胸壁无汗或少汗，也常有肿瘤压迫臂丛神经造成以腋下为主，向上肢内侧放射的烧灼样疼痛，在夜间尤甚。

3. 癌肿远处转移引起的症状和体征

（1）肺癌转移至中枢神经系统时，可引起头痛、呕吐、眩晕、复视、共济失调、脑神经麻痹、一侧肢体无力甚至偏瘫等神经系统症状。严重时可出现颅内压增高的症状。

（2）转移至骨骼,特别是肋骨、脊椎骨、骨盆时,则有局部疼痛和压痛。

（3）转移至肝时,可有厌食、肝区疼痛、肝大、黄疸和腹水等。

（4）锁骨上淋巴结常是肺癌转移的部位,典型者多位于前斜角肌区,结节固定而坚硬,多无痛感,逐渐增大、增多,可以融合。皮下转移时可触及皮下结节。

4. 癌肿作用于其他系统引起的肺外表现　包括内分泌、神经肌肉、结缔组织、血液系统和血管的异常改变,又称副癌综合征。如杵状指(趾)、肥大性骨关节病、男子乳腺发育、库欣(Cushing)综合征,分泌抗利尿激素引起稀释性低钠血症,也可因转移而致骨骼破坏,或由异生性甲状旁腺激素相关蛋白引起高钙血症等。

（三）实验室及其他检查

1. 影像检查

（1）胸部 X 线检查:是最基本的检查方法。中央型肺癌常显示一侧肺门类圆形阴影,靠近肺门区边缘不整齐,也可与肺叶或一侧全肺不张并存。如果病灶中心坏死形成空洞,则显示肿块内有偏心性透亮区,空洞壁厚,内壁凹凸不平,较少呈现液平面。周围型肺癌最常见的 X 线表现为肺边缘部位孤立性、圆形或椭圆形阴影。阴影轮廓不规则,常呈现小的分叶或切迹,边缘模糊、毛糙,常发出细短的毛刺影。

（2）CT 检查:注射造影剂后血管强化可与周围组织区别。可清楚地显示病灶和血管、周围组织的关系,能显示病灶对周围组织的侵犯程度。

（3）MRI 检查:对肺内组织分辨率并不比 CT 强,但能区分软组织及周围血管。

2. 痰细胞学检查　是肺癌简便、有效的早期诊断方法。并能提供组织类型。

3. 纤维支气管镜　是诊断肺癌的重要方法。通过活检、毛刷、冲洗等方式,对可见病变的组织学诊断可达 71%～94%。对中央型肺癌诊断有重大意义。

4. 其他检查　纵隔镜是检查纵隔淋巴结是否转移的有效手段。胸腔镜可用于肺癌的诊断和分期。组织病理可检查肺癌标志物,对肺癌的诊断有一定参考价值。

（四）心理社会状况

1. 评估患者及其家属对疾病的认识以及对治疗的态度和信心,是否存在害怕、恐惧、消极、绝望等情绪。

2. 了解家庭成员对患者的支持和照顾情况,有无医疗费用紧张。

【主要护理诊断 / 问题】

1. 预感性悲哀　与疾病预后不良、患者预感死亡有关。

2. 疼痛　与肿瘤直接侵犯胸膜、肋骨和胸壁,肿瘤压迫肋间神经有关。

3. 营养失调:低于机体需要量　与机体消耗增加、食欲减退有关。

4. 潜在并发症　化疗的不良反应。

【主要护理措施】

1. 一般护理　创造良好的住院环境,合理安排患者的生活,调节病房的温、湿度,保持室内空气流通,定期进行空气消毒,预防感冒。鼓励患者多饮水,多食蔬菜、水果,补充营养,增强机体免疫力。鼓励患者适当户外活动以转移对疾病的注意力。

2. 手术护理 对于拟行手术治疗的患者,做好围术期护理。

(1) 术前护理

1) 向患者介绍手术的目的、简要经过、手术后的不适及对患者的配合要求,帮助患者做好充分的心理准备,缓解术前紧张,争取患者的良好配合。

2) 严格戒烟:吸烟增加气管、支气管的分泌物,对手术及术后影响极大,对于高龄并长期吸烟的患者,解释戒烟的重要性,耐心说服患者于术前 2 周戒烟。

3) 指导患者进行促进肺功能的训练:向患者示范术后如何进行有效的呼吸、咳痰、拍背等,并强调咳嗽、排痰的重要意义,消除因咳嗽引起疼痛的顾虑。

(2) 术后护理

1) 术后在患者意识清醒及生命体征稳定的情况下采取半坐卧位,利于通气并保持胸腔闭式引流通畅和有效的引流。

2) 严密观察患者生命体征、胸痛、呼吸困难等病情的变化,给予氧气吸入:肺癌患者术后病理生理的变化及各种因素的改变可降低患者通气功能,造成通气与血流灌注比值降低,进而引起低氧血症,这些变化在术前原有通气功能减退的患者中更易发生。因此,应观察心率、血压的变化,注意评估胸痛及呼吸困难的程度,监测血氧饱和度或动脉血气分析值的改变。根据患者呼吸的幅度、频率及血氧饱和度的变化及时给予充足的供氧治疗,必要时予无创通气支持甚至气管插管进行有创机械通气治疗,以纠正低氧血症。掌握患者 24 h 出入量的情况,观察有无心功能不全的表现,对于心律失常者应加强抗心力衰竭治疗和护理。

3) 保持呼吸道通畅,维持有效的呼吸:常规进行雾化吸入。卧床期间指导患者行腹式呼吸、缩唇呼吸与有效咳嗽,提高肺活量和呼吸功能。如用膈肌进行深而慢的呼吸,深吸气时屏住呼吸,然后用力从胸部咳出,进行短而有力的咳嗽。协助其定期更换体位。指导患者在餐后 1 h 及餐前 2~3 h 进行有效咳嗽,通过有节律地、适度叩击患者背部,使患者可有效地咳出痰液,从而锻炼肺功能,促进肺的复张。对于年老体弱及咳嗽无效者,必要时行纤维支气管镜吸痰。

(3) 鼓励患者进行早期活动:未拔除胸管前指导患者在床上适当地活动,可有效预防肺不张及下肢深静脉血栓形成,改善通气功能和循环功能。患者在生命体征稳定的情况下及拔除胸腔引流管后可逐渐下床活动。

3. 疼痛护理 帮助患者取舒适的体位,鼓励家人、朋友多与患者交谈,分散其注意力。遵医嘱给予止痛药,同时注意评估患者疼痛,根据患者疼痛发作的时间合理用药。应用止痛药后注意观察用药的效果,有无用药的不良反应等。如阿片类药物有便秘等不良反应,可嘱患者多进食富含纤维素的蔬菜、水果,缓解和预防便秘。若用药方案已不能有效止痛,应通知医生及时调整方案。

4. 化疗护理

(1) 尽可能减轻化疗药物的不良反应:如按要求适当稀释化疗药物,减轻对血管壁的刺激;采取长期治疗使用静脉计划,如左、右臂血管交替使用,外周中心静脉导管(PICC)等。

(2) 静脉给化疗药物期间,加强巡视,谨防药液外漏、外渗、静脉炎等:一旦发生化疗药物外漏,应及时采取针对性措施,如局部封闭、湿敷、外部涂药等,避免发生皮肤组织坏死。如正在静脉输液的血管出现静脉炎,应立即终止输液,局部用硫酸镁湿敷或理疗等。

(3) 尽可能采取措施减轻胃肠道不良反应:静脉输入化疗药物过程中患者出现恶心、呕吐时,减慢输入速度,嘱患者深呼吸或食入酸味零食抑制恶心反射;口服化疗药物胃肠道反应严重者,可安排在晚餐后给药。

(4) 及时监测血常规,预防感染

1)每周监测血常规 1~2 次。如果白细胞数低于 3.5×10^9/L,及时报告医生;降至 1×10^9/L时,则有感染的危险,遵医嘱给予提升白细胞、血小板的药物及抗生素。

2)对重度骨髓抑制者,需实施保护性隔离,嘱患者避免受凉。

3)血小板数量严重减少者注意观察出血情况。

5. 预防和控制感染　患者免疫力低下,住院期间,要注意避免医源性感染。加强口腔、皮肤、外阴部护理。保持口腔清洁,口腔护理每日 2 次。口腔溃疡疼痛剧烈者,可用 2% 利多卡因喷雾止痛。皮肤干燥,全身瘙痒,可用炉甘石洗剂止痒,嘱患者剪指甲,以免抓破皮肤。密切观察患者外周血象,及时发现感染征象并控制感染。

6. 心理护理　鼓励患者说出内心感受,耐心听其述说,解答患者的疑问及提供对疾病有意义的信息。给予适当的心理疏导,引导患者面对现实,正确认识和对待疾病,尽可能克服恐惧、绝望心理,保持平和的心态积极配合检查和治疗。帮助患者建立起良好、有效的社会支持系统,鼓励家庭成员和亲朋好友定期看望患者,增强其对疾病的信心。

7. 健康教育

(1) 鼓励患者适当参加体育锻炼,提高机体抵抗力。指导患者宜进食高热量、高蛋白质、丰富维生素、清淡易消化的食物,并少量多餐,保证机体足够营养。

(2) 指导患者预防呼吸道感染,劝患者戒烟,注意保暖,避免出入人多的公共场所,预防感冒。

(3) 指导患者缓解疼痛的措施,如深呼吸、分散注意力等。

(4) 交代患者及其家属定期复查血象,及时掌握病情变化。如出现症状加重,及时就诊。

六、老年肺栓塞

【疾病概述】

肺栓塞(pulmonary embolism,PE)是内源性或外源性栓子堵塞肺动脉或其分支引起肺循环障碍的临床和病理生理综合征,是许多疾病的一种严重并发症。我国 PE 发病率较高,有逐年增加的趋势,老年人发病率更高。常见的栓子是血栓,其余为脂肪滴、气泡等。PE 后不仅引起血流动力学的改变,还可引起神经体液的改变和呼吸功能不全,出现低氧血症和低碳酸血症或相对性低肺泡通气。

临床上将 PE 分为大片状和非大片状两类。大片状 PE 有休克和(或)低血压,如收缩压 <90 mmHg 或血压下降≥40 mmHg,持续 15 min 以上,而不是新发生的心律失常、低血容量和败血症所致。若不属于上述情况则诊断非大片状 PE。

PE 的主要治疗措施为对症处理和溶栓、抗凝治疗。

【护理评估】

(一)健康史

1. 询问与疾病相关的健康史及生活史,如是否有急性心肌梗死、深静脉血栓形成、心力衰竭、长期下肢水肿、脑卒中、肥胖、糖尿病、恶性肿瘤、慢性阻塞性肺疾病、近期外伤或手术、家族史等危险因素。PE 最常见的危险因素是制动。

2. 评估起病缓急,有无不明原因的呼吸困难、胸痛、晕厥或休克等症状;观察有无生命体征的改变;评估有无急性肺动脉高压、右心衰竭的体征。

（二）临床表现

PE 的临床表现多种多样,与血栓的大小、阻塞的部位和患者的基础情况相关。症状、体征都是非特异性的。常见的症状有活动后呼吸困难、晕厥、胸闷,少数有胸痛、咯血、咳嗽、咳痰等。呼吸困难是老年 PE 常见的症状,晕厥在老年 PE 远较非老年 PE 常见,但是胸痛和咯血在老年 PE 不常见。常见体征有发热,呼吸变快,心率增加 > 9 次 /min,肺部可闻及哮鸣音和湿啰音、胸膜摩擦音、颈静脉充盈及下肢深静脉血栓形成所致的肿胀、压痛、僵硬、色素沉着和浅静脉曲张等。

（三）实验室及其他检查

1. 血浆 D- 二聚体　是交联纤维蛋白的特异性降解产物,正常参考值 < 0.5 mg/L。血浆 D- 二聚体测定含量异常增高,强烈提示 PE。

2. CT 检查　PE 的直接征象为半月形、环形充盈缺损,完全梗阻及轨道征;间接征象为肺动脉干及左、右肺动脉扩张,血管断面细小、缺支、马赛克征,肺梗死灶,胸膜改变等。

3. 肺动脉造影检查　是目前诊断 PE 的金标准。

4. 超声心动图检查　经胸与食管二维超声心动图检查能间接或直接提示 PE。非大片状 PE 的一部分患者的超声心动图表现有右心室运动减弱。

5. 胸部X 线检查　发病后 12～36 h 或数天内 X 线胸片可出现肺实变、肺不张或胸膜渗出等改变。

6. 心电图检查　可有一过性的动态变化,ST 段及 T 波异常但为非特异性。

7. 其他检查　血气分析、放射性核素肺扫描检查有助于 PE 诊断。

（四）心理社会状况

1. 评估患者对疾病的认识程度。本病发病急,了解患者是否紧张、焦虑;持续胸闷、胸痛是否给患者带来濒死感。

2. 评估家庭成员对患者患病的理解、医疗的态度、心理支持和照顾情况。

【主要护理诊断 / 问题】

1. 低效性呼吸形态　与 PE 有关。

2. 恐惧　与突发严重的呼吸困难有关。

3. 潜在并发症　重要器官缺氧性损伤、出血、再栓塞。

【主要护理措施】

1. 协助患者取合适的体位,降低机体耗氧量和促进静脉回流。急性期应绝对卧床休息,以降低耗氧量。下肢深静脉血栓形成患者应抬高患肢,促进静脉回流,减轻患肢肿胀。严禁挤压、按摩患肢,防止血栓脱落,造成再次 PE。

2. 保持呼吸道通畅,根据呼吸困难和缺氧的程度选择合适的给氧方式。

3. 密切观察病情变化　监测生命体征、血氧饱和度和动脉血气变化,观察患者有无烦躁不安、嗜睡等意识状态改变,同时观察患者发绀、胸闷、憋气、胸部疼痛等有无改善。观察患肢的皮肤颜色、温度、水肿程度。

4. 饮食护理　给予低盐、含纤维素丰富、清淡易消化的饮食,少食多餐,保持大便通畅。

5. 心理护理　PE 患者心理状态较紧张,护理人员应运用语言技巧进行疏导、安慰、解释,以缓解其紧张和恐惧,鼓励患者积极应对疾病。

6. 抗凝治疗护理　按医嘱及时、正确给予抗凝血药,监测疗效及不良反应。

(1) 肝素或低分子量肝素:应用前测定活化部分凝血活酶时间(APTT)、血浆凝血酶原时间(PT)及血常规。应用肝素治疗时,应警惕出血发生。一般在治疗的第 3~5 天、第 7~10 天、第 14 天复查血小板计数,当出现血小板迅速或持续降低达30%以上,或血小板计数<100×10⁹/L 时停用肝素。

(2) 华法林:治疗期间每天测量国际标准化比值(INR),达到治疗水平后每周测 2~3 次,测 2 周,以后每周测 1 次。应用华法林期间,注意有无出血迹象。

(3) 新型抗凝血药的使用:虽然传统口服抗凝血药华法林抗栓效果明确、可靠,但其代谢易受食物、药物等因素的影响,药物起效、失效时间长;个体对华法林的治疗反应与基因背景有关;华法林治疗窗口窄,需频繁监测患者凝血功能滴定剂量,以最大限度地平衡抗凝效果与出血风险,从而导致患者服药依从性差。相比之下,新型口服抗凝血药(new oral anticoagulant, NOAC)具有药代动力学稳定、可固定剂量使用、无须频繁监测凝血功能、与药物及食物等相互作用少、药物安全性良好等突出优点,可遵医嘱服用利伐沙班、达比加群等。

7. 溶栓治疗护理

(1) 溶栓前使患者放松、安静,建立 1~2 条静脉通道。查血常规、肝肾功能、血型及配血,测体温、心率、呼吸及血压等,评估是否具备溶栓条件。

(2) 溶栓适应证:发病时间在 2 周以内,急性大面积 PE,已有严重心肺疾病的次大面积PE,广泛的下肢深静脉血栓形成。

(3) 溶栓禁忌证:有活动性内出血,近期自发性颅内出血,近期大手术、重度高血压、严重肝肾功能不全等。

(4) 严格遵医嘱溶栓治疗。在溶栓治疗过程中,准确调节输液速度,不得用酸性液体稀释,以免降低药效,应现用现配。

(5) 及时观察药物的疗效和发现不良反应。注意观察注射部位有无血肿,避免不必要的肌内注射,拔针后按压时间要适当延长。注意观察患者有无鼻和牙龈出血、皮肤青紫、黑便、便血、血尿、严重头痛、神志改变等出血倾向。发现出血倾向,及时报告医师并进行处理。老年人由于动脉硬化,较年轻人易发生出血,所以需要定期复查血小板、出凝血时间、凝血酶原时间及大便隐血试验。

(6) 消除再栓塞的危险因素:①急性期患者除绝对卧床休息外,还需避免下肢过度屈曲,一般在充分抗凝的前提下卧床 2~3 周;保持大便通畅,避免用力。②恢复期:需预防下肢深静脉血栓形成,如患者需卧床,下肢须进行适当的活动或关节被动活动,穿抗栓袜。③观察下肢深静脉血栓形成的征象。单侧下肢肿胀最为常见,因此需测量和比较双侧下肢的周径,并观察有无局部皮肤颜色的改变,如发绀。

8. 健康指导

(1) 向患者及其家属讲解避免 PE 的易患因素和预防措施。如长期卧床的患者是 PE 的高危人群,应适当坚持做下肢主动或被动运动,膝、踝关节屈伸运动,促进下肢静脉回流;有慢性心肺疾病的患者,在积极治疗心肺疾病时,减少卧床时间;长途乘车、乘机者适时地活动下肢,以防血栓形成。

(2) 指导患者及其家属观察出血倾向,定期复查。抗凝治疗一般需要 6 个月,出院后需严格按医嘱抗凝治疗,治疗期间注意观察有无出血倾向。嘱患者注意安全,避免参加剧烈运动,以免造成损伤后出血的危险。若出现牙龈、鼻腔、皮肤黏膜出血或头痛、腹痛、呕吐、心悸等情况应及时就诊。

七、老年胸腔积液

【疾病概述】

胸腔积液(pleural effusion)是指胸膜的壁层和脏层之间积有较多的液体。任何病理原因加速其产生和(或)减少其吸收时,即产生胸腔积液(简称胸水)。渗出液最常见于结核病,也可因恶性肿瘤或其他原因产生。漏出液多因心功能不全、肾病综合征、门静脉高压或黏液性水肿所致。中老年胸腔积液(尤其是血性胸腔积液)要慎重考虑恶性病变。临床上主要采用对因治疗,抽胸腔积液以及抗炎、抗结核治疗,控制胸腔积液的生长。

【护理评估】

(一)健康史

1. 评估有无感染性疾病,如结核性胸膜炎或结核性脓胸、非特异性感染性胸膜炎、真菌性胸膜炎等。感染性胸腔积液多为浆液性、化脓性。

2. 评估胸部有无肿瘤,其中以肺癌最为常见。肿瘤所致胸腔积液多为血性,中老年人多见。

3. 评估患者有无肝硬化、心力衰竭、肾病等。胸腔积液为漏出性多与肝硬化、心力衰竭有关,患有心脏病的老年人较多见。

4. 评估患者有无风湿性疾病和变态反应疾病,多见于系统性红斑狼疮、风湿热、嗜酸性粒细胞浸润性胸膜炎。

5. 评估起病缓急、咳嗽、咳痰、呼吸困难程度。有无左心衰竭、右心衰竭等症状、体征;有无胸痛,疼痛的部位和性质;有无胸部阳性体征;是否伴有消瘦、贫血貌、恶病质、锁骨上淋巴结肿大。

6. 评估胸腔积液的颜色、性质、量。

(二)临床表现

老年胸腔积液是常见的、多发的、易误诊的疾病。临床表现由于原发病、积液的性质和量的不同而不同,积液 < 300 mL,可无症状及阳性体征;中等量或大量时,呼吸困难明显,有的伴有胸闷、气促、咳嗽、胸痛、低热等表现。消瘦、乏力是多数老年胸腔积液的共同表现。患者患侧呼吸运动减弱,语颤消失,积液区叩诊呈浊音或实音,听诊呼吸音减弱或消失,气管、纵隔均移向健侧。

(三)实验室及其他检查

1. X线检查　0.3 ~ 0.5 L积液胸部 X 线下仅见肋膈角变钝;更多的积液显示有向外侧、向上的弧形上缘的积液影,平卧时积液散开,使整个肺野透亮度降低。

2. 超声检查　较灵敏,能诊断出 100 mL 左右的少量胸腔积液,并可准确定位和引导胸腔穿刺抽液。

3. CT 检查　能根据胸腔积液的不同密度提示判断为渗出液、血液还是脓液,还可显示纵隔、气管旁淋巴结、肺内肿块以及胸膜间皮瘤和胸内转移性肿瘤。

4. 胸膜活检　已广泛用于胸腔积液的诊断,必要时还可行胸腔镜检查以明确病变性质。

5. 胸腔积液检查

（1）除胸腔积液的常规检查外,还可通过胸腔积液生化分析区分渗出液和漏出液。

（2）细胞学检查:有助于肿瘤的诊断。

（3）酶活性测定:可帮助进行病因学诊断,如 LDH 是反映胸膜炎症程度的指标;胸腔积液淀粉酶升高,可见于急性胰腺炎、恶性肿瘤等;腺苷脱氢酶常见于结核性胸膜炎。

（4）免疫学检查:可检测胸腔积液和血液中的癌胚抗原(CEA)、抗 PPD–IgG、T 淋巴细胞亚群等。

（四）心理社会状况

1. 评估患者对疾病的了解程度,患者是否因担心胸腔穿刺手术及治疗效果而存在紧张、焦虑等不良心理反应。

2. 评估家庭成员对患者治疗的态度、患病后的心理支持和照顾状况。

【主要护理诊断 / 问题】

1. 疼痛:胸痛　与胸膜摩擦或胸腔穿刺术有关。

2. 气体交换受损　与大量胸腔积液压迫使肺不能充分扩张,气体交换面积减少有关。

3. 营养失调:低于机体需要量　与机体消耗增加、食欲减退有关。

【主要护理措施】

1. 活动和体位护理　协助患者取患侧卧位,减少耗氧量,减轻胸腔积液对健侧肺的压迫。胸腔穿刺抽取胸腔积液后,鼓励患者逐渐下床活动,增加肺活量。胸腔积液消失后 2~3 个月内,避免剧烈活动和劳累。

2. 氧疗　遵医嘱给予鼻导管或面罩持续低、中流量吸氧,改善呼吸功能。

3. 排痰措施　指导患者进行有效咳嗽,保持呼吸道通畅,以利呼吸。痰液黏稠者可定时雾化吸入生理盐水或加入硫酸庆大霉素等药物。协助患者翻身、拍背,无效者可用负压吸引器吸痰。

4. 胸痛护理　评估患者胸痛的程度,了解胸痛的原因,协助采取合适的体位。指导患者舒缓疼痛的方法,如有意识地控制呼吸,避免剧烈活动或突然改变体位。遵医嘱给予镇痛药。

5. 观察病情变化　注意观察患者生命体征的变化及呼吸困难的程度。及时监测动脉血气分析。

6. 胸腔穿刺的护理

（1）穿刺前,耐心向患者解释胸腔穿刺的目的、操作程序及配合要求。嘱患者操作中应保持穿刺体位,不应随意变动体位、咳嗽或深呼吸,消除其紧张情绪,使其配合治疗。

（2）穿刺过程中密切观察患者的病情变化,包括脉搏、面色,有无冷汗及四肢发冷等。注意观察患者对穿刺的耐受程度,如有异常反应或不适,应减慢或停止抽液。

（3）每次抽气、抽液时不宜过快、过多。首次总排液量不宜超过 600 mL,抽气量不宜超过 1 000 mL。

（4）每次操作应记录穿刺的时间、抽气抽液的量、胸腔积液的颜色及患者在术中的状态。注意有无血胸、气胸、肺水肿等并发症的发生。观察穿刺部位是否出现红、肿、热、痛或液体溢出。

7. 胸腔闭式引流的护理　应严密观察引流是否通畅,记录引流量。每日更换胸腔闭式引流瓶,严格无菌操作,避免逆行感染。

8. 健康教育

（1）告知患者及其家属合理膳食,应进食高热量、高蛋白质、富含维生素的食物,以增强机体抵抗力。

（2）指导患者合理休息，避免剧烈活动、剧烈咳嗽。指导患者进行缓慢的呼吸锻炼。

（3）强调遵医嘱用药的重要性，并应定期复查。一旦出现胸痛、呼吸困难立即到医院救治。

八、老年自发性气胸

【疾病概述】

老年自发性气胸（senile spontaneous pneumothorax）大多继发于肺结核、慢性阻塞性肺疾病、肺癌及肺脓肿等，因反复呼吸道感染致细支气管狭窄，肺泡内高压，在一定诱因作用下使肺泡连同脏胸膜破裂，空气进入胸腔，形成气胸。

根据脏胸膜裂孔情况及胸膜腔内压的大小，可将自发性气胸分为三种类型。

1. 闭合性（单纯性）气胸 胸膜破裂口较小，空气经脏胸膜裂孔进入胸腔后，胸膜腔内压升高，肺萎陷，裂孔随肺萎陷而关闭，停止空气继续进入胸腔。抽气后，胸膜腔内压下降不再上升。

2. 交通性（开放性）气胸 胸膜破裂口较大，或因胸膜粘连牵引而使裂孔不能关闭，空气自由进出胸膜腔，胸膜腔内压接近大气压，在 0 cmH$_2$O 上下，抽气后压力不变。

3. 张力性（高压性）气胸 胸膜裂孔呈单向活瓣作用，吸气时空气进入胸膜腔，呼气时空气不能排出，空气滞积于胸膜腔内，胸膜腔内压急剧上升，可高达 10 ~ 20 cmH$_2$O。肺大面积受压，呼吸困难，纵隔推向健侧，循环受到障碍。抽气后，胸膜腔内压下降，片刻又迅速上升为正压。此种气胸必须立即组织抢救。

自发性气胸的治疗原则：首先要排气减压，以解除气急，使肺及早复张；其次是预防并发症和治疗原发病。

【护理评估】

（一）健康史

1. 评估老年人有无肺部疾病，如肺结核等，或存在用力过猛、剧烈咳嗽、屏气或大笑等诱因。

2. 评估患者生命体征是否平稳，有无胸闷、气促、呼吸困难、发绀及休克；有无胸痛，疼痛的部位和性质；有无开放性伤口，气管有无偏移，有无纵隔摆动。叩诊有无鼓音，呼吸音是否清晰。

（二）临床表现

老年人肺功能差，且因病常年存在"咳、喘、痰、炎"等症状，其气胸症状不及青年人表现典型，易造成自误或延误诊治。多数患者发生在正常活动或安静休息时，突感一侧针刺样或刀割样胸痛，部分患者可出现咳嗽、胸痛、呼吸衰竭、心力衰竭、心律失常、心绞痛、哮喘、休克等表现。大量气胸时病侧胸部饱满，呼吸运动减弱，叩诊呈过清音或鼓音，语颤和呼吸音均减弱或消失，气管向健侧移位。

（三）实验室及其他检查

X 线检查是诊断气胸的重要方法，典型 X 线表现为肺向肺门萎陷，或呈圆球形阴影，气胸部分肺野透明度增加，肺纹理消失，压缩的肺外缘可见发线状的脏胸膜阴影随呼吸内外移动。气管、纵隔、心脏向健侧移位。

（四）心理社会状况

1. 评估患者对疾病的了解程度，患者是否紧张、恐惧。

2. 了解患者家庭成员对患者医治的态度、心理支持和照顾程度。

【主要护理诊断/问题】

1. 低效性呼吸形态 与胸膜腔内气体压迫肺部导致的限制性通气功能障碍有关。

2. 紧张、恐惧 与呼吸困难、胸痛、胸腔穿刺或胸腔闭式引流术有关。

3. 疼痛 与脏胸膜破裂、引流管置入有关。

【主要护理措施】

1. 休息与体位 急性自发性气胸应绝对卧床休息,避免用力、屏气、咳嗽等活动。教会患者床上活动的方法,避免其移动而刺激胸膜,引起疼痛。

2. 吸氧 根据患者缺氧情况选择适当的吸氧方式,氧流量控制在 2~5 L/min,吸氧可加快胸腔内气体的吸收,促使胸膜裂口愈合。

3. 严密观察病情 观察呼吸频率、幅度及缺氧程度。老年患者病情重,肺部代偿功能差,发病急,易致其他器官功能衰竭。如发现呼吸困难加重、发绀、大汗、脉搏微弱、血压下降等休克表现,立即通知医生,做好急救准备。

4. 胸腔闭式引流的护理

(1) 胸腔闭式引流时,护士应加强与患者的沟通,做好心理护理及病情解释。

(2) 水封瓶应位于胸部引流管出口以下 60~100 cm。不可倒转,维持引流系统密闭,水封瓶内溶液不能过多,应确保玻璃管下端在水面下 2~3 cm。

(3) 妥善放置、固定引流系统,防止踢倒,患者翻身活动时防止引流管受压、打折、扭曲、脱出。协助患者取舒适的体位。

(4) 放置引流管后鼓励患者深呼吸,利于胸腔内气体排除,促进肺复张。

(5) 处理伤口及更换引流瓶时应注意无菌操作。

(6) 严密观察胸腔闭式引流是否通畅,观察管内水柱是否随呼吸上下波动,水封管有无气泡溢出。当水封管仍有少许或完全无气泡溢出,但患者症状无缓解,可能是导管部分或全部堵塞,应查明原因,若未找到明确原因应立即通知医生。

(7) 观察伤口情况,有无渗血、渗液及皮下气肿发生。

(8) 引流管无气体逸出 1~2 天后,可夹管观察 24 h,患者无气急、呼吸困难或胸部 X 线检查证实肺已完全复张即可拔管。

5. 健康教育

(1) 指导患者及其家属积极预防气胸复发。

1) 治疗肺部基础疾病,预防上呼吸道感染,避免剧烈咳嗽。吸烟者劝其戒烟。

2) 保持大便通畅,避免用力屏气。

3) 气胸痊愈后,1 个月内避免抬举重物,避免复发。

(2) 嘱患者一旦出现胸痛、呼吸困难立即到医院救治。

（王丽平）

第三节　老年循环系统常见疾病患者护理

一、老年心力衰竭

【疾病概述】

心力衰竭（heart failure，HF）简称心衰，是一种由各种心脏疾病导致心功能不全的复杂的临床综合征，是各种心血管疾病终末阶段的临床表现，其发生与发展是一个进行性过程。按其发展过程可分为无症状性、充血性和难治性心衰，从病理生理和治疗角度则可分为收缩性心力衰竭（systolic heart failure，SHF）和舒张性心力衰竭（diastolic heart failure，DHF）。由于人口老龄化、冠心病再灌注疗法使大量急性心肌梗死患者得以存活等原因，老年心衰的发生率日益升高。Framingham 研究发现，心衰的发病率随年龄而增加，50～59 岁心衰的发病率为1%，80～89 岁为 10%。每增加 10 岁，心衰的发病率则成倍增长。《中国心血管病报告 2018》显示心衰的患病率为 1.5%～2.0%，而70岁及以上群体患病率达≥10%。因此，心衰是一种严重危害人类健康的疾病，是老年人死亡的主要原因之一。

老年心衰的病因具有以下 3 个特点：①心衰以冠心病、高血压心脏病、肺心病居多。随着高龄人口的增多，钙化性心瓣膜病的发病明显升高，在老年心衰中占有重要地位。②在老年心衰中，两种以上心脏病并存的检出率高达 65%，以冠心病伴肺心病、冠心病伴高血压心脏病多见。③由于心脏储备功能差和心脏病相对较重，诱因在老年心衰中所起的作用比成年人还重要，其中感染、心肌缺血、心律失常和药物因素均可触发和加重心衰。

老年心衰常常是多病因所致，治疗应全面考虑，用药必须个体化。首先应积极寻找病因，重视诱发因素的治疗，提高运动耐量，改善生活质量，降低病死率。

【护理评估】

（一）健康史

1. 评估患者是否有高血压、冠心病、肺心病、钙化性心瓣膜病以及病程、治疗用药情况，并评估患者治疗的依从性。

2. 评估患者近期有无感染(尤其是肺部感染)、心悸、过度疲劳、过度体力活动及情绪激动等诱发因素。

3. 评估患者心功能、日常生活能力、饮食等情况。

(二)临床表现

1. **症状不典型**　老年心衰往往无活动状态下气促、夜间阵发性呼吸困难和端坐呼吸等典型的表现,这是因为老年人常常处于静息或活动较少的生活状态。另外,老年人可因长期处于肺动脉高压状态而发生肺血管代偿性变化,可以不发生阵发性呼吸困难,中度心衰时可以完全无症状。老年人出现卧位干咳而坐位减轻,往往是心衰的早期症状。白天尿少而夜间多尿,可能是心衰的首发症状。老年人不寻常的大汗淋漓,尤其是面、颈部大汗,往往是心衰的征象。

2. **非特异性症状**

(1) 精神神经症状:老年人心衰因脑灌注不足可出现精神错乱、焦虑、抑郁、淡漠、失眠、昏睡等症状,其中精神错乱可以是老年心衰的主要表现。

(2) 消化道症状:老年人心衰时恶心、呕吐及腹痛症状较成年人多见,主要与肝、胃肠淤血有关。

(3) 其他:老年心衰往往在活动时并未表现出明显的气促,而是极度的疲乏、虚弱。此外,还可能出现味觉异常,造成老年患者食欲减退。

3. **体征**　左心衰竭时肺部可闻及湿啰音或心瓣膜杂音等。右心衰竭以体循环淤血为主,如颈静脉征、肝大、水肿等,但老年人的体征较隐匿,常常被并发疾病所掩盖。

4. **并发症**

(1) 心律失常:老年心衰由于血流动力学异常、神经内分泌激活、电解质紊乱及药物的影响,各类心律失常的检出率明显高于成年人,其中以窦性心动过缓和心房颤动最常见,室性心律失常、房室传导阻滞亦较为常见。

(2) 肾功能不全:老年人心衰时,因肾灌注不足可引起尿少和肾前性氮质血症,其检出率高达65%,其中,中重度肾功能不全占17%。

(3) 水、电解质紊乱及酸碱平衡失调:老年心衰由于限钠、进食量减少、继发性醛固酮增加及利尿药等因素的影响,比成年人更易发生低钾、低镁、低钠等电解质紊乱。

(4) 认知功能障碍:主要与心排血量减少所致的脑缺血、脑白质损害及药物的影响有关。

(三)实验室及其他检查

1. **胸部X线、超声心动图检查**　判断心脏扩大的程度。超声心动图还可提供各心腔大小及心瓣膜结构情况,估计心脏功能,对老年心衰具有特异性的诊断价值。

2. **血液检查**　血脑钠肽(BNP)、心房钠尿肽(ANP)浓度的增高对诊断心衰,尤其是不典型或无症状型老年心衰有重要意义;电解质、血气分析,用来判断有无电解质紊乱和酸碱平衡失调。

3. **血流动力学检查**　判断有无心衰及程度。

4. **6 min 步行试验**　是一种简单、易行、安全、有效的方法,尤其适用于老年心衰患者,要求患者在走廊里尽可能行走,以测定 6 min 内步行的距离。其结果是独立预测心衰致残率和病死率的因子,可用于评价患者心脏的储备功能,评价药物治疗的效果,是老年慢性心衰患者最适合的运动试验。6 min 内步行距离 < 150 m,表明心衰程度严重;150~425 m 为中度心

衰;426~550 m 为轻度心衰。

(四)心理社会状态

1. 询问患者是否体力活动受限,在生活上需依赖他人照顾。了解患者有无焦虑不安、内疚、绝望等情绪。

2. 评估家属对疾病的认识及对患者的照顾程度。

3. 评估患者经济和社会支持能力。

【主要护理诊断/问题】

1. 活动无耐力 与心肌收缩力下降、心排血量减少有关。

2. 焦虑/抑郁 与心衰反复发作,病情进行性加重有关。

3. 气体交换功能受损 与肺静脉压力升高和肺淤血有关。

4. 营养失调:低于机体需要量 与食欲减退,胃肠道、肝淤血有关。

【主要护理措施】

1. 减少引起心衰的诱发因素 积极防治感染、心律失常、钠盐摄入过多、情绪激动等诱发心衰的因素。

2. 休息与活动护理 根据患者的心功能分级决定活动量,心功能 I 级需避免剧烈活动;心功能 II 级应限制日常活动量,延长午休时间,可短距离散步、练气功等;心功能 III 级应增加卧床休息的时间;心功能 IV 级应绝对卧床休息,避免任何体力活动。老年心衰卧床休息时间一般较长,但要避免过度长时间的休息,以免引起血栓栓塞性疾病,应指导患者坚持动静结合,循序渐进地增加活动量。

3. 心理护理 老年可因心衰导致脑灌注不足而致认知功能障碍,焦虑、抑郁等不良的情绪可诱发和加重心衰,因此护理人员应以同情、耐心的态度安慰、鼓励患者,帮助其正确对待疾病,增强生活的信心,积极配合治疗。

4. 用药的护理 老年心衰常常不是单一的病因,再加上老年人生理性老化,肾功能随着增龄而减退,药物代谢、排泄缓慢,易出现严重不良反应甚至中毒,因此用药的剂量、方法等均有别于成年人。

(1)利尿药:老年心衰患者服用利尿药要从小剂量开始,逐渐增量,一旦体液潴留症状消失,可以最小剂量长期维持。应以体重和尿量作为监测疗效和调整剂量的依据,避免利尿药不足和利尿过度。用药过程中每天定时测量体重、出入量、血压,尤其要注意观察每天排出的尿量,因在大量利尿时,老年人易发生尿潴留。同时观察颈静脉充盈、呼吸状态、下肢水肿及神志的改变,定期复查血清电解质。

(2)血管紧张素转化酶抑制药(ACEI):不仅能缓解心衰的症状,而且能降低其病死率和提高生活质量。ACEI 最基本的作用是抑制神经内分泌的激活、逆转左心室的肥厚、防止心室重构,从而阻止或延缓心衰的病理过程。老年心衰使用 ACEI 最常见的不良反应是低血压,多见于初次用药或成倍增量时;其次还有不能耐受的咳嗽、肾功能恶化、高钾血症等。用药期间,尤其是增加 ACEI 和利尿药剂量后,应密切观察血压、肾功能等指标。

(3)β 受体阻滞药:在心衰治疗中,β 受体阻滞药的用药原则是低起点、慢增量及在无体液过多的情况下使用,用药过程中,密切观察尿量、体重、血压和心率等指标,只要清醒静息状态下心率 > 50 次/min,就可继续用药。

(4)洋地黄的应用:在老年慢性心衰治疗中仍有重要价值。地高辛是美国 FDA 批准的唯一可长期口服的正性肌力药,也是唯一接受安慰剂对照试验评价的洋地黄类药物。老年患者肾代谢功能减退,体重下降,联合用药多,血浆代谢半衰期较年轻人可延长一倍,因此用药剂量宜小。用药过程中,注意不良反应的发生,及时监测血压、心率(律)、电解质(尤其是血钾、镁、钙)及心功能、肾功能等。常见的不良反应有:①食欲减退(最早出现)、恶心、呕吐、腹痛、腹泻等。②新出现的心律失常,最常见的是多源性室性期前收缩、房性心动过速伴房室传导阻滞等。③精神神经系统症状:视觉障碍、定向障碍及意识障碍等。

5. 健康教育

(1) 指导患者避免过度劳累、情绪激动、受凉等诱发因素。

(2) 指导患者避免摄入过多钠盐食物,保证足量的蛋白质及钾的摄入。控制水分摄入。冠心病、高血压和肥胖者宜低脂、低胆固醇饮食。禁烟、酒和避免刺激性食物。

(3) 教会患者自我管理,如每天测脉搏、体重、尿量、饮水量等,提高患者遵医嘱的依从性。如发现异常情况及时就医。

二、老年心律失常

【疾病概述】

心律失常(arrhythmia)是一种常见的疾病,主要有各种期前收缩、心动过速、颤动与扑动、各种房室传导阻滞及病态窦房结综合征等。1990 年 Mantari 等报道,无心脏疾病的 60 岁以上的老年人中 74% 有房性心律失常,64% 有室性心律失常。同时老年人各种心血管疾病的发生率增高,更易发生致命性心律失常,其中室性心律失常最常见。

老年心律失常的病因多为器质性心脏病,尤以冠心病为最多,占 56.9%,高血压占 12.5%,慢性肺心病占 10%,甲状腺功能亢进(简称甲亢)占 3.9%,风湿性心脏病占 3.5%。此外,导致老年心律失常还有药物(特别是抗心律失常药)、电解质紊乱(高钾血症或低钾血症)、感染等诱因。其中,甲亢及洋地黄所致的心律失常在老年人易造成漏诊和误诊。过度劳累、情绪激动、饱餐、嗜烟酒亦可为老年心律失常的诱因。

老年心律失常在着手治疗前应先确定治疗的目的,而不是盲目用药。因为任何一种抗心律失常药都有潜在的致心律失常作用。

【护理评估】

(一) 健康史

1. 评估患者有无冠心病、高血压及其他器质性心脏病病史,了解患者心律失常发生的诱因及药物治疗的依从性。

2. 评估患者目前心律失常的类型、心律失常发作的频率与起止时间。

3. 评估患者心律失常对其日常生活、社会活动参与能力的影响。

(二) 临床表现

1. 自觉症状不明显 老年心律失常自觉症状往往不明显,由于老年人的心脏储备个体差异大,当心律失常影响到心脏的功能,导致循环功能不全时,常出现心悸、心前区憋闷、发绀、头晕、咳嗽、活动后易疲劳等症状,但不能以此作为衡量老年心律失常严重程度的客观指标。

2. 多种类型心律失常同时存在 老年人往往同时存在多种类型的心律失常。

3. 并存多种器质性心脏病 老年心律失常可同时并存多种器质性心脏病,如心律失常合并冠心病者约 56.9%,合并心衰者约 50%。

4. 易发生晕厥　老年人多伴有不同程度的心、脑、肾功能的改变,对药物的耐受性降低,或早已存在重要器官供血不足(尤其是脑动脉硬化),因此在年轻人中不会引起太严重反应的快速性或缓慢性心律失常,很可能在老年人中引起意识和血流动力学的改变。

(三)实验室及其他检查

1. 血电解质测定　高钾血症、低钾血症等电解质紊乱是导致老年心律失常发生的重要诱因。

2. 药物浓度测定　抗心律失常药剂量过大、过小或不合理的配伍使用均可诱发新的心律失常。

3. 心电图检查　是诊断心律失常最重要的一项无创性检查技术,应记录 12 导联心电图,并记录能清楚显示 P 波的导联心电图,以备分析。

4. 动态心电图检查　能记录 24 h 心脏动态的变化,显示心律失常的类型、频率、频数。

(四)心理社会状况

1. 评估患者对疾病的反应,了解其是否因、心悸、胸闷而感到紧张、害怕。

2. 了解患者家庭成员对患者患病的态度、心理支持和生活照顾等情况。

【主要护理诊断 / 问题】

1. 活动无耐力　与心律失常导致心排血量减少有关。

2. 有受伤的危险　与突发的心源性晕厥有关。

3. 知识缺乏　对心律失常的病因、诱因、药物治疗等知识缺乏了解。

【主要护理措施】

1. 避免环境中不良刺激,减少诱发心律失常的因素　保持环境清静,避免喧哗、声音嘈杂等不良刺激加重病情。患者治疗宜集中安排,护理操作宜轻、稳,避免打扰患者休息。

2. 饮食护理　心律失常患者安排好日常的饮食,对疾病的康复起重要作用。在饮食中应避免促使高血压、动脉粥样硬化等病情发展及加重的食物,还应限制热量供给,控制肥胖者体重,减轻心脏负担。

3. 合理休息　病情较轻者可适当活动,严重者需要绝对卧床休息。嘱患者当心律失常发作导致胸闷、心悸、头晕等不适时,立即卧床休息,以减少心肌耗氧量,同时防止因重要器官供血不足而致病情恶化。

4. 给氧　伴有呼吸困难、发绀等缺氧表现时,给予氧气吸入。

5. 病情监测　严密观察患者的生命体征及意识状态。连续心电监护,可及时发现严重心律失常和病情变化,如心电示波出现心室颤动、意识突然丧失、抽搐、大动脉搏动消失等,严防猝死。对于有严重心律失常患者,及时备好纠正心律失常的药物及其他抢救药品、除颤仪、临时起搏器等,一旦发生猝死,要立即抢救。必要时测定抗心律失常药的血药浓度,定期复查心电图,防止药物不良反应的发生。

6. 用药护理

(1)去除病因的治疗:积极遵医嘱治疗各种原发心脏病、内分泌代谢疾病,纠正电解质紊乱。

(2)遵医嘱应用抗心律失常药治疗

1)向患者解释严格遵医嘱服药的重要性,任何抗心律失常药均有致心律失常作用,使用不当可使原有心律失常恶化或引起新的心律失常。

2) 向患者详细交代用药的种类、剂量、方法及用药的时间和注意事项、可能出现的不良反应等。因为老年人往往身患多种疾病,常常同时服用多种药物,加之老年人听力减退和反应性下降,所以应口头和书面向患者及其家属交代药物治疗过程及注意事项。

3) 应密切观察患者用药后的临床反应及心电图的变化,老年人由于个体机体衰退的程度不同,对药物的反应可有明显的个体差异,尤其是服药的早期,需密切观察病情变化,以免药量过大或不足。要正确判断因为药物所致的不良反应,并及时给予处理,以免造成严重后果。

7. 心理护理　安抚患者,保持患者情绪的稳定,鼓励其积极治疗的信心。

8. 健康教育

(1) 引导患者纠正不良的生活方式,如戒烟、禁酒及少饮咖啡、浓茶和其他刺激性食物,注意劳逸结合,避免过度劳累、情绪激动和精神紧张等诱发因素。嘱患者多食含纤维素丰富的食物,保持大便通畅。

(2) 向患者及其家属交代遵医嘱服药的重要性,指导观察药物可能发生的不良反应。

(3) 安装人工心脏起搏器患者应随身携带诊断卡和异丙肾上腺素或阿托品药物。

(4) 指导患者及其家属正确测量脉搏,如发现脉搏节律、频率、强弱极不规则,同时伴心悸、胸闷、头晕、出汗等异常,及时到医院就诊。

三、老年高血压

【疾病概述】

老年高血压(elder hypertension)是指年龄在,60 岁以上,血压持续或非同日 3 次以上超过高血压的诊断标准[收缩压(SBP)≥140 mmHg 和(或)舒张压(DBP)≥90 mmHg]者。老年高血压是指除了血压升高之外,还伴有心、脑、肾和视网膜等器官病变特征的全身性疾病。近年来,其发病率呈逐年上升趋势。2012—2015 年中国高血压调查(CHS)结果显示,中国成年人高血压患病率为 27.9%,男性高于女性,患病率随年龄增加而升高。第五次全国高血压调查显示,75 岁及以上居民高血压患病率高达 59.8%。

老年高血压的病因,一部分是由老年前期高血压延续而来,表现为混合型高血压。大部分老年高血压是单纯收缩期高血压。主要原因是动脉粥样硬化。随着年龄增长,大动脉中层弹力纤维减少,胶原含量增加,中层钙盐沉着,动脉管腔变窄,血管硬度增加,弹性下降。老年人的血压升高已不再被认为是老化过程中的自然生理改变,年龄的增长并不伴有血压的显著升高,而社会因素包括环境因素、膳食、精神紧张、吸烟、肥胖和过量饮酒等,则都可能造成老年人血压升高。

老年高血压的主要治疗目的是最大限度地降低心血管病的死亡和病残的总危险。要求在治疗高血压的同时,干预患者所有的可逆性危险因素(如吸烟、糖尿病、高脂血症等),并适当处理患者同时存在的各种临床情况。

【护理评估】

(一)健康史

1. 评估患者高血压患病的时间、治疗方案及遵医服药的依从性。有无家族史。

2. 评估患者有无大动脉粥样硬化,是否并存心、脑、肾等靶器官的损害。

3. 评估患者是否肥胖,饮食习惯,有无吸烟、饮酒等不良生活嗜好。评估患者日常生活习惯及参与社会活动情况等。

(二) 临床表现

老年高血压除具有一般高血压常见的临床表现外,往往还具有以下临床特点。

1. 单纯收缩期高血压多见 老年高血压患者中,半数以上是单纯收缩期高血压,即收缩压≥140 mmHg,而舒张压<90 mmHg。靶器官的受损程度及心血管并发症的发生均与之密切相关。

2. 血压波动性大 老年人血压波动与其压力感受器调节血压的敏感性减退有关。老年高血压无论是舒张压或收缩压均比年轻人高血压有较大的波动性,尤其是收缩压波动更明显。文献报道,老年高血压患者24 h内收缩压平均相差40 mmHg,舒张压平均相差20 mmHg。老年高血压也有季节性改变,约1/3的老年高血压患者表现为夏季血压低冬季血压高,血压水平越高者其季节性波动越大。

3. 并发症多且严重 我国尤以脑血管并发症多见,死亡原因以脑出血占首位,且单纯收缩期高血压患者更多见。有文献报道,收缩压升高10~20 mmHg或舒张压升高5~6 mmHg,脑卒中的危险就增加35%~40%,冠心病事件的风险增加20%~25%。随着年龄的增长,病程越长,靶器官受损机会越多,收缩压增高,舒张压降低,脉压增大。脉压越增大,靶器官受损越明显,临床危险事件越多。

4. 常伴有多种疾病 老年高血压常与糖尿病、高脂血症、动脉粥样硬化、肾功能不全等疾病共存。这些疾病相互影响,使老年高血压的治疗变得复杂,致残、致死率高。

5. 特有的临床表现

(1) 直立性低血压倾向较多见:老年高血压患者的直立性低血压多发生在降压治疗过程中。所谓直立性低血压,是指改变体位时出现收缩压下降≥20 mmHg和(或)舒张压下降≥10 mmHg,并伴有脑缺血症状。

(2) 假性高血压多见:假性高血压是指袖带测得的血压值高于经动脉穿刺直接测得的血压值。主要是由于肱动脉过度硬化,难以被气囊压迫,使听诊法测得的收缩压和舒张压均明显高于同时用动脉内测得者。可采用 Osier 方法鉴别假性高血压,先触知患者肱动脉或桡动脉,然后用袖式血压计测肱动脉血压,再将气袖加压至超过收缩压10~20 mmHg(平均15 mmHg左右),此时若能触知肱动脉或桡动脉搏动者为 Osier 征阳性。提示患者有显著动脉硬化。

(三) 实验室及其他检查

1. 心电图检查 可见左心室肥大、劳损。

2. 胸部 X 线检查 可见主动脉弓迂曲延长,左心室增大。

3. 眼底检查 有利于高血压严重程度的了解。

4. 动态血压检测 可连续24 h检测患者血压。可用于诊断"白大衣性高血压",判断高血压的程度,了解血压变异性和血压昼夜节律,指导降压治疗和评价抗高血压药疗效。

5. 实验室检查 尿常规、血常规、血糖、血脂、肾功能等这些检查有助于发现相关的危险因素和靶器官的损伤。

(四) 心理社会状况

评估患者对本病的认知程度,了解患者紧张、焦虑的表现和程度;评估患者及家庭的经济承受能力。

【主要护理诊断/问题】

1. 疼痛:头痛 与血压升高有关。

2. 活动无耐力 与头痛不适有关。

3. 潜在并发症 高血压脑病。

4. 有受伤的危险 与头晕、急性低血压反应、视物模糊或意识改变有关。

【主要护理措施】

1. 环境 保持病室安静、光线柔和,保证老年患者充足的睡眠。日常护理操作应相对集中,动作轻巧,防止过多干扰患者休息。

2. 休息与活动 根据高血压的分期及有无靶器官的损伤决定患者的活动量,有高血压危象者应绝对卧床休息。避免重体力活动。老年人的活动量需循序渐进,适当参加有氧运动,以不引起不适症状为原则,避免过度疲劳。

3. 用药护理

(1) 老年高血压选用抗高血压药的原则是:①从小剂量开始,以减少不良反应。②联合用药,采用合理的药物联合以达到最大的降压效果。③如果初始治疗方案无效或不能接受,改用另一类抗高血压药。④使用长效抗高血压药提高治疗的依从性和降低血压的变异性。

(2) 常用的药物

1) 利尿药:是价格最低和最有价值的抗高血压药之一,适合所有患者,尤其适于肥胖及有早期肾功能损伤的老年人。老年高血压患者应用小剂量利尿药,降压是安全有效的。

2) β受体阻滞药:是一类安全、价廉、有效的抗高血压药,应用时需从小剂量开始。有呼吸道阻塞性疾病、哮喘、Ⅱ~Ⅲ度房室传导阻滞为用药禁忌证。

3) 血管紧张素转化酶抑制药(ACEI):能安全、有效地降低血压,尤其能有效降低心力衰竭患者的病残率和病死率,对老年高血压伴有糖尿病、高尿酸血症或心力衰竭的患者具有相对较好的疗效。临床常用的ACEI有培哚普利(perindopril)、依那普利(enalapril)、贝那普利(benazepril)和福辛普利(fosinopril)等。其主要不良反应是干咳,最为罕见的是致死性血管性水肿。孕妇、高钾血症、双侧肾动脉狭窄是用药的禁忌证。

4) 钙拮抗药(CCB):均能有效地降低血压,且耐受性好。适用于老年高血压伴有冠心病、糖尿病、痛风或有代谢紊乱的患者,特别是对老年收缩期高血压患者有预防卒中的效果。最好使用长效钙拮抗药,避免使用短效制剂。常用钙拮抗药有氨氯地平(amlodipine)、硝苯地平控释片、非洛地平(felodipine)及缓释维拉帕米(verapamil)等。其不良反应有潮红、踝部水肿和便秘。

5) 血管紧张素受体拮抗药(ARB):阻断血管紧张素Ⅱ AT_1 受体的生成,延缓血管肥厚和动脉粥样硬化,消退左心室肥厚,而且几乎没有不良反应,最大优点是没有咳嗽的不良反应。代表药氯沙坦(losartan)、缬沙坦(valsartan)。此类药用于老年高血压患者的大型临床研究均证实有较好的疗效,并能降低心脑血管事件。孕妇、高钾血症、双侧肾动脉狭窄是用药禁忌证。

6) α受体阻滞药:虽能安全、有效地降低血压,但由于其主要不良反应是直立性低血压,故多不适于老年患者。

4. 健康教育

(1) 改变不良的生活方式,调节饮食结构,戒烟限酒,饮食以清淡、低盐低脂饮食为主。

强调少食多餐,避免过饱,特别是晚餐过饱易诱发脑卒中。

（2）高血压必须长期甚至终身服药,指导患者进行自我心理平衡,自我控制活动,并保持良好的心境。定期专科门诊随访,全面评估其危险性,及时制订个体化的治疗方案。

（3）老年患者至少降至 150/90 mmHg,有糖尿病或肾病的高血压患者降压目标是 130/80 mmHg 以下。指导患者及其家属正确掌握测量血压的方法,养成定时、定点、定部位测量血压的习惯。

（4）重视并存疾病（糖尿病、肾病、血脂异常）的治疗,遵循并存疾病原有的治疗原则,指导患者及其家属正确服药的方式,定时服药,指导患者正确识别药物不良反应和副作用,如有不适及时就诊。

四、老年直立性低血压

【疾病概述】

直立性低血压（orthostatic hypotension）是指患者从卧位或蹲位迅速变为直立位时出现收缩压下降≥20 mmHg 和（或）舒张压下降≥10 mmHg,并伴有脑缺血症状。其病因可能是压力感受器调节障碍,包括心房容量感受器和颈动脉窦、主动脉弓压力感受器的退行性病变;另外,由于应用了某些交感神经节阻滞剂和交感神经节后阻滞剂,也可出现直立性低血压。老年直立性低血压分为可逆性和不可逆性。老年人以可逆性直立性低血压多见,特别是长期卧床者,多有下肢或全身静脉回流不畅等,若同时有心肌梗死、心力衰竭或使用强利尿药等,可促发直立性低血压。而不可逆性直立性低血压多见于多系统萎缩（Shy–Drager 综合征）、帕金森病等,是一种缓慢起病、进行性加重的老年性疾病,临床表现为直立性低血压、自主神经障碍（如尿失禁、盗汗和性功能失调等）和其他神经系统功能障碍,系自主神经中枢、小脑延髓的橄榄核、脑桥、脊髓等处明显变性、萎缩所致。其预后差,病死率高。据国外报道,社区居民中直立性低血压发生率为 9% ~ 24%,而在养老院和急救中心分别高达 50% 和 40%。本病不仅导致心脑缺血意外,也是老年人晕厥和昏倒引起骨折和外伤的重要危险因素。

老年直立性低血压的治疗以去除可纠正的病因,采用综合治疗,达到消除或减轻症状为目的。

【护理评估】

（一）健康史

1. 评估患者的年龄,有无高血压、冠心病、脑动脉硬化等病史。

2. 评估患者有无起立或久站后出现头昏、眩晕、晕厥等脑灌注不足的临床症状。

3. 了解患者的服药种类,有无引起低血压的药物及日常生活活动能力。

（二）临床表现

1. 立卧位血压相差悬殊　其特点是卧位时血压正常或升高,直立位时下降,而心率多无明显增快。表现为无症状或有症状性低血压。患者通常有轻度乏力,偶有头昏、头晕等。严重者直立时出现头重脚轻、站立不稳、视物模糊、眩晕、黑矇,或直立时立即出现眩晕、跌倒、心绞痛甚至癫痫样发作,但卧位后血压恢复正常,上述症状消失。

2. 自主神经系统损害的表现　多与体位改变无关,可先于直立性低血压数年出现。男性患者阳痿常为首发症状,局部或全身发汗异常,先多汗后少汗;排尿障碍,如尿频、尿急、排尿困难、尿潴留或失禁、夜间多尿和遗尿。

3. 躯体神经症状　在起病数年后,逐渐出现构音不清,上肢运动时震颤,动作不稳,共济失调,步态蹒跚、眼球震颤等小脑损害体征,以及表情呆板,活动减少,肢体僵硬,行走呈慌张步态、迈小步,伴随动作减少等帕金森病表现。

4. 常见的并发症　跌倒、骨折及外伤。

（三）实验室及其他检查

1. 血常规检查　贫血可引起血压下降,应与直立性低血压相区别;血糖明显降低可引起低血糖昏迷。

2. 其他检查　常规心电图、动态心电图、心室晚电位检查、二维超声心电图检查,可鉴别诊断有无心源性晕厥等。

3. 直立倾斜试验　可明确诊断。

（四）社会心理状态

本病发病比较急,患者往往无心理准备,应评估患者紧张、焦虑和恐惧的表现和程度;评估家庭成员对患者的照顾能力,如发病时能否及时被发现。

【主要护理诊断／问题】

1. 脑供血障碍　与血压下降有关。

2. 潜在的并发症　跌倒、骨折、晕厥。

【主要护理措施】

1. 尽量避免长期卧床、长久站立和过度运动。长期卧床者要加强下肢的被动按摩或主动运动,以改善血液循环。

2. 浴室应铺有防滑胶垫,洗热水浴时要事先准备好浴垫或小椅子,洗时坐在浴垫或椅子上,洗完后要适当躺一会儿再起立活动。洗浴时间不宜过长,水温不宜过高,避免餐后沐浴。厕所设有扶手,以便随时扶持,夜尿多者使用床旁便器,以防止夜间如厕时发生直立性低血压。保持大便通畅,大便时不宜过分用力。

3. 用药护理　一般不采用药物治疗。老年人患有多种疾病,应用药物治疗时要注意其他药物的不良反应,服药前要仔细阅读药品说明书,凡可引起头昏、头晕及低血压的药物应慎用。用药期间注意观察有无头晕、头痛、视力改变等症状。一旦有这些症状发生,应立即坐下或躺下,并测量血压,防止病情加重。如因药物导致血压下降,应尽可能调整用药。

4. 健康教育

（1）向患者告知直立性低血压发生的原因、诱发因素及如何避免直立性低血压的发生。

（2）老年人易少量多餐,每餐不宜过饱,餐后不宜马上活动,改变体位不宜过快,可适当休息 30～60 min 后再站起行走。

（3）告知患者运动锻炼可改善人体对血压的调节,持之以恒的运动有助于减少直立性低血压的发生。但应注意运动量不宜过大,也不可做体位变动过大的运动,以步行、慢跑、游泳等项目为宜,并以运动后无气喘,微量出汗,心率以"170- 年龄"为宜。对于年老体弱、久病卧床和患有心脑血管疾病者,康复锻炼宜循序渐进。体位变换不宜速度过快,如由卧位到坐起、直立和行走等每种体位最好保持 2～3 min,经观察无症状、无低血压发生再改变体位。

（4）家庭应备有使用方便、简单的急救呼叫器,随身携带在患者身上,并教会患者如何正确使用,一旦出现晕厥前驱症状,患者应尽快就地躺倒并呼救。

五、老年心绞痛

【疾病概述】

心绞痛(angina pectoris)是一种由于冠状动脉供血不足引起的急剧的、暂时的心肌缺血与缺氧的临床综合征。临床类型包括稳定型心绞痛和不稳定型心绞痛,老年人由于痛觉敏感性降低,多见后一种,多发生于静息状态。疼痛特点是程度轻,部位不典型,仅有胸部隐痛、胸闷等不典型临床表现,发作时心电图常有 ST 段压低或 T 波改变。

心绞痛的最基本病因是冠状动脉粥样硬化性病变,当粥样硬化性病变造成的狭窄超过 50%,在心肌耗氧量增加,而冠状动脉血流又不能增加时,即可发生心肌缺血而导致心绞痛的发生。老年人还可能由于主动脉瓣退行性病变导致主动脉狭窄或反流造成冠状动脉供血血流减少,从而引起心绞痛。此外,肥厚性心肌病左心室流出道狭窄、主动脉夹层及心外因素均可引起心绞痛。

心绞痛的治疗应达到两个目标,即缓解急性发作和预防再发作。治疗以改善冠状动脉供血,减少心肌耗氧为主,同时治疗动脉粥样硬化。

【护理评估】

(一)健康史

1. 评估患者有无高脂血症、高血压、冠心病、器质性心脏病等病史及家族史。

2. 评估患者心绞痛发作的诱因、发作前先兆症状,发作时体征、发作频率及缓解方式。

3. 评估患者的生活方式,有无不良生活嗜好,日常生活活动能力。

(二)临床表现

心绞痛的典型临床特点为阵发性前胸压榨性疼痛,主要位于胸骨后部,可波及心前区,有手掌大小范围,常放射至左肩、左臂内侧达环指和小指或颈、咽或下颌等部位,发作时伴有胸闷、压迫感,持续 3~5 min,经休息或硝酸甘油舌下含化,几分钟内缓解、消失。但老年心绞痛的临床症状多不典型,有以下特点。

1. 疼痛的部位不典型　其发生率高达 35.4%。老年心绞痛可发生于牙部至上腹部之间的任何部位,还可出现类似于关节炎的背部心绞痛或类似于溃疡病的夜间心绞痛。

2. 疼痛程度较轻　老年人由于痛觉敏感性降低,发作性胸痛出现的频率较低,即使出现胸痛也不如成年人那么严重。

3. 非疼痛症状多　由于老年人心脏贮备功能下降,且多合并有糖尿病、自主神经病变等,当发生心肌缺血时,一般非胸痛的症状表现更为突出,如全身乏力、胸闷、气急、胸部梗阻感、颈部紧缩感、左臂酸胀、出汗等。当心肌缺血累及左心室舒缩功能时,也可表现为呼吸困难和全身疲惫等。

(三)实验室及其他检查

1. 心电图检查　心绞痛发作时,大多数患者可出现暂时性 ST 段移位及 T 波倒置。

2. 心电图负荷试验　目前,应用较多的是踏板运动试验。其阳性结果对冠心病心绞痛诊断有一定的价值,但应注意本试验的特异性,对于男性患者仅为 70%,敏感性为 90%。

3. 核素心肌显影检查　可早期显示缺血区,明确缺血区的部位和范围大小。结合运动试验再进行显像,则可提高冠心病的检出率,对心绞痛诊断有较大价值。

4. 冠状动脉造影　是迄今为止诊断冠心病最可靠的方法。对于心绞痛症状较重、内科治疗效果不佳的患者,可以帮助确定和了解冠状动脉病变的部位和程度,为进一步的治疗[如经皮腔内冠状动脉成形术(PTCA)或冠状动脉旁路移植术]提供依据。

（四）心理社会状况

评估患者焦虑、紧张的程度以及对疾病的认识。评估患者家庭和社会的支持状况。

【主要护理诊断／问题】

1. 疼痛　与心肌缺血、缺氧有关。

2. 活动无耐力　与心肌氧的供需失调有关。

3. 知识缺乏　缺乏控制心绞痛诱因及预防性药物应用知识。

4. 潜在并发症　急性心肌梗死。

【主要护理措施】

1. 心理护理　为患者提供良好的休息环境,安慰患者,多巡视关心患者,并建立良好的护患关系,取得患者的信任,解除其紧张不安情绪,以减少心肌耗氧量。

2. 活动与休息　心绞痛发作时,应立即停止活动,卧床休息,协助患者取舒适体位,并给予氧气吸入;如反复发生心绞痛,应减少活动量,避免较剧烈的活动。心绞痛呈昼夜节律性,较多患者在起床后短时间内较易发作,所以不宜起床后立即进行活动。寒冷天气或湿热环境下易促发心绞痛,应加强防护。疼痛缓解期,与患者一起制订活动计划,鼓励患者参加适当的体力劳动和体育锻炼,以提高活动的耐力。

3. 用药的护理

（1）硝酸酯类:对于缓解心绞痛发作最为有效。硝酸甘油舌下含化片剂或口腔喷雾剂仍然是发作时的首选药物。一般单次使用剂量为 0.3～0.6 mg,5 min 后缓解无效可再加用 0.3 mg,15 min 内不应超过 1.2 mg。

（2）β 受体阻滞药:其作用机制是通过降低心肌氧耗而达治疗目的。使用此类药要注意剂量的个体化原则,从小剂量开始,并注意观察心率的变化,使心率维持在 55 次/min 以上。老年人用药剂量较中年人要小,不宜用于病态窦房结综合征、房室传导阻滞、低血压及严重心功能不全者。对于有慢性阻塞性肺疾病及周围动脉闭塞性疾病(如雷诺病)、糖尿病者亦应慎用,甚至禁用。

（3）钙拮抗药:常用药物制剂有地尔硫䓬,每日 60～120 mg,分次口服;维拉帕米,每日 120～240 mg,分次服用;硝苯地平,每日 30～60 mg,分次口服。现在还有多种长效地平类钙拮抗药,如氨氯地平、尼卡地平、非洛地平等。其不良反应均少于硝苯地平,有条件应尽量选择长效制剂。老年患者均应遵循从小剂量开始的原则。

（4）抗血小板药:常用的有以下几种。

1）阿司匹林:其主要作用机制是使血小板内的环氧化酶的活性部位乙酰化,使环氧化酶失活,从而抑制血栓素 A_2(TXA_2)的生成,后者是血小板聚集的强诱导剂。只要无禁忌证,应严格按医嘱每日 75～100 mg 口服,每晚 1 次,长期维持。

2）氯吡格雷:为新一代不可逆腺苷二磷酸(ADP)受体拮抗药,起效快,抗血小板活性强,与阿司匹林相近,是近年来推出的较佳的抗血小板药。首次剂量为 300 mg,之后改为每日 75 mg。

4. 健康教育

（1）向患者及其家属讲解有关心绞痛的发生机制、发病诱因等知识,消除紧张、恐惧心理,避免各种诱发因素。

（2）指导患者及其家属合理安排生活,适当运动,改变不良的生活习惯,如必须戒烟、限酒,保持生活的规律性,注意合理膳食,避免饱餐和情绪激动,保持大便通畅。肥胖者控制体重。

（3）有高脂血症的患者,应坚持降脂治疗,包括避免高胆固醇饮食和口服降血脂药,使患者的血脂达到靶目标:胆固醇 < 4.68 mmol/L,三酰甘油 < 1.70 mmol/L,低密度脂蛋白（LDL）< 2.6 mmol/L,高密度脂蛋白（HDL）> 1.04 mmol/L。如有高血压,要将血压控制在理想的目标值(130/80 mmHg 以下)。

（4）指导患者及其家属正确使用抗心绞痛药物,并注意药物的不良反应,定期心电图检查,定期门诊随诊。硝酸甘油应放在易取之处,并放在棕色瓶中,6 个月更换一次。

六、老年急性心肌梗死

【疾病概述】

急性心肌梗死（acute myocardial infarction, AMl）属冠心病的严重类型,是在冠状动脉病变的基础上发生冠状动脉血供急剧减少或中断,以致相应心肌发生持久而严重的缺血,引起部分心肌缺血性坏死。冠状动脉完全闭塞的原因是冠状动脉内血栓形成,亦有小部分是由于病变冠状动脉部分严重而持久痉挛所致。老年 AMI 的合并症多,病死率高,而且来势凶猛。

老年心肌梗死的治疗原则:及时有效地处理老年 AMI,可大大降低并发症的发生率。但对于老年人来说,溶栓、急诊介入性治疗等引起的并发症、不良反应和危险性亦增高,这些治疗的危险性与得益的比例取决于患者个体的基本情况、年龄、有无糖尿病、肾功能、凝血功能、有无认知功能障碍和既往史。因此,采取急诊干预之前,必须对患者进行全面评估,制订个体化的治疗方案。

【护理评估】

（一）健康评估

1. 评估患者有无高血压、糖尿病、高脂血症等病史及家族史,了解服药的种类及用药的依从性。

2. 评估患者是否肥胖,有无烟酒嗜好等不良生活习惯,患者日常生活和社会活动能力等。

（二）临床表现

AMI 典型的临床表现为胸骨后或心前区出现严重而持久的疼痛,休息和含化硝酸甘油片不能缓解。老年人发生 AMI 临床表现多不典型,或以休克、心力衰竭为首发症状。其临床特点如下:

1. 疼痛症状不典型 疼痛发生的部位、性质、持续时间及对药物的反应均不典型。老年人 AMI 常常表现为胸闷、心前区压迫感、咽部梗阻感、背部或左肩疼痛,甚至可表现为腹痛、牙痛等。且随着年龄的增长,无痛性心肌梗死是老年人的重要特征。

2. 首发症状 常以呼吸困难、急性心力衰竭、休克、脑循环衰竭和胃肠道症状为首发症状。随着增龄,老年人心功能储备渐差,且常伴有多种慢性疾病,故易造成大面积心肌梗死。

3. 原有的基础疾病症状突出 患者原有慢性心力衰竭,心力衰竭症状的加重可能是心肌梗死的唯一表现。

4. 心脑综合征 心肌梗死与急性脑卒中并存,临床上称心脑综合征,这是因为 AMI 时心排血量降低可能使脑血管血流减少,神经反射的调节可使动脉痉挛,加重脑供血不足或因心脏的附壁血栓脱落致脑血管栓塞。反之,脑梗死时的低血压又可促发 AMI 的发生。

5. 并发症多 老年人常以休克、心力衰竭为首发症状,最常见的并发症为心律失常。老年 AMI 的发病早期因心脏突然受损,极易发生严重心律失常、心力衰竭或猝死。

(三)实验室及其他检查

1. 血常规检查 心肌坏死物质吸收后,白细胞计数可随着体温的升高而升高,多数在发病的 1 ~ 2 天后出现,持续 2 ~ 4 天。

2. 血清心肌酶检查 临床最常用的心肌标志物包括肌酸激酶(CK)及同工酶 MB(CK-MB)、肌红蛋白、肌钙蛋白 T 或 I、乳酸脱氢酶(LDH)和同工酶 LDH_1 等。这些酶一般在 AMI 发病后 4 ~ 8 h 开始异常升高,平均 24 h 达峰值,2 ~ 3 天内至正常水平。肌红蛋白升高和峰值出现时间更早,在 12 h 内;肌钙蛋白 T 或 I 峰值出现时间稍晚,持续时间更长,1 ~ 2 周才消失。

3. 心电图检查 在诊断 AMI,估计病变部位、范围、病情发展及愈合过程都有其特殊价值。目前临床上以心电图 ST 段是否抬高分为 ST 段抬高性心肌梗死(STEMI)和非 ST 段抬高性心肌梗死(NSTEMI)。后者处理方案不同,类似于不稳定型心绞痛,现以 ST 段抬高性心肌梗死为主进行阐述。

(1)特征性改变:ST 段抬高性心肌梗死的心电图表现为异常深而宽的 Q 波,ST 段呈弓背向上明显抬高及 T 波倒置。

(2)动态性演变:抬高的 ST 段可在数日内至 2 周内逐渐回到基线水平,T 波倒置加深呈 V 形,此后逐渐变浅、平坦,部分可恢复直立;Q 波大多永久存在。

4. 超声心动图检查 有助于了解心室壁的运动和左心室功能,为临床治疗及诊断提供重要依据。

(四)心理社会状况

由于老年人症状不典型、并发症多、病情危重,患者及其家属多较紧张、焦虑和恐惧。要注意这些心理情绪,及时给予疏导。评估家庭成员对患者的照顾能力,评估患者及家庭的经济状况。

【主要护理诊断 / 问题】

1. 疼痛:胸痛 与心肌缺血坏死有关。
2. 活动无耐力 与心排血量减少有关。
3. 焦虑 / 恐惧 与胸闷、心悸有关。
4. 潜在并发症 心律失常、心力衰竭、心源性休克。

【主要护理措施】

1. 急性期护理 入住冠心病监护病房(CCU),最好是单间。向患者解释入住 CCU 的必要性,更有利于监护和疾病的恢复。

(1)第 1 周绝对卧床休息,第 2 周可床边活动,3 ~ 4 周可逐步户外活动。

(2)给予间断或持续鼻导管吸氧,氧流量 3 ~ 4 L/min,增加心肌供氧。

(3)密切监测生命体征,连续心电监护、血压监测,并记录。发现心律失常及时报告医师。

(4)定时抽血查血清心肌酶、血钾、血钠等,并及时索取检验报告。

2. 心理护理　老年人在 AMI 期因入住 CCU、限制活动和多种监护而产生恐惧,家属又由于患者病情的突然加重而焦急不安。护理人员应向患者解释诊疗措施的必要性,在做好各项护理的同时,应与患者家属多沟通,及时告知病情的进展,同时希望家属多陪伴,使患者得到更多的亲情关怀和支持。

3. 做好生活护理和基础护理　急性期第 1 周内,协助患者日常生活,如吃饭、床上翻身、大小便等。注意下肢被动运动,防止下肢深静脉血栓形成。

(1) 饮食护理:发病的 1～2 周,给予半流质易消化饮食,注意少量多餐,病情稳定后给予低脂易消化的普食。

(2) 排便护理:老年人大部分都有习惯性便秘,应尽可能每天排便,并保持大便通畅,必要时给予开塞露协助患者排便,排便时嘱患者勿用力。

4. 密切监测并发症

(1) 心律失常:是老年 AMI 最常见的并发症。应连续心电监护,床边备好心电除颤仪及急救物品。密切观察患者心率及心律的变化,一旦发现室性期前收缩立即报告医师,并严格按医嘱给药。对应用抗心律失常药的患者,严密观察用药反应,若出现不良反应,及时通知医师调整用药。

(2) 心力衰竭:是老年 AMI 常见的严重并发症。老年 AMI 并发心力衰竭的常见症状为呼吸困难、心悸、阵发性咳嗽、精神神经系统症状及上腹不适等,有时仅出现轻度的气喘和心率增快,即已进入早期心力衰竭。因此应密切观察患者的呼吸、心率和意识变化,以便及时发现、及时处理。

(3) 心源性休克:AMI 并发心源性休克是因为心肌大面积梗死所致的心排血量急剧降低和组织器官灌注不足,表现为血压下降,意识障碍、出冷汗、少尿、四肢湿冷、发绀和脉率过速等一组综合征。多发生在 AMI 的初期,临床表现缺乏典型过程,发展快、病死率高。因此应密切观察:①血压变化,使血压维持在 90/60 mmHg 以上。②单位时间内尿量的变化,每小时的尿量不应少于 30 mL。③观察皮肤颜色、温度、湿度,如有无皮肤苍白、口唇发绀、皮肤湿冷的表现。④准确记录出入水量,严格按医嘱完成输液治疗,保持水电解质及出入量的平衡。

5. 用药及特殊治疗的护理

(1) 溶栓疗法:AMI 发生症状后 6～12 h 内可进行溶栓治疗,起病后 3～6 h 内使用疗效最佳,可缩小梗死面积,降低病死率。可用尿激酶 50 万 U 静脉注射,再以 100 万 U 静脉滴注,1 h 内完成;或冠状动脉内注入 4 万 U 尿激酶,继以每分钟 0.6 万～2.4 万 U 尿激酶滴入冠状动脉,再通后剂量减半,冠状动脉尿激酶总量为 50 万 U。冠状动脉再通可根据冠状动脉造影直接判断,或根据:①心电图抬高的 ST 段于 2 h 内回降 50%。②胸痛 2 h 内基本消失。③2 h 内出现再灌注心律失常。④血清 CK-MB 酶峰值提前(14 h 以内)。应用溶栓治疗时,注意监测出血倾向,若凝血酶原时间较正常对照值延长 5～15 s,则有出血的危险。

(2) 经皮腔内冠状动脉成形术:对起病后 6 h 内就诊者,或虽就诊时已近 12 h,但患者仍有胸痛,或梗死相关导联仍有 R 波者,应根据患者的个体情况立即进行冠状动脉造影,选择急诊经皮腔内冠状动脉成形术或急诊冠状动脉旁路移植术。

(3) 抗栓治疗

1) 抗血小板治疗:一旦患者诊断为 AMI,应尽快给予阿司匹林 300 mg 口服,以后每日剂量维持在 100 mg。

2）抗凝治疗：多在溶栓术后使用，肝素静脉滴注，600～900 U/h，维持凝血时间在正常值2倍左右，连续使用5～7天，或选用低分子量肝素0.4 mL，每日2次，皮下注射连续用5～7天。有出血或出血倾向、严重肝肾功能不全、新近手术者禁用。

（4）硝酸甘油：AMI患者早期静脉滴注硝酸甘油，可能缩小梗死面积，尤其是在合并有充血性心力衰竭或肺水肿时更有意义。静脉滴注硝酸甘油时，密切观察血压、心率等，低血压休克者应慎用。

（5）β受体阻滞药、钙通道阻滞药和血管紧张素转化酶抑制药：早期应用β受体阻滞药可防止梗死范围扩大，改善急、慢性期预后；钙通道阻滞药对降低远期病死率有效；血管紧张素转化酶抑制药有助于改善恢复期心肌重塑。

6. 健康教育

（1）指导患者及其家属积极治疗高血压、心绞痛，提高药物治疗的依从性。

（2）合理膳食，避免高胆固醇、高盐饮食。

（3）戒烟限酒，避免劳累、精神紧张等。

（4）出院后分阶段循序渐进增加活动量。按时门诊随访。

七、老年无症状性心肌缺血

【疾病概述】

无症状性心肌缺血（asymptomatic myocardial ischemia）亦称静息性心肌缺血（silent myocardial ischemia，SMI），是指有心肌缺血的客观证据，如典型的缺血性心电图ST段改变，核素或超声心动图检查所示的灌注缺损和（或）心室壁运动异常，而患者无心绞痛等临床症状。SMI是冠心病的一种特殊类型，普遍存在于各型冠心病中，是老年冠心病的重要临床类型。

SMI的发病可能与下述三种机制有关：①心肌缺血范围小、持续时间短，缺血程度轻，引起的疼痛刺激较弱，未能达到引起心绞痛的程度。②心肌对慢性或重复性缺血的调节反应差，使心肌代谢及收缩功能降低，从而降低了缺血的程度，使心绞痛出现的概率降低。③疼痛传导系统异常，老年人疼痛阈值高和疼痛感受性差，临床上无疼痛表现，或出现疼痛与心肌缺血程度不完全相符。

SMI的发作规律为上午6：00—12：00发作最频，夜间0：00—6：00最少，且多在日常生活及休息时发生，少数发生在体力活动时。这与上午儿茶酚胺分泌量最大，冠状动脉对儿茶酚胺最敏感，引起心肌缺血的运动阈低有关；另一方面，也与上午血小板聚集力最强，而纤溶功能最低有关。在劳累诱发的稳定型心绞痛患者中，SMI占75%；在不稳定型心绞痛患者中，SMI高达84%；30%的患者在AMI发生前存在SMI。

SMI的危险人群有：糖尿病患者，尤其是合并微血管粥样硬化病变或多种心血管危险因素者；血脂异常、高血压、吸烟、肥胖、雌激素缺乏，以及缺少运动、铁储存过多等人群。

SMI的治疗包括药物及介入治疗。药物治疗包括：①抗心肌缺血，解决心肌灌注供需矛盾。②抗凝治疗，预防心肌缺血再扩展。③抗心律失常，预防心脏意外。④稳定动脉粥样斑块，改善内皮功能。介入治疗的目的主要是进行血运重建，改善心肌供血。

【护理评估】

（一）健康史

1. 评估患者有无糖尿病、冠心病、血脂异常、高血压等病史及家族史。

2. 评估患者饮食习惯、生活方式,是否肥胖、缺少运动,有无吸烟等不良嗜好。

3. 评估患者日常生活活动能力。

(二) 临床表现

老年 SMI 没有典型的心绞痛临床表现,在心电图检查时发现有缺血性心电图 ST 段改变、T 波倒置等。本病可能突然转为心绞痛或心肌梗死,亦可逐渐转为缺血性心肌病,发生心律失常或心力衰竭。

(三) 实验室及其他检查

1. 常规心电图检查 有 ST 段改变。

2. 运动负荷试验 (EST) 对于 SMI 的检出有重要意义,是诊断 SMI 最常用的方法,但以 ST 段移位作为诊断依据漏诊率较高,且有一定的误诊率;测量运动试验前、中、后心电图变化,可提高对冠心病 SMI 诊断的敏感性、特异性及准确性;有研究发现,不能完成亚极量负荷试验的患者属于冠心病事件发生的高危人群,其死于冠心病事件的可能性是负荷试验阴性者的 32 倍。

3. 动态心电图 (AECG) 检查 是目前用于检测 SMI 的常用方法。SMI 由于无症状,在临床上容易被忽视,AECG 通过长时间连续地记录患者的心电情况,能动态观察日常生活中 SMI 的发作频度、持续时间、缺血程度及心率、心律之间的关系。

4. 心肌灌注显像 (MPI) 是检测心肌缺血最为敏感的方法,对 SMI 的诊断敏感性可达 80%,特异性为 90%,并对测量运动时心肌缺血的范围、严重性及推测冠状动脉狭窄的部位、程度及判断预后均有较大意义。

AECG、EST、MPI 是目前诊断冠心病 SMI 的主要方法,但存在不足之处,其中 MPI 诊断的敏感性较 AECG、EST 高。结合以上三项中的任何两项检查均显著提高 SMI 诊断的敏感性、特异性及准确率。若同时进行三项联合检查,敏感性达 89%,特异性及阳性诊断率接近 100%,准确率达 94.28%。

5. 冠状动脉造影检查 是确立冠心病诊断的金标准,老年 SMI 患者有条件时建议行冠状动脉造影。

(四) 心理社会状况

评估患者对疾病的认识及了解其家庭经济状况。

【主要护理诊断 / 问题】

1. 知识缺乏 缺乏冠心病的有关防治知识。

2. 潜在并发症 急性心肌梗死、心源性猝死。

【主要护理措施】

1. 心理护理 对有典型的缺血性心电图 ST 段改变,核素或超声心动图检查所示的灌注缺损和(或)心室壁运动异常,而患者无心绞痛或心绞痛等同症状时,要帮助患者正确认识疾病发生的可能性,又要给予积极的心理支持和鼓励,使其保持平和的心理状态,积极配合治疗,按时服药,从而预防并发症的发生。

2. 饮食护理 与患者一起制订合理的膳食计划,以维持正常体重为度。饮食宜清淡,避免食用动物性脂肪和含有胆固醇较高的食物,严禁暴饮暴食。

3. 合理安排生活和工作 保持乐观、愉快的情绪,避免过度劳累和情绪激动,注意劳逸结合,限酒戒烟。对于明确诊断 SMI 的患者,指导其了解有关药物的治疗。

4. 健康指导

(1) 向患者及其家属讲解有关冠心病的预防、治疗等知识,增进遵医行为。

(2) 指导患者严格按医嘱服药,定期体检,达到早期发现、早期治疗、早期预防的目的,防止心血管事件发生。

八、老年下肢深静脉血栓形成

【疾病概述】

下肢深静脉血栓形成(deep vein thrombosis,DVT)是指血液在深静脉中不正常的凝集,好发于下肢。多发于年老体弱、骨折和久病卧床者。轻者表现为患肢肿胀、色素沉着,严重者溃烂,丧失劳动能力,甚者由于栓子脱落引起肺栓塞(PE)导致患者猝死。文献报道,美国每年有近 50 万深静脉血栓形成患者,其中近 10% 发展成致命性肺动脉栓塞。我国的发病率小于欧美国家。急性深静脉血栓形成最常见于 50~80 岁之间,下肢深静脉血栓形成最常见,约占总数的 75%。其中 42%~46% 发生在小腿静脉;髂静脉血栓形成占 12%~33%,有 67%~78% 由小腿静脉血栓形成发展而来,左侧髂静脉多于右侧髂静脉,髂静脉血栓形成最易脱落造成大片肺栓塞。

老年下肢静脉血栓形成的病因有:

1. 血流缓慢 老年人体力较差,活动较少且长期卧床的机会多,从而减弱了回流的肌肉弹力作用,再加上老年人大多患有下肢静脉曲张,有静脉瓣及交通支受损,造成下肢静脉血流淤滞。

2. 血液黏滞度增高,凝血机制亢进 表现为血液凝固性增高,纤维蛋白原活性增加,纤维蛋白溶解活性减低和血小板聚集力增加,这些老化改变均有利于血栓形成,在某些病理状况下(如骨折、外伤等)组织损伤造成大量凝血活酶进入血液循环;脱水和大静脉插管输注高渗营养液均可促成血栓形成。

3. 静脉内膜变化 老年人静脉老化表现为内膜粗糙,静脉瓣萎缩,容易在瓣膜下方静脉窦处发生血小板黏附而形成血栓。

老年下肢深静脉血栓治疗的目的是减少肺栓塞,预防血栓后综合征和慢性血栓栓塞性肺动脉高压,预防下肢深静脉血栓形成和肺栓塞复发。抗凝治疗是静脉血栓栓塞性疾病的基础治疗,应给予有效的药物和足够的治疗时间。

【护理评估】

(一) 健康史

1. 评估患者有无下肢深静脉血栓形成、肺栓塞、糖尿病、恶性肿瘤既往病史,有无浅静脉曲张、下肢静脉插管、静脉血栓栓塞病史等。

2. 了解患者有无吸烟(每日 20 支以上)不良嗜好。

3. 了解患者有无盆腔手术、外伤等,有无长期卧床、下肢瘫痪、急诊手术、脱水等病史。

(二) 临床表现和分型

下肢深静脉血栓形成有三种类型,包括周围型、中央型和混合型。

1. 周围型 也称小腿肌肉静脉丛血栓形成,因血栓形成较局限,多数症状较轻。主要表现为小腿疼痛和轻度肿胀,活动受限。症状与血栓形成时间一致。主要体征为足背屈时牵拉腓肠肌疼痛(Homan 征阳性)及腓肠肌压痛(Neuhof 征阳性)。

2. 中央型　也称髂股静脉血栓形成。左侧多见,表现为臀部以下肿胀、疼痛,下肢、腹股沟及患侧腹壁浅静脉怒张,皮肤温度升高,深静脉走向压痛。血栓可向上延伸至下腔静脉,向下累及整个下肢深静脉。

3. 混合型　即全下肢深静脉及肌肉静脉丛内均有血栓形成。可以由周围型扩展而来,也可以由中央型向下扩展所致,临床表现不易与中央型鉴别。

4. 股青肿　当髂股静脉血栓形成,广泛累及肌肉静脉丛时,由于髂股静脉及其侧支全部被血栓阻塞,下肢高度肿胀及严重淤血。临床上表现为突然出现患肢剧烈疼痛,皮肤发绀,称为疼痛性股青肿。常伴有动脉痉挛,下肢动脉搏动减弱或消失,皮温降低,进而发生严重的循环障碍,成为下肢深静脉血栓形成的紧急状态。

5. 股白肿　下肢深静脉血栓形成急性期,下肢肿胀在数小时内达到高峰,肿胀可呈凹陷及高张力,继发动脉痉挛,动脉阻塞时,整个肢体肿胀,皮肤苍白,皮下小静脉扩张呈网状,称疼痛性股白肿。

股青肿及股白肿是下肢深静脉血栓形成的特殊类型,临床上较少见,为急性深静脉血栓形成的紧急状态。

6. 并发症　肺栓塞。急性血栓脱落造成肺栓塞,引起肺动脉高压,严重时导致猝死。

(三)实验室及其他检查

1. 静脉压测定　患者静脉压升高,提示测压处近心端静脉有阻塞。

2. 超声检查　二维超声显像可直接见到深静脉血栓。

3. 深静脉造影检查　如果出现静脉充盈缺损,即可做出定性及定位诊断。

(四)心理社会状况

评估患者对疾病的认识,评估家属对患者的照顾程度,了解家庭经济状况等。

【主要护理诊断/问题】

1. 疼痛　与下肢深静脉血栓形成致血流不畅有关。

2. 体温过高　与炎症反应有关。

3. 知识缺乏　缺乏预防本病发生的有关知识。

4. 潜在并发症　肺栓塞、出血。

【主要护理措施】

1. 绝对卧床休息　急性期患者应绝对卧床休息 10~14 天,床上活动避免动作幅度过大;禁止按摩患肢,以防血栓脱落。

2. 患肢护理　①抬高患肢:患肢宜高出心脏平面 20~30 cm,以促进血液回流,减轻浅静脉内压力,从而减轻水肿与疼痛。②每 4 h 观察一次患肢皮肤温度、色泽、弹性及肢端动脉搏动情况并进行记录。③每天测量双下肢同一部位的周径,观察肿胀消退情况,为调整治疗方案提供参考资料。

3. 并发症的观察　①出血:抗凝治疗期间,每日检查凝血时间或凝血酶原时间,判断有无出血倾向。②肺栓塞:若患者出现呼吸困难、胸痛、血压下降等异常临床表现,应立即报告医师,防止肺栓塞的发生。

4. 饮食护理　给予低脂、含丰富纤维素的食物,保证足够蛋白质的摄入,少食多餐,同时保证足够的饮水量。

5. 用药护理　按医嘱准确执行溶栓、抗凝治疗,并观察用药反应。溶栓及抗凝治疗迄今仍是治疗下肢深静脉血栓形成的主要方法,3天内(特别是24 h之内)的新发及非闭塞性血栓是溶栓的最佳适应证。常用的抗凝血药有肝素、低分子量肝素(LMWH)、华法林等,溶血栓药包括尿激酶(UK)、阿替普酶(rt-PA)。

6. 健康教育

(1)告知患者严格戒烟,并向患者讲解有关深静脉血栓形成的预防知识,预防再次深静脉血栓形成。

(2)鼓励患者加强日常锻炼,适当参加活动,防止血栓形成。

(3)老年人由于生理性渴感减退,要养成定时饮水的习惯。尽量每天排便,保持大便通畅,避免因排便困难引起腹内压增高,影响下肢静脉回流或致栓子脱落。

(4)定期门诊随访。

(顾 洁)

第四节 老年消化系统常见疾病患者护理

学习目标

识记:

(1)简述胃食管反流、功能性消化不良、消化性溃疡、缺血性肠病的概念。

(2)简述胃食管反流、消化性溃疡的饮食护理要点。

理解:

分析胃食管反流、功能性消化不良、消化性溃疡的临床表现特征与主要护理诊断及护理措施之间的联系。

运用:

运用恰当方法对胃食管反流、功能性消化不良、消化性溃疡的老年患者开展健康教育。

一、胃食管反流

【疾病概述】

胃食管反流(gastroesophageal reflux,GER)是胃内容物反流入食管、咽、喉、肺引起不适症状和(或)并发症的一种疾病。

(一)分类

根据食管内镜表现,GER分为三种类型。①非糜烂性反流(non-erosive reflux,NER):即常规内镜下食管下段无明显炎症及黏膜破损,在GER中此型最多见;②Barrett食管(BE):即食管下端存在柱状上皮化生;③反流性食管炎(reflux esophagitis,RE):也称糜烂性食管炎(erosive esophagitis),食管下端炎症明显且存在黏膜破损。这三种类型统称为GER相关性疾病。GER是老年人常见病,发病率较高。据报道,GER患病率北美为18.1%~27.8%、欧洲为8.8%~25.9%、东亚为2.5%~7.8%、中亚为8.7%~33.1%、澳大利亚为11.6%~、南美为23.0%。我国北京地区老年 GER 发生率为 8.6%,广东省社区人群 GER 的流行病学调查显示,≥65 岁是 GER 的相对高发人群(3.5%)。

(二)病因及发病机制

正常情况下,食管防御胃酸和十二指肠内容物反流的机制包括食管下括约肌(lower esophageal sphincter,LES)和膈食管韧带的抗反流屏障,食管廓清功能、食管黏膜防御功能等。GER 与增龄后食管的功能退化有关,导致食管抗反流屏障功能减弱和反流物对食管黏膜的侵袭。GER 的病因及发病机制有以下几方面:

1. 抗反流机制减弱 ①食管胃抗反流屏障功能降低:老年人由于生理退行性改变,胃食管连接处解剖和生理抗反流屏障的破坏可使反流频率及反流量增加。②食管体部廓清能力下降:食管的廓清能力主要是依靠食管的推进性蠕动、食团的重力和唾液的中和作用。老年人食管蠕动能力降低,口腔唾液分泌减少,导致食物清除能力不足,食管过度暴露于反流物中,从而引起食管黏膜损伤。③食管壁抵抗力下降:老年人的细胞代谢降低,修复和增生能力下降,食管黏膜具防御功能的上皮细胞随增龄而退化,导致黏膜屏障的抵抗力下降,加重食管黏膜的损伤。④药物不良反应:许多用于老年患者的药物直接损害食管黏膜或者使 LES 压力减弱而导致胃食管反流。

2. 反流物对食管黏膜的侵袭 反流物刺激或损害食管黏膜,其受损程度与反流物的质和量有关,也与反流物与黏膜的接触时间、部位有关。胃酸和胃蛋白酶是反流物中损害食管黏膜的主要成分。近年对 GER 监测证明存在胆汁反流,其中的非结合胆盐和胰酶是主要的攻击因子,参与损害食管黏膜,夜间反流较白天反流损伤严重,可能与卧位时无重力作用,且食管蠕动减少,使反流物不易清除有关

3. 胃十二指肠功能失调 包括胃排空延迟、胃分泌过多、十二指肠胃反流,这些因素均可增加反流量。

4. 其他因素与疾病 引起腹压增高的因素(如肥胖、腹水、腰带过紧等)、影响食管运动功能的疾病(如硬皮病、糖尿病)均可诱发 GER。

对 GER 的治疗,早期采用内科保守治疗,治疗原则为缓解症状,预防胃食管反流复发,防止并发症的产生;保守治疗无效或疗效不满意时,则考虑手术治疗。

【护理评估】

(一)健康史

1. 评估患者一般情况,包括年龄、营养状况,是否有生活方式改变及不良习惯;是否吸烟,喜喝咖啡、浓茶;饮食是否油腻、过饱。

2. 评估患者是否有十二指肠溃疡、幽门梗阻、肠易激惹综合征等消化系统疾病以及是否存在因糖尿病引起的进行性系统性硬化病累及食管平滑肌的情况。

3. 评估患者使用药物情况,了解是否有胆碱酯酶和 β 肾上腺素受体抑制药、α 肾上腺素受体拮抗药、多巴胺、地西泮、钙拮抗药、吗啡等,以排除药物影响 LES 功能。

(二)临床表现

1. 非特异性表现 老年 GER 患者的典型症状如胃灼热和反酸等较中青年患者明显减少,但恶心、呕吐、上腹部不适、体重减轻、贫血等却随年龄增长而增加。而且症状与组织损害的严重程度不一定平行,表现为不确切的腹痛、消化不良症状,甚至有胸痛、咳嗽、气喘和喉炎。部分患者有哮喘,常在夜间发作,但无季节性,可反复发生肺炎,甚至发生肺间质纤维

化等,个别患者合并有舌、唇、颊部黏膜的灼热感或口腔溃疡。

2. 典型表现

(1) 胃灼热:指在食后 1 h 左右发生的胸骨后烧灼感,躯体前屈、半卧位、弯腰、咳嗽、用力排便、束腰或剧烈运动可诱发,服制酸剂后多可消失,但严重食管炎尤其是瘢痕形成者其烧灼感不明显。

(2) 伴出血[呕血和(或)黑便],以急性上消化道出血入院者相对较多。

(3) 吞咽困难:GER 患者 30% 以上有吞咽困难,初期可因食管炎引起继发性食管痉挛而出现间歇性咽下困难,后期由于食管瘢痕形成狭窄,进食固体食物时可在剑突处引起堵塞感或疼痛。

(4) 反流症状:反酸、反食、呃逆,反流物为胃内容物时呈酸味,若反流物含有胆汁则带有苦味。反流常伴有胃灼热感。

3. 非典型表现　即消化道其他表现,如嗳气、上腹饱胀、吐酸水或口腔内有酸水流出。

4. 并发症　老年 GER 伴发呼吸系统并发症较多。反流性咽喉炎是反流物长期反流刺激损伤咽喉,导致其慢性炎症甚至溃疡所致,表现为咽痛、咽下困难、异物感及声音嘶哑等。老年 GER 伴发呼吸道症状为呛咳、一过性窒息、慢性咳嗽哮喘等,尤以夜间为甚,为反流物误入气道所致,临床上诊断为吸入性支气管炎、吸入性肺炎、支气管哮喘、肺脓肿和肺间质纤维化等。食管狭窄较常见,老年人食管狭窄的发生率是年轻人的 2 倍。这是由于长期反复胃食管反流引起食管黏膜充血、水肿、糜烂、溃疡,纤维组织增生,瘢痕形成而引起,这种食管狭窄的长度一般很短。食管出血、穿孔:严重食管炎可出现食管黏膜糜烂而致出血,多为慢性出血,长期或大量出血则可导致上消化道出血或缺铁性贫血。

(三) 实验室及其他检查

1. 食管酸灌注试验　通过食管黏膜酸化诱发患者症状(如胃灼热、胸痛等),以确定这些症状是否与反流有关,可以此鉴别胸骨后疼痛的病因。

2. 24 h 食管腔内 pH 测定　是诊断 GER 的"金标准"。一般认为,正常食管内 pH 为 5.5～7.0,当 pH<4 时被认为是酸反流指标,24 h 食管 pH 监测的各项参数均以此作为基础。常用以下 6 个参数作为判断指标:① 24 h 内 pH<4 的总百分时间。②直立位 pH<4 的百分时间。③仰卧位 pH<4 的百分时间。④反流次数。⑤长于 5 min 的反流次数。⑥持续最长的反流时间。6 个诊断病理反流参数中,以 pH<4 的总百分时间阳性率最高,将上述参数与正常值比较,可评价食管是否存在过度酸反流。

3. 食管腔内压力测定　检测 LES 和食管的功能。正常人静息时 LES 压力为 15～30 mmHg,若 LES 压力与胃腔内压力比值<1,则提示 LES 功能不全。此项检查有一定的局限性。

4. 内镜检查及活组织病理检查　确定是否有反流性食管炎的病理改变,对诊断本病和估计病变的严重程度有重要价值,是可疑 GER 患者的首选诊断方法。食管活检用于 GER 诊断主要是为了与嗜酸性粒细胞性食管炎、食管其他病变(如食管癌等)相鉴别。内镜下分级多应用洛杉矶分级:①正常:食管黏膜没有破损。② A 级:一处或多处黏膜破坏,每处长径均不超过 5 mm。③ B 级:在黏膜皱襞上至少有一处长径超过 5 mm 的黏膜破坏,但在黏膜皱襞之间无融合。④ C 级:两处或更多处的黏膜皱襞之间有融合性破坏,但小于 75% 的食管周径。

5. 质子泵抑制剂(PPI)试验　用奥美拉唑 20 mg,每天 2 次,共 7 天,患者症状消失或显著好转,提示为明显的酸相关性疾病,在排除消化性溃疡等疾病后,考虑诊断 GER。

6. 食管吞钡 X 线检查　此项检查不敏感,假阳性较多。

7. 核素胃食管反流检查　用核素标记液体,显示在平卧位及腹部加压时有无过多的核素胃食管反流。此法的敏感性与特异性约 90%。

(四)心理社会状况

评估患者的心理反应,如是否对进食产生恐惧,是否因为选择食物而担心对家人饮食的限制;评估家庭成员对患者的支持和照顾程度;了解家庭经济状况等。

【 主要护理诊断 / 问题 】

1. 疼痛　与酸反流刺激食管有关。

2. 营养失调:低于机体需要量　与吞咽困难及厌食导致进食少有关。

3. 焦虑　与疼痛以及吞咽困难、限制饮食类型、生活方式改变有关。

4. 潜在并发症　食管出血、穿孔。

【 主要护理措施 】

1. 一般护理　GRE 主要的护理方法是改变患者的生活方式,这有利于减少反流,如禁忌烟酒,避免浓茶和咖啡等饮料,这些物质可刺激胃酸分泌;睡前 2 ~ 3 h 禁食,可减少夜间因进食刺激的胃酸分泌。餐后直立或散步,睡眠时床头抬高 10 ~ 20 cm,可借助重力促进食管排空,是一种简单而有效的方法。同时,减轻体重,减少脂肪,避免穿紧身衣,减少弯腰俯身动作并用下蹲动作替代等,治疗咳嗽和便秘。

2. 饮食护理

(1) 宜选用营养价值高、质软、易于消化的食物,注意烹调加工方法,避免机械性、化学性刺激食物。同时,注意补充足够的热量、蛋白质和维生素,肥胖者节制饮食并控制体重。

(2) 避免已知的食管刺激物,如番茄类、高脂类食物、酒精等,选用低脂低糖饮食;避免餐后平卧,进食后 3 h 内不要卧床;休息时抬高床头 10 ~ 20 cm。

(3) 宜少食多餐、缓慢进食,定时定量,每日 5 ~ 7 餐,每餐量不超过正常量的 2/3。因少食多餐可中和胃酸,既可以减少胃酸对溃疡面的刺激,又可提供足够营养。进食时注意速度要慢,防止呛噎。

(4) 出现食管严重梗阻、出血时应禁食。

3. 疼痛的护理　胃烧灼痛主要是反流物对食管黏膜的感觉神经末梢的化学刺激所致,少吃甜食,防止饱餐,餐后立位均能缓解疼痛症状;促进胃排空药物和抗酸药的应用能较好地减轻反流,缓解症状,应遵医嘱按时服用。另外,疼痛时分散患者注意力,给予心理支持亦非常重要。

4. 用药护理　治疗 GER 的常用药物有:①抗酸药:可减少胃酸、胃蛋白酶的分泌,升高胃液的 pH,能立即缓解胃灼热等症状。宜饭后 1 ~ 2 h 服用,可延长中和作用时间,片剂嚼碎后服用效果更好,但不宜长期使用。老年人使用这些药物时要注意各种制剂的不良反应。含钠制剂可致水钠潴留,诱发或加重心力衰竭;含镁制剂可引起腹泻,有引起脱水、电解质紊乱的危险;含钙制剂可引起便秘和高钙血症。②促动力制剂:能增加 LES 压力,改善食管蠕动功能,促进胃排空,有利于防止 GER 发生。但这类药也有不良反应,例如,甲氧氯普胺兼有中枢和外周作用,部分患者可出现中枢性不良反应,如疲劳、焦虑、震颤和动作迟缓;西沙必利对增加胃排空和减少反流效果明显,但部分患者使用后出现腹鸣、腹痛、腹泻、Q-T 间期延长,甚至致死性心律失常。③胃黏膜保护剂:可增加食管黏膜的抗反流屏障,减少反流物对食管黏膜的损伤。但应该严格遵医嘱使用,否则会出现严重不良反应。如铝制剂的不良反应除致便秘外,还可致骨软化,具有神经毒性,肾功能不全时慎用。

5. 围手术期护理　经内科保守治疗后,症状改善不明显,或有严重的并发症,可考虑手术治疗。术前应向患者做好心理护理,解释手术的必要性、手术难度、治疗效果及注意事项,取得患者的合作;加强营养,改善营养不良状况,维持水电解质平衡;预防感染,训练有效咳嗽和床上排便。术后禁食,行胃肠减压 1 周,严密监测生命体征及消化道功能恢复情况,胃肠减压停止 24 h 后,可进食流质,以后逐步过渡到软食。

6. 心理护理　老年人由于没有理想的治疗措施,经验性药物治疗的疗效差,使 GER 不易治愈;加之疼痛、吞咽困难而影响患者的生活质量,使患者产生焦虑、抑郁、悲观情绪,特别是经保守治疗和手术治疗仍然效果不佳时,情绪会更加低落。应向患者讲授 GER 有关防治知识,让患者了解 GER 的性质、病因及预后;耐心、细致地解释引起不适症状的原因,教会患者减轻疼痛的方法和技巧,减轻其焦虑、恐惧心理,增加对疾病治疗的信心。同时,对患者家属进行疾病的相关知识指导,争取家属的理解和支持,为患者创造一个良好的治疗康复环境。

7. 健康教育

(1) 疾病相关知识指导:引起 GER 的因素很多,如食管排空能力下降、LES 收缩无力、胃排空延迟或食管裂孔疝等。有针对性地介绍一些有关疾病的知识,可使患者自觉配合治疗及护理,从而达到巩固疗效、避免复发、增进健康的目的。

(2) 饮食指导:讲明合理饮食的重要性,食物以高蛋白质、高纤维素、低脂肪、易消化为宜,尽量避免巧克力、大蒜、辣椒、薄荷、咖啡及碳酸类饮料;土豆类的食品有助于减轻症状,避免烟草、茶碱、柠檬等物质刺激。改变不良生活方式,如酗酒、嗜烟、暴饮暴食、饮食起居无规律等。

(3) 用药知识指导:抗酸药和 H_2 受体拮抗药及胃动力药可缓解大多数患者的症状,需长期甚至终身服用。告知患者规律服药的重要性及正确的服药方法与时间,不可自己根据症状变化做决定,在这一问题上,能得到家庭成员的协助督促十分重要。

二、功能性消化不良

【疾病概述】

功能性消化不良(functional dyspepsia,FD)是指一组源自上腹部、持续存在或反复发生的综合征,主要包括上腹部疼痛或烧灼感、胀闷或早饱感或餐后饱胀、食欲缺乏、嗳气、恶心或呕吐等症状,但上消化道内镜、生化检查和肝胆胰影像学检查均未见异常。功能性消化不良的临床症状多样,根据患者发病的生理病理机制以及主要症状特点可以将其分为两类:餐后不适综合征(postprandial distress syndrome,PDS)和上腹痛综合征(epigastric pain syndrome,EPS),但两者常有重叠,某些患者可能同时表现有 PDS 和 EPS 的主要症状

老年人随着增龄,上消化道结构和功能发生生理性退化,使得功能性消化不良的发生率上升。我国一般人群功能性消化不良的发病率为 15% ~ 35%。广东地区的一项流行病学调查显示,老年功能性消化不良的发病率为 24.5%。功能性消化不良的病因以及发病机制尚未明确,目前多数学者认为主要与以下几个方面的原因有关:

1. **胃动力障碍** 是老年人发生功能性消化不良的主要原因。老年人肠道神经系统及自主神经系统发生改变,从而导致胃电活动和胃动力变化。有研究显示,老年人胃电波幅低于年轻人且胃电紊乱百分率高于年轻人。胃电活动减弱和节律的紊乱导致了胃动力障碍,胃排空延迟,食物潴留在胃里,最终引发了早饱感、餐后饱胀、食欲缺乏、恶心或呕吐等一系列症状。

2. **胃酸分泌异常** 与年轻人相比,老年人泌酸能力良好,有时甚至会代偿性增加,出现上腹部疼痛或烧灼感等不适症状。

3. **其他** 内脏高敏感、精神心理因素和幽门螺杆菌感染等因素也有可能与老年人发生功能性消化不良有关。

【护理评估】

（一）健康史

1. 评估患者的饮食习惯以及营养状况,如患者的食欲、进食量和进食种类等。
2. 了解既往有无消化系统相关疾病史,家族中有无类似的情况出现。
3. 评估患者有无服用过引起消化不良的药物。

（二）临床表现

1. **餐后饱胀** 进餐后食物无法顺利排出而导致上腹部胀满、膨隆等不适感觉。
2. **上腹痛** 疼痛部位一般位于剑突下肚脐以上、两侧锁骨中线内的位置,疼痛反复发作。
3. **上腹烧灼感** 局部灼热感,与胃灼热不同,胃灼热是指胸骨后烧灼样疼痛或不适,由胸骨下段向上延伸,常伴有反酸,是炎症或化学刺激作用于食管黏膜引起的胃食管反流的典型症状。胃功能性消化不良引起的烧灼感是刺激引起的上腹局部灼热感。
4. **早饱感** 少量进食后即可引发饱腹感,感胃部饱满不能继续进食。

（三）实验室及其他检查

1. **内镜检查** 通过内镜检查可直接观察消化道情况,可确诊相关消化道疾病(如胃溃疡等),从而排除消化道器质性病变。老年人出现上腹胀闷或早饱感或餐后饱胀、上腹部疼痛或烧灼感、食欲缺乏、嗳气、恶心或呕吐等一系列症状时,应该先做内镜检查排除消化道器质性病变。

2. **胃电图、胃排空、胃容纳功能和感知功能检查** 适用于症状较为严重但治疗效果较差的患者。评估胃动力情况,从而明确病因,指导调整治疗方案。

3. **幽门螺杆菌检测** 可通过非侵入性试验(如呼气试验、粪便幽门螺杆菌抗原检测方法等)或侵入性试验(如幽门螺杆菌培养、快速脲酶测定等)检测患者是否有幽门螺杆菌感染。

（四）心理社会状况

精神心理因素常常与功能性消化不良症状相互影响,互为因果。因此评估时应该注意患者的心理状况,有无出现焦虑、抑郁等不良情绪,患者家属对其支持度,家庭经济状况等。

【主要护理诊断/问题】

1. **疼痛:腹痛** 与腹腔器官功能性疾病导致腹腔器官受到刺激有关。
2. **营养失调:低于机体需要量** 与早饱感或进食后不适致食物摄入减少有关。
3. **焦虑** 与疾病反复发作难以治愈有关。
4. **知识缺乏** 缺乏功能性消化不良相关知识。

【主要护理措施】

1. 饮食指导 指导患者建立良好的饮食习惯,以清淡易消化食物为主,少食多餐,注意补充多种营养物质,食物多样化,合理搭配。餐前可以食用一些开胃性食物(如山楂、草莓等)增加食欲。避免食用辛辣刺激性的食物(如辣椒、可乐、浓茶、咖啡)和过甜、过咸、过于油腻的食物,以保护胃黏膜。饭后可以适量运动,促进胃肠蠕动以增进消化。

2. 病情观察 老年功能性消化不良的临床表现种类较多并且容易与相关消化系统疾病相混淆,因此要注意观察患者的相关症状。例如患者出现腹痛时,要评估患者疼痛的诱因、部位、性质、程度和缓解方法等,及时发现患者病情变化。另外,要经常评估患者的饮食和营养状况,了解患者的进食情况(包括进食量和进食内容),定期监测患者体重,行相关实验室检查。

3. 用药护理 功能性消化不良患者常选用促动力药和抗酸药(H_2受体拮抗药、质子泵抑制剂)治疗,用药时要注意药物的疗效和不良反应。促动力药可以通过加速胃排空来改善胃胀等不适,但是某些促动力药(如甲氧氯普胺)可能会导致老年人发生严重的锥体外系反应,因此用药后要密切观察患者的不良反应。抗酸药适用于以上腹痛为主要症状的患者,常见的 H_2 受体拮抗药有西咪替丁、雷尼替丁。西咪替丁服用时可能导致粒细胞减少,因此用药时要注意监测血象和肝、肾功能。

4. 心理护理 功能性消化不良的症状与焦虑、抑郁等精神心理因素密切相关,因此做好患者的心理护理十分重要。要与患者多进行沟通,倾听患者的心声,从而更好地了解其心理状态,有针对性给出建议进行心理护理。指导患者采取听音乐、自我肌肉放松等方式放松自己,学会控制自己的情绪并减轻焦虑。同时,家庭、社会支持可帮助患者更好地应对应激。

5. 健康指导

(1) 疾病相关知识指导:采用图片或者通俗易懂的语言帮助老年人更好地了解功能性消化不良相关知识,包括功能性消化不良的病因、治疗、预后和护理方面的知识。提升患者对疾病的认识,指导患者进行自我健康管理。

(2) 病情监测指导:指导患者定期门诊随访。当出现呕血、黑便或进行性吞咽困难等报警症状时,可能是出现了消化系统器质性疾病,应该尽早就医。

三、消化性溃疡

【疾病概述】

消化性溃疡(peptic ulcer,PU)泛指胃肠道黏膜在某种情况下被胃酸/胃蛋白酶自身消化而造成的溃疡。消化性溃疡可发生于食管、胃或十二指肠,也可发生于胃-空肠吻合口附近或含有胃黏膜的 Meckel 憩室内。消化性溃疡在胃窦部、胃小弯和十二指肠球部最易发生,因此,通常所称的消化性溃疡就是指胃溃疡(gastric ulcer,GU)和十二指肠溃疡(duodenal ulcer,DU)。胃溃疡多发生于 65~80 岁老年人,老年人胃溃疡占 60.1%,十二指肠溃疡占 32.2%,复合性溃疡占 7.7%,胃、十二指肠溃疡比为 2:1,胃溃疡中男女比为 3:1。自 20 世纪 80 年代以来,消化性溃疡者中老年人的比例呈增高趋势。

消化性溃疡的病因及发病机制较为复杂,归纳起来主要是以胃酸、胃蛋白酶为主的损害因素的增强,胃、十二指肠黏膜防御因素的削弱和幽门螺杆菌(Hp)感染,这三大因素起着至关重要的作用。老年人胃黏膜因老化、缺氧、抵抗力下降,胃蠕动功能减弱,刺激胃酸分泌增加,以及服用多种药物(特别是非甾体抗炎药)损害黏膜,加之各种应激等因素的影响更易诱发和加重溃疡形成。高位溃疡多、巨大溃疡多是其病理特点。

【护理评估】

(一)健康史

1. 评估患者饮食习惯是否规律,有无暴饮暴食,是否嗜好过酸、过辣、刺激食物,是否吸烟、饮酒等。

2. 评估患者的工作和生活环境,是否有负性生活事件刺激造成情绪应激。

3. 了解患者患慢性病及用药情况,是否应用阿司匹林、吲哚美辛等非甾体抗炎药。

4. 询问患者的病程经过,发病诱因和病因,曾做过何种检查和治疗,结果如何。

(二)临床表现

1. 症状不典型　消化性溃疡的典型症状为上腹部节律性疼痛,疼痛与饮食有明显的相关性。胃溃疡多为餐后痛,疼痛发生在进食后 1 h 内,经过 1～2 h 逐渐缓解,直至下餐进食复发;十二指肠溃疡多为饥饿性疼痛,疼痛发生在两餐之间和凌晨 1:00—2:00 之间,至下餐进食或服用制酸药后缓解。老年消化性溃疡的症状常不典型,约 1/3 的患者没有腹痛,即使有疼痛也失去节律性。老年人胃痛常放射至背部(穿透至胰腺)、左腰侧、脐周,甚至胸部、剑突上方,高位溃疡或合并反流性食管炎的患者,可表现为胸骨后痛,酷似不典型心绞痛。1/3 的老年患者仅感上腹部不适或定位不明确的隐隐不适和食欲减退。有的患者以上消化道急性出血为首发症状,也可反复出血而无上腹痛主诉,特别是服用非甾体抗炎药者。也有以食欲缺乏、厌食、体重减轻、恶心、呕吐等为主诉,易造成误诊。

2. 并发症多而重　老年消化性溃疡的并发症发生率随增龄而增加,有报道可高达 50%～68%。出血是最常见的并发症,也是本病的第一位死因。老年消化性溃疡并发大出血者占 20%～40%。由于出血量常与临床表现不一致,慢性出血所致黑便不易为患者所注意,容易延误诊断。穿孔是老年消化性溃疡的第二位并发症,并发穿孔者占 16%～28%。老年人溃疡穿孔的临床表现和体征常不明显,仅为腹部轻中度疼痛、肌紧张,这与年轻人穿孔时剧烈腹痛及板状腹不同。梗阻在老年人不多见,如出现幽门梗阻应首先考虑胃癌的可能。老年人溃疡癌变率为 2.6%。由于老年人常伴有严重心肺疾病、肾功能减退、糖尿病、动脉硬化等,一旦发生变化,并发症均较严重,预后差。

3. 复发率高　老年消化性溃疡复发率很高,治愈后 1 年内复发率为 10.3%,且逐年增加,每年递增约 10%。单纯用 H_2 受体拮抗药治疗者,停药后 1 年内复发率 50%～80%,复发率高的原因是多方面的,与患者多病共存、多种药物共用、吸烟、精神刺激以及老化等因素作用导致胃黏膜屏障功能减弱有关。

(三)实验室及其他检查

1. 胃镜和胃黏膜活组织检查　是目前确诊消化性溃疡的首选方法。一般较安全,但对老年人而言,可引起循环系统的一些严重并发症,如心率加快、血压急剧升高、心肌缺血、心律失常等。因此,应格外注意。

2. X 线钡餐检查　消化性溃疡特征性的表现为"龛影",即由钡剂充填溃疡部位而显示出的阴影,对溃疡诊断有确诊价值。

3. 幽门螺杆菌检测　是消化性溃疡的常规检测项目,其结果可作为选择根除幽门螺杆菌治疗方案的依据。 ^{13}C 或 $^{14}C-$ 尿素呼气试验检测幽门螺杆菌感染的敏感性及特异性均较高而无须胃镜复查,常作为根除治疗后复查的首选方法。

4. 粪便隐血试验　隐血试验阳性提示溃疡有活动,如胃溃疡患者持续阳性,应怀疑有癌变的可能。

(四)心理社会状况

评估患者是否因病情反复发作及产生并发症而出现焦虑、急躁、抑郁等情绪;评估患者及其家属对疾病的认知程度,了解患者家庭的经济状况和社会支持状况。

【主要护理诊断/问题】

1. 疼痛:腹痛　与胃酸刺激溃疡面引起化学性炎症反应有关。
2. 营养失调:低于机体需要量　与疼痛致摄入减少及消化吸收障碍有关。
3. 焦虑　与疾病反复发作、病程迁延有关。
4. 潜在并发症　上消化道大出血、穿孔、幽门梗阻、癌变。
5. 知识缺乏　缺乏有关消化性溃疡疾病的防治知识。

【主要护理措施】

1. 饮食护理　指导患者合理饮食,培养良好的饮食习惯是预防消化性溃疡的关键,平时饮食要规律,少食多餐,食物宜稀软、熟、烂、少渣,易于消化吸收;避免过热、过冷、粗糙、油炸、辛辣等食物及浓茶、咖啡等饮料。溃疡病患者发病严重时应进流质饮食,如牛奶、豆浆、米粉和蛋汤等,但不宜多食,病情好转改为半流质饮食或软饭、面条、稠藕粉、鸡蛋羹等,随病情好转逐步增加食物的品种和食量,甚至过渡到普通饮食。出血者应禁食,禁食期间应做好口腔护理,预防口腔感染,病情稳定好转后,逐渐恢复正常进食。监测患者的营养状况,定期测量体重,监测血清白蛋白和血红蛋白等营养指标。

2. 缓解疼痛的护理　首先帮助患者认识和去除引起疼痛的病因,如避免进食刺激性食物,戒烟忌酒,以免加重胃黏膜损伤。疼痛时,嘱患者卧床休息,分散其注意力,如缓慢深呼吸、听音乐、交谈等,可指导患者在疼痛前或疼痛时进食碱性食物或服用抗酸药,或采用热敷、针灸止痛。同时观察疼痛的性质、部位、持续时间,如疼痛加剧或由剑突下疼痛转为全腹疼痛,应疑为并发出血或穿孔,及时报告医生并作检查、处理。

3. 用药指导　治疗消化性溃疡的药物主要是抑制胃酸分泌、根除幽门螺杆菌及保护胃黏膜的药物。抗酸药如复方氢氧化铝片、胃得乐等,宜在饭前 30 min 服用,以中和胃酸、缓解疼痛,促进溃疡愈合。H_2 受体拮抗药有较强的制酸作用,使用 3 ~ 5 天症状改善,2 ~ 4 周症状消失,目前认为,每日服用 1 次的效果优于白天多次服用。质子泵抑制剂宜于每日早餐吞服,与抗生素的协同作用较好,合用可根除幽门螺杆菌。铋剂宜在餐前和晚上给药,因铋剂为水溶性胶体大分子化合物,在胃酸作用下与溃疡面的蛋白质结合形成一层保护膜,隔绝胃酸对溃疡面的侵蚀,但铋剂不得与抗生素同时服用,至少应间隔 30 min。应经常询问患者,观察服药的疗效和不良反应,如含铝化合物可引起便秘,保护溃疡面的药物(如胶体次枸橼酸铋钾)可引起黑便,告知患者停药后不良反应症状会自然消失,使其能消除顾虑,坚持服药,确保疗效。

4. 心理护理　因疼痛,病情迁延、反复,患者易出现精神紧张、焦虑和抑郁,而长期的心理应激又会增加胃黏膜的损害或削弱胃黏膜的保护因子。因此,做好患者的心理护理十分重要,针对患者存在的心理问题采取针对性的心理、社会文化方面的护理,通过下棋、看报、听音乐等消除紧张感,还可采用一些训练方法(如精神放松法、气功松弛法和自我催眠法等)

减少焦虑的发生。同时,加强健康教育,告知患者情绪反应与消化性溃疡的密切关系,提高患者情绪的自我调控能力,同时争取更多的社会、家庭支持,以减轻患者的不良情绪反应。

5. 健康指导

(1) 知识宣教:消化性溃疡是一个与遗传、精神刺激、某些药物不良反应、不良饮食习惯、吸烟、幽门螺杆菌感染、某些疾病(如风湿性关节炎、慢性肺部疾病、肝硬化)等各种致病因子密切相关的疾病,要告知患者本病的易患因素、各种诱因、常见症状、并发症、易复发情况,以提高患者对本病的认识。

(2) 注意消毒隔离:与消化性溃疡关系密切的幽门螺杆菌(Hp)是一种感染率极高的细菌,人是 Hp 的唯一宿主,其传播途径为口与口和粪与口传播。因此,应嘱患者饭前便后洗手,注意个人卫生;患者吃剩的食物、用过的餐具要进行消毒处理,洗手间、便器每日要用含氯消毒剂进行消毒,患者的大小便应在固定容器内,放入过氧乙酸消毒后再处理,以免成为传染源继续播散。

(3) 治疗指导:教育患者应按医嘱正确服药,不可擅自停药,注意药物的疗效及不良反应,如肝肾功能损害、过敏反应等,定期去医院复诊。指导患者配合观察病情,如疼痛节律发生变化或加剧,出现心悸、出汗、恍惚等,或出现呕血、黑便时,应立即就医。

四、缺血性肠病

【疾病概述】

缺血性肠病(ischemic bowel disease)是指由于各种原因引起的肠道急性或慢性血流灌注不良所致的肠壁缺血性疾病。缺血性肠病是一种成年人易患病,其患病率随增龄而明显增加,发病率最高在 50 岁以上人群,男性稍高于女性。老年人群动脉硬化相关疾病的患病率增多,使得老年缺血性肠病更为常见,是老年人常见的特有疾病之一。急性血管梗死的病例病死率达 70% ~ 90%,急性期死亡原因常为多器官衰竭、严重感染、心肌梗死等。

根据供应肠道血流的血管受损部位以及缺血导致肠道损伤的程度和范围等因素,缺血性肠病分为急性肠系膜缺血、慢性肠系膜缺血和缺血性结肠炎。其病因主要为:①肠系膜动脉栓塞:约占 40%,栓子多来自心脏的附壁血栓,常来自左心房、左心室或心瓣膜,也可见于瓣膜上的赘生物或大动脉粥样硬化斑块脱落。②肠系膜动脉血栓形成:约占 50%,主要病理基础为动脉粥样硬化,常见诱因包括:低血容量或心排血量突然降低、脱水、过量利尿或使用血管收缩剂。③非肠系膜血管梗阻性缺血:占 20% ~ 30%,多与失血性休克、充血性心力衰竭、主动脉供血不足、血管收缩剂和洋地黄中毒有关。由于休克、心力衰竭、恶性心律失常及主动脉瓣关闭不全等疾病引起心排血量减少,或内脏血管收缩,诱发肠管缺血。④肠系膜静脉闭塞性疾病、肠系膜静脉血栓形成:少见,常伴有高凝状态,如真性红细胞增多症和癌症;肠系膜上静脉损伤,如外伤、手术、放疗;腹腔感染和长期服用避孕药等。⑤结肠内压或腹腔内压升高:老年人因长期便秘、结肠肿瘤等疾病使结肠内压或腹腔内压达 1.3 kPa 时,可引起肠黏膜血液灌注不足。肠缺血后,引起黏膜下层、壁层内出血、水肿,进而黏膜坏死、脱落,留下浅表溃疡,如不及时治疗,可发展为慢性溃疡性结肠炎、节段性狭窄甚至肠穿孔、坏疽或全部液化。

【护理评估】

(一) 健康史

1. 评估患者是否有心房颤动、急性心肌梗死、心内膜炎、红细胞增多症和夹层动脉瘤等疾病。

2. 评估患者有无心力衰竭、休克、全身缺氧、脓毒血症等低灌注状态。

3. 了解患者有无腹腔内肿瘤,有无便秘史、腹部手术史,是否服用某些致肠系膜小动脉收缩的药物。

4. 询问患者的病程经过、发病诱因和病因,曾做过何种检查和治疗,结果如何。

（二）临床表现

1. 急性肠系膜缺血　剧烈的急性腹痛、强烈胃肠排空症状(肠鸣音亢进、恶心、呕吐或腹泻)、器质性心脏病,此三联征是早期诊断急性肠系膜缺血的主要依据。腹痛为突然发作的剧烈腹痛,多在脐周或上腹部,也可局限于右上腹,肠系膜静脉血栓形成者初始腹痛较轻,以后逐渐加重。腹泻多为短暂出现的水样便,黏液血便或黑便多在中、后期出现。腹部症状与阳性体征不符,表现为腹痛程度重而腹部柔软、平坦,多无反跳痛。腹部阳性体征不明显往往提示肠壁尚未发生明显坏死。

2. 慢性肠系膜缺血　腹痛一般于进餐后 10～15 min 开始出现,并逐渐加重,1～3 h 后缓解。疼痛呈痉挛性,局限于上腹部或脐周,可向背部放射,多食后易发作,患者常自觉地减少食量,故称"小食量综合征"。因畏食和吸收不良、体重减轻,可并发便秘或便秘与腹泻交替等症状,查体腹主动脉区可闻及血管杂音。

3. 缺血性结肠炎　表现为腹痛、腹泻和便血三联征。根据缺血程度分为三型:①一过性型:突然发病,出现腹痛,为绞痛、隐痛或钝痛,伴阵发性加剧,继而出现腹泻、便血,数日内症状可消失。②狭窄型:反复发作的腹痛、便秘、腹泻和便血,常可自行缓解,肠管狭窄严重时可发生肠梗阻。③坏疽型:此型少见,突然发病,腹痛迅速扩展至全腹,出现腹膜炎,甚至出现严重休克,预后差。

（三）实验室及其他检查

1. 实验室检查　可有白细胞计数增高、贫血及大便隐血阳性。急性期有血清酶学[CK、LDH、碱性磷酸酶(ALP)]增高。

2. 腹部 X 线平片检查　在早期可见小肠充气,当病变发展到肠麻痹时可见小肠、结肠胀气,肠壁水肿、增厚,肠坏死时肠腔气体漏出,腹腔显示游离气体。

3. B 超检查　可发现大的肠系膜动脉闭塞或狭窄。

4. 增强螺旋 CT 检查　是目前较直接的诊断手段,可显示肠系膜内的栓子,肠壁、腹腔病理改变。

5. 肠系膜动脉造影检查　具有很高的敏感性和特异性,被认为是诊断缺血性肠病的金标准。

6. 钡剂灌肠或结肠镜检查　结肠黏膜出血、水肿,坏死黏膜脱落,形成溃疡,出血性结节提示黏膜下出血。钡剂灌肠检查可见缺血性肠炎典型的"拇指压痕征",其他改变有结肠边缘呈锯齿状,后期出现的管状狭窄和囊袋形成等。结肠镜检查是缺血性结肠炎诊断的主要手段,但坏疽型患者不宜进行此检查。

7. 其他检查　如放射性核素检查,注射放射性核素铟或锝标记血小板单克隆抗体后,能显示急性闭塞的肠系膜缺血。

（四）心理社会状况

1. 评估患者对疾病的认识和反应,有无焦虑、抑郁情绪。

2. 评估家庭成员对疾病相关知识的掌握程度及对患者的支持和照顾程度。

3. 了解家庭经济状况。

【主要护理诊断/问题】

1. 疼痛:腹痛 与肠壁缺血有关。

2. 知识缺乏 对缺血性肠病相关知识缺乏了解。

3. 焦虑 与腹痛、病情逐渐加重有关。

【主要护理措施】

1. 一般护理 注意休息,切忌劳累。饮食以少渣、易消化的食物为主,避免刺激性的食物,控制糖类的摄入量,少食脂肪含量比较多的食物。另外,要补充蛋白质和维生素,多吃大豆类、乳类、鱼类、蛋类和瘦肉等食物,以及含铁丰富的油菜、西红柿、桃、杏,含维生素、纤维素多的绿叶蔬菜。尽量多喝水,因为喝水太少会使血液黏稠度增加,容易形成血栓,诱发脑、心血管病变,影响肾的排泄功能。腹泻次数频繁时,因粪便的刺激,可使肛周皮肤受损,排便后应用温水清洗肛周,保持清洁干燥,涂以凡士林软膏保护肛周皮肤。

2. 严密观察病情变化 老年缺血性肠病由于缺乏特异性表现,腹痛程度轻重不一,往往表现为剧烈腹痛,也可呈钝痛、隐痛,多为一过性,少为持续性,且腹痛部位不确定,左下腹和脐周痛多见,也可表现为右下腹、上腹和全腹痛,所以,容易误诊、延误治疗。应密切观察患者的病情变化,特别要观察腹痛的性质、程度、部位情况,凡有心血管疾病史的老年人,突然出现腹痛,尤其是难以解释的腹痛,其疼痛的剧烈程度为持续性剧痛,难于缓解,且出现腹膜刺激征时,应立即报告医生,考虑手术治疗。但在未明确诊断之前,不能随便使用镇痛药。认真倾听患者的主诉,特别对交流沟通障碍的老年人,应仔细观察患者的表情和体位姿势。由于老年人反应差,有时病情已经相当严重,腹部症状却不明显,应结合其他情况全面分析,准确判断病情,及时处理;同时,安置患者合适的体位,诊查、操作时动作轻柔,尽量减少患者的痛苦。

3. 心理护理 由于剧烈腹痛,病情变化快,患者往往出现焦虑、紧张情绪。腹泻、便血明显时可能表现出恐惧,担心疾病的预后。因此,应热情关怀患者,做好患者及其家属的安慰工作,稳定其情绪,适当解释疾病的情况、治疗方法、预后以及手术治疗的必要性,使患者对所患疾病有所了解,帮助其缓解精神压力。同时,动员家属给予情感支持,增加患者战胜疾病的信心。

4. 健康教育 老年人心房颤动、心内膜炎、心力衰竭、恶性心律失常等,均是缺血性肠病发生的重要因素,因此,应积极治疗这些原发病。老年缺血性肠病的临床表现缺乏特异性,一过性的肠壁缺血其腹部绞痛、便秘或腹泻、便血等状况可自行缓解,但不能掉以轻心,大面积的肠缺血、坏死会危及生命,因此,有腹泻、腹痛、便血等状况应及时就诊,以免延误诊治。应避免腹腔内压增高的因素,保持大便通畅。

(王秀华)

第五节 老年泌尿生殖系统常见疾病患者护理

学习目标

识记：

(1) 简述老年尿路感染、良性前列腺增生、膀胱癌、肾癌、前列腺癌的病因及主要治疗手段。

(2) 简述老年患者透析的一般问题及透析并发症。

理解：

分析老年尿路感染、良性前列腺增生、膀胱癌、肾癌、前列腺癌、老年肾衰竭的临床表现特征与主要护理诊断及护理措施的联系。

运用：

运用护理程序对有尿路感染、良性前列腺增生、膀胱癌、肾癌、前列腺癌、肾衰竭的老年人进行护理评估，确立护理诊断/问题，制订有效的护理计划。

一、老年尿路感染

【疾病概述】

尿路感染(urinary tract infection，UTI)是老年人的常见病，其发生率仅次于呼吸道感染而居老年人感染性疾病的第2位。尿路感染可见于任何年龄，但其发生率随增龄而增加。据2010年我国尿路感染普查结果显示，尿路感染发病率占总人口0.91%，随着年龄增长而增高，50岁以前男性很少发生。尿路感染发病率在老年妇女中60岁以上为10%～12%，65～70岁为15%～20%，80岁以上为20%～50%。我国住院患者院内感染中，尿路感染占比高达20.8%～31.7%。国外有报道，70岁以上老年男性尿路感染的发病率可高达25%～50%。

老年尿路感染的病因主要是细菌感染，其主要致病菌为大肠埃希菌和变形杆菌，其次为铜绿假单胞菌、克雷伯杆菌和产碱杆菌等其他革兰阴性杆菌。近年来，革兰阳性球菌导致老年尿路感染也较常见，在泌尿系统结构或功能异常的老年人中，真菌或L型细菌的感染明显增加。体质衰弱或长期卧床的老年患者还可因各种非尿路致病菌或条件致病菌导致严重的尿路感染。

老年人易感尿路感染可能与以下几个方面的因素有关：①尿路梗阻及尿流不畅，使细菌易于在泌尿系统生存繁殖。②全身及局部的免疫力下降。③老年女性阴道pH改变。④膀胱、输尿管反流。⑤糖尿病。⑥尿路器械的使用。⑦其他，如膀胱排空不全、滥用药物等使尿路感染的发生率增高。

老年尿路感染的治疗原则为：首先应注意治疗基础病，去除梗阻因素，鼓励患者多饮水，勤排尿，及时合理应用抗生素，避免应用肾毒性药物。

【护理评估】

(一)健康史

1. 评估患者有无尿路梗阻及尿路不畅等疾病，了解患者既往排尿状况及有无急性尿潴留史等。

2. 询问患者饮食习惯、饮食状态、每日饮水量、生活方式、卫生习惯及婚姻状况。

3. 评估有无经常性下腹不适、食欲减退、间断性腰骶部酸痛症状等,测量患者的体温变化。

(二)临床表现

1. **典型症状少**　尿频、尿急、尿痛等膀胱刺激征是尿路感染的典型症状,而老年人由于感觉迟钝及表达能力差,发生尿路感染时常无膀胱刺激征,部分患者因平时即有尿失禁、遗尿、夜尿多或前列腺肥大致尿频,易与膀胱刺激征相混淆,不易被发现。

2. **非特异症状多**　大部分老年人临床表现为肾外非特异性症状,如发热、下腹不适、腰骶部酸痛、食欲减退等,有些老年人表现为乏力、头晕或意识恍惚等。

3. **复发率高**　老年尿路感染多为慢性顽固性感染,复发率及重新感染率较高。

(三)实验室及其他检查

1. **尿常规检查**　镜检尿白细胞计数升高,急性期常布满视野,若见有白细胞(或脓细胞)管型则不仅有诊断意义,尚有定位价值,提示病变在上尿路。红细胞也可增多,有时可见肉眼血尿。尿蛋白可增多,但一般 < 2.0 g/d,多为小分子蛋白。部分患者可因前列腺病变或生殖道黏膜病变出现白细胞尿但无尿路感染存在,故尿沉渣镜检仅可作为辅助诊断条件。

2. **尿细菌培养**　临床上常用清洁中段尿作细菌培养、菌落计数,这对确定是否真性细菌尿有重要意义。尿菌定量培养结果评定标准是尿含菌数 > 10 万 /mL 为阳性,< 1 万 /mL 为污染,(1 万~10 万)/mL 需要复查或结合临床综合考虑做出诊断。

3. **尿沉渣镜检**　高倍镜下平均每个视野 ≥20 个细菌,即为有意义细菌尿。

4. **其他检查**

(1)血常规检查:急性期白细胞计数和中性粒细胞比例可增高,慢性期红细胞计数和血红蛋白可轻度降低。

(2)肾功能检查:慢性期可出现持续性功能损害,如尿浓缩功能减退,酸化功能减退,肾小球滤过功能减退。

(3)影像学检查:X 线检查可了解有无尿流不畅、尿路梗阻、畸形等易感因素,但尿路感染急性期不宜做尿路 X 线静脉肾盂造影(IVP),可做 B 超检查排除梗阻和结石。

(四)心理社会状况

评估患者及其家属对疾病的认知程度;评估家庭成员对患者的支持和照顾程度,如有亲人陪伴、自我生活能力等;了解患者家庭经济状况等。

【主要护理诊断 / 问题】

1. **体温过高**　与急性尿路感染有关。

2. **焦虑**　与泌尿道感染反复发作有关。

3. **潜在并发症**　菌血症、败血症。

【主要护理措施】

1. **心理护理**　向患者解释老年人泌尿道反复感染的原因,帮助患者认识和正确对待疾病,给予精神心理支持和鼓励,使患者积极主动地参与治疗,提高生活质量。

2. **饮食护理**　给予清淡、富于营养的饮食,鼓励多饮水,勤排尿;如发热、食欲下降等全身症状明显时,给予易消化的半流质食物,保证患者有足够的营养。

3. **保证休息与睡眠**　为患者提供安静、舒适的休息环境。急性期患者应注意卧床休息,各项护理操作最好集中进行,避免过多干扰患者。加强生活护理,及时为患者更换汗湿的被褥与衣裤。对于尿失禁患者应勤更换尿布,有自理能力的患者要勤换内裤,有留置导尿管的患者应尿道口消毒,每日 2 次。

4. 密切观察病情　监测体温的变化并做好记录,如果体温进一步升高或腰痛加剧,应及时通知医师处理。

5. 用药护理　尿路感染的治疗应区别对待,例如膀胱炎,依据药物敏感试验结果选抗生素,给予 3～7 天短疗程,可选用阿莫西林或诺氟沙星等。急性上尿路感染者,若患者体质好,无合并症,可口服抗生素;若中毒症状严重或有潜在不利因素,如糖尿病、肾结石、尿路梗阻、长期服用免疫抑制药、高龄等,应采用静脉给药,疗程不短于 2 周。在应用抗生素时,向患者解释有关药物的作用、疗程、用法、注意事项。

6. 尿细菌学检查的护理

(1) 最好用清晨第 1 次的清洁、新鲜中段尿液(尿液在膀胱停留 6 h 以上)送检。

(2) 在应用抗生素之前或停用抗生素 5 天后留取尿标本。

(3) 留取尿液时要严格无菌操作,先充分清洗外阴、包皮 ,消毒尿道口,再留取中段尿液,并在 1 h 之内做细菌培养。

(4) 尿标本中勿混入消毒液。

7. 健康教育

(1) 向患者解释老年人生理性渴感减退,饮水量减少是诱发尿路感染的重要因素。不能等口渴了再饮水,要养成定时饮水的习惯,这是最简单而有效的预防尿路感染的重要措施。

(2) 注意个人清洁卫生,尤其是外阴及肛周皮肤的清洁,勤换内裤,尿失禁患者要及时清洗、更换污染的内裤。

(3) 避免劳累,注意加强体质锻炼,增强机体抵抗力。

(4) 定期门诊随访,了解尿液检查的内容、注意事项。

二、良性前列腺增生

【疾病概述】

良性前列腺增生(benign prostatic hyperplasia,BPH) 简称前列腺增生,是老年男性的常见病之一。前列腺增生在 60 岁以上男性中发病率为 50%～75%,而在80岁以上高达80%～90%,甚至更高。我国随着人均寿命的延长,BPH 的发病率逐渐增加,成为泌尿外科老年人中最常见疾病之一。BPH 病因尚不清楚,可能与年龄、饮食习惯、家族史等有关,其发病机制至今尚未阐明,但老龄和睾丸的激素是发病的基础。

BPH 的治疗目的是改善症状,减轻梗阻以及防治并发症。症状不明显者,可予临床观察,定期复查;症状明显者,则给予药物治疗及手术治疗。

【护理评估】

(一) 健康史

1. 评估患者既往手术史,特别是涉及泌尿生殖道的手术,询问患者有无尿频、尿急、血尿等,询问排尿时的状态,有无排尿习惯的改变,每天尿量是否忽多忽少;有无急性尿潴留史。

2. 评估患者身体的一般情况,生活质量、生活方式、饮食习惯、工作与生活环境、婚姻状态等。

3. 评估患者耐受手术的可能性,了解患者有无高血压、高脂血症等心血管疾病。

（二）临床表现

BPH 的症状轻重并不与前列腺大小成正比,而与增生后产生的尿道改变关系较大。

1. 排尿功能障碍　其症状大多在不知不觉中出现,逐渐加重。尿频是 BPH 患者最常见的早期症状,夜间更加明显。进行性排尿困难和尿潴留是 BPH 主要的临床症状。

2. 并发症　由于排尿困难,长期依靠增加腹压帮助排尿,可发生腹股沟疝、痔和脱肛等病变。

3. 其他症状　局部充血可发生无痛血尿,若合并感染或结石症,可出现明显尿频、尿急、尿痛症状。少数患者晚期可出现肾积水和肾功能不全的表现。

4. 体征　有尿潴留时,下腹部膨隆,耻骨上区可触及充盈的膀胱。

（三）实验室及其他检查

1. 实验室检查　由于长期尿潴留影响肾功能,血肌酐、尿素氮升高;合并尿路感染时,尿常规检查有红细胞、脓细胞。

2. B 超检查　三维超声可显示前列腺段尿道被增生前列腺组织压迫的部位和程度,亦可用超声检查测定排尿后膀胱容量来计算残余尿量。正常情况下,残余尿量不超过 5 mL,BPH 时残余尿量增加。

3. 尿流率测定　最大尿流率和平均尿流率均明显减少,且排尿时间明显延长。正常老年人尿流速度平均为 20 mL/s 以上;如最大尿流速 < 15 mL/s 表明排尿不畅,如减至 10 mL/s 则表示梗阻更为严重。

4. 膀胱镜检查　下尿路有梗阻而直肠指检前列腺增大不明显,或有肉眼血尿时,应行膀胱镜检查以除外合并泌尿道肿瘤的可能。

（四）心理社会状况

评估患者对疾病的反应,如焦虑、抑郁等;评估家庭成员对患者的支持和照顾程度,患者及家属对疾病拟采取的治疗方法;了解患者的家庭经济状况等。

【主要护理诊断 / 问题】

1. 排尿型态改变　与前列腺增生有关。

2. 焦虑 / 恐惧　与自我观念(老年)和角色、地位受到威胁,担忧预后有关。

3. 有感染的危险　与尿路梗阻、留置尿管、老年人免疫力低下有关。

4. 潜在并发症:腹股沟疝、痔、脱肛　与尿液引流不畅、便秘有关。

【主要护理措施】

1. 心理护理　从健康教育入手,帮助患者认识和正确对待疾病。给予患者精神心理支持和鼓励,使其保持平和的心理状态,积极主动地配合治疗。

2. 饮食　为避免急性尿潴留的发生,嘱患者吃粗纤维易消化的食物以防便秘,忌饮酒和辛辣食物,戒烟,鼓励患者多饮水。

3. 用药的护理　常用药物有 α 肾上腺素受体阻滞药、5α-还原酶抑制药及各种花粉制剂。

（1）雄性激素抑制治疗与激素治疗:5α-还原酶抑制药是激素类药物,常用药物有非那雄胺,常用剂量为 5 mg/d。雄激素受体拮抗药对雄激素依赖性器官的作用是特异的,常用药物有氟他胺,常用剂量为 70 mg/d。雄激素受体拮抗药服用时注意有无消化道症状,如腹泻等。

（2）针对前列腺动力因素的药物：常用 α 肾上腺素受体阻滞药，代表药有哌唑嗪、阿夫唑嗪、特拉唑嗪等。常见的不良反应有头痛、头晕、乏力、鼻塞、直立性低血压等。

（3）天然植物制剂：其作用机制不明，可能是通过内分泌物质代谢作用于前列腺，通过免疫机制产生抗炎作用。常用的花粉制剂，能调节性激素的代谢，改善尿道括约肌张力，能有效地改善尿频、尿急、尿痛、排尿困难、尿淋漓不尽等症状。

4. 不同手术方式的护理

（1）经尿道前列腺切除术（transurethral resection of prostate，TURP）：手术后密切观察有无 TURP 综合征，原因是术中大量的冲洗液被吸收使血容量急剧增加，形成稀释性低钠血症，患者可在几小时内出现烦躁、恶心、呕吐、抽搐、昏迷，严重者出现肺水肿、脑水肿、心力衰竭等。应即刻减慢输液速度，给予利尿药、脱水药对症处理。TURP 术后 3～5 天尿液颜色清澈，即可拔除导尿管。

（2）开放手术：耻骨后引流管术后 3～4 天待引流量很少时拔除；耻骨上前列腺切除术后 5～7 天，耻骨后前列腺切除术后 7～9 天拔除导尿管。术后 10～14 天，若排尿通畅，拔除膀胱造瘘管，然后用凡士林纱布填塞造口，排尿时用手指压迫造口敷料以防漏尿，一般 2～3 天愈合。

（3）膀胱冲洗：术后用生理盐水持续冲洗膀胱 3～7 天。冲洗速度可根据尿色而定，色深则快，色浅则慢。前列腺切除术后都有肉眼血尿，随着时间的延长血尿颜色逐渐变浅，若血尿色深红或逐渐加深，说明有活动性出血，应及时通知医师处理；确保冲洗管道通畅，若引流不畅应及时实施高压冲洗抽吸血块，以免造成膀胱充盈、膀胱痉挛而加重出血；准确记录冲洗量和排出量，尿量 = 排出量 − 冲洗量。

（4）预防感染：患者留置导尿管加之手术后免疫力低下，易发生尿路感染和生殖道感染，术后应观察体温及白细胞变化，若有畏寒、发热症状，应观察有无附睾肿大及疼痛。早期应用抗生素，每日用消毒棉球擦拭尿道口 2 次，防止感染。

（5）预防并发症：手术 1 周后，逐渐离床活动，避免腹压增高及便秘，禁止灌肠或肛管排气，以免造成前列腺窝出血；加强老年人的基础护理及生活护理，防止压疮发生，预防心肺并发症。

5. 健康教育

（1）生活指导：BPH 采用药物或其他非手术疗法者，应避免因受凉、劳累、饮酒、便秘而引起急性尿潴留；BPH 术后进易消化、含纤维多的食物，预防便秘；术后 1～2 个月内避免剧烈活动，如跑步、骑自行车、性生活等，防止继发性出血。

（2）康复指导：术后前列腺窝的修复需 3～6 个月，因此术后可能仍会有排尿异常现象，应多饮水，定期化验尿、复查尿流率及残余尿量；如有溢尿现象，应指导患者有意识地经常锻炼肛提肌，以尽快恢复尿道括约肌功能。其方法是：吸气时缩肛，呼吸时放松肛门括约肌。

（3）心理指导：前列腺切除术后经常会出现逆行射精，不影响性交。少数人出现阳痿，可先采取心理治疗，同时查明原因，采取针对性治疗。

三、膀胱癌

【疾病概述】

膀胱癌（carcinoma of bladder）是泌尿生殖系肿瘤中最常见的，其发生率在男性肿瘤中占第4位,在女性肿瘤中占第8位。膀胱癌可发生于膀胱的各层组织。膀胱肿瘤的病因尚未完全阐明,一般认为是遗传和外界环境因素共同作用的结果,而且后者更为重要。主要与下列因素有关:①环境与职业:易发生膀胱癌的工种有燃料、橡胶、皮革、塑料、油漆、农药等行业,以及平时经常接触化工日用品及其原料者。②吸烟:统计学研究发现,吸烟者发生膀胱癌较不吸烟者多4倍。③药物:某些药物如非那西丁用量过大,可诱发膀胱癌。④感染与炎症:常见病因有膀胱结石、长期导尿、截瘫、肾结石等。⑤其他:高脂肪、熏制食品的过量摄入及病毒感染、放射因素等也与膀胱癌发生有关。

膀胱癌的治疗原则以手术切除为主,放疗、化疗为辅。膀胱癌的治疗方案应依据膀胱癌细胞的分化程度、肿瘤浸润深度和范围及老年人全身情况等综合判断,依据肿瘤的不同病理和临床过程,选用不同的手术治疗方案。表浅性肿瘤尽量保留膀胱,浸润性肿瘤行膀胱切除。

【护理评估】

（一）健康史

1. 评估患者有无家族肿瘤病史,询问患者有无腰痛、血尿等病史,了解患者血尿的程度,有无尿潴留的病史。

2. 评估患者的饮食习惯、生活习惯、居住与工作环境、婚姻状态,有无吸烟等不良嗜好。

3. 评估患者的全身状况,有无明显消瘦、低热等,测量患者生命体征、体重等,了解以往有无高血压、高脂血症等。

（二）临床表现

1. 血尿 为膀胱癌最常见的临床症状。血尿的特点是间歇性无痛肉眼血尿,呈洗肉水样或伴有片状血块。一般表现为全程血尿,终末加重。

2. 膀胱刺激征 尿频、尿急、尿痛多为膀胱肿瘤的晚期表现,常因肿瘤瘤体较大或侵入肌层较深所致。膀胱刺激症状常伴有耻骨上或阴茎痛,疼痛在排尿之后加剧。少数患者可出现排尿困难和排出异常内容物。查体时可发现下腹部肿块。

3. 转移症状 晚期膀胱癌患者可出现耻区肿块、贫血、消瘦、水肿、恶心、呕吐等症状。广泛浸润盆腔或转移时,可出现腹部疼痛、下肢放射痛、下肢回流障碍等。转移至骨骼时,出现相应部位痛,常见远处转移部位是肝、肺及骨。

（三）实验室及其他检查

1. 尿细胞学检查 标本应采用新鲜尿液或生理盐水膀胱冲洗液,尿细胞学检查的阳性率与肿瘤细胞分化程度关系密切。反复多次取尿标本检查可提高阳性率。

2. 膀胱镜检查 是目前诊断膀胱癌的首要手段。膀胱镜检查可以直接看到膀胱肿瘤的部位、大小、数目、大体形态、浸润范围及与输尿管口及膀胱颈口的关系状况,初步鉴别肿瘤的良性或恶性。膀胱镜检查发现异常时应取活体组织检查,以明确病变的性质和了解肿瘤的恶性程度。

3. 流式细胞术 可快速定量分析细胞核酸含量,检测DNA含量、二倍体及非整倍体、肿瘤细胞染色体改变、癌基因和抗癌基因等,可对肿瘤的生物学特性有更多的了解。

4. B超检查 经腹壁或经尿道都可发现超过1cm的膀胱肿瘤,对肿瘤的浸润深度也能做出可靠的判断。

5. 静脉尿路造影检查 主要是了解上尿路有无肿瘤。

6. 膀胱造影检查 可见肿瘤性充盈缺损。膀胱壁有浸润时表现为僵直,失去弹性。

7. 膀胱双合检查　肿瘤较大时采用。

8. CT 及 MRI 检查　是无创伤性的最准确的膀胱肿瘤分期方法。其对病变的分辨能力强，对了解膀胱肿瘤的范围、膀胱周围浸润及盆腔淋巴结受累情况有重要意义。

（四）心理社会状况

评估患者对疾病的认识，评估家庭成员对患者的支持和照顾程度，了解患者的经济状况。

【主要护理诊断／问题】

1. 恐惧与焦虑　与对癌症的恐惧、害怕手术有关。

2. 营养失调：低于机体需要量　与长期血尿、肿瘤消耗、手术创伤有关。

3. 自我形象紊乱　与膀胱全切除尿道改道，造口或引流装置的存在有关。

4. 有感染的危险　与手术切口、引流装置、肠代膀胱及腹壁存在造口有关。

【主要护理措施】

1. 心理护理　患者大多数有血尿、尿路感染的病史，对膀胱癌的发生可表现为否认、焦虑，对预后的恐惧等，应根据患者的具体情况，做好耐心的心理疏导，以消除其对癌症及手术的恐惧、焦虑、绝望的心理，鼓励患者及其家属积极配合治疗。

2. 术前护理

（1）每日观察和记录排尿及血尿情况，注意观察体温、血压的变化。

（2）给予易消化、营养丰富的食物，以纠正贫血，改善全身营养状况。嘱多饮水以稀释尿液，以免血块引起尿路堵塞。

（3）做好术前准备，行膀胱全切除术的患者，按肠道切除术准备；拟做双侧输尿管皮肤造口术的患者，术前彻底清洁腹部皮肤，有利于成形皮肤乳头的成活，防止感染。

3. 手术后护理

（1）密切观察生命体征。老年患者潜在的并发症多，尤其是膀胱全切大手术后，创伤大，出血多，早期发现病情的变化，有利于及时给予相应的治疗和护理。

（2）根据患者麻醉、手术方式安排患者舒适的体位，保持输液、输血的通畅。做好各种引流管的护理，及时贴标签分别注明各导管的位置、时间，并记录引流量。

（3）老年人本身肠蠕动慢，手术创伤后，应待肠蠕动恢复，肛门排气后，给予半量流质食物，无不良反应后再逐渐加量，给予易于消化及营养丰富的食物，并少食多餐。

4. 预防感染　密切观察体温、血白细胞的变化，观察有无感染的发生。定时协助患者翻身、拍背，痰黏稠不易咳出时，给予雾化吸入。卧床期间协助患者主动肢体锻炼，尤其是下肢主动运动，防止深静脉血栓形成。

5. 膀胱内灌注化疗　对降低膀胱肿瘤复发和防止复发病变进展的效果已得到证实。目前用于灌注的药物主要有两大类，一类是细胞毒性药物，如丝裂霉素 c（MMC）、多柔比星、塞替派等；另一类是免疫抑制药，如卡介苗（BCG）、α 干扰素和 IL–2。

6. 健康教育　术后适当锻炼，增强体质；嘱患者戒烟；定期复查肝、肾功能。保留膀胱的患者应定期复查膀胱镜，告知患者复查的重要性，说服患者主动配合，及早发现转移病灶。术后接受化疗或放疗的患者均有不良反应，尤其是心血管、肺部并发症，告知用药期间应严密观察。

四、肾癌

【疾病概述】

肾癌(renal carcinoma)又称肾细胞癌、肾腺癌、透明细胞癌等,是最常见的肾实质恶性肿瘤,男性肾癌的发生率比女性高 2.5 ~ 3 倍。由于平均寿命延长和医学影像学的进步,老年人的肾癌发病率比以前增加,临床上并无明显症状而在体检时偶然发现的病例日渐增多。

肾癌的病因至今尚不清楚。吸烟者肾癌的相对危险性增加,吸烟并暴露于镉工业环境者发生肾癌的危险高于常人。肾癌有家族发病倾向。肾癌的发病率有地区差异,可能与城市化、饮食、生活习惯有关。

肾癌的治疗以手术切除为主,化疗方案在治疗晚期肾癌或复发性肾癌方面,只能有限地控制症状及病情进展。放疗作为辅助疗法,术前放疗能使瘤体缩小 50% 以上,从而显著减少不可手术肿瘤的数目。免疫治疗可采用免疫活性制剂(如免疫细胞、抗体)和其他免疫反应调节剂,对肾癌进行治疗。

【护理评估】

(一)健康史

1. 评估患者家族中有无肿瘤患者,询问患者有无腰痛、血尿等病史。

2. 评估患者的饮食习惯、生活习惯、居住环境及婚姻状态,有无吸烟等不良嗜好。

3. 评估患者的全身状况,有无明显消瘦、低热等,测量患者生命体征、体重等,了解以往有无高血压、高脂血症等病史。

(二)临床表现

早期无症状,患者的主诉和临床表现多变,容易误诊为其他疾病。往往由于体格检查或因其他原因行 B 超、CT 等检查中偶然发现。

1. 血尿　是肾癌最常见的症状。血尿的出现必须在肿瘤侵入肾盂时才有可能,因此,已不是早期症状。血尿常为间歇、无痛性肉眼血尿。癌肿出血多时可能伴有肾绞痛,因血块通过输尿管引起。血尿程度与癌肿体积大小无关。

2. 腰痛　多为钝痛,因肿块增长充胀肾被膜引起,肿瘤侵犯周围器官和腰肌时疼痛较重而持续。

3. 肿块　癌肿在达到相当大体积以前很难被发现。一般肿块表面光滑,质硬,无压痛,可随呼吸活动。

4. 肾外表现　常见的肾外表现有低热、高血压、消瘦、贫血等。血压增高是因肿瘤压迫血管、肿瘤内动静脉短路及瘤组织产生肾素等引起,老年人因原有高血压病史,往往被忽视。

(三)实验室及其他检查

1. 血液检查　可能出现红细胞沉降率增快、贫血、肝功能异常(如碱性磷酸酶升高等)、血钙升高、肾素水平升高、癌胚抗原(CEA)升高。

2. B 超检查　简单易行,能鉴别肾实质性肿块与囊性病变。部分老年人无任何症状,往往在常规体格检查时被超声扫描发现。

3. X 线检查　平片可见肾外形增大、不规则,偶有钙化影。

4. CT、MRI 肾动脉造影检查　有助于早期诊断和鉴别肾实质内肿瘤的性质、肾囊肿等。

（四）心理社会状况

评估患者及其家属对疾病的认知程度,如对治疗采取的态度、心理承受程度等;评估家庭成员对患者的支持和照顾程度,如有亲人陪伴、自我生活能力等;了解患者的家庭经济状况等。

【主要护理诊断/问题】

1. 知识缺乏　缺乏肾癌围手术期治疗和护理的知识。
2. 营养失调:低于机体的需要量　与长期血尿、肿瘤消耗及手术创伤有关。
3. 恐惧/焦虑　与对癌症的恐惧、害怕手术有关。
4. 有感染的危险　与手术切口、老年人免疫力低有关。

【主要护理措施】

1. 手术前护理

（1）心理护理:根据患者及其家属对疾病的认知水平,做好耐心的心理疏导,以消除其对癌症及手术的恐惧、焦虑、绝望的心理,鼓励患者及其家属积极配合治疗。

（2）病情观察:有明显血尿者应卧床休息,每日观察和记录排尿及血尿情况,注意观察体温、血压的变化。

（3）饮食护理:给予易消化、营养丰富的食品,以纠正贫血、改善全身营养状况。

2. 手术后护理

（1）病情观察:较大肾肿瘤行肾癌根治术,手术创面大,渗血可能较多,应严密观察生命体征,早期发现休克的症状和体征,及时给予治疗和护理;密切观察尿量、尿蛋白及肾功能。患者麻醉期已过、血压平稳后可取半坐位,肾癌根治、腹膜后淋巴清扫的患者,卧床时间为5～7天,以避免过早下床活动引起手术部位的出血。

（2）饮食护理:老年人本身肠蠕动慢,手术创伤后,应待肠蠕动恢复,肛门排气后,给予半量流质食物,无不良反应后再逐渐加量,给予易于消化且富含高热量、营养丰富的食物,并少食多餐。

（3）预防感染:密切观察体温、血白细胞的变化,观察有无感染的发生。定时协助患者翻身、拍背,痰黏稠不易咳出时,给予雾化吸入。卧床期间协助患者主动肢体锻炼,尤其是下肢主动运动,防止深静脉血栓形成。

（4）引流管的护理:各种引流管,应贴标签并分别记录引流情况,保持引流通畅。术后2～3天若无引流物排出,即可拔除引流管,注意保持局部伤口的干燥并做好护理。

3. 健康教育　术后适当锻炼,增强体质;嘱患者戒烟;定期复查肝、肾功能,及早发现转移病灶。术后接受化疗或放疗的患者均有不良反应,尤其是心血管、肺部并发症,告知用药期间应严密观察。

五、前列腺癌

【疾病概述】

前列腺癌(carcinoma of prostate)多发于50岁以上的男性,发病率随着年龄增长而增高,81～90岁为最高。欧美国家发病率极高,我国近年来发病率呈不断增高的趋势。

前列腺癌的病因至今尚未明确,可能与种族、遗传、食物、环境、性激素有关。有家族史的发病率高。发病的危险因素有:生活习惯改变、日光照射、长期接触镉等化学物质,进食高热量动物脂肪和维生素A、维生素D、酗酒等。

前列腺癌的治疗以根治性前列腺切除术为主,是针对局限在前列腺被膜以内的前列腺癌,且仅限年纪较轻、能耐受手术的患者。对于 T3、T4 期的前列腺癌,可行手术去势,抗雄激素内分泌治疗。化疗方案用于内分泌治疗失败者。放疗适用于内分泌治疗无效者。

【护理评估】

（一）健康史

1. 评估患者家族中有无肿瘤患者,询问患者有无下尿道梗阻症状,有无尿频、尿急、尿流缓慢、尿流中断、排尿不尽,甚至尿潴留或尿失禁。

2. 评估患者的饮食习惯、生活习惯、居住环境、婚姻状态,有无吸烟酗酒等不良嗜好。

3. 评估患者的全身状况,有无贫血、衰弱、下肢水肿、排便困难以及有无骨痛、脊髓压迫症状,病理性骨折等,测量患者生命体征、体重等,了解以往有无高血压、高脂血症等病史。

（二）临床表现

早期无症状,进展期肿瘤生长可以挤压尿道,直接侵犯膀胱颈部、三角区。

1. 下尿道梗阻症状　尿频、尿急、尿流缓慢、尿流中断、排尿不尽,甚至尿潴留或尿失禁。

2. 转移症状　晚期前列腺癌患者骨转移可出现骨痛、脊髓压迫症状,病理性骨折。

3. 其他全身症状　贫血、衰弱、下肢水肿、排便困难等。

（三）实验室及其他检查

1. 直肠指检　可触及前列腺结节,质地坚硬。

2. 实验室检查　血清前列腺特异性抗原（prostate-specific antigen,PSA）作为前列腺癌的标志物在临床上有很重要的作用,可以作为前列腺癌的筛选检查方法。正常情况下,血清 PSA < 4 ng/mL,前列腺癌常伴有血清 PSA 升高,极度升高者多数有转移病灶。

3. B 超检查　经直肠 B 超可以发现前列腺外周区有低回声病变,少数为高回声或混合回声。

4. X 线检查　静脉尿路造影可以发现晚期前列腺癌侵及膀胱引起肾、输尿管积水的情况,X 线片可显示骨转移。

5. CT、MRI 检查　有助于了解肿瘤有无扩展至前列腺被膜外及精索,有无盆腔淋巴结转移,对前列腺癌的诊断及分期有参考价值。

6. 前列腺穿刺活检　经直肠 B 超引导下穿刺活检诊断前列腺癌的准确率较高。

（四）心理社会状况

评估患者及其家属对疾病的认知程度,如对治疗采取的态度、心理承受程度等;评估家属对患者的支持和照顾程度,如有亲人陪伴、自我生活能力等;评估患者及家庭的经济状况等。

【主要护理诊断 / 问题】

1. 知识缺乏　缺乏前列腺癌围手术期治疗和护理的知识。

2. 营养失调:低于机体的需要量　与肿瘤消耗及手术创伤有关。

3. 恐惧 / 焦虑　与对癌症的恐惧、害怕手术有关。

4. 潜在并发症　术后出血、感染、尿失禁、勃起功能障碍及内分泌治疗不良反应等。

【主要护理措施】

1. 手术前护理

（1）心理护理:根据患者及其家属对疾病的认知水平,做好耐心的心理疏导,以消除其对癌症及手术的恐惧、焦虑、绝望的心理,鼓励患者及其家属积极配合治疗。

(2) 饮食护理:给予易消化、营养丰富的食品,以纠正贫血、改善全身营养状况。

(3) 肠道准备:为避免术中损伤肠道,需做肠道准备,术前 3 天进少渣半流质饮食,术前 1~2 日起进无渣流质饮食,口服肠道不吸收抗生素,术前晚及术晨进行肠道清洁。

(4) 病情观察:每日观察和记录排尿情况,注意观察体温、血压的变化。

2. 手术后护理

(1) 休息与饮食护理:手术 1 周后,逐渐离床活动。老年人本身肠蠕动慢,手术创伤后,应待肠蠕动恢复,肛门排气后,给予半流质饮食,无不良反应后再逐渐加量,给予易于消化且高热量、营养丰富的食物,并少食多餐。禁止灌肠或肛管排气,以免造成前列腺窝出血。

(2) 并发症的观察护理:①尿失禁:为术后常见并发症,指导患者坚持盆底肌肉训练及生物反馈治疗等措施进行改善。②预防感染:患者留置导尿管加之手术后免疫力低下,易发生尿路感染和生殖道感染。术后应观察体温及白细胞变化,若有畏寒、发热症状,早期应用抗生素,每日用消毒棉球擦拭尿道口 2 次,防止感染。定时协助患者翻身、拍背,痰黏稠不易咳出时,给予雾化吸入。卧床期间协助患者主动肢体锻炼,尤其是下肢主动运动,防止深静脉血栓形成。加强老年人的基础护理及生活护理,防止压疮发生,预防心肺并发症。

(3) 引流管的护理:各种引流管,应贴标签并分别记录引流情况,保持引流通畅。

(4) 去势治疗的护理

1) 心理护理:药物去势及手术去势治疗后均能使患者总体生活质量下降,尤其表现在性功能方面,患者可能情绪低落,应充分尊重并理解患者,帮助其调整不良情绪,取得家庭支持。

2) 不良反应的观察与护理:常见不良反应有潮热、心血管并发症、高脂血症、肝功能损害、骨质疏松、贫血等。用药后定时复查肝功能、血常规,做好患者活动安全的护理。

3. 健康教育 术后适当锻炼,增强体质;嘱患者戒烟戒酒;定期复查血常规、肝功能、PSA、直肠指检,及早发现转移病灶。术后接受去势、化疗、放疗的患者均有不良反应,尤其是心血管、肺部并发症,告知用药期间应严密观察。

六、老年肾衰竭

【疾病概述】

肾衰竭(renal failure,RF)根据病因和发病时间可分为急性肾衰竭(ARF)和慢性肾衰竭(CRF)。ARF 是由于各种原因使双肾排泄功能在短期(数小时至数天)迅速降低,使肾小球滤过功能降低达正常的 50% 以下,血中尿素氮和肌酐迅速升高,并出现水、电解质紊乱及酸碱平衡失调而出现的临床综合征。表现为尿毒症综合征。在一般住院患者及老年病科住院患者中,老年 ARF 的发病率为 20%~35%。近年来,随着透析、静脉高营养、抗生素等医疗技术的不断进步,ARF 的治疗已有了明显的改观,但其病死率却仍持续高达 50%~70%。本节重点讨论 ARF 的护理。

老年 ARF 的病因与成年人相同,可分为肾前性、肾后性和肾性三类。肾前性因素包括:①任何因素引起的低血容量,如呕吐、腹泻、大出血等。②低血压。③肾血流量明显减少的因素。在老年 ARF 中,肾前性因素占 50%~80%,其中 50%~70% 与脱水、电解质紊乱有关。肾性因素包括:①急性肾小管坏死(ATN)最常见,占 80%。②肾小球病变占 10%~20%,可见于老年人的新月体性肾炎、膜增生性肾炎、增生性狼疮性肾炎以及血管炎等。③间质性肾炎、肾盂肾炎以及肾血管病变。肾后性 ARF 与老年人前列腺肥大及尿路结石、肿瘤等疾病的发生率较高有关。其发生率占老年 ARF 患者的 8%~38%。

老年 ARF 重在预防,一旦证实老年患者发生 ARF,首先积极寻找病因或诱因并予以去除,维持水电解质的平衡和酸碱平衡,控制氮质血症,加强营养支持,积极控制并发症。有条件时应尽早行透析治疗。

【护理评估】

(一)健康史

1. 评估患者有无肾病史,有无高血压、动脉粥样硬化病史,询问患者服药的种类,评估药物对肾的毒性。

2. 评估患者有无腹泻、呕吐,近期有无消化道出血等引起急性肾小管坏死的病因(如肾缺血或肾中毒),了解患者所患疾病的发生时间及治疗等。

3. 评估患者的生活习惯,家庭及个人对疾病的认知情况,家庭对患者的照顾能力和支持情况。

(二)临床表现

1. 少尿　老年 ARF 的临床表现及病程经过与其他年龄组相仿,主要表现为尿量突然明显减少,少尿期长,病情重,肾功能不易恢复或恢复缓慢。

2. 合并症多　由于老年人全身及肾随增龄产生的一系列解剖及功能变化,其心血管、呼吸系统合并症的发生率明显增加,并常易发生较严重的多器官功能衰竭。

3. 预后差　老年人常因 ATN 诱发器官衰竭,有时 ATN 是作为多器官功能衰竭的表现之一而存在,这时预后极其凶险。但在发生多器官功能衰竭时,决定预后的可能并非年龄,而主要在于造成肾衰竭的诱因是否及时被去除以及其他器官功能恢复的程度。

4. 常见的致死原因　高钾血症、心力衰竭、消化道出血和代谢性酸中毒。

(三)实验室及其他检查

1. 肾功能检查　在短期内(数小时或数周)肾功能急剧恶化,血肌酐升高≥44.2 μmol/L。

2. 尿液诊断指标　包括尿相对密度、尿渗透压、尿渗透压与血渗透压之比、尿钠、肾衰竭指数、钠排泄分数等,对肾前性 ARF 与急性肾小管坏死的诊断和鉴别诊断有帮助。钠排泄分数 =(尿钠 ÷ 血钠)/(尿肌酐 ÷ 血肌酐)× 100%。

3. 尿蛋白　某些尿蛋白有助于早期发现 ARF。尿中出现 α_1 微球蛋白、尿 T-H 蛋白、血管紧张素酶 A 可作为 ARF 的早期监测指标。

(四)心理社会状况

评估患者对疾病的反应,如有无焦虑、恐惧等;评估家庭成员对患者的支持和照顾程度,如能否耐心在患者身边陪伴,并协助照顾生活;了解患者及家庭的经济承受能力。

【主要护理诊断 / 问题】

1. 体液过多　与水钠潴留、ARF 有关。

2. 营养失调:低于机体需要量　与患者食欲下降有关。

3. 焦虑、恐惧　与病情急剧恶化、症状重有关。

4. 潜在并发症　多器官功能衰竭。

【主要护理措施】

1. 心理护理　安慰患者,帮助患者正确认识和对待疾病,给予其精神鼓励和支持,鼓励其积极配合治疗。

2. 密切观察病情 对患者进行临床监护,密切观察患者的神志、生命体征、尿量、肾功能、电解质等变化,严格记录患者 24 h 出入量,为医疗诊治提供依据,防治多器官功能衰竭。

3. 饮食护理 ARF 患者处于高分解代谢状态,水和蛋白质摄入受限,代谢及内环境紊乱,应给予高热量、丰富维生素、低蛋白质、易消化食物。

4. 预防感染 做好基础护理和生活护理,为患者提供舒适、安静的环境,病室内紫外线消毒;卧床或虚弱的老年患者,定时协助翻身、拍背,做好全身皮肤、黏膜的清洁,做好口腔护理,保持口腔的清洁、舒适,以促进食欲,积极预防感染的发生。

5. 血液净化治疗 条件许可时,尽早开始血液净化治疗,以防氮质血症加重。

6. 健康教育

(1) 向患者及其家属讲解老年人由于肾自身随衰老而出现的诸多解剖结构及功能的异常,使老年肾小球、肾小管功能已处于不稳定的边缘状态,因此若受到致病因素的作用,老年肾功能可急转直下导致 ARF 的发生。

(2) 恢复期老年人应加强营养,增强体质,注意个人卫生,注意保暖,防止受凉。

(3) 定期门诊随访,监测肾功能、尿常规、尿量等。

(4) 告知患者及其家属应重视本病的预防。尽量慎用或不用肾毒性药物,在进行药物治疗时,应严密监测肌酐清除率、尿量、尿素氮等有关指标的变化,注意维持水电解质平衡和酸碱平衡,注意肾情况及尿路是否通畅等。

七、老年透析疗法

【概述】

透析疗法分为血液透析和腹膜透析。血液透析(haemodialysis,HD)简称血透,是最常用的血液净化方法之一,主要利用弥散对流作用来清除血液中的毒性物质。腹膜透析(peritoneal dialysis,PD)简称腹透,是向患者腹腔内输入透析液,利用腹膜作为透析膜,使体内潴留的水、电解质与代谢废物经超滤和渗透作用进入腹腔,而透析液中的某些物质经毛细血管进入血液循环,以补充体内的需要。老年人透析治疗方法同于成年人。老年人患慢性肾衰竭者日趋增多,应用维持性透析疗法的老年人也不断增加,随着透析技术的不断改进,老年慢性肾衰竭患者的生存年限得到延续,但透析后的问题及并发症也随之出现。

【护理评估】

(一) 健康史

1. 评估患者生命体征、精神意识状态,有无贫血面容,评估患者的皮肤有无水肿、出血点、淤斑等;评估患者的透析管路是否通畅及管路局部的皮肤情况。

2. 评估患者的营养状况、食欲,了解患者的用药情况及其对用药的反应。

3. 评估患者及其家属的心理状态,患者有无恐惧、焦虑等不良心理;家属及单位能否给予照顾与支持;了解患者的家庭经济状况。

(二) 临床表现

慢性肾衰竭透析疗法的老年患者病情十分复杂,可累及个体的各个器官,出现各种代谢紊乱。

1. 老年患者透析的一般问题

（1）骨病：维持性透析的老年患者由于尿毒症性骨营养不良，蛋白质营养不良，缺乏日光照射和体力活动减少，可促发和加剧骨病。老年尿毒症患者较年轻患者更常见骨痛、肌萎缩和神经传导速度减慢，这也是一般老年人骨骼和神经病变常见的表现，这些问题可妨碍体力活动和影响康复的程度。

（2）营养不良：是老年透析患者最重要的并发症之一。维持透析的老年患者，肌肉体积因年龄增长而发生的生理性减少，透析时氨基酸丧失及潜在的高分解状态（如感染、应激等）均可导致蛋白质营养不良。另外，因在老年人血透时经常出现血压不稳定和（或）心律失常，常需降低透析器血液流量，这可使透析不足，患者出现虚弱、口渴、厌食和精神抑郁，进而使热量和蛋白质摄入不足。腹透时，蛋白质丧失加之食欲下降，使血清白蛋白水平降低，出现负氮平衡。

（3）神经系统疾病：老年患者由于脑动脉粥样硬化、电解质紊乱、酸中毒及未知毒素抑制酶活性而引起多种神经系统疾病。在老年透析患者常见一过性脑缺血发作，在透析发生低血压时，也可见一过性脑缺血发作。透析患者的主要死因有脑血栓形成或脑栓塞，脑内出血和硬膜下血肿。有动脉粥样硬化和长期高血压的老年患者这些并发症特别常见。多发性神经病是慢性尿毒症最主要的表现之一。老年透析患者的神经传导速度比年轻人还要慢，这可能是 50 岁以后神经传导速度生理下降的反映。

2. 透析并发症

（1）心律失常：有 16% ~ 50% 的患者在透析当中出现心律失常，伴原发性心脏病的患者，心律失常尤其常见；老年人也特别常见，因其多有心脏肥大、淀粉样浸润、转移性钙化，冠心病，心电图变化和（或）高血压。细胞外容量、酸中毒和高钾血症的迅速纠正，加之心肌功能失调，可诱发室上性和室性心律失常，这在血透第 1 h 和第 2 h 最为常见。

患者服用洋地黄也是透析期间心律失常的重要原因。老年慢性肾衰竭透析疗法患者服用洋地黄者为数不少，这些患者对透析时的容量及血钾、钙和镁的变化很敏感，容易发生心律失常。

（2）心绞痛：由于老年患者冠心病的发生率增加，透析相关的心脏原因致死的危险性很大。贫血及尿毒症患者常有左心室肥厚，可加剧心肌缺血的严重性。老年患者血透可同时降低冠状动脉灌注压，延长冠状动脉充盈时间，减少心肌氧供给，导致心绞痛，甚至心肌梗死。

（3）低血压：发生率不仅随增龄而增加，而且严重性加大。出现这种情况的原因包括：老年透析患者中患糖尿病者增多，糖尿病致交感神经阻力下降，造成周围血管扩张，促进血压下降；同时存在血液储备能力不足，使体外循环血量有限，血管内外渗量平衡时间过长，妨碍脱水后循环血量的再充盈。以上的综合原因使老年人允许血压波动的范围较小，因而易于发生低血压。

（4）缺血性心脏病合并心力衰竭：老年人常有严重的心血管疾病，后者可使血透难于顺利进行。缺血性心脏病常常发生在透析患者出现心力衰竭之后，潜在的可逆性危险因素是高血压、低血浆白蛋白和原发性心肌病。

（5）感染：老年人对全身感染的耐受性较差，由此引起的病死率也较高。同年轻一些的患者相比，透析 4 年后老年患者病死率明显增高。感染主要表现为败血症和肺部感染，细菌主要来自血管通路、胃肠道和泌尿系统。此外，结核感染的发生率也较高。

（6）消化道出血：也是慢性肾衰竭透析患者的一种常见并发症。老年人憩室较多，毛细血管扩张也较常见，出血性胃炎在内镜检查结果中常占首位。这些是老年透析患者消化道出血的常见原因。

【主要护理诊断 / 问题】

1. 营养失调：低于机体需要量　与透析氨基酸丧失及蛋白质摄入不足有关。

2. 有感染的危险　与透析通路及机体抵抗力下降有关。

3. 焦虑　与疾病的慢性过程有关。

4. 潜在并发症　低血压、消化道出血、心律失常。

【主要护理措施】

1. 心理护理　细心观察了解患者及其家属的心理状态，及时给予心理疏导，与患者讨论现存的护理问题、潜在的诱发因素和预防措施。让患者及其家属了解护理计划的内容，以增进患者对疾病的认识及生活的信心，积极配合治疗。

2. 饮食护理　血透患者蛋白质摄入应高于 1 g/kg 体重，持续不卧床腹透患者应高于 1.2 g/kg 体重。采取措施改善患者的食欲，如适当增加活动量，尽量使食物色、香、味俱全，进食前，提供整洁舒适的进食环境，少量多餐。

3. 预防感染　密切观察有无感染的征象，如有无疲乏无力、食欲下降等异常表现；病室定时通风并作空气消毒，改善患者的营养状况，严格无菌操作，加强生活护理，尤其是口腔、皮肤的护理；卧床患者定时翻身，指导并协助患者有效咳嗽。

4. 透析管路的护理

（1）动静脉瘘的护理：①内瘘：适合慢性维持血透的血管通路。在患者左前臂取桡动脉与其相邻的头静脉在皮下做一吻合术。②要注意保持局部肢体皮肤的清洁，血透结束后要适当压迫止血，防止瘘管血栓形成引发栓塞及出血，透析次日后再用热毛巾湿敷，有利于活血化瘀和延长动静脉内瘘的寿命。③注意适当活动造瘘肢体，经常活动未造瘘肢体，以促进血液循环。

（2）腹膜透析管路的护理：①注意观察透析管路出口处皮肤有无渗血、漏液、红肿等。②注意固定好透析管路，防止牵拉对局部皮肤伤口的摩擦。③患者每次淋浴前将透析管路局部封闭好，淋浴结束后及时将周围皮肤擦干，消毒后重新包扎。

5. 健康教育

（1）强调合理饮食对本病的重要性，严格遵从饮食治疗原则，尤其是蛋白质的合理摄入和水钠限制。

（2）根据病情和活动耐力，进行适当的活动，以增强机体的抵抗力，避免劳累和重体力活动。

（3）指导患者准确记录每日的尿量、体重、血压，并告知记录的意义。

（4）注意个人卫生，注意保护好透析管道，血透患者注意保护好动静脉内瘘，腹透患者注意固定好透析管路，观察透析管出口处皮肤有无渗血、漏液、红肿等，保持伤口周围的干燥、清洁，防止感染。

（顾　洁）

第六节 老年代谢和内分泌系统常见疾病患者护理

学习目标

识记：

（1）简述老年糖尿病、甲状腺功能亢进症、甲状腺功能减退症、痛风、高脂血症的概念及主要治疗手段。

（2）列举糖尿病的慢性和急性并发症。

（3）简述老年糖尿病的主要临床表现。

理解：

（1）分析老年糖尿病、痛风的临床表现与主要护理诊断及护理措施之间的联系。

（2）分析老年糖尿病患者的护理要点。

运用：

（1）运用护理程序对有糖尿病、甲状腺功能亢进症、甲状腺功能减退症、痛风、高脂血症的老年人进行护理评估，确立护理诊断／问题，制订有效的护理计划。

（2）应用恰当的方法对老年糖尿病、痛风患者进行针对性健康教育。

一、老年糖尿病

【疾病概述】

老年糖尿病（diabetes mellitus，DM）是指年龄≥60 岁（WHO 界定≥65 岁），包括 60 岁以前诊断和 60 岁以后诊断的糖尿病患者，具有患病率高、起病隐匿、异质性大、危害大等特点。2007—2008 年我国流行病学调查数据显示，老年糖尿病的患病率为 20.4%，2010 年上升为 22.86%；另还有数量相近的糖耐量降低人群存在。根据《2019 年国民经济和社会发展统计公报》的数据，我国 60 岁及以上老年人口有 25 388 万，占总人口的 18.1%；65 周岁以上人口 17 603 万亿，占 12.6%。我国则为老年人患糖尿病的总人数全球最多的国家。发达国家老年糖尿病患病率约 20%。老年人是糖尿病防治的重点人群，老年糖尿病的治疗目标是减少急慢性并发症导致的伤残和早亡，改善生存质量，提高预期寿命。

老年糖尿病在病因上比较青少年具有更强的遗传倾向和更多的受环境因素影响的特点。环境因素包括：①肥胖占 2 型糖尿病的 80%~90%，是老年糖尿病的独立危险因素。②高龄是老年糖尿病的另一独立危险因素。年龄越大，患病率越高（>65 岁为 15%，>80 岁为 20%）。③生活方式，如缺少运动、饮食过精过细及心理压力增加。④多种药物的使用对糖代谢的损害诱发本病。老年糖尿病的发病是在具有胰岛素抵抗和（或）胰岛 B 细胞功能不全的遗传基础上，由肥胖、高龄、生活方式及药物等因素的累积作用，引起血糖轻度升高，在慢性持续性高血糖的毒性作用下，进一步诱发和加重胰岛素抵抗和（或）胰岛 B 细胞功能不全，导致 2 型糖尿病。

老年糖尿病具有以下特点：

1. 2 型糖尿病是老年糖尿病的主要类型。

2. 老年糖尿病患者异质性大,其患病年龄、病程、身体基础健康状态、各器官和系统功能、并发症与合并症、合并用药情况、经济状况及医疗支持、治疗意愿、预期寿命等差异较大。

3. 60 岁前诊断的老年糖尿病患者糖尿病病程较长,糖尿病慢性并发症及合并症的比例高。60 岁以后新发糖尿病患者症状多不典型,血糖相对易于控制,存在糖尿病并发症的比例相对较低,但合并多种代谢异常及器官功能受损情况多见。因此,应重视对老年糖尿病患者的全面综合评估及对并发症与合并症的筛查。

4. 随着年龄的增长,老年糖尿病患者日常生活能力下降,听力、视力、认知能力、自我管理能力降低,运动能力及耐力下降,加之肌少症及平衡能力下降,更容易出现运动伤及跌倒。

5. 老年糖尿病患者急性并发症症状不典型,易于误诊或漏诊。

6. 老年糖尿病患者发生低血糖的风险增加且对低血糖的耐受性差,更容易发生无意识低血糖、夜间低血糖和严重低血糖,出现严重不良后果。

7. 老年糖尿病患者常伴有动脉粥样硬化性心血管疾病的危险因素聚集,如肥胖、血脂异常、高血压、高尿酸血症、高凝状态和高同型半胱氨酸血症等,心、脑、下肢血管等大血管病变的患病率高。

8. 老年糖尿病患者易合并存在肿瘤、呼吸消化系统等伴随疾病。

9. 老年糖尿病患者常为多病共存,需要服用多种治疗药物,需要关注和了解药物间的相互作用和影响,避免不合理用药。

老年糖尿病治疗的总目标是适当控制代谢紊乱,保证必需的营养;尽量维持胰岛 B 细胞功能;及时发现和处理并发症,提高生活质量,延长寿命。

【护理评估】

(一) 健康史

1. 评估患者家族中有无糖尿病患者,询问患者有无多尿、多饮、多食和体重减轻的症状。

2. 询问患者的饮食习惯、生活方式、婚姻状态等。

3. 评估患者是否肥胖,测量患者身高、体重、血压等,了解以往有无高血压、高脂血症等。高血压和吸烟会增加 10 ~ 20 倍患糖尿病的危险。

(二) 临床表现

1. 半数以上患者无症状　老年糖尿病无自觉症状者达 50% ~ 70%。由于老年人肾糖阈值增高,仅表现为餐后血糖高,而餐前正常。当糖代谢异常加重时,肝葡萄糖生成调节障碍,引起空腹血糖(FPS)升高,表现为持续尿糖阳性。随着病情进展,血糖明显升高(FPS > 12 mmol/L),引起渗透性利尿时,出现多饮、多尿等典型症状。

2. 典型症状较少见　"三多一少"即多尿、多饮、多食和体重减轻,是糖尿病的典型症状,85% 以上的中青年患者有此典型症状,而在老年患者中仅占 25% 左右,且程度较轻而常被忽视。老年人口渴中枢不如中青年敏感,不易出现烦渴、多饮。老年即使有体重下降,常易误认为恶性肿瘤等消耗性疾病引起。由于老年人患糖尿病症状不典型,约 70% 的老年患者不知道患有糖尿病。

3. 非特异性表现常见　老年糖尿病患者虽无典型症状,但常有疲乏、无力、尿频、轻度口渴、皮肤或外阴瘙痒、视力变化等症状,均与糖尿病有内在联系。

4. 特有表现　老年糖尿病患者常出现以下特有表现:①足部皮肤水疱:呈单发或多发,常在 1 周内逐渐消退。②肾乳头坏死所致的典型或不典型的腰痛或发热。③糖尿病性神经病性恶病质:表现为抑郁,体重明显下降,周围神经病变伴严重疼痛,一般持续 1~2 年后自然恢复。④糖尿病性肌萎缩:老年男性多见,表现为骨盆带和大腿肌肉呈不对称性疼痛、进行性乏力,常数月内自行缓解。⑤肩关节疼痛:可能与局部的非酶蛋白糖化作用有关。约有10% 的老年糖尿病患者由于肩关节疼痛而引起活动受限。⑥恶性外耳炎:由假单胞菌引起,仅在老年糖尿病患者中发生的一种坏死性感染。⑦认知能力下降:可能与抑郁、血糖控制不良有关。老年糖尿病患者与同龄非糖尿病老年人相比,认知能力相对较差。

5. 以并发症作为首发症状 因老年人患糖尿病症状不典型,不少因视力下降、急性心肌梗死、脑卒中、高血糖高渗状态(HHS)、酮症酸中毒等糖尿病并发症为首发症状就诊,而被确诊为糖尿病。

6. 并发症

(1)急性并发症:包括高血糖高渗状态、酮症酸中毒及乳酸性酸中毒。部分老年糖尿病患者以高血糖高渗状态为首发症状。酮症酸中毒多因停用胰岛素或出现感染、外伤等应激情况时诱发。乳酸性酸中毒常见于严重缺氧及肾功能不全的患者。血糖、渗透压、酮体、血气及乳酸检测有助于鉴别诊断。老年糖尿病急性并发症病死率较高,需要及时启用胰岛素治疗。

(2)慢性并发症:糖尿病大血管病变以动脉粥样硬化为基本病理改变,主要包括心、脑及下肢血管病变,具有症状相对较轻或缺如,但病变范围广泛且严重,治疗困难,预后差等特点,是老年糖尿病伤残和死亡的主要原因。随着增龄及糖尿病病程增加,微血管病变患病率增高。糖尿病视网膜病变常见,但因多伴有白内障致使实际诊断率下降。老年糖尿病肾损害是多种危险因素共同作用的结果,血肌酐水平不能准确反映肾功能状态,需要计算肌酐清除率。老年糖尿病患者神经系统损害常见,包括中枢神经系统病变、周围神经病变和自主神经病变等。

(3)低血糖:年龄是发生严重低血糖的独立危险因素。老年糖尿病患者发生低血糖的风险增加,加之感知低血糖的能力及低血糖后的自我调节和应对能力减弱,更容易发生无意识低血糖、夜间低血糖和严重低血糖,而出现临床不良后果,如诱发心脑血管事件、加重认知障碍甚至死亡。伴有认知功能障碍、自主神经病变或服用 β 受体阻滞药,或有反复低血糖发作史的老年患者尤其需要警惕严重低血糖的发生,应适当放宽血糖的控制目标,尽量选用低血糖风险低的降血糖药,并严密监测血糖变化。

(4)老年综合征:老年糖尿病患者易于出现跌倒、痴呆、尿失禁、谵妄、晕厥、抑郁、疼痛、睡眠障碍、药物滥用、帕金森综合征、压疮、便秘、营养不良、听觉障碍和衰弱综合征等老年综合征,严重影响患者的生活质量和预期寿命,增加了糖尿病管理的难度。对此类患者更需要全面评估后慎重考虑治疗获益与风险的平衡,确定以改善生活质量为主的安全治疗策略。

(5)老年糖尿病患者骨折风险升高,大幅度增加了医疗费用。

(6)老年糖尿病患者抑郁症的发生率明显增加,建议对 65 岁以上的糖尿病患者每年进行一次筛查,并予以相应处理。

(7)老年糖尿病患者痴呆的发生率明显增加,建议对 65 岁以上的糖尿病患者每年进行一次认知功能的筛查。

(三)实验室及其他检查

1. 血糖 老年糖尿病的诊断标准仍采用目前成年人糖尿病诊断标准。由于老年糖尿病无症状或症状不典型者多,提倡凡是有糖尿病危险因素的老年人应定期测定血糖,必要时做糖耐量试验,以早期诊断。

2. 糖化血红蛋白(HbA1c) 与糖尿病关系密切的是 HbA1c,它可反映近 2~3 个月的平均血糖水平。但相对于中青年人,老年人对其影响因素较多,如慢性肾衰竭、透析、高三酰甘油血症、脾切除等可使结果升高,而慢性贫血、溶血则使之降低,故测定 HbA1c 不如中青年人有价值。

3. 尿白蛋白 微量白蛋白尿不仅是早期诊断糖尿病肾病的敏感指标,而且与视网膜病变及大血管并发症密切相关。但应注意其结果会受老年人肾动脉硬化、高血压肾病等的影响。应每年测定微量白蛋白排泄率 1~2 次。

4. 脂代谢指标 脂代谢异常是糖尿病大血管病变的重要危险因素。糖尿病患者常表现为血清总胆固醇和三酰甘油增高;高密度脂蛋白及其与低密度脂蛋白的比值降低。载脂蛋白及脂蛋白(a)对糖尿病并发冠心病等血管并发症有一定的预测价值。

5. 胰岛细胞功能 包括胰岛素及 C 肽、胰岛细胞抗体(ICA)、谷氨酸脱羧酶(GAD)及其抗体(GAD-Ab)。

为了指导和估计预后,在确诊糖尿病后,应对其类型、代谢紊乱程度及并发症做出恰当估计。

(四)心理社会状况

评估患者对疾病的反应,如否认、焦虑、抑郁等;评估家庭成员对患者的支持和照顾程度,如协助饮食控制、服药、胰岛素注射和自我监测;了解家庭经济状况等。

【主要护理诊断 / 问题】

1. 营养失调:低于机体的需要量 与胰岛素分泌不足引起糖、脂质、蛋白质代谢紊乱有关。

2. 知识缺乏 缺乏糖尿病的治疗和护理知识。

3. 有感染的危险 与糖、脂质、蛋白质代谢紊乱所致机体的抵抗力下降和微循环障碍有关。

4. 焦虑 与限制饮食类型、生活方式和疾病的慢性过程有关。

5. 潜在的并发症 糖尿病高渗性昏迷及大、小血管并发症。

【主要护理措施】

1. 饮食营养护理 饮食治疗是治疗糖尿病最基本的方法。适当控制饮食可减轻胰岛 B 细胞的负担,要控制热量摄入,定时定量,营养均衡。适当定量限制糖类食物,其热量占总量的 50%~60%,其中 10% 为蔬菜类,宜多食富含膳食纤维、升血糖指数低的食物。老年人因基础代谢率低及活动量相对少,每天摄入热量应限制在 0.1~0.12 J/kg(标准体重),且 50 岁后每增长 10 岁总热量降低 10%。进餐模式宜少吃多餐、进食缓慢,先汤菜后主食。

2. 运动治疗护理 长期合理的运动对老年糖尿病患者十分有益,但过量运动对心、肾等不利。老年糖尿病患者运动宜个体化,选择能够进行且容易坚持的全身或肢体运动。运动前需要进行运动安全性评估。在医生的指导下,提倡结合患者个体状况有计划地安排轻度、中度强度运动,每日三餐后适当活动,有利于缓解餐后高血糖。有条件者,每周进行 3~5 次体能和身体素质锻炼,增强体质并保持肢体灵活性。以运动中最高心率 ≤ 120 次 /min,运动后收缩压 ≤ 180 mmHg 以及不感觉疲劳为宜。

3. 用药护理 通常在饮食和运动治疗 2~4 周无效者(空腹血糖 > 7.8 mmol/L 或餐后 2 h 血糖 > 10 mmol/L),需同时使用降血糖药治疗。其药物包括磺酰脲类降血糖药、双胍类降血糖药、α 葡糖苷酶抑制药和胰岛素等。老年糖尿病患者的降糖治疗应该是在安全前提下的有效治疗。健康教育、合理饮食、安全有效的运动应该贯穿老年糖尿病治疗的全程。根据患者的降糖目标、现有血糖情况、重要器官功能和经济承受能力等选择合理、便利、可行的降血糖药。可以考虑首选不易出现低血糖的口服降血糖药,如二甲双胍、α 葡糖苷酶抑制药、二肽基肽酶 4(DPP-4)抑制剂等。根据患者健康状况分层的老年糖尿病患者血糖、血压、血脂的治疗建议见表 7-3。

表 7-3 老年糖尿病患者血糖、血压、血脂的治疗建议

患者临床特点 / 健康状况	评估	合理的 HbA1c 目标（%）	空腹或 餐前血糖 （mmol/L）	睡前血糖 （mmol/L）	血压 （mmHg）	血脂
健康（合并较少的慢性疾病，完整的认知和功能状态）	较长的预期寿命	< 7.5	5.0~7.2	5.0~8.3	< 140/90	使用他汀类药物，除非有禁忌证或不能耐受
复杂 / 中等程度的健康（多种并存的慢性疾病，或 2 项以上的日常活动能力受损，或轻到中度的认知功能障碍）	中等长度的预期寿命，高治疗负担，低血糖风险较高，跌倒风险高	< 8.0	5.0~8.3	5.6~10.0	< 140/90	使用他汀类药物，除非有禁忌证或不能耐受
非常复杂 / 健康状况较差（需要长期护理，慢性疾病终末期，或 2 项以上的日常活动能力受损，或轻到中度的认知功能障碍）	有限的预期寿命，治疗获益不确定	< 8.5	5.6~10.0	6.1~11.1	< 150/90	评估使用他汀类药物的获益（二级预防为主）

参考《中国 2 型糖尿病防治指南（2017 年版）》。

(1) 双胍类降血糖药:目前常用药为二甲双胍(metformin)。年龄不是使用二甲双胍的禁忌证。单用该药一般不会引起低血糖,但因老年人肝肾功能不全及组织器官缺氧,易发生乳酸性酸中毒。凡血肌酐 ≥ 133 μmol/L 或有严重肝疾病者应禁用。

(2) 胰岛素促泌剂:包括磺酰脲类和格列奈类药物。老年人对该类药的反应差异大,为避免低血糖,应从小剂量开始,缓慢加量,选择短效、作用缓和的制剂,并根据病情合理选用。第 1 代磺酰脲类降血糖药有甲苯磺丁脲和氯磺丙脲,不良反应大,临床上较少使用。第 2 代磺酰脲类降血糖药除格列本脲易引起低血糖外,其他药物对老年人较为适宜,如格列吡嗪(glipizide)、格列齐特(gliclazide)、格列喹酮(gliquidone)、格列波脲(glibornuride),应在餐前 0.5 h 口服。其中格列吡嗪作用高峰时间短,低血糖的危险性小;格列齐特兼降脂、抗凝、改善微循环作用,对糖代谢紊乱和并发症有益;格列喹酮仅 5% 从肾排出,对老年糖尿病患者尤其是合

并肾病者较理想。老年人因肝氧化作用减弱,药物半衰期延长,该类药物较中青年患者更易发生低血糖。

(3) α 葡糖苷酶抑制药:其代表性药物有阿卡波糖(acarbose)、伏格列波糖及米格列醇,要求餐中嚼服。主要通过抑制肠道 α 葡糖苷酶的活性,延缓糖类食物的消化和吸收,从而降低餐后血糖。对于以糖类食物为主要热量来源的中国糖尿病患者尤为适用。肝功能异常者慎用,胃肠功能障碍者忌用。常见的不良反应有腹胀、腹泻、肠鸣音亢进、排气增多等。该药单用不引起低血糖,但如果与磺酰脲类或胰岛素合用,可发生低血糖,且一旦发生,应直接应用葡萄糖治疗。

(4) 胰岛素增敏剂:噻唑烷二酮(thiazolidinedione,TZD) 又称格列酮类,主要用于使用其他降血糖药疗效不佳的 2 型糖尿病特别是有胰岛素抵抗的患者。其药物有罗格列酮(rosiglitazone,RSG)、吡格列酮(pioglitazone,PIO)等。单独使用不会导致低血糖,但有体重增加、水肿,诱发或加重心力衰竭,加重骨质疏松症和增加骨折风险。因此,一般不推荐为老年糖尿病患者的首选治疗药物。

(5) 二肽基肽酶 4(DPP-4)抑制剂:单独使用 DPP-4 抑制剂不增加低血糖发生的风险,对体重没有显著的影响,耐受性和安全性好,且每日仅需服药 1 次,对于老年糖尿病伴有轻度认知障碍者更宜。其代表性药物有:西格列汀、沙格列汀、维格列汀、阿格列汀和利格列汀。在肾功能不全的患者中使用西格列汀、沙格列汀、阿格列汀和维格列汀时,应注意按照药物说明书减少药物剂量,但在有肝、肾功能不全的患者中使用利格列汀时不需要调整剂量。可能出现头痛、超敏反应、氨基转移酶升高、上呼吸道感染、胰腺炎等不良反应,多可耐受。

(6) 胰岛素:空腹血糖升高的患者应首选基础胰岛素治疗。此外,还适用于口服降血糖药失效或对口服降血糖药过敏及有禁忌证者,出现了急性并发症或严重慢性并发症,创伤、手术、急性心肌梗死等应激状态,明显消瘦者等。应从小剂量开始,逐渐增加剂量,血糖控制不要过于严格,并随时调整胰岛素用量。过量使用胰岛素易导致低血糖及增加胰岛素抵抗。宜选用短效制剂,用混合胰岛素宜短效和中效混合。

4. 血糖自我监测护理　血糖自我监测是糖尿病自我管理的重要内容,是判断血糖控制的有效手段,还是及时调整治疗方案的有效参考。鼓励患者居家根据治疗需要利用便携式血糖仪进行自我血糖监测。病情控制差、血糖波动大、病情重时,每日进行多次血糖监测;病情稳定或已经达到控制目标后,可适当减少监测频率。血糖监测时间点包括空腹、餐前、餐后 2 h、睡前、凌晨 1:00—3:00 血糖等,根据病情和治疗用药,选择血糖监测方案。若出现低血糖症状,需随时监测。除自我血糖监测以外,定期到医院进行静脉采血空腹血糖、HbA1c 等生化检测。

5. 心理护理　从健康教育入手,帮助患者认识和正确对待糖尿病,给予精神心理支持和鼓励,使其树立战胜疾病的信心,坚信糖尿病虽不能根治但能控制病情,保持安定平和的心理状态,积极主动参与糖尿病治疗,享受健康老年人的生活质量。

6. 健康教育

(1) 向患者及其家属讲解老年糖尿病有关治疗护理知识,促进其主动参与治疗和护理,增强遵医行为。

(2) 强调长期坚持饮食和运动疗法,延缓并发症发生。

(3) 指导患者严格遵医嘱服药,定期监测血糖、血脂、肾功能等,检测眼底等,尽早预防和处理并发症。

（4）指导患者自我护理。①保持全身及局部的清洁，特别是下肢、口腔、外阴部卫生，预防皮肤黏膜感染。②注重足部保健，预防糖尿病足。③加强病情观察和处理。如发生低血糖，立即口服糖果、糖水或含糖类食品；如发现呼吸道感染、疖、痈、肺结核及外伤，要尽早治疗，避免因感染导致疾病恶化；如发现糖尿病症状加重、呼吸深快、呼气呈烂苹果气味、烦躁不安、头痛等，警惕糖尿病酮症酸中毒，应立即就医。

二、老年甲状腺功能亢进症

【疾病概述】

甲状腺功能亢进症（hyperthyroidism）简称"甲亢"，是指甲状腺病态地分泌过多的甲状腺激素，使甲状腺功能增高的一组病征。典型表现是低热、心慌、乏力、多食易饥、烦躁易怒、消瘦、容易出汗、眼球突出、大便次数增多等。老年甲亢（elder hyperthyroidism）是指患者年龄在60岁以上的甲亢，占甲亢患者总数的10%~17%。

甲状腺是人体最大的内分泌腺体，位于颈部气管的两侧。它能够摄取碘，合成甲状腺激素，从而调节人体的生理功能、新陈代谢活动。甲状腺随年龄的增长而逐渐萎缩，因此老年人的甲状腺功能也有所降低。老年甲亢与年轻患者在临床表现上有所区别。通常上述典型的表现多不明显，往往被忽视，还易于造成误诊。

【护理评估】

（一）健康史

1. 询问患者有无怕热、多汗、食欲亢进或减退、消瘦、腹泻、恶心、呕吐等。
2. 评估患者有无不明原因的心房颤动、心动过速、心力衰竭。
3. 评估患者有无甲状腺肿大，以及突眼等症状。

（二）临床表现

成年甲亢患者，其临床表现多较典型，较易做出诊断。而老年甲亢患者的症状和体征极轻微或不典型，发病隐匿，高代谢症状、眼征和甲状腺肿大均不明显，被称为"淡漠型甲亢"。

1. 心血管系统症状　老年人常有不同程度的心血管疾病。T_3与甲状腺素（T_4）使心脏对儿茶酚胺敏感，使老年人心脏负担过重，导致病情恶化，可以出现房性心动过速、心房颤动、室性心动过速、心绞痛，心肌缺血程度加重甚或出现心力衰竭。充血性心力衰竭在老年人常可发生，患甲亢后又可引起或激发心力衰竭的产生。心律失常在成年甲亢比较少见，而老年甲亢却常见，多见心房颤动，约占老年甲亢的半数，比成年甲亢多8倍，多呈慢室率型，心室率可低至50~60次/min。此外，老年甲亢还可出现期前收缩、房室传导阻滞，心电图ST段以及T波改变等。心血管系统表现可为老年甲亢主要的甚至是唯一表现，故有"老年甲亢心脏病"之称。在老年人心脏病中诊断不明和对严格治疗反应不佳者应考虑甲亢的可能而进行相应检查，以免耽误治疗而加重病情。

2. 消化系统症状　患者通常感到食欲减退甚至厌食、腹泻、明显消瘦等。有学者认为，这与老年人常合并有慢性胃炎或胃酸缺乏有关。成年甲亢约有3/4病例食欲亢进，而老年甲亢仅有1/10。相反，有1/3老年甲亢食欲减退、厌食，当伴有心力衰竭时更易发生厌食，部分患者出现恶心及不能抑制的呕吐，这在成年人是极少见的，往往被误认为是胃癌或其他消化道疾病。甲亢时由于肠蠕动增强，腹泻、大便次数增多是常见症状，但在老年甲亢由于老年性胃肠功能减退,则很少有大便次数增多,却有 1/4 病例出现便秘。

3. 精神症状　成年甲亢多表现为容易急躁、情绪不稳定、失眠等。但老年甲亢表现不典型,而多表现为神志淡漠,精神抑郁,反应迟钝,嗜睡,寡言少语,处事待人冷漠等。这种情况称为隐蔽型或淡漠型甲亢,多见于高龄的老年甲亢患者。这类患者容易出现甲状腺危象,应当特别警惕。

因此,当老年人出现心动过速、心房颤动,体重急剧下降,极度厌食或精神抑郁等情况时,要想到甲亢的可能,尽快到医院做甲状腺功能检查。

4. 甲状腺肿大　是成年甲亢的主要体征,但老年甲亢患者中有 1/3 以上无甲状腺肿大,即使肿大也常为轻度,多数患者甲状腺肿大 I ~ II 度,很少有 III 度肿大者,必须仔细检查方能触及。多数患者不能听到甲状腺区血管杂音,但能摸到甲状腺有结节感。

5. 眼部表现　突眼是成年甲亢常见的体征,约占 34%。在老年甲亢少见且轻微,严重的浸润性眼病很少见。突眼病例多为双侧,少数为单侧,经过治疗多数可恢复。

6. 甲亢性肌病　甲亢患者的体重减轻,其部分原因是全身肌肉萎缩所致。个别老年甲亢患者表现为进行性肌无力,登楼、抬肩、蹲位起立困难,常有肌肉萎缩,少数患者合并重症肌无力。甲亢性肌病可通过甲状腺功能改善而逐渐恢复。

（三）实验室及其他检查

1. 血清总甲状腺激素的测定　正常人血中 T_4 浓度较 T_3 高 30 倍,T_3、T_4 绝大部分与血清中蛋白质相结合,游离的极少[游离 T_4(FT_4)占总 T_4 的 0.03% ~ 0.05%,游离 T_3(FT_3)占总 T_3 的 0.05%]。结合的与游离的 T_3、T_4 处于动态平衡。TT_4 与 TT_3 可以较准确地反映甲状腺功能,甲亢时 TT_4 与 TT_3 均可升高,其中 TT_3 对诊断甲亢意义较大,若 TT_4 正常,只有 TT_3 升高,可诊断为"T_3 型甲亢"。正常 TT_4 为 580 ~ 1 608 nmol/L(45 ~ 125 ng/mL),TT_3 为 12.3 ~ 14 pmol/L(0.7 ~ 2.1 ng/mL)。TT_4 与 TT_3 的测定受甲状腺结合球蛋白(TBG)的影响,多数情况 TT_3 与 TT_4 相平行,甲亢时两者均升高。但在甲亢早期或复发初期,TT_3 升高早于 TT_4,增高的幅度也比 TT_4 明显。

2. 血清游离甲状腺激素的测定　FT_3 与 FT_4 是甲状腺激素的生物活性部分,在血液中的浓度直接反映甲状腺的功能,不受 TBG 的影响。

3. 甲状腺摄碘率　甲亢时升高,高峰出现提早。

4. T_3 抑制试验　对老年患者尤其是有心血管疾病的患者慎用。

5. TRH 兴奋试验　静脉注射 TRH 后,TSH 升高可排除甲亢,不升高有助于甲亢的诊断。

6. 甲状腺自身抗体的测定　甲状腺球蛋白抗体(TGAb)、甲状腺微粒体抗体(TMAb)、促甲状腺激素受体抗体(TRAb)、甲状腺过氧化物酶抗体(TPOAb)等均为抗甲状腺自身抗体。甲亢时,血清中这些抗体都可以高于正常人。

7. 基础代谢率　方法是禁食 12 h,睡眠 8 h 后,清晨空腹,静卧时测脉率、血压,然后用下列公式计算,可供参考:基础代谢率(%)=(脉率 + 脉压)-111。临床上一般将 +15% ~ +30% 归为轻型,+30% ~ +60% 为中型,> +60% 为重型。

（四）心理社会状况

心理社会资料是甲亢临床症状的一部分,情绪改变较常见,表现为抑郁、淡漠,处理日常生活事件能力下降,家庭人际关系紧张。患者也可因甲亢所致突眼、甲状腺肿大等外形改变,而产生自卑心理。

【主要护理诊断/问题】

1. 个人应对无效 与甲亢所致精神神经系统兴奋性增高,性格与情绪改变有关。

2. 营养失调:低于机体需要量 与基础代谢率增高,蛋白质分解加速有关。

3. 潜在并发症 甲亢危象。

【主要护理措施】

1. 饮食护理 ①总的饮食原则是高糖、高蛋白质、丰富维生素饮食,提供足够热量和营养以补充消耗,满足高代谢的需要。每日供给热量 3 000～3 500 cal,补偿机体代谢亢进的消耗。宜少食多餐,主食足量。蛋白质每日 1～2 g/kg 体重,膳食中可以适当增加奶类、蛋类、瘦肉类等优质蛋白质,以纠正体内的负氮平衡。②嘱患者多饮水,每日饮水2 000～3 000 mL,补偿因腹泻、大量出汗及呼吸加快引起的水分丢失。有心脏疾病者除外,以防水肿和心力衰竭。③宜低碘食物,忌食含碘多的食物(如海带、紫菜等海产品),慎用卷心菜、花椰菜和甘蓝等可致甲状腺肿的食物。④忌食辛辣食物,少饮浓茶、咖啡,不饮酒,不吸烟。

2. 药物护理

(1) 抗甲状腺药治疗:常用药物有甲巯咪唑、卡马西平或甲硫氧嘧啶,以抑制甲状腺激素的合成和免疫球蛋白的生成。治疗中,指导患者按时按量规则服药,不可自行减量或停服。并定期随访和检查,特别注意有无粒细胞缺乏症、严重的肝损害以及药疹等不良反应。发现粒细胞缺乏症、剥脱性皮炎及中毒性肝炎时要立即抢救。

(2) 放射性碘治疗:老年甲亢以放射性碘治疗为最佳方案。但要避免剂量过大导致永久性甲状腺功能减退症。

(3) 手术治疗:注意甲状旁腺功能减退导致手足搐搦,喉返神经损伤导致声音嘶哑等早期症状。

3. 心理护理 关心体贴患者,以平和、耐心的态度对待患者,建立相互信任的护患关系。与患者共同探讨控制情绪的方法,指导和帮助患者处理突发事件。解除患者思想顾虑,使其积极配合治疗。患者在症状明显和治疗早期,应卧床休息,避免剧烈运动。保持居室安静和轻松的气氛,限制访视,避免外来刺激而致病情加重。

4. 病情监测 密切观察生命体征和意识状态并记录。如原有症状加重,出现严重乏力、烦躁、发热(39℃以上)、多汗、心悸,心率达 120 次/min 以上,伴食欲下降、恶心、腹泻等,应警惕发生甲亢危象。昏迷者加强皮肤、口腔护理,定时翻身,以预防压疮、坠积性肺炎的发生。

5. 健康教育

(1) 告知患者有关甲亢的临床表现、诊断性试验、治疗、饮食原则和要求。

(2) 嘱患者上衣宜宽松,严禁用手挤压甲状腺以免甲状腺受压后甲状腺激素分泌增多,加重病情。

(3) 强调抗甲状腺药长期服用的重要性,服用抗甲状腺药者应每周检查血常规 1 次。

(4) 嘱患者每日清晨卧床时自测脉搏,定期测量体重。脉搏减慢、体重增加是治疗有效的重要标志。

(5) 每隔 1～2 个月门诊随访进行甲状腺功能测定。

三、老年甲状腺功能减退症

【疾病概述】

甲状腺功能减退症(hypothyroidism)简称甲减,是由于甲状腺分泌甲状腺激素过少所致的疾病。甲减的发病率随着年龄的递增而增加,是老年人较为多见的疾病,在老年人群中甲减患病率为 1% ~ 10%,而亚临床甲减的患病率为 1% ~ 15%。甲减的病因包括:①自身免疫性甲状腺疾病:在排除甲状腺手术、放射性治疗或药物因素后,自身免疫性甲状腺疾病是常见病因。②碘摄入的影响:碘摄入过量可诱发自身免疫性甲减。③医源性因素:如甲状腺手术、放射治疗。④药物因素:如胺碘酮、锂剂、α 干扰素等。⑤短暂性甲减,如亚急性甲状腺炎的恢复期。⑥中枢性甲减。

【护理评估】

(一)健康史

了解患者有无服用含碘药物或抗甲状腺药、甲状腺手术史、放射性碘治疗等。

(二)临床表现

1. 一般表现 畏寒,乏力,体温偏低。面色苍黄、鼻大唇厚、头发稀疏、眉须脱落、表情淡漠的典型黏液性水肿面容。

2. 神经系统 脑血流量及糖代谢减低,脑细胞缺氧。常见表情淡漠、智力减退、嗜睡、反应迟钝。严重者可出现妄想、幻觉、抑郁、痴呆,甚至发生黏液性水肿昏迷。跟腱反射收缩期敏捷,松弛期迟缓是其特征之一。

3. 心血管系统 心悸、气短、心动过缓、心音低沉,严重者伴有心包积液。久病者由于胆固醇增高易并发冠心病。

4. 消化系统 食欲减退,便秘,腹胀。严重时出现肠麻痹或肠梗阻。

5. 肌肉及骨骼系统 肌肉松弛、无力,暂时性肌强直。肌肉可因痉挛而疼痛。关节有滑囊炎或滑膜炎,强直,疼痛。

6. 黏液性水肿昏迷 病情重而未及时治疗时,甲减症状加重,可出现呼吸缓慢、低体温、血压下降、反射消失,甚至发生休克、昏迷、心肾衰竭,危及生命。

(三)实验室及其他检查

1. 甲状腺激素测定 血清 TT_3、TT_4、FT_3、FT_4 水平均降低。FT_4 变化最敏感。血清 TT_4 < 40 ng/mL,TT_3 < 0.6 ng/mL。

2. TSH 测定 原发性甲减者血清 TSH 水平明显增高伴有 FT_4 下降;亚临床甲减表现为 TSH 升高伴有 FT_4 下降;中枢性甲减则表现为 FT_4 下降,TSH 并没有相应升高。

3. TRH 兴奋试验 静脉注射后,原发性甲减者血清 TSH 明显增高。

4. 甲状腺自身抗体测定 原发性甲减者多种自身抗体升高。

(四)心理社会状况

病情严重者可出现妄想、幻觉、抑郁、痴呆等症状,使得患者处理日常生活事件能力下降,家庭人际关系紧张。评估家庭成员对患者的支持和照顾程度,了解家庭经济状况等。

【主要护理诊断 / 问题】

1. 营养失调:低于机体的需要 与食欲不振有关。

2. 知识缺乏 缺乏甲减的治疗和护理知识。

3. 抑郁　与脑血流量及糖代谢减低,脑细胞缺氧有关。

4. 潜在的并发症　黏液性水肿昏迷。

【主要护理措施】

1. 环境调适　病房需安静、安全。注意保暖,避免病床靠窗,以免患者受凉,适当加衣。

2. 饮食护理　鼓励患者进食粗纤维食物,多食蔬菜、水果以促进胃肠道蠕动,并且每日饮入足够水分,宜 2 000～3 000 mL,以保证大便通畅。有贫血者应补充富含铁质的饮食、补充维生素 B_{12},必要时还要服用叶酸、铁制剂等。因缺碘引起的甲减,需选用适量海带、紫菜。炒菜时要注意,碘盐不宜放入沸油中,以免碘挥发而降低碘浓度。

3. 用药护理　甲减的治疗目的是缓解症状,阻止疾病发展出现黏液性水肿、心血管疾病等不良结局。美国临床内分泌医师协会(AACE)建议 TSH > 10 mU/L 时给予治疗,认为 TSH 介于 4～10 mU/L 治疗获益证据不足。药物首选左甲状腺素(L–T₄),AACE 指南建议,临床甲减患者起始剂量为 1.6 μg/kg。对于 70～80 岁患者,TSH 治疗靶目标范围为 4～6 mU/L。其次,碘塞罗宁(L–T₃)也可单药治疗或联合使用。患者体质虚弱,使用安眠药时应注意剂量、时间,防止诱发昏迷。利尿药应间歇使用,注意观察尿量,评估是否有电解质紊乱,防止发生低钾血症等。

4. 病情监测　观察患者有无出现颤抖,皮肤发冷、苍白,心律失常及体温过低等现象,及时报告医师处理。嗜睡状态下则应注意防止昏迷的发生。

5. 心理护理　应多与患者交谈,关心患者,谈其感兴趣的话题。嘱亲友来探视患者,使患者感受到温暖和关怀,以增强自信心。鼓励患者适当参加娱乐活动,调动其参加活动的积极性,保持心情愉快。

6. 健康教育

(1) 针对性地补充碘化盐。由药物引起者,应注意及时调整剂量。预防感染,避免皮肤损伤,注意个人卫生。

(2) 给患者解释黏液性水肿昏迷发生的原因及表现。患者应慎用安眠、镇静、镇痛、麻醉药,避免精神和情绪紧张。

(3) 解释终身服药的必要性,向患者说明应按时服药,不可随意停药或变更剂量。定时到医院复查,指导患者自我监测,避免甲状腺素服用过量。

(4) 合理安排出院后的活动计划,每日进行适度的运动,如散步、慢跑等,鼓励患者积极执行。鼓励家属多关心患者,给予支持,以减轻患者的压力。

(5) 指导患者做好疾病预防。患有自身免疫病、恶性贫血,有颈部放射治疗史、甲状腺手术或功能减退病史,精神异常,正在使用胺碘酮或锂剂等,是引起甲减的高危因素,宜进行筛查,以尽早发现、诊断和治疗甲减。

四、老年高尿酸血症和痛风

【疾病概述】

高尿酸血症(hyperuricemia)是嘌呤代谢紊乱引起的代谢异常综合征。依据《中国高尿酸与痛风诊疗指南(2019)》中诊断定义为,正常嘌呤饮食状态下,无论男性还是女性,非同日 2 次血尿酸水平超过 420 μmol/L,称为高尿酸血症。血尿酸水平受年龄、性别、种族、遗传、饮食习惯、药物、环境等多种因素影响。高尿酸血症患者出现尿酸盐结晶沉积,导致关节炎(痛风性关节炎)、尿酸性肾病和肾结石,称为痛风(gout),也有学者仅将痛风性关节炎称为痛风。高尿酸血症患者突发足第 1 跖趾、踝、膝等单关节红、肿、热、痛,即应考虑痛风可能,长期反复发作的患者可逐渐累及上肢关节,伴有痛风石形成。有荟萃分析显示,中国大陆高尿酸血症的总体患病率为 13.3%,痛风为 1.1%,已成为继糖尿病之后又一常见代谢性疾病。本病可分为原发性和继发性两大类。原发性者属遗传性疾病。继发性者可由肾疾病、血液病及药物等多种原因引起。血尿素氮和肌酐水平随着年龄的增长而增高,以及老年人因高血压服用利尿药,均是导致高尿酸血症及痛风的独立危险因素。此外,老年人发生慢性肾功能损伤的比例高于年轻人,这也是导致高尿酸血症发病率增高的原因。

　　本病治疗原则为迅速有效地控制痛风急性发作,预防急性关节炎复发,预防痛风石的沉积,保护肾功能,预防心血管疾病及脑血管疾病的发病。纠正高尿酸血症,阻止新的尿酸晶体沉积,促使已沉积的晶体溶解,逆转和治愈痛风。治疗其他伴发的相关疾病,如高血压、冠心病、肥胖症、尿路感染、肾衰竭等。关节活动困难者需予以理疗和康复锻炼。痛风石溃破成窦道者应予以手术刮除。

【护理评估】

(一) 健康史

　　1. 了解患者的生活水平及方式。多数痛风患者有家族遗传史,且发病年龄越小,有家族史的可能性越高。

　　2. 评估患者是否有糖尿病、肾结石等肾损伤疾病。

　　3. 了解最近是否有外伤、手术、运动过度等情况。

(二) 临床表现

　　痛风患者的自然病程及临床表现大致可分为下列 4 期:①无症状高尿酸血症期;②急性痛风性关节炎发作期;③痛风发作间歇期;④慢性痛风石性关节炎。

　　1. 无症状高尿酸血症期　血清尿酸盐浓度随年龄增长而升高,并且有性别差异,在儿童期男女无差别,性成熟期后男性高于女性,至女性绝经期后两者又趋接近,因此本病多见于老年男性,而女性往往发生于绝经期后,男:女 =10:1。有的高尿酸血症患者可以终身不出现症状,称为无症状高尿酸血症,只有在发生关节炎时才称为痛风。血清尿酸盐浓度愈高,时间愈长,则发生痛风和尿路结石的机会愈多。

　　2. 急性痛风性关节炎发作期　急性痛风性关节炎是原发性痛风最常见的首发症状,好发于下肢关节。典型发作起病急骤,数小时内症状发展至高峰。关节及周围软组织出现明显的红肿热痛,疼痛剧烈,甚至不能忍受被褥的覆盖。初次发病可呈自限性。大关节受累时可有关节渗液。并可伴有头痛、发热、白细胞计数增高等全身症状。多数患者在发病前无前驱症状,但部分患者于发病前有疲乏、周身不适及关节局部刺痛等先兆。半数以上患者首发于踇趾,而在整个病程中约 90% 的患者大踇趾被累及。跖趾、踝、膝、指、腕、肘关节亦为好发部位,而肩、髋、脊椎等关节则较少发病。初次发病常常只影响单个关节,反复发作则受累关节也越来越多,引起慢性关节炎及关节畸形。本病四季均可发生,但以春秋季节为多。

　　3. 痛风发作间歇期　痛风发作持续数天至数周可自然缓解,关节活动可完全恢复,仅留下炎症区皮肤色泽改变等痕迹,而后出现无症状阶段,即间歇期。痛风两次发作间的静止期,短的只有几个月,长的有几年,甚至有的再也不发生。相当一部分患者有越发越频的趋势,只有极少数患者自初次发作后没有间歇期,直接延续发展到慢性关节炎。

4. 慢性痛风石性关节炎　未治疗的患者,持续高尿酸血症使尿酸盐沉积在软骨、滑囊液、肌腱和软组织,引起关节骨质侵蚀缺损及周围组织纤维化,使关节发生僵硬畸形、活动受限,在慢性病变的基础上仍可有急性炎症反复发作,使病变越来越加重,畸形越来越显著,严重影响关节功能。个别患者急性期症状轻微不典型,待出现关节畸形后才被发现。少数慢性关节炎可影响全身关节(包括肩、髋等大关节)及脊柱。此外,尿酸盐结晶可在关节附近肌腱、腱鞘及皮肤结缔组织中沉积,形成黄白色、大小不一的隆起赘生物即痛风结节(痛风石),可小如芝麻,大如鸡蛋或更大,常发生于耳轮、前臂伸面、跖趾、手指、肘部等处。结节初起质软,随着纤维组织增生,质地越来越硬。磨损破溃的结节,可有白色粉末状尿酸盐结晶排出,但由于尿酸盐有抑菌作用,继发性感染较少见。痛风结节的发生和病期与血尿酸盐增高的程度有关,发生时间较短的质软结节在限制嘌呤饮食,应用排尿酸药后,可以逐渐缩小甚至消失,但发生时间长的、质硬结节,由于纤维增生不易消失。

5. 肾病变　历时较久的痛风患者约 1/3 有肾损害,表现为以下三种形式。

(1)痛风性肾病:尿酸盐结晶沉积于肾组织引起间质性肾炎,早期可仅有蛋白尿和镜下血尿,且呈间歇性出现,故易被遗漏,随着病程进展,蛋白尿转为持续性,肾功能尤其是浓缩功能受损,出现夜尿增多,尿相对密度偏低等现象,病情进一步发展,则可发生慢性肾衰竭。

(2)急性肾衰竭:由于大量尿酸结晶广泛阻塞肾小管腔,导致尿路梗阻从而产生急性肾衰竭,但积极治疗后病情常可挽回。

(3)尿路结石:痛风患者有 10%～25% 并发尿路结石,部分患者肾结石的症状早于关节炎的发作。细小泥沙样结石可随尿液排出而无症状,较大者常引起肾绞痛、血尿及尿路感染症状。

6. 并发症　痛风患者常伴高血压、高脂血症、动脉粥样硬化、冠心病和糖尿病。痛风与上述疾病之间的联系,一般认为无直接的因果关系,而可能与肥胖、饮食、饮酒等共同因素有关。

(三) 实验室及其他检查

1. 血清尿酸盐测定　痛风患者都伴有血尿酸盐的增高,但由于尿酸本身的波动性(如急性发作时肾上腺皮质激素分泌增多,排尿酸作用加强),及饮水、利尿药等因素的影响,有时检测血尿酸盐可能正常,需反复检查才能免于漏诊。血尿酸值超过 420 μmol/L 为血尿酸过高。

2. 尿液尿酸测定　控制嘌呤饮食 5 天后,尿液尿酸超过 0.36 mmol/L 为高尿酸。半数以上痛风患者尿液中尿酸排出正常。通过尿液检查了解尿酸排泄情况,对选择药物及鉴别尿路结石是否由于尿酸增高引起有所帮助。

3. 滑囊液检查　急性期如出现踝、膝等较大关节肿胀,可抽取关节滑囊液进行旋光显微镜检查,白细胞内可见双折光的针形尿酸钠结晶,有诊断性意义。

4. X 线检查　早期急性关节炎可见关节软组织肿胀,反复发作后才有骨质改变,首先为关节软骨缘破坏,关节面不规则,关节间隙狭窄,病变发展则在软骨下骨质及骨髓内均可见痛风石沉积,典型者可见骨质呈凿孔样缺损。

5. 痛风石特殊检查　对痛风结节可行活组织检查,或特殊化学试验鉴定。

(四) 心理社会状况

痛风性关节炎所致的疼痛及活动受限均会影响老年人的日常活动能力,造成老年人无能为力感加重,影响其情绪。另外,痛风常伴有高脂血症、肥胖、糖尿病、高血压和冠心病等慢性疾病,家庭成员因为要照顾老年人会影响正常的工作和学习,致使经济负担加重。

【主要护理诊断/问题】

1. 疼痛 与痛风性关节炎急性发作及肾结石有关。
2. 活动受限 与痛风性关节炎影响关节活动有关。
3. 有受伤的危险 与关节功能障碍有关。
4. 知识缺乏 与缺乏预防痛风发作的知识有关。

【主要护理措施】

1. 饮食护理 饮食调控目的在于控制外源性嘌呤的摄入,减少尿酸的来源,通过坚持"四低一高"的膳食原则,即低嘌呤、低蛋白质、低热量、低脂肪和多饮水,促进尿酸从体内排泄,阻止病情加重和发展。①合理选择食物,严格限制动物内脏、海产品和肉类等高嘌呤食物的摄入。富含嘌呤的蔬菜(莴笋、菠菜、蘑菇、菜花等)、豆类及豆制品与痛风发作无明显相关性。鼓励患者多食用新鲜蔬菜,适量食用豆类及豆制品。水果、牛奶、鸡蛋等不含嘌呤。限制食用牛肉、羊肉、猪肉及富含嘌呤的海鲜,调味糖、甜点、调味盐(酱油和调味汁),红酒、果酒。避免食用果糖饮料,动物内脏,黄酒、啤酒、白酒。②限盐,每日盐摄入量控制在6g以内,合并高血压、心脏病、肾功能不全的患者应严格限制在3g以内。③大量饮水可缩短痛风发作的持续时间,减轻症状。心肾功能正常者需维持适当的体内水分,多饮水,维持每日尿量2 000～3 000 mL。可饮用牛奶及乳制品(尤其是脱脂奶和低热量酸奶),避免饮用可乐、橙汁、苹果汁等含果糖饮料或含糖软饮料。

2. 坚持规律运动,维持理想体重 建议每周至少进行150 min适度的有氧运动。运动应当避免过于剧烈或突然受凉而诱使痛风发作。肥胖者应减体重,使体重控制在正常范围。戒烟,避免被动吸烟。

3. 用药护理 人体内源性尿酸占80%,外源性尿酸只占20%,单纯饮食控制和改变生活方式至多只能降低70～90 μmol/L尿酸,疗效有限,药物治疗才是使血尿酸达标的最重要手段。参考《2019年中国高尿酸血症与痛风诊疗指南》:

(1)亚临床痛风的治疗建议:无症状高尿酸血症和痛风是一连续的病理过程,部分无症状高尿酸血症患者关节内也存在尿酸盐晶体,甚至出现周围组织的损伤,如骨侵蚀。当血尿酸水平≥480 μmol/L时,采用药物治疗,秋水仙碱连续使用3～6个月,同时碱化尿液3～6个月,建议这部分患者血尿酸水平控制在<360 μmol/L。碱化尿液,以碳酸氢钠3.0 g/d或枸橼酸钠3.0 g/d,维持pH 6.6,防止发生肾结石。

(2)血尿酸水平与痛风发生率相关。当痛风患者血尿酸水平≥480 μmol/L就应该起始排尿酸治疗;当存在痛风发作≥2次/年、痛风石、慢性痛风、肾结石、慢性肾病、高血压、糖尿病、血脂异常、脑卒中、冠心病、心力衰竭和发病年龄<40岁时,血尿酸水平≥420 μmol/L就应起始排尿酸治疗。《2019中国高尿酸血症与痛风诊疗指南》中提到,痛风急性发作时应该待症状缓解2～4周再起始排尿酸治疗,正在服排尿酸药者不建议停药。

(3)痛风急性发作期:患者应卧床休息,抬高患肢,一般应休息至关节痛缓解72 h后开始恢复活动。①秋水仙碱:为首选药,通过干扰白细胞的趋化而减轻炎症反应,对本病有特效。推荐首服1.0 mg,1 h后单次附加0.5 mg,12 h后给予维持剂量0.5 mg,每日1～3次,直到症状缓解。在秋水仙碱治疗过程中,应注意白细胞降低及脱发等反应。②对乙酰氨基酚、吲哚美辛、布洛芬等非甾体抗炎药(NSAID):吲哚美辛初剂量25～50 mg,每8 h 1次,症状减轻后

25 mg 每日 2 ~ 3 次,连服 2 ~ 3 日,不良反应有胃肠道刺激、水钠潴留、头晕、头痛、皮疹等,有消化性溃疡者禁用。布洛芬 0.2 ~ 0.4 g 每日 2 ~ 3 次,可使急性症状在 2 ~ 3 天内迅速控制。不良反应较小,偶有肠胃道反应及氨基转移酶升高。③糖皮质激素:用于上述药物无效或不能使用时,可短程使用。对病情严重而秋水仙碱等治疗无效时,可采用促肾上腺皮质激素(ACTH)25 mg 加入葡萄糖中静脉滴注,或用 40 ~ 80 mg 分次肌内注射,此药疗效迅速,但停药后易于"反跳"复发,可加用秋水仙碱 0.5 mg 每日 2 ~ 3 次,以防止"反跳"。

(4)痛风发作间歇期、慢性痛风、痛风性肾病期:预防痛风急性发作,防止各种并发症的发生,主要是使用排尿酸或抑制尿酸合成药。急性症状缓解 2 周后方可开始排尿酸治疗。血尿酸应长期控制在 360 μmol/L(6.0 mg/dL)以下;对于痛风发作的患者,血尿酸需控制在 300 μmol/L(5.0 mg/dL)以下。排尿酸治疗需终身维持。

1)促进尿酸排泄,已有尿酸结石或尿酸 > 540 μmol/24 h(900 mg/24 h)不宜使用。药物有苯溴马隆、丙磺舒。①苯溴马隆为强有力的排尿酸药,25 ~ 100 mg 每日 1 次,毒性作用轻微,不影响肝肾功能,很少发生皮疹、发热,但可有肠胃道反应、肾绞痛及激发急性关节炎发作。②丙磺舒:为防止尿酸自肾大量排出时有引起肾损害及肾结石的不良反应,应用此药常自小剂量开始,初用 0.25 g 每日 2 次,2 周内增至 0.5 g 每日 3 次,最大剂量每日不超过 2 g。约 5%的患者发生皮疹、发热、胃肠刺激、肾绞痛及诱发急性关节炎发作等不良反应。

2)抑制尿酸生成,药物可用别嘌醇、非布司他等。①别嘌醇:成年人初始剂量 50 ~ 100 mg/d,每 2 ~ 5 周测血尿酸水平 1 次,未达标患者每次可递增 50 ~ 100 mg,最大剂量 600 mg/d。个别患者可有发热、过敏性皮疹、腹痛、腹泻、白细胞及血小板减少,甚而肝功能损害等不良反应,停药及给予相应治疗一般均能恢复,偶有发生坏死性皮炎则病情严重,应立即抢救治疗。用药期间也可发生尿酸转移性痛风发作,可辅以秋水仙碱治疗。②非布司他:新型选择性黄嘌呤氧化酶抑制剂。初始剂量 20 ~ 40 mg/d,2 ~ 5 周后血尿酸不达标者,逐渐加量,最大剂量 80 mg/d。常见不良反应为肝功能异常、恶心、关节痛、皮疹、腹泻和眩晕等。

(5)碱化尿液治疗:接受排尿酸药治疗的患者及尿酸性肾石症患者,推荐将尿 pH 维持在 6.2 ~ 6.9,以增加尿中尿酸溶解度。尿 pH 过高会增加磷酸钙和碳酸钙等结石形成风险。①碳酸氢钠:适用于慢性肾功能不全合并高尿酸血症或痛风患者。起始剂量 0.5 ~ 1.0 g 口服,3 次/d,与其他药物相隔 1 ~ 2 h 服用。主要不良反应为胀气、胃肠道不适,长期应用需警惕钠负荷过重及高血压。②枸橼酸盐制剂:包括枸橼酸氢钾钠、枸橼酸钾和枸橼酸钠,以前者最为常用。枸橼酸氢钾钠起始剂量 2.5 ~ 5.9 g/d,服用期间需监测尿 pH 以调整剂量。急性肾损伤或慢性肾衰竭、严重酸碱平衡失调及肝功能不全患者禁用。

4. 辅助治疗 红外线、透热疗法、矿泉浴、沙泥疗法和推拿按摩等治疗方法可缓解有炎症的关节疼痛、肿胀等症状。

5. 心理护理 患痛风历时较久后关节发生病变,会使老年人日常生活能力受限。老年人会出现一系列精神心理障碍。本病常伴其他系统的疾病,老年人会因此感觉无助和对疾病治疗丧失信心。老年人可选择做一些力所能及的事务,完成后给予充分的肯定和鼓励。在家庭决议上多听取老年人的建议,使老年人从中体会到自身的价值。鼓励老年人参加一些社交活动,消除其孤寂感。

6. 健康教育

(1)知识宣教:讲解老年人患病的病因和诱因、疾病表现以及对个人、家庭和社会所造成的危害。

(2)改变生活方式十分重要,建议选用碱性食物,并增加每天饮水量,以利于尿酸溶解排泄。避免饮用浓茶、咖啡、可可等饮料。

(3)合理选择食物及食物的加工方法,有助于减少食源性尿酸的生成。

(4)避免受凉、过度疲劳、精神紧张等。

五、老年高脂血症

【疾病概述】

高脂血症(hyperlipidemia)常被称为高血脂或血脂异常(dyslipidemia),通常是指血浆中三酰甘油((triacylglycerol,TAG)和(或)总胆固醇(total cholesterol,TC)升高,也包括低密度脂蛋白胆固醇(low-density lipoprotein cholesterol,LDL-C)升高和高密度脂蛋白胆固醇(high-density lipoprotein cholesterol,HDL-C)降低。近30年来,中国人群的血脂水平逐步升高,血脂异常患病率明显增加。2012年全国调查结果显示,成年人血清总胆固醇平均为4.50 mmol/L,高胆固醇血症的患病率为4.9%;三酰甘油平均为1.38 mmol/L,高三酰甘油血症的患病率为13.1%;高密度脂蛋白胆固醇(HDL-C)平均为1.19 mmol/L,低HDL-C血症的患病率为33.9%。老年人高脂血症的发病率明显高于年轻人,发病高峰在50~69岁,50岁以前男性高于女性,而50岁以后女性高于男性。根据病因可分为原发性高脂血症和继发性高脂血症。

1. 原发性高脂血症 多与基因突变有关,具有明显的遗传倾向,因此具有家庭聚集性。某些家族高脂血症可见于婴幼儿。相当多的人群可能与基因突变和环境因素相互作用有关,如不良的饮食习惯、体力活动不足、肥胖、吸烟、酗酒以及年龄等。

2. 继发性高脂血症 由其他疾病及已知原因导致的血脂异常。①导致继发性高脂血症的常见疾病主要包括:糖尿病、肾病综合征、肝疾病、甲状腺功能减退、系统性红斑狼疮、多囊卵巢综合征、库欣综合征等。②长期应用某些药物可能引起高脂血症:糖皮质激素、噻嗪类利尿药、β受体阻滞药、部分抗肿瘤药等。另外,雌激素缺乏也可导致高脂血症的发生。

老年高脂血症一般无不适症状,多因其他疾病就诊或健康体检时发现。以LDL-C或总胆固醇升高为特点的血脂异常是动脉粥样硬化性心血管疾病(atherosclerotic cardiovascular disease,ASCVD)重要的危险因素;降低LDL-C水平,可显著减少ASCVD的发病及死亡危险。其他类型的血脂异常,如三酰甘油增高或HDL-C降低与ASCVD发病危险的升高也存在一定的关联。有效控制血脂异常,对我国ASCVD防控具有重要意义。

【护理评估】

(一)健康史

1. 询问老年人患病既往史,主要询问有无引起高脂血症的继发性疾病,如肥胖、糖尿病、肾病综合征、肝疾病、甲状腺功能减退等;询问有无长期使用某些可能引起高脂血症的药物,包括糖皮质激素、噻嗪类利尿药、β受体阻滞药、部分抗肿瘤药和雌激素等。

2. 评估老年人的饮食习惯、生活方式,有无不良的饮食习惯、体力活动不足、肥胖、吸烟、酗酒等。

(二)临床表现

1. 典型临床 表现为黄色瘤、早发性角膜环、眼底改变。但发生率不高,多见于家族性高胆固醇血症患者。

(1) 黄色瘤:脂质沉积于局部形成,常见于眼睑周围,可为黄色、橘黄色或棕色,质地柔软。

(2) 早发性角膜环:常发于 40 岁以下人群,位于角膜外缘,呈灰白或白色。

(3) 眼底改变:见于严重高三酰甘油血症患者。

2. 伴随症状　长期高脂血症可导致一系列伴随症状。如引起动脉粥样硬化时可能会出现胸闷、胸痛、头晕、跛行等症状;引起糖尿病时可出现多饮、多尿、多食、体重减轻等症状;脂质沉积于肝及脾,可出现肝、脾大等。

(三) 实验室及其他检查

1. 血脂检测　多采用美国国立卫生研究院(NIH)国际胆固醇教育专家组(NCEP)于 1988 年制订的标准,即当血浆总胆固醇 ≥6.20 mmol/L(240 mg/dL),LDL-C ≥ 3.36 mmol/L (130 mg/dL),三酰甘油≥2.82 mmol/L(250 mg/dL) 及 HDL-C≤0.91 mmol/L(35 mg/dL) 时,即可诊断为高脂血症。依据《中国成人血脂异常防治指南(2016 年修订版)》,符合以下指标≥1 项,可诊断为血脂异常:总胆固醇≥6.20 mmol/L,LDL-C≥4.1 mmol/L,三酰甘油≥2.3 mmol/L, HDL-C < 1.0 mmol/L。当总胆固醇≥5.20 mmol/L 和 LDL-C≥3.4 mmol/L 定为边缘升高,旨在提醒患者,应加强血脂检测。

2. 心电图检查　可能出现异常改变。

(四) 心理社会状况

高脂血症是动脉粥样硬化、高血压、糖尿病、冠心病、脑卒中等慢性疾病患病的危险因素,常给患者及其家庭带来沉重的负担。因此,积极治疗高脂血症,对于高血压、糖尿病等慢性疾病防治有着重要的意义。

【主要护理诊断 / 问题】

1. 活动无耐力　与肥胖导致体力下降有关。

2. 知识缺乏　缺乏高脂血症的有关知识。

3. 个人应对无效　与不良饮食习惯、生活方式有关。

【主要护理措施】

1. 饮食护理　合理饮食是防治高脂血症的基础措施,无论服药与否,需要始终坚持。主要减少饱和脂肪酸和胆固醇的摄入,宜低脂、低盐、丰富纤维的饮食。烹调宜用植物油,脂肪每日低于 30 g。限制胆固醇摄入每日 < 300 mg,少吃动物脂肪、内脏、甜食、油炸食品及含热量较高的食品,多食蔬菜,戒烟限酒,禁饮烈性酒。

2. 活动与休息　选择和坚持一些适合老年人的运动,控制体重,维持标准体重。运动项目包括散步、慢跑、太极拳、打球等。活动量应根据患者的心脑功能、生活习惯和身体状况而定,提倡循序渐进,不宜做剧烈运动。此外,生活要有规律,注意劳逸结合,保证充足睡眠。若经过饮食和调节生活方式达半年以上,血脂仍未降至正常水平,则可考虑使用药物治疗。

3. 用药护理　对生活方式干预无效,有 ASCVD 危险的患者应考虑药物治疗。治疗前患者应接受关于药物治疗目的、药物的作用与不良反应等方面的详细指导,以利长期服药。对患者详述服药的剂量和时间,并定期随诊,监测血脂水平。

(1) 降低胆固醇药物:主要通过抑制胆固醇合成及加速 LDL-C 清除而发挥作用。临床上常用:①他汀类:洛伐他汀、辛伐他汀、阿托伐他汀等。若服用一种出现不良反应,可减少剂量,或换另一种。失代偿肝硬化、肝功能异常者慎用,急性肝衰竭者禁用。②依折麦布:抑制肠道胆固醇吸收,哺乳期、妊娠期禁用。③普罗布考:可用于减轻皮肤黄色瘤,可有胃肠道反应、头晕、头痛等不良反应,心律失常、血钾过高者禁用。

(2) 降低三酰甘油药物:①贝特类:非诺贝特、苯扎贝特等,不良反应与他汀类相似。禁用于肾功能异常。②烟酸:即维生素 B_3,禁用于慢性肝病活动期、活动性消化性溃疡和严重痛风。③高纯度鱼油:主要成分为不饱和脂肪酸,不良反应较少,可有消化道症状,少数出现氨基转移酶及肌酸激酶升高。有出血倾向者禁用。

4. 心理护理 主动关心患者,耐心解释其各种问题,使患者了解本病经过合理的药物与非药物治疗病情可控制,解除患者思想顾虑,使其保持乐观情绪,树立战胜疾病的信心,并长期坚持治疗,以利于控制病情。

5. 健康教育

(1) 向患者及其家属讲解老年高脂血症的有关知识,使其了解糖尿病、肾病综合征和甲减等可引起高脂血症,要积极治疗原发病。并向患者说明合理饮食的必要性和作用,使其了解饮食治疗的重要性。

(2) 生活要有规律,注意劳逸结合,保证充足睡眠。戒烟,戒酒,控制体重。

(3) 指导患者严格遵医嘱服药,定期监测血脂、肝肾功能等。

(黄 金)

第七节 老年神经系统常见疾病患者护理

学习目标

识记:

(1) 简述缺血性脑血管病、脑出血、血管性痴呆的概念及主要治疗手段。

(2) 简述帕金森病、面神经疾病的临床特点。

理解:

(1) 分析老年人脑血管疾病的主要病因及防治措施。

(2) 分析帕金森病的主要护理难点。

(3) 分析老年周围神经病变、面神经疾病的护理措施。

运用:

(1) 运用护理程序对有缺血性脑血管病、出血性脑血管病、血管性痴呆、帕金森病、周围神经病变的老年人进行护理评估,确立护理诊断/问题,制订有效的护理计划。

(2) 运用适当方法对有脑血管病危险因素的老年人开展健康教育。

一、缺血性脑血管病

【疾病概述】

缺血性脑血管病(ischemic cerebrovascular disease)分为短暂性脑缺血发作(transient ischemic attack,TIA)和脑梗死(cerebral infarction)。以上情况可发生于颈内动脉系统和椎 –

基底动脉系统。短暂性脑缺血发作是指脑组织和某一区域一过性供血不足而致短暂的脑功能障碍。好发年龄为 40~70 岁,65 岁以上占 25.3%,多发于女性,男女之比为 1∶2.5;发病多急剧、突然,症状一般持续 5~20 min,主要表现为发作性言语、运动和感觉障碍。此病可反复发作,数日或数周再次发作,甚至 1 天内可多次发作;症状和体征在 24 h 内完全恢复,不遗留任何神经系统功能障碍。随着对缺血性脑血管病认识的不断深入,2011 年中国缺血性卒中分型(Chinese Ischemic Stroke Subclassification,CISS)按病因进行卒中分型:①大动脉粥样硬化型(large-artery atherosclerosis,LAA)。②心源性(cardiogenic stroke,CS)。③穿支动脉疾病(penetrating artery disease,PAD)。④其他病因(other etiology,OE)。⑤病因不确定(undetermined etiology,UE)。

老年缺血性脑血管病的治疗总目标:尽早恢复缺血区的血液供应,改善微循环,阻断脑梗死病理过程;保护脑组织的缺血性细胞,改善脑代谢,防治缺血性脑水肿及各种并发症;尽早进行系统的个体化康复治疗,以提高患者的生活质量。

【护理评估】

(一)健康史

评估患者有无短暂性脑缺血发作,家族中有无脑血管病患者;询问患者的生活方式、饮食习惯,是否吸烟、饮酒等;评估患者是否有糖尿病、高脂血症、卒中史、风湿性心脏病、心房颤动、肥胖等。

(二)临床表现

1. TIA 发作的临床表现　因病变部位在不同的动脉系统而异。

颈内动脉系统症状一般表现为发作性对侧肢体无力、偏瘫、偏身感觉障碍、失语、单眼视觉障碍等。特征症状有:①眼动脉交叉瘫,即病变侧单眼一次性黑矇或失明,对侧偏瘫及感觉障碍;②患侧霍纳征;③主侧半球损害可有失语及失用征。

椎 – 基底动脉系统的症状,表现为眩晕,一侧或双侧视觉障碍,构音障碍,一侧或两侧瘫痪或感觉障碍,复视、吞咽困难、眼球震颤、猝倒等。颈内动脉系统引起的 TIA 发作比椎 – 基底动脉发作时间长,发作次数少,易出现完全性脑梗死。

2. 脑血栓形成　颈动脉系统中主要以大脑中动脉阻塞更为多见,往往有数天的前驱症状,如头痛、头晕、肢体感觉及运动障碍,血栓形成时病变的对侧出现单瘫或偏瘫,以上肢为重,主半球病变时可出现失语、失读、失写。血栓形成可发生在颈内动脉的颅外段,表现为短暂性失明或视神经萎缩伴对侧肢体瘫痪或晕厥、霍纳征、复视。其临床病程可为急性型、亚急性型、慢性型以及痴呆型。

脑栓塞除发作较急骤外,定位表现与脑血栓形成相同。

3. 老年人特殊的脑缺血病变(腔隙性脑梗死)　由于脑动脉的穿通支闭塞所致脑组织缺血软化,梗死后愈合形成 15~20 mm 的腔隙灶。可表现为:①纯感觉性卒中:即一侧面部或上下肢麻木。②纯运动性卒中:即一侧面部或上下肢无力。③构音障碍 – 手笨拙综合征:严重的构音不全、吞咽困难,同侧手轻度无力伴动作缓慢笨拙。④共济失调软偏瘫。⑤腔隙状态:出现严重的精神障碍、痴呆、假性延髓性麻痹和帕金森病。除此之外,还有很多其他类型。

4. 老年人椎 – 基底动脉血栓形成　可出现典型的交叉性瘫痪。此外,尚可出现下列常见的临床症状:眩晕、短暂性或完全健忘、视野障碍,表现为偏盲或上半、下半象限视野缺失。

5. 并发症　脑梗死伴发意识障碍和癫痫发生率高,有时可以癫痫作为首发症状。老年人心、肺、肾功能差,发生脑梗死时,可出现肺部感染、心力衰竭、肾衰竭、应激性溃疡、压疮等并发症,使病情复杂化,加重脑梗死的危险性。有时并发症比脑梗死本身更具严重性。

(三)辅助检查

1. CT 检查　对老年急性脑血管病的鉴别诊断有很大帮助,用来鉴别脑梗死和脑出血,并可确定其病变范围。

2. MRI 检查　能较好地显示大脑半球的腔隙性脑梗死和脑干部位的缺血性病变,脑梗死发生后 6 h 之内即可出现异常信号,对脑水肿及孤立的小梗死灶均可很好显示。

3. 磁共振血管成像(MRA)检查　能显示颅内动脉瘤和血管畸形,亦可了解颈动脉系统和椎 – 基底动脉系统是否有动脉硬化等,因属非创伤性筛选性检查方法,因此很适合老年脑血管疾病的辅助检查。

4. 经颅多普勒超声检查(TCD)　对颅内血管状态评估有所帮助,是对颅内动脉的狭窄、闭塞、脑血管畸形和痉挛检测的重要手段。

5. 单光子发射计算机断层扫描(SPECT)　是放射性核素与 CT 相结合的一种新技术,常用于检测缺血性脑卒中、脑动脉瘤及动静脉畸形。

(四)心理社会状况

评估患者对疾病的认识和反应,是否有恐惧、焦虑、抑郁性情绪等;评估家庭成员对患者病情的理解状况和支持照顾程度;了解家庭经济状况及对治疗、护理、康复的要求。

【主要护理诊断 / 问题】

1. 肢体活动障碍　与偏瘫或肌张力增高有关。
2. 语言沟通障碍　与大脑皮质语言中枢功能受损或延髓功能障碍有关。
3. 有外伤的危险　与偏瘫、平衡及协调能力降低有关。
4. 潜在并发症　坠积性肺炎、尿路感染、消化道出血、压疮、废用综合征、继发性癫痫。

【主要护理措施】

1. 一般生活护理　给患者创造清洁、舒服的生活环境,指导并协助患者进行日常生活活动。患者活动能力有所恢复后,应鼓励患者尽可能自主活动,树立信心,增进自我照顾的能力。

(1)穿衣 / 修饰:指导患者穿脱衣服,穿衣时,先穿患侧后穿健侧;脱衣时,先脱健侧后脱患侧。患者宜穿宽松、柔软的衣服,使穿脱方便和穿着舒适;穿不系带的鞋;更换衣裤时,注意用屏风遮挡,保护患者的隐私和自尊心;根据需要协助患者穿好衣服,并根据季节的变化增减衣服。

(2)卫生 / 沐浴:帮助患者完成晨、晚间护理,协助患者洗脸、刷牙、漱口、梳头、剪指(趾)甲;洗澡时需要有家属或陪护人员在场,给予适当的帮助,必要时给予床上擦浴。出汗多时,及时擦浴,更换干净衣服,同时注意关好门窗,调节室温,以防受凉。

(3)如厕:需要有人陪护,给予必要的帮助,注意安全,谨防跌倒。帮助患者穿脱裤子,手纸放在患者伸手可及之处。鼓励并训练患者养成定时排便的习惯,尽可能不在床上排便,可利用床旁便器,同时,注意设法保持大便通畅。

(4)进食:既要保证充分的营养摄入,又要防止呛咳、坠积性肺炎产生,特别要注意食物可能进入气管而引起窒息。因此,对不同的个体应采用不同的方法,一般应保持进食场所安静、清洁,进食时避免进行更换床单、清扫床单位等护理活动。鼓励患者尽可能用健侧手进食,不能用筷子时,可用勺子及其他辅助用具,给患者充足的进食时间。若进食困难,或频繁出现呛咳、吸入性肺炎时,可考虑采用饲管进食,如果短期内吞咽困难无法改善,必要时可考虑胃造口术。进食后保持坐、立位 30 min,防止食物反流,并每日进行口腔护理 2 次。

2. 用药护理　溶栓、抗凝、抗血小板治疗是急性期阻止脑梗死缺血扩大的常规方法。溶栓治疗的并发症主要是出血,以脑实质出血多见,通常发生在治疗后 12 h 内,因此,在此期间应严密观察患者的生命体征,观察体温、脉搏、呼吸、血压、瞳孔、意识状态的变化,若患者出现嗜睡、意识蒙眬、意识障碍加深及新发神经系统定位体征等,则提示有颅内出血的可能,应立即进行检查处理;同时,观察有无鼻出血、皮下出血及其他部位出血现象,一旦发现出血现象应及时告知医生,并做好并发症的处理。脱水剂使用过程中,应严密监测患者心、肾功能,严格记录 24 h 出入水量,注意甘露醇的肾毒性作用。低分子右旋糖酐的不良反应有变态反应、凝血障碍、急性肾衰竭。使用血管扩张药时,应密切观察血压变化,是否由于血管扩张而引起患者头痛不适感。

3. 癫痫的护理　缺血性脑血管病早期,癫痫可以加重病情,甚至导致死亡,在发作期间要坚持守护在患者旁边,注意有无窒息,意识还未清醒而且有躁动者,应避免受伤,必要时加约束带。观察有无大小便失禁,有则要及时更换衣裤。应详细观察记录发作的全过程,抽搐发作的时间、间隔时间、持续时间,发作的肢体形态,发作时患者的缺氧情况及原发病状况等。强直阵挛发作时,要防止跌伤,迅速解开患者的衣领、腰带,以利于呼吸通畅;患者有义齿的要取下,将毛巾或者外裹纱布的压舌板塞于一侧白齿之间,可防止舌、面颊咬伤。抽搐严重时,切不可用力按压患者的肢体,以免发生骨折和脱臼,可以在背后垫一软物,防止椎骨骨折;将患者的头偏向一侧,并给予氧气吸入。对癫痫持续状态的患者,除给予吸氧、做好防护外,还要给予抗癫痫药,如苯巴比妥、地西泮、丙戊酸钠等,严重者需要静脉滴注药物维持,在给药的同时必须保持呼吸道通畅,防止缺氧症状加重。昏迷者给予口咽通气,及时吸出痰液,必要时做气管切开术,并按气管切开术后护理,注意吸痰要严格无菌操作。

4. 预防并发症　缺血性脑血管病是导致老年人卧床不起(bedridden)的主要原因之一,常常由于受各种因素的影响导致患者病后没能及时进行有效的康复训练,致使患者长期卧床。卧床状态使全身肌肉收缩力减弱,血管舒缩功能降低,代谢内分泌系统遭到破坏,致使全身各系统功能随之产生衰退变化,因而在老年人原有疾病的基础上出现各种严重并发症,如营养不良、压疮、关节挛缩、肌肉萎缩、坠积性肺炎、尿路感染、骨质疏松和心理障碍等。因此医护人员及家属均应高度重视,预防并发症的关键是采取有效措施防止老年人卧床不起。一是尽早实施康复训练,患者急性期只要生命体征平稳便可进行被动运动,并制订详细的康复计划,进行较好的训练;其次,设法减轻、消除患者的孤独、抑郁情绪,用一种积极的心态面对生活,日常生活活动尽量让患者自己动手,少或不依赖他人帮助,从而充分发挥其残存功能;再者,配备必需的生活用具,如轮椅、坐便器、助步器及其他特殊的辅助器具,使老年人借助这些工具过一种近乎常人的生活,从而减轻废用综合征及其他并发症的产生,并减轻家人的精神负担和经济负担。

5. 心理护理　患者由于突如其来的肢体瘫痪,生活自理能力差,加之语言障碍不能表达自己的思想与要求,往往表现出焦虑、烦躁、易激动或固执任性等情绪,心理尚难适应社会。因此,应给予患者正性情感支持,要理解患者,包括入院时热情接待,向患者作自我介绍,耐心宣讲住院规则、周围环境、查房治疗、休息时间;了解病情或进行治疗护理时,要注意态度亲切,声音不要太大,节奏要放慢,耐心听取患者的倾诉;对患者的疾病状况、治疗方案、预后等进行恰当的解释,让患者脑海中有一定的概念,解除伴随疾病而来的不愉快情绪和各种顾虑,提高其治疗依从性,配合医护人员的治疗;多使用鼓励语言,激励患者用一种积极心态面对生活。日常生活尽可能由患者自己完成,主动配合康复训练,任何一点小小进步都要予以肯定,以帮助其树立战胜疾病的信心;为患者创造舒服、整洁的外部环境,同时,可组织病友们开展适当的文娱活动,增加与他人接触交流的机会,创造富有生活气息的环境,增加患者对生活的热爱,消除负性情绪。

6. 康复护理　准确评估患者患肢的活动能力,与患者共同制订护理计划,将患肢置于功能位,防止足下垂、爪形手等后遗症,根据病情采用适当的锻炼方法,如床上被动或主动运动,床边活动,下床活动及从床上到轮椅,从轮椅到床上的转移活动。被动运动的幅度由小到大,由大关节到小关节,同时进行按摩,做到强度适中,循序渐进。配合针灸、理疗等,促进肢体功能恢复。有语言障碍者,应对其进行语言康复训练,在康复师的指导下,利用图片、字画以及儿童读物等,从发音开始,按照字、词、语段的顺序,循序渐进,教患者说话;对语言障碍难以恢复者,也可指导其利用非语言(如肢体语言、手势)进行交流沟通,以达到有效表达自己需要的目的。

7. 健康教育

(1) 合理膳食:适当限制脂肪、糖及盐的摄入,WHO 建议,每人每日食盐的摄入量应在 6 g 以下。少食腌制食品,多吃含钾、钙、维生素 C 丰富的食物,如土豆、香蕉、海带、紫菜、木耳、蘑菇、山药、黄豆、鱼、虾、西红柿、芹菜、洋葱和胡萝卜等。要控制体重,避免过度进食。

(2) 适量运动:可选择适合自己的运动项目,坚持有氧锻炼(散步、简化太极拳、球类运动等),要持之以恒,每日坚持 30~60 min 为宜,锻炼时脉搏 140 次/min 左右,每周要坚持 3~5 次。这种锻炼,氧气能充分酵解体内的糖分,时间长些还能消耗体内的脂肪,运动本身可降低血压,提高高密度脂蛋白含量,是健身和减肥的主要运动方式。但要注意避免寒冷及烈日下运动,不主张晨练及空腹运动,运动时避免过分的低头、弯腰及用力。

(3) 养成良好的生活习惯:生活要有规律,保证充足的睡眠。戒烟限酒,吸烟是增加脑卒中危险性的一个独立的决定因素,戒烟可降低脑梗死的危险。不推荐饮酒,即便少量的酒精摄入仍然有可能对身体健康带来潜在的危害。

(4) 保持平和心态:在紧张的生活、工作之余应学会放松精神,应用"松弛"方法,如练气功、太极拳、散步、唱歌等,有助于减轻心理社会因素对病情的影响。

(5) 了解疾病相关知识:向患者及其家属传授疾病的相关知识,帮助其了解脑血管病的基本病因、主要危险因素、早期症状、就诊时机以及治疗与预后的关系等。老年人中很多患有心房颤动,随老年人口比例增大,由心房颤动引起的脑栓塞的比例也增大。因此,75 岁以上并有左心室功能下降或有心内血栓或曾有血栓栓塞性疾病等危险因素的长年持续心房颤动患者,建议长期口服抗凝血药预防血管事件。慢性风湿性心瓣膜病患者及心肌梗死后,也是心源性脑栓塞的高危人群,也应长期口服抗凝血药或抗血小板聚集药预防脑卒中。有手术指征的应鼓励尽早手术治疗。

二、出血性脑血管病

【疾病概述】

老年出血性脑血管病(hemorrhagic cerebrovascular disease)中以脑出血多见,其次为蛛网膜下腔出血。脑出血是指非外伤性原发于脑实质内的血管破裂出血,是病死率、致残率很高的一种常见病。其病因多为高血压、动脉粥样硬化等,如大脑中动脉的深穿支豆纹动脉、椎-基底动脉的旁正中动脉可形成微动脉瘤,在血压骤然升高时,微动脉瘤易破裂出血。脑出血70%~80%位于基底核区,也可发生于小脑、脑干等部位。脑出血后形成血肿,压迫脑组织,引起周围脑水肿,使颅内压增高出现脑移位、脑疝,可危及生命。

老年蛛网膜下腔出血也较常见,是指颅内脑表面或颅底血管破裂出血,血液直接流入蛛网膜下腔者,称自发性蛛网膜下腔出血。若为脑实质内血肿破入脑室或蛛网膜下腔者,称继发性蛛网膜下腔出血。据资料报道,自发性蛛网膜下腔出血的年发病率为6/10万,男多于女,发病前多有诱发因素,起病急骤,可无先兆,临床表现主要为剧烈头痛及后续其他神经系统症状。此外,由于抗凝或抗血小板药的应用,跌倒、外伤后引起的脑出血也常见。

出血性脑血管病治疗的总目标是稳定血压,防止再出血;降低颅内压、减轻脑水肿;防止脑血管痉挛以及其他并发症;早期即建议尽快寻找病因,如果确认为动脉瘤破裂或血管畸形,可行外科手术或介入治疗;恢复期进行综合康复训练,提高生活自理能力。

【护理评估】

(一)健康史

1. 评估患者有无高血压、冠心病、糖尿病等病史及系统治疗情况,有无跌倒、外伤史。

2. 询问患者的生活方式、饮食习惯、性格特征及有无负性生活事件。

3. 询问患者抗凝血药使用情况。

(二)临床表现

1. 神经功能缺失重,意识障碍率高　老年人一旦发生脑出血,即出现严重的神经功能缺失,多在数小时内发展至高峰,其中60%~80%有意识障碍,意识障碍和神经功能缺失的表现与病情严重程度和年龄有关。这是因为老年人普遍存在脑动脉硬化和脑组织萎缩,有相对的供血不足和脑细胞代偿功能不全,一旦脑出血可产生更严重的脑组织缺氧和脑水肿,因此,神经功能缺失远较中青年患者严重,意识障碍相对多见,且不易恢复,癫痫发作率亦较高。

2. 颅内压增高症状不典型　老年人由于存在脑萎缩,脑室腔容积相对增大,给额外的颅内容物提供了场所,因此,小到中量脑出血,可以无颅内压增高症状。

3. 脑心综合征常见　老年人心血管基础疾病(如高血压、动脉粥样硬化等)发病率较中青年人高,脑出血后下丘脑、边缘系统、血管调节中枢受累以及交感、迷走神经刺激强化等可使心血管功能紊乱进一步加重,常出现脑心综合征。据报道,脑出血急性期有23.5%~98%的患者出现心肌缺血、心律失常表现。

4. 并发症多　脑出血后由于应激或丘脑下部损害,影响到患者的内分泌、凝血机制等功能,加之老年人抵抗力差,久病卧床等,可出现多种并发症,如肺部感染、血栓性静脉炎、心肌梗死、高血糖高渗状态、应激性溃疡、压疮等,而严重影响脑出血的治疗和康复。

(三)辅助检查

CT、MRI都是脑出血首选的辅助检查,这些无创性检查方法不仅对脑血管疾病的鉴别诊断有很大帮助,而且十分安全,因此,应尽早采用以免延误诊断,必要时可做脑脊液检查。

(四)心理社会状况

评估患者是否因突然出现的躯体功能残障而产生焦虑、抑郁、绝望等心理,评估家属对疾病的相关知识知晓度和对患者治疗、康复的支持度,评估家庭的经济状况和照顾能力。

【主要护理诊断/问题】

1. 急性意识障碍　与脑出血所致大脑功能受损有关。

2. 不易清理呼吸道　与意识障碍有关。

3. 自理缺陷　与医源性限制及肢体功能障碍有关。

4. 潜在并发症　脑疝、上消化道出血、肺部感染、心肌梗死、高血糖高渗状态、压疮。

【主要护理措施】

1. 休息与体位　绝对卧床休息 2~3 周,可抬高床头 15°~30°,置冰袋于头部,保持局部低温,降低脑代谢率,减轻脑水肿。

2. 严密观察、监测生命体征　意识状态是判断病情和治疗效果的重要依据,应严密观察意识障碍程度,如嗜睡、昏睡、昏迷和深昏迷。患者躁动、谵妄时,加保护性床栏,必要时使用约束带适当约束。注意观察瞳孔的变化及颅内压增高表现,警惕脑疝形成。

3. 保持呼吸道通畅,维持有效通气　当患者发生癫痫时,将患者头部偏向一侧,取下活动性义齿,以防误吸,及时吸尽口鼻内分泌物,痰液黏稠时给予雾化吸入。用鼻管或面罩吸氧,必要时行气管插管或气管切开,机械辅助通气,使氧饱度维持在 90% 以上。

4. 用药的护理　控制颅内压增高和脑水肿常用 20% 甘露醇、呋塞米等,对于老年人来说,应根据心肾功能情况调整脱水药物的滴速和用量。为减轻甘露醇对心肾功能的不利影响,常配合间隔使用利尿药。应保证脱水剂快速输入,同时,注意各种脱水剂交替使用及间隔时间,以达到平稳、持续降颅内压的效果。要严格记录 24 h 出入水量,及时掌握肾功能情况,避免发生水、电解质紊乱。另外,针对高血压采取降压治疗时,应注意降压效果,保持平稳降压,防止降压过快过低而加重脑组织缺氧。

5. 防治并发症　老年脑出血最常见的并发症是肺部感染。因此,应加强口腔护理,定时吸痰,房间保持良好通风效果,保持空气新鲜,呼吸机管道注意消毒。气管切开者,气管内套管应定时消毒灭菌,并注意无菌操作。密切观察肺部体征、痰液、血象变化。监测血糖及血浆渗透压变化,观察有无应激性溃疡、消化道出血征象,定期更换体位,保持皮肤洁净,防止压疮发生。

6. 营养护理　给予清淡、易消化、无刺激性、营养丰富的流质饮食,同时严格限制钠盐摄入,以低盐、低胆固醇饮食为主。患者有咀嚼或吞咽困难时,进食、进水应缓慢,防止呛咳,必要时行鼻饲。每次喂食前均需检查并确认胃管位置是在胃内,喂食最好根据患者的吸收情况,宜少量多餐。有消化道应激性溃疡需要禁食时,进行胃肠外营养。

7. 康复训练　脑出血的功能障碍,主要为运动障碍及语言障碍。早期康复是切实有效的治疗方法,在病后的前 3 个月特别是最初几周内效果明显。因此,只要生命体征平稳即可开始康复训练,如躯体移动训练等,并配合康复治疗师按计划系统地进行肢体康复训练和语言、吞咽功能训练,以提高患者的生活自理能力。

8. 心理护理　老年患者由于起病后自理能力降低,常有焦虑、恐惧、孤独、无用感,加之病程长,而且伴有多种疾病,患者常有抑郁情绪,甚至出现自杀倾向,这些不良因素常降低患者治疗的依从性,妨碍病情的康复。因此,护理人员一方面要为患者积极治疗和精心护理,另一方面要做好细致的心理护理,安慰、鼓励患者正确认识疾病,恰如其分地回答患者提出的问题,鼓励患者树立战胜疾病的信心;同时,做好家属的心理疏导,以共同消除患者的焦虑、抑郁等不良情绪。

9. 健康教育

(1) 控制高血压:高血压是导致脑血管病的首要危险因素。目前中国高血压患者普遍存在三高(患病率高、致残率高、病死率高)、三低(知晓率低、服药率低、控制率低)和三个治疗误区(有病不愿服药、不难受不服药、不按病情服药)的特点。因而普及健康知识,重视每年查体,定期测量血压,早期发现病情,及时采取正规有效的治疗措施,控制血压在正常范围等,这些对减少脑血管病的发生至关重要。

(2) 控制高脂血症:强调健康的生活方式,平时注意低脂、低糖、低盐饮食,多食水果、蔬菜和含纤维素较多的食物;控制体重,适当运动。对已有血脂升高的患者,应限制过量的动物脂肪摄入,可选食糙米、洋葱、木耳、蘑菇等食物。必要时服用降血脂药或具有降血脂功能的保健食品,以调整脏腑功能辅以治疗;采取综合措施,力求使血脂保持在正常水平。

(3) 控制糖尿病:通过健康教育与心理治疗、饮食治疗、运动治疗、药物治疗及定期进行病情监测,尽可能使血糖平稳,减少急性和慢性并发症的发生、发展。

(4) 控制体重:为防止超重和肥胖,首先要防止从膳食中摄入过多的热量,如减少脂肪、糖、糕点、酒等含热量高的食物,并适当控制主食、谷类的进食量;其次要增加体育活动,坚持有规律的体育锻炼,可有助于改善心血管功能,有益于将体重控制在正常范围内。

(5) 避免诱因,预防并发症:避免情绪激动,去除紧张不安、愤怒、恐惧以及过度用力等诱因,避免饱餐、大量饮酒、过劳、大便干结、突然的寒冷刺激等。积极进行康复训练,康复训练过程艰苦而漫长,需要信心、耐心、恒心,在康复医生的指导下,循序渐进,持之以恒。

三、血管性痴呆

【疾病概述】

血管性痴呆(vascular dementia)是指由脑血管病变引起的痴呆,其发病率从 60～64 岁的 0.14% 升高到 80 岁的 0.57%,以缺血性脑血管病所致为多见,包括多发性腔隙性脑梗死、多发性脑梗死、单发性脑梗死、皮质下动脉硬化性脑病及淀粉样脑血管病等。血管性痴呆又可分为多发性脑梗死性痴呆和 Binswanger 病(BD)。

多发性脑梗死性痴呆,约占血管性痴呆患者的 39.4%,男性多见。多发生于反复发作多次脑梗死后的动脉硬化患者,或经历一次严重卒中之后的患者。与阿尔茨海默病(AD)相比,本病发展相对迅速,病程呈阶梯式进展,常主诉有躯体症状,有明显的局灶性体征,常伴有高血压或癫痫。人格相对完整,多有明显的情感改变,如抑郁、焦虑和情绪不稳定。

Binswanger 病亦称为皮质下动脉硬化性脑病,此病的主要病理改变为大脑半球白质中有多发性梗死,颞枕叶后部受损更多,常伴有高血压动脉硬化史或有急性脑卒中史。其特征为有明显的局灶性神经体征和病情进展迅速。

血管性痴呆的治疗原则为:去除危险因素,治疗病因,增强脑循环,改善脑代谢,防治并发症。

【护理评估】

(一)健康史

评估患者的生活方式、饮食习惯,询问患者既往是否有高血压、高脂血症、糖尿病等病史,评估患者的发病年龄、病程演变方式、家族病史等。

(二) 临床表现

1. 与阿尔茨海默病相比　血管性痴呆在呈现痴呆之前,常有多次反复发作的短暂性脑缺血发作(TIA),或呈现可逆性缺血脑功能障碍。每次发作虽都短时恢复,但神经损害逐渐积累。

2. 以痴呆为核心的精神症状明显　主要表现为认知功能阶梯样下降,尤其是自身前后对比;记忆力下降以及 2 个以上认知功能障碍,如定向、注意、言语、视空间功能等;情绪障碍明显,表现为易激动、无故抑郁、流泪、紧张、焦虑,病情发展快,或波动,或呈阶梯样逐渐进展。情感障碍明显突出,多数有人格改变,其严重程度已影响日常生活。

3. 局灶性神经系统症状和体征多见　如偏瘫、中枢性面瘫,感觉障碍、运动障碍、失语等。

(三) 辅助检查

CT 或 MRI 检查显示多发性梗死灶或脑室周围的脱髓鞘改变,脑电图(EEG)检查显示正常或局灶性慢波。

(四) 心理社会状况

评估患者是否有因行为受限而出现焦虑、抑郁、激动情绪;评估患者的生活环境,是否有受虐待情况;评估家属经济上和精神上的负担以及照护能力和方法;了解社区老年机构状况,是否能为家庭照护提供服务。

【主要护理诊断 / 问题】

1. 自理能力缺陷　与认知改变或肢体功能障碍有关。
2. 社交障碍　与认知改变或语言障碍有关。
3. 照顾者角色困难　与照料者照护知识缺乏以及身心疲惫有关。
4. 有受伤及暴力行为的危险　与情感不稳定有关。

【主要护理措施】

1. 安全护理

(1) 用药安全:患者常有多种伴随疾病,用药多样,如果疏忽,会出现漏服、少服、用药过量,甚至中毒等。老年痴呆患者常忘记吃药、吃错药,或忘了已经服过药又过量服用,所以,所有口服药必须由护士按顿送服,不能放置在患者身边。护士必须观察患者服药,督促其将药全部服下,以免患者遗忘或错服。例如某些心脏疾病药物过量会导致猝死,有生命危险;糖尿病用药,漏服或不能按时服用,起不到降糖效果,服用过量,又会造成低血糖等严重后果。对伴有抑郁症、幻觉和自杀倾向以及拒绝服药的患者,要监督其把药服下,注意要让患者张开嘴,检查确认是否真正已经将药物咽下,防止患者在无人看管的情况下将药物吐掉或取出。镇静催眠药在患者上床以后再服用。中、重度痴呆患者服药后常不能诉说其不适,护理人员要细心观察患者服药后的反应,及时反馈给医生,以便及时调整给药方案。卧床以及吞咽困难的患者,不宜吞服药片,最好将药片掰成小粒或研碎后溶于水中服用。不能吞咽或昏迷的患者,可由胃管注入药物。

(2) 防止跌伤:血管性痴呆多伴有椎体外系统病变以及各种各样的共济失调表现,患者站立、行走都会出现困难,但患者往往没有自知力而独自行动去完成一些力不从心的工作,结果很容易跌伤,加之老年人骨质疏松,极易骨折。所以,病房内、浴池、厕所地面要干燥、无积水,规劝老年患者勿做难以承担的劳作,上、下床及变换体位时动作宜缓,床边设护栏,上下楼梯、外出散步一定要有人陪伴和扶持。

（3）防止自伤：近年来，老年痴呆患者的自伤、自杀事件屡见不鲜，究其原因，一是心理脆弱，丧失自理能力，不愿给家人增加负担，寻求一死了之；另一类是病态表现，由于脑组织受损及退化，患者在抑郁、幻觉或妄想的支配下，而发生自我伤害。但不论哪一种，都需要护理人员及家人在耐心心理护理的同时，进行全面照顾，严密观察，随时发现可疑动向，及时排除患者可能自伤、自杀的危险因素。

（4）防止走失：老年痴呆患者因记忆功能受损，尤其是中、重度痴呆患者，定向力出现障碍，应避免患者单独外出，同时指导家属在患者衣服内放置或缝制卡片，佩戴手环写清患者姓名、疾病、家庭住址、联系电话号码等，一旦患者迷路，容易被人发现送回。

（5）其他：洗澡时注意不要烫伤；不要让患者单独承担家务，以免发生煤气中毒、火灾等意外；家中药品、化学日用品、热水瓶、电源、刀剪等危险品应放在安全、不容易碰触的地方，防止患者自杀或者意外事故发生。最好时时处处不离人，随时有人陪护患者。

2. 日常生活护理

（1）饮食护理：在给予老年痴呆患者原有疾病治疗饮食的同时，一日三餐应定量、定时，尽量保持患者平时的饮食习惯。患者多数因缺乏食欲而少食甚至拒食，直接影响营养的摄入，对这些患者，要选择营养丰富、清淡可口的食品，荤素搭配，食物温度适中，无刺、无骨，易于消化，以半流质或软食为宜，食团大小要合适。血管性痴呆患者很多有吞咽困难，应缓慢进食，不可催促，每次吞咽后嘱患者反复做几次空咽运动，确保食物全部咽下，以防噎食及呛咳。对少数食欲亢进、暴饮暴食者，要适当限制食量，以防止因消化吸收不良而出现呕吐、腹泻，进食时必须有人照看，以免呛入气管致窒息死亡。

（2）睡眠障碍的护理：痴呆患者往往有睡眠障碍，认知障碍严重时可有昼夜颠倒，常白天休息，夜间吵闹。对于这种情况，首先要为患者创造良好的入睡条件，周围环境要安静、舒适，入睡前用温水泡脚，不要进行刺激性谈话或观看刺激性电视节目等，不要给老年人饮浓茶、咖啡及吸烟，以免影响睡眠质量，对严重失眠者可给予药物辅助入睡。夜间不要让患者单独居住，以免发生意外。每天应保证有 6～8 h 的睡眠。对于昼夜颠倒的患者，如病情许可，白天要让其有适度的活动，尽量不让患者在白天睡觉，而是增加活动，保持兴奋，以使其能在夜间休息，避免整天卧床。

（3）日常活动护理：对于轻、中度的痴呆患者，除了给予适度的生活照顾之外，应尽量指导其自理日常生活，安排并鼓励其参加一定的活动，如听音乐、阅读等，多陪患者聊天，帮助其回忆过去的生活经历等。患者在卫生、饮食、大小便、起居等日常生活方面自理能力差，需要家属督促或协助，使其维持良好的个人卫生习惯，减少被感染的机会。个人卫生包括皮肤、头发、指甲、口腔等的卫生，要求早晚刷牙、洗脸，勤剪指甲，定期洗头、洗澡，勤换内衣及被褥。给予卫生指导，采取措施制止患者的不卫生行为，如随地大小便，捡地上东西吃等。根据天气变化及时建议患者增减衣服，经常为病房开窗换气。长期卧床的患者要为其定期翻身、拍背。对大小便失禁的患者，要及时协助其处理大小便，保持皮肤、床铺的整洁、干燥，以减少发生感染和皮肤病及压疮的危险。

3. 心理护理　痴呆患者可出现各种心理状态，应多与患者谈心、交流，特别是对于早、中期患者，鼓励家人陪护探视。对于焦虑患者，给予足够的照顾，保证居室安静；安排有趣的活动，指导患者听一些轻松、舒缓的音乐。对于抑郁患者，要耐心倾听患者的叙述，不强迫其做不情愿的事情;在病情许可的情况下,鼓励患者多活动,如散步等。有激越行为者往往出现攻击行为,而有些攻击行为对患者自己或他人来说是危险的。为了较好地预防激越行为的发生,应该尽量避免一切应激原,如病房环境应尽量按患者原有的生活习惯设置,避免刺激性语言,鼓励患者有规律性地锻炼,以达到放松的目的。对有激越行为的患者,应试图将其注意力转移到感兴趣的方面,可有效地减少激越行为的发生。对患者不能用禁止、命令的语言,更不能在患者存在激越行为时将其制服或反锁在室内,这样会增加患者的心理压力而使病情加重。表现欣快的患者,护理人员首先要尊重患者,劝导其增加活动,如下棋、读报等。行为淡漠的患者,要增加病室照明度,多与患者交流,对患者多说一些关爱的语言,与其建立信赖的关系,鼓励患者做力所能及的事情。

4. 对家庭照顾者的支持指导 向家庭照顾者介绍老年痴呆患者的护理方法,注意尊重患者的人格,切勿使用刺激性语言,不嫌弃患者,更不能虐待患者,要用足够的耐心和毅力去关爱患者;教会家属和照顾者自我放松的方法,合理休息,寻找社会支持,适当利用家政服务机构和社区卫生服务机构的资源,组织有痴呆患者的家庭进行相互交流、相互联系与支持。

5. 健康教育

(1) 向患者家属及照顾者讲解血管性痴呆的相关知识,患者出现性格、行为改变的原因及照顾的方法,使照顾者不得因为患者智能障碍而使患者人格受损或虐待患者。

(2) 指导家属及照顾者如何对患者进行日常生活护理,注意安全以防止意外发生。

(3) 指导家属及照顾者制订家庭照顾计划,怎样缓解精神压力,寻找可以帮助的朋友及可利用的社会资源等。

四、帕金森病

【疾病概述】

帕金森病(Parkinson disease,PD)又称震颤麻痹,是一种老年人常见的锥体外系的变性疾病,主要病变在中脑的黑体和纹状体。帕金森病在人群中患病率为$(1\sim2)/1\ 000$,其患病率随年龄增长而增加,60 岁以上老年人有 1% 患病。2014 年的一项 Meta 分析对我国(包括台湾地区)1983—2009 年报道的帕金森病流行病学调查结果显示:我国总人群帕金森病患病率为 190/10 万,年龄亚组分析,$50\sim59$ 岁的患病率为133/10万,$60\sim69$ 岁的患病率为422/10万,$70\sim79$ 岁的患病率为825/10万,80岁以上的患病率1 663/10万,全人群的年发病率约为362/10万。本病严重影响患者的工作和日常生活,且半数左右成为严重残疾。

帕金森病可分为原发性、继发性和症状性三种。原发性帕金森病是慢性神经系统退行性病变,主要是中脑的黑质和纹状体的神经递质——多巴胺减少所引起,其发病与环境有关。暴露于化学品厂、钢铁厂或印刷厂者,帕金森病的患病率高。继发性帕金森病由脑炎、锰和一氧化碳中毒、药物及脑动脉硬化等因素引起,脑动脉粥样硬化引起的帕金森病又称假性帕金森综合征,其临床特点为震颤相对较轻,有动脉粥样硬化伴假性延髓麻痹和锥体束征,情绪不稳、智力减退,病程呈阶梯样进展,左旋多巴制剂治疗无效。症状性帕金森病是指帕金森病伴有其他神经障碍的症状和体征,如自主神经功能障碍,小脑、动眼神经或皮质功能障碍。其特点是起病时无震颤,病程发展快,出现基底核以外的神经系统症状,对左旋多巴疗效短暂或无效,其病因与遗传因素有关。

帕金森病的治疗目标为:早期应用理疗、医疗体育治疗为主,维持日常生活和工作能力,尽量推迟药物治疗时间;后期应用药物治疗控制症状。药物治疗从最小剂量开始,不求全效但求有效,品种不宜多,也不宜突然停药。

【护理评估】

(一)健康史

评估患者家庭中有无帕金森病患者;询问患者的工作、生活环境;评估患者既往是否有脑动脉粥样硬化、脑炎、外伤等经历,询问药物使用情况。

(二)临床表现

1. 突出症状为运动减少和肌强直 在老年人,本病的早期难以发觉,常以少动为首发症状,因此,易被家人甚至医务人员所忽略。少动常为老年帕金森病的典型症状,主要表现为肢体动作迟缓,活动减少,转身或行走困难。少动可影响呼吸肌,表现为呼吸不畅;也可出现发音障碍或失语;而部分肌肉的少动表现为本病典型的写字过小症或面具样面部表情;其他少动症状,如冻结步态、反常动作、少动危象和开关现象。少动与天气、昼夜时间影响及过度劳累、精神紧张和全身感染有关。干燥、凉爽、气压较高的天气,患者感觉比较好。

肌强直见于所有帕金森病患者,但老年人以肩胛带和骨盆肌肉的强直更为显著,而且,上述肌强直可引起关节疼痛;疾病后期于站立或行走时可出现髋关节疼痛,这是由于肌张力增高,使关节的营养血管的血供受阻和肌力减退、关节受重力压迫所致。

2. 静止性震颤不明显 当老年人坐着、双手放于膝部,不易检出静止性震颤;在行走、兴奋和焦虑时,静止性震颤相对明显。对天气变化敏感;睡眠时,静止性震颤可消失;患者出现感染和肺炎时,静止性震颤也可消失,但随全身情况的恢复而再度出现。

3. 自主神经功能紊乱及情感障碍较明显 帕金森病自主神经功能紊乱表现为唾液多、皮脂多、出汗多、体温升高、下肢水肿及便秘等;老年患者常见顽固性便秘或尿潴留、下肢水肿,夏天体温升高或夜间大量出汗。这可能与5-羟色胺代谢异常使神经介质突然释放有关。此外,还容易出现精神症状和认知功能减退,抑郁和焦虑常见且可能为前驱症状,认知功能障碍发生率可达20%左右。

(三)辅助检查

1. 功能障碍评估 可用Webster修订记分法或帕金森病统一评分量表(unified Parkinson disease rating scale,UPDRS)评估。

(1) Webster修订记分法:共包括10项,其内容为手部动作过缓、僵直、姿势、上肢协同动作、步态、震颤、面容、起立、言语和生活自理能力。病情按总分决定:1~10分为轻度,11~20分为中度,21~30分为重度。

(2) 帕金森病统一评分量表包括:①精神、行为和情绪,②日常生活活动能力,③运动检查,④治疗并发症,⑤修订Hoehn-Yahr分期,⑥Schwwab和英格兰日常生活活动量表,其中运动检查部分是最常用的。

2. 脑部结构检查 可用CT、MRI检查,有条件时可用正电子发射体层成像(PET)检查。在单光子发射计算机断层成像(SPECT)检查中用[I-123]β-CIT来标记纹状体的多巴胺递质,可作为早期诊断帕金森病的手段。

(四)心理社会状况

评估患者对疾病的反应,是否因为动作迟缓、行走困难、构音障碍等影响日常生活而产生自卑、抑郁、焦虑、恐惧心理;评估家属对患者的支持和照顾程度,了解照顾方法是否得当;

了解家庭经济状况。

【主要护理诊断/问题】

1. 语言沟通障碍　与声带功能减退有关。

2. 营养改变:低于机体需要量　与吞咽困难有关。

3. 自尊紊乱　与身体形象改变、依赖他人有关。

4. 知识缺乏　对病程及治疗不了解。

5. 潜在并发症　外伤、感染。

【主要护理措施】

1. 饮食护理　注意膳食和营养。老年人胃肠功能多有减退,而帕金森病患者合并胃肠蠕动乏力、痉挛、便秘等症状更为常见;此外,本病肌张力明显增高,肢体震颤,能量消耗相对增加,加之患者存在不同程度的痴呆、食欲减退、不知饥饱等,故在患者的营养方面应注意调理,给予高热量、富含维生素的食物。可根据患者的年龄、活动量给予足够的总热量,蛋白质饮食需适量,盲目地给予过高蛋白质饮食可降低左旋多巴的疗效,特别是服用多巴胺治疗者宜稍限制蛋白质的摄入量,因为蛋白质消化过程中产生的大量中性氨基酸,可与左旋多巴竞争入脑而影响其疗效。一般而言,蛋白质摄入全日总量为 40~50 g,多选用乳、蛋、肉、豆制品等优质蛋白质。多吃新鲜蔬菜、水果,多饮水,多食含酪氨酸的食物,如瓜子、杏仁、芝麻、脱脂牛奶等可促进脑内多巴胺的合成。无机盐、维生素、膳食纤维供给应充足,纤维素能促进肠蠕动,防治大便秘结。患者出汗多,应注意补充水分。对咀嚼、吞咽功能障碍者,进食过快时可引起呛咳、坠积性肺炎,护理上指导患者进食时采取坐位或半坐位,集中注意力,并给患者充足的时间缓慢进餐,少量多餐,细嚼慢咽,给予制作精细的小块食物或者黏稠不易反流的食物,让患者每咬一口吞咽2~3次。对于流涎过多及饮水呛咳的患者,必要时鼻饲流食或是胃造口术,保证营养的供给。

2. 日常生活护理　患者由于动作僵硬、缓慢、震颤,加上姿势和平衡障碍而引起躯体移动不便,吃饭、穿衣、洗澡、书写、行走等困难,生活自理能力显著降低,因此,要给予其生活上的关心和照护。无法进食者,需有人喂汤饭。穿脱衣服、扣纽扣、系腰带和鞋带困难者,均需给予帮助。对于大小便不正常、不能控制者,应帮助其建立规律的排便习惯。同时要特别注意生活中的安全问题,患者动作缓慢、笨拙,用餐时应防止呛咳或烫伤。要注意移开环境中的障碍物,路面及厕所地面要防滑,走路时持拐杖助行,外出活动或沐浴时应有人陪护,防止跌倒及受伤。床上应设有床栏,厕所内设扶手,若患者如厕下蹲及起立困难时,可置高凳坐位排便。

3. 加强肢体功能锻炼　运动疗法对帕金森病是一项有效的辅助治疗,与药物治疗合理并用,不仅可以改善功能,还可预防疾病的继发性损害,也能在一定程度上延缓疾病的发展。因此,早期应坚持一定的体力活动,如爬山、打太极拳、做操、在直线跑道上慢跑和练气功等运动,多做肢体功能锻炼,以预防肢体挛缩、关节僵直的发生。在日常生活中可以自行穿脱柔软、宽松的衣服,以加强上肢活动及上、下肢的配合训练,也可进行四肢按摩,大、小关节顺位活动。①基本动作训练:包括坐下、起立、卧床、起床和床上翻身等,重症患者可在床上进行坐位、卧位及翻身等体位变换训练。②关节活动范围训练:主要部位是颈、肩、肘、腕、指、髋、膝,主动与被动活动各关节,如颈前屈、后伸、左右侧屈、左右回旋、肩内旋、内收、外旋、外展、耸肩、垂肩,站立时双手向上举、伸指、伸肘,下蹲手握拳、屈肘、上臂内收。③姿势训练:保持躯体直立和四肢良好姿势,矫正躯干和四肢的屈曲姿势,重点训练平衡和协调功能。如上下肢的运动协调,四肢和躯干、两侧肢体对称或不对称协调,眼和手的协调等,上肢和手的协调着重于动作的精确性、反应速度及运动的节奏性,下肢着重于正确的步态。晚期多做肢体功能运动和肌肉、关节按摩,以促进血液循环。症状严重的患者,可能发生运动障碍,而丧失生活自理能力,这时就要帮助其被动活动,如按摩等,但按摩时力度要轻柔和缓,注意安全,预防意外发生。

4. 用药指导　帕金森病患者用药有明显个体差异,医生会根据患者的具体情况,如年龄、病情、症状给予不同药物,要严格遵医嘱服药。护理人员要详细交代服药的时间、剂量及不良反应,同时要注意观察药物的不良反应,如左旋多巴可引起腹痛、直立性低血压、精神错乱等,苯海索可引起前列腺肥大患者排尿困难、便秘等,必须警惕,预防严重并发症的发生。要提醒患者坚持定时服药,不能擅自停药。长期服用左旋多巴类药物可出现症状波动、不随意运动、精神障碍等,要注意观察,一旦出现,及时报告医生。

5. 心理护理　帕金森病是一种慢性疾病,病程长,呈进行性加重。大多数患者都有悲观情绪,对康复治疗信心更是不足;加之患者由于"面具脸""搓丸样动作""慌张步态"及言语障碍,生活不能自理等,易产生孤独、焦虑、自卑、自怜、烦躁,甚至厌世的情绪,终日默默无语。因此,心理护理应贯穿护理的全过程,护士与家属要共同配合,做好本病的知识宣教,讲解疾病的发展及治疗情况,使患者了解病情,主动配合治疗及护理。生活上避免不良刺激,尽量满足患者需求,对其多关心体贴,工作耐心、细心,注意倾听患者的心理感受,鼓励患者自我护理,如穿衣、吃饭、移动等,以增加其独立性及自信心,并可培养其各种兴趣爱好,如看报、读书、下棋、听广播等,充实生活,调整患者的情绪,使其保持愉快的心情。另外,为患者提供良好的家庭支持。家庭作为患者的主要支持系统,对患者的心理及身体的康复起着不同寻常的作用。家庭及亲朋好友对患者的内心活动、性格特点、生活习惯最了解,是其他人不能代替的,而且患者也愿意依赖亲人的照顾。护士可根据治疗和护理的具体情况改善探视条件,让家属、亲友多接近患者,给其以心理上的支持和安慰。

6. 预防并发症

(1) 预防跌倒:老年帕金森病患者震颤累及上、下肢,肌强直引起共济失调;口服抗胆碱药可能引起直立性低血压;同时,老年体弱或合并头晕、痴呆、高血压等,使患者自护能力下降,在临床与日常生活中常会发生跌倒。护士应嘱患者在变动体位时要慢、稳,借助拐杖行走,并给以必要的搀扶。晚睡前开房间地灯,将尿壶放在床边,夜间尽量不上厕所。护士要经常巡视病房,发现睡眠中身体翻动至床边时要协助患者往床中移动,或加用床栏及用椅背护挡。病床、卧具要软硬适度,有便于支靠或起床的设施,在走廊、卫生间、楼梯等处要彻底清理障碍物,并保持一定亮度。

(2) 预防误吸:在老年患者中,吞咽困难所引起的最常见并发症是吸入性肺炎,而严重误吸可直接引起窒息乃至死亡。因此,必须做好吞咽困难的护理及误吸的预防工作,包括食物的选择、患者的进食体位和进食状态、护理人员的帮助。食物选择应以半流质为宜,如蛋羹、粥类、菜泥、酸牛奶等。患者进食的体位应取舒适、无疲劳的坐位,卧床患者应抬高床头 45°,以利咽下运动,减少误吸的机会。患者进食时应在安静的情况下进行,精力集中,进餐时不要与人谈话,以免精力分散导致误吸。餐后应进行口腔护理,以防止口腔内存留食物在患者变换体位时误吸。

（3）预防肺部感染：老年人防御功能减退，抵抗力下降，长期住院，易患获得性肺炎。保持室内空气新鲜，鼓励患者经常下床活动，到室外散步，呼吸新鲜空气，改善心肺功能。在冬季时每天开窗通风，并注意保暖防止受凉而加重病情。休息时也应经常变换体位和轻拍背部，以促进痰液排出，并做好口腔护理。

（4）预防压疮：老年帕金森病晚期合并严重痴呆者，长期卧床易发生压疮。应保持床铺清洁、干燥，经常洗澡，勤换内衣，剪指、趾甲等，铺厚、大海绵床垫，注意保护患者的骨隆突及支撑体凹处，身体空隙处要加以软垫，使患者处于稳定、平衡的卧位。

（5）预防尿路感染：由于老年患者易发生尿失禁和尿潴留，应注意观察及护理，必要时给以尿套或留置尿管，每日间歇放尿并做好记录。留置尿管每周更换 1 次，每日用温水清洗外阴部，保持清洁，避免尿液浸渍引起感染。

（6）预防便秘：便秘本身即为帕金森病的主要的非运动症状，加之老年患者卧床时间长，活动量少，肠蠕动减弱，便秘情况相对较重。嘱患者多食富含纤维食物和蔬菜水果，以保持大便通畅；必要时可服用轻泻药，如乳果糖等，便秘顽固的可给予开塞露，行人工通便。

7. 健康教育

（1）宣传疾病相关知识：如帕金森病的危险因素、药物治疗和康复锻炼的有关知识，以减轻患者及其家属的心理压力，配合治疗。

（2）用药指导：向患者及其家属讲解各类药物的不良反应，要求患者按时服药，注意服药的效果及不良反应，以利于及时调整药物的剂量和种类。

（3）功能锻炼：帕金森病早期，鼓励患者坚持一定的体力活动和功能锻炼，指导病情较重患者进行姿势和步态的训练，晚期卧床患者做被动肢体活动和肌肉、关节按摩。

（4）饮食指导：指导家属注意调理患者饮食，给予足够的总热量，满足糖、蛋白质的供应，防止便秘。摄入肉类前 30～60 min 服卡比多巴 / 左旋多巴（息宁）或多巴丝肼，以保证药物在食物干扰前已被迅速吸收。

（5）并发症的预防：指导患者根据季节、天气及时增减衣物，并决定室外活动的方式、强度，预防感冒。卧床患者按时翻身、拍背，被动活动肢体，做好皮肤及口腔护理，防止压疮及坠积性肺炎的发生。

五、硬膜下血肿

【疾病概述】

慢性硬膜下血肿（chronic subdural hematoma，CSDH）比较常见，而且好发于老年人。本病的特点是颅脑损伤非常轻微，甚至很多人不记得自己有过头颅碰伤，一开始起病也很隐匿，临床症状、体征也无明显特征。老年人由于血管弹性差，或脑萎缩后脑桥静脉张力相对增大，轻微外伤或头部剧烈运动均可致血管破裂，加之抗凝、抗血小板凝集药的应用，一旦少量硬膜下出血则不易自行停止，容易形成血肿。慢性硬膜下血肿的老年患者很多以记忆力下降、智力下降、精神症状或大小便失禁起病，易被误诊为阿尔茨海默病；有些以一侧肢体运动障碍、失语起病，常被误诊为脑卒中。老年人往往有不同程度的脑萎缩，颅腔内有较大的可供代偿的腔隙，在血肿的初期极易被忽视，当血肿长到出现症状需要手术时，往往都已很大，甚至出现昏迷。老年人主要为慢性硬膜下血肿。其治疗原则为手术清除血肿及引流，预防各种并发症。

【护理评估】

（一）健康史

评估患者是否有头部外伤史,详细了解受伤的过程,如暴力的大小、方向、性质、速度,患者当时有无意识障碍,其程度及持续时间,受伤当时有无口鼻、外耳道出血或发生脑脊液漏,是否出现恶心、呕吐等;询问患者既往健康状况、药物使用情况,是否应用抗凝、抗血小板聚集等降低血液黏度的药物。但是老年患者有时头外伤较轻微,往往缺乏明确的病史。

（二）临床表现

1. 表现隐匿 以慢性硬膜下血肿多见,且外伤史不明确。老年人外伤后至出现症状多数在3个月以上,甚至数年,由于病情发展缓慢,潜伏期长,患者及其家属已经遗忘了头部外伤史,特别是轻微外伤时,患者甚至完全否认有外伤史,能提供头部外伤史的只占70%左右,常易被误诊。

2. 精神症状突出,意识障碍者少见 老年慢性硬膜下血肿首发和主要症状是精神症状,如痴呆、人格改变、记忆障碍及定向力、判断力和自知力丧失,意识障碍不明显,出血量虽然比中青年多,但出血量与症状不成比例。局部体征主要以头晕、头痛不伴有呕吐,不同程度肌无力、偏瘫,短暂性脑缺血发作及卒中样发作多见。

3. 并发症多 老年硬膜下血肿常容易出现各种并发症,如肺部及血肿腔感染、应激性溃疡、血肿再发、心肾功能不全、血栓性静脉炎等。

（三）辅助检查

CT检查是硬膜下血肿首选的检查方法,可显示特征性表现,主要为硬膜下的新月形高密度、混杂密度、低密度影和等密度影;MRI及脑血管造影可进一步确认CT检查结果。

（四）心理社会状况

评估患者对疾病的反应,如焦虑、抑郁等;评估家属对患者的支持和照顾程度,如生活照料、体贴安慰情况;了解家庭经济状况。

【主要护理诊断/问题】

1. 思维过程紊乱 与脑损伤后功能改变有关。
2. 自理缺乏 与脑损伤后出现精神症状有关。
3. 潜在并发症 血肿再发、应激性溃疡、颅内感染、肺部感染、癫痫等。

【主要护理措施】

护理目标为:①患者意识障碍程度减轻或恢复正常。②患者日常生活能部分自理。③患者不发生并发症。

1. 病情观察 严格观察患者的意识、瞳孔、生命体征变化,观察头痛的程度,掌握病情的发展。如果头痛剧烈、呕吐频繁、意识障碍进行性加重,提示病情恶化,应及时进行处理。同时避免增加颅内压的因素,如剧烈咳嗽、打喷嚏、用力排便、情绪激动等。实施钻孔引流术后的患者,应注意观察引流液的量、色,并及时记录,还应观察引流管的位置,引流管是否通畅。发现异常,及时报告医生。

2. 预防并发症 患者可能出现应激性溃疡、癫痫等并发症,应严密观察病情。患者出现明显的精神症状或肢体功能障碍时,应给予周到细致的生活护理,如饮食上给予高蛋白质、丰富维生素、低脂肪、易消化的食物;若出现应激性溃疡时,宜采用全肠外营养,并逐步过渡到肠内营养,选用要素饮食、匀浆饮食等。每日擦浴,注意头发、皮肤、外阴、口腔等护理,防止压疮。若患者精神症状明显、躁动不安时,应实施保护性安全措施,加床挡防坠床,剪去指甲预防抓伤,取下义齿,防咬伤及脱落误吸气管。长时间卧床者,为防止关节挛缩和肌肉萎缩,肢体应保持功能位,下肢用软枕垫起,防止足下垂,并每日做关节活动、肌肉按摩,防止肢体萎缩和畸形,协助患者离床活动,借助工具进行功能锻炼,以促进功能重建。

3. 心理护理 应关怀、体贴患者,多给患者以心理安慰,当其出现悲观情绪时,耐心询问原因,予以解释,鼓励患者把心里想法说出来,与病友、医务人员及家属进行沟通交流,并播放一些轻松愉快的音乐以活跃气氛。当患者出现明显精神症状时,更要有足够的耐心、温和的态度关爱患者,绝不能嫌弃,切忌使用刺激性语言。鼓励、支持患者参加一些力所能及的活动,以消除孤独、抑郁情绪。

4. 预防感染 头部外伤可能出现脑脊液漏,应注意预防因脑脊液漏而发生感染。观察脑脊液的方法,将血性液滴于白色滤纸上,如见血迹外周有月晕样淡红色浸渍圈,可判断为脑脊液。护理措施:取头高位,床头抬高 15° ~ 20°,其目的是利用重力使脑组织贴近颅底硬膜漏孔处,促使漏口粘连封闭。于外耳道放无菌干棉球,浸透后及时更换,24 h 计算棉球数,以估计脑脊液漏出量。及时清除外耳道内血迹及污垢,防止液体引流受阻而倒流,禁做耳及鼻道堵塞、冲洗、滴药。为实施钻孔引流术的患者更换引流管时,应严格无菌操作,并严密观察引流液的色和量,防止颅内感染。此外,应预防肺部感染,及时清除呼吸道分泌物,注意翻身、拍背,促进排痰,痰黏稠不易咳出时,给予雾化吸入,保持室内空气的温度和湿度,温度宜在 32 ~ 34℃,湿度在 40% ~ 60%。

5. 健康教育

(1) 向患者及其家属讲解老年硬膜下血肿发生的原因及病情演变过程,预防头面部外伤。使用抗血小板药或抗凝血药时,应严格按医嘱执行。

(2) 指导家属观察硬膜下血肿的病情变化,如头痛、呕吐、意识情况的改变;预防感染及并发症的措施,如加强皮肤、口腔护理、翻身、拍背。患者定向力、判断力障碍时,防止出现意外。

(3) 指导患者及其家属康复期的肢体功能锻炼,防止关节变形及肌肉萎缩,促进早日康复。

六、颅内肿瘤

【疾病概述】

颅内肿瘤(intracranial tumor)亦称脑肿瘤,其病因至今未明。肿瘤发生自脑、脑膜、脑垂体、脑神经等颅内各种组织者,称原发性颅内肿瘤;由身体其他器官组织的恶性肿瘤转移至颅内者,称继发性颅内肿瘤。颅内肿瘤发病率为 40/10 万,老年人发病率占全部颅内肿瘤的 5% ~ 10%,以转移性颅内肿瘤多见,其中由肺癌和乳腺癌转移者最多,其次为肾、肾上腺、消化道、卵巢、前列腺、甲状腺、子宫及骨骼的肿瘤。原发性颅内肿瘤相对少见,且发病大多缓慢,数周、数月或数年之后,症状增多,病情加重;而转移性颅内肿瘤特别是高度恶性的肿瘤,发病较急,病情于数日内突然恶化,陷入瘫痪、昏迷、脑疝危象。临床表现多种多样,早期症状有时不典型,但主要表现为神经定位症状、精神症状、颅内压增高表现。

颅内肿瘤治疗的总目标为:采用手术治疗或非手术治疗(如伽玛刀治疗,放疗、化疗、免疫治疗等)手段部分或全部消除肿瘤组织,延长患者生存期;对症支持治疗以改善症状,缓解痛苦,提高生存质量。

【护理评估】

（一）健康史

评估患者的生活习惯，是否有与致癌物质、放射物接触史，了解家族中是否有类似病例；评估患者是否有肿瘤病史，如肺癌、乳腺癌等。

（二）临床表现

1. 偏瘫、精神障碍　临床上多以偏瘫、精神障碍为主要表现。脑瘤多发生于幕上、大脑半球，常出现进行性运动及精神障碍。运动障碍依肿瘤所在部位产生相应的体征，如一侧肢体瘫痪、偏侧感觉障碍、偏盲等；伴有或不伴失语；位于小脑者，则有眼球震颤、共济失调。精神障碍表现为表情淡漠、反应迟钝，记忆下降多见，有时表现为言语障碍、痴呆、定向障碍等，常因掩盖颅内肿瘤症状而被误诊。

2. 颅内压增高　出现较少且较晚。由于老年人多有脑萎缩，使颅内有较充裕的空间代偿肿瘤体积的增长，以致在较长时间内没有颅内压增高的表现；此外，老年人动脉硬化、脑血流量减少以及脑血管通透性降低等因素，使得早期肿瘤周围的脑水肿反应较轻；即使已经形成颅内压增高，也因为不易出现视神经盘水肿及头痛、呕吐反应迟钝，而容易被忽略。只有当肿瘤长到相当大小，颅脑的代偿容积耗尽时才会出现明显的颅内压增高的表现。

3. 头痛　较常见，有30%~40%的患者出现头痛。头痛除颅内压增高所致外，部分患者还可能因为肌肉紧张。

4. 癫痫　老年颅内肿瘤致癫痫的发生率高，多为局限性发作。约1/3的患者可以癫痫为首发症状，特别是小脑幕上脑膜瘤和70岁以下的颅内肿瘤患者癫痫发生率更高，多为局限性发作；若病变在皮质运动区，可引起对侧肢体局限性运动性癫痫发作。

5. 病程及预后　良性肿瘤病程长，预后好，恶性肿瘤则相反。老年脑膜瘤病程较长，首发症状出现较晚，可长期处于相对稳定状态，只要手术切除彻底，通常不易复发；而恶性胶质瘤及转移性颅内肿瘤极易引发脑水肿及脑软化，加之老年人的各器官功能有不同程度的损害，免疫力低下，故病情恶化较快，预后差。

（三）辅助检查

某些部位（如大脑前1/3、颞叶前部或枕叶）的肿瘤可长期不出现定位症状，必须借助辅助检查来确诊，目前诊断颅内肿瘤最理想的辅助检查是CT和MRI，此外，X线平片、脑血管造影、脑室造影、气脑造影等均各有其诊断价值。

（四）心理社会状况

评估患者对疾病的反应，是否因癌肿而感到抑郁、悲哀或焦虑，是否因担心给家人带来精神和经济负担而出现自杀倾向；评估家属对本病的看法，以及对患者的支持、照顾情况；了解家庭的经济状况及社会支持度。

【主要护理诊断/问题】

1. 有受伤的危险　与神经系统功能障碍导致的视觉障碍、肢体感觉运动障碍等有关。
2. 自理缺陷　认知障碍及肢体运动、感觉功能障碍所致。
3. 焦虑/恐惧/预感性悲哀　与颅内肿瘤的诊断，担心疾病的预后不佳有关。
4. 潜在并发症　颅内压增高及脑疝、颅内出血、癫痫发作等。

【主要护理措施】

1. 一般护理　做好患者的生活护理，鼓励患者定时进食，若出现呕吐，应防止发生吸入性肺炎或窒息,并及时清除呕吐物;协助患者穿衣、洗漱、如厕、沐浴及移动躯体,保持身体清洁,预防压疮。

2. 安全护理 观察患者的思维和情感,防止其情绪失控或出现异常行为;外出时,应严密监护,防止走失、跌倒、摔伤、自杀。治疗药物应管理好,按时按量服药,防止患者漏服、重服或多服。对谵妄、躁动的患者,防止因躁动致颅内压进一步升高,必要时使用约束带固定肢体。遵医嘱使用镇静药,如地西泮或苯巴比妥等药物,使患者保持安静;静脉快速滴注 20% 甘露醇、呋塞米等脱水剂。若发生癫痫应就地抢救,防止舌咬伤,有口吐白沫者要将头偏向一侧,防止窒息;同时,观察记录癫痫发作的时间、发作时的状态等。

3. 颅内压增高、脑水肿的护理 消除一切升高颅内压的因素,如保持大便通畅,以防颅内压增高,引起脑疝;及时观察意识、瞳孔、生命体征、颅内压的变化及脑疝的前驱症状。如突然发生剧烈的头痛、恶心、呕吐,有不同程度的意识障碍,或出现谵妄、定向障碍等精神症状,应立即查看瞳孔,如瞳孔不等大,意识障碍进行性加重,应考虑脑疝形成的可能,立即通知医生并遵医嘱给予 20% 甘露醇快速输入,以降低颅内压,防止脑疝的发生。使用糖皮质激素时要注意易引起应激性溃疡的发生,用药期间应观察呕吐物的颜色、性质、量和大便的颜色,定时做潜血检查;同时,观察脱水剂的效果及不良反应,特别注意水电解质的平衡,如同时用甘露醇与呋塞米治疗脑水肿,应合理安排给药时间,掌握交替治疗的原则,预防急性肾衰竭的发生,并加强静脉血管的保护,防止血管硬化。

4. 心理护理

(1) 关心、理解患者,以和蔼的态度与患者交谈,灵活运用沟通技巧,引导患者说出自己的焦虑和恐惧等心理感受,并给予安慰和采取有效的应对行为,采取多种形式的健康教育活动,向患者及其家属讲解本病的发生、发展、目前的治疗及护理方法、预后及注意事项,使之对疾病有一个整体的认识,增强康复的信心。

(2) 应注意周围环境对患者情绪的影响,如保持病室内整洁卫生、安静舒适,摆放鲜花,听音乐,观看幽默电视小品等都可以激发人的情感;指导家属对患者予以关怀和体贴,以亲情激发患者对生存的欲望和对亲人的眷恋,从而放松心情,减轻焦虑、恐惧、抑郁心理。

(3) 当需要以手术切除肿瘤时,患者对于手术效果、安全性、痛苦程度、预后等均会有所顾虑,应告知患者目前手术治疗是颅内肿瘤主要的治疗方法,良性肿瘤早期手术可望获得根治,恶性的也可缓解病情,再辅以有效的化疗和放疗,可延长生命,减轻痛苦。并向患者讲解手术方法、麻醉方式、术前注意事项,并指导术中配合要求,减轻患者的陌生感,还可介绍成功实例,坚定患者战胜疾病的勇气和信心,积极配合手术治疗。

5. 健康教育

(1) 向患者及其家属宣讲疾病的相关知识,强调心理、社会支持的重要作用,让患者及其家属懂得如何保持积极的心态面对病情。

(2) 指导家属如何进行日常生活照护以及防止意外情况发生。

(3) 向患者及其家属介绍手术的必要性及效果,解释手术前各种准备的意义和注意事项,手术后的进食、活动原则等;病情稳定达到出院要求时,告知患者及其家属定期到医院复查。

七、面神经疾病

【疾病概述】

面神经疾病是指一类由于面神经损害而造成以周围性面瘫(即面神经麻痹,也称面神经炎)和面肌痉挛为主要表现的疾病。面神经(facial nerve)由支配面部表情肌的运动纤维和中间神经两部分组成。面神经损害的部位可在脑干内、颅底、面神经管及其远端。面神经损害的常见病因有:急性非化脓性面神经炎、带状疱疹、外伤、肿瘤、血管病、传染性单核细胞增多症、梅毒、中耳炎及血管畸形、血管扭转压迫等。中国疾病预防控制中心最新报告显示,我国面神经疾病的发病率高于世界平均水平,全国面神经疾病患者超过 500 万人。出现周围性面瘫的疾病有特发性面瘫、亨特综合征、面神经脱髓鞘疾病、面神经肿瘤、小脑脑桥角脑膜瘤、外伤性面瘫等。其中,特发性面瘫是最常见的面神经疾病,占所有周围性面瘫病例的 60%～75%,无明显季节性差异,高发年龄为 15～45 岁,也有学者认为,发病随增龄变化,60 岁以上年发病率为 30/10 万～35/10 万,70 岁以后更加明显,男女之比为 1.2∶1,复发率为 4%～13%。糖尿病患者出现特发性面瘫的危险性是健康人的 4.5 倍,高血压患者中老年患者出现特发性面瘫的危险性也大大增加。周围性面瘫的发病机制是由于神经干纤维水肿、受压与缺血等。此病一般预后良好,但老年患者特别是伴糖尿病、高血压者其预后较差。

面神经疾病治疗的总目标为:早期以改善局部血液循环,消除面神经的炎症和水肿为主;后期为恢复期的治疗,主要是促使神经传导功能恢复和增强肌肉的收缩。手术方法主要是面神经减压、面神经吻合、面神经移植等,对晚期周围性面瘫的治疗还包括面部整形等一系列康复治疗手段。

【护理评估】

(一) 健康史

1. 评估患者身体状况,有无糖尿病、心脑血管病等慢性疾病。

2. 评估患者是否因工作、生活压力大,出现疲劳、心理情绪突变等。

3. 近期是否有受寒、感冒等现象。

(二) 临床表现

面神经疾病根据不同部位受累可具有以下全部或部分症状、体征:①起病突然;②患侧眼裂变大,眼睑不能闭合,流泪,额纹消失,不能皱眉;③患侧鼻唇沟变浅或平坦,口角低,并向健侧牵引;④舌前 2/3 味觉障碍,听觉障碍,乳突部疼痛,外耳道与耳郭部感觉障碍或出现疱疹,以及泪液、唾液减少等。

1. **周围性面瘫**　表现为病侧面部表情肌瘫痪,额纹消失或表浅,不能皱额蹙眉,眼裂不能闭合或闭合不全,试闭眼时,瘫痪侧眼球向上方转动,露出白色巩膜,称贝尔(Bell)现象。贝尔现象主要为突然发病的单侧性面瘫。瘫痪症状主要表现在面部下半部。病侧鼻唇沟变浅,口角下垂,面颊部被牵向健侧,闭眼、露齿、鼓颊、吹口哨等动作失灵,或完全不能完成。因颊肌瘫痪而食物易滞留于病侧齿颊之间。泪点随下睑外翻,使泪液不能正常吸收而致外溢。如侵及鼓束神经,会出现舌前 2/3 味觉障碍。

2. **面肌痉挛**　患者多在中年以后发病,女性略多。多由一侧眼部开始,逐渐延及口及全部面肌,额肌较少受累,严重者可累及同侧颈阔肌。为阵发性、快速、不规律的抽搐。初起抽搐较轻,持续几秒钟,以后逐渐延长可达数分钟或更长,而间隔时间逐渐缩短,抽搐逐渐严重。严重者呈强直性,致同侧眼不能睁开,口角向同侧严重歪斜,无法说话。部分三叉神经痛(trigeminal neuralgia)患者可引起反射性面肌抽搐,口角牵向患侧,并有面红、流泪和流涎,称痛性抽搐。

3. 后遗症和并发症　面神经疾病后遗症是指面部表情肌没有完全恢复时遗留的症状以及自觉症状。面神经并发症是指面神经疾病在恢复过程中或恢复后出现的新症状,如面肌联动、面肌挛缩、面肌痉挛、上睑下垂等。面肌联动是指面部某肌肉随意运动的同时另一肌肉不自主运动,主要为眼轮匝肌与颧肌的连带运动,临床表现为眨眼时同侧口周肌肉的不自主运动或口动时同侧的眼肌运动,病情轻时不易发现,可能只表现为眨眼时口角轻微抽动,严重时涉及多群肌肉甚至并发面部痉挛。

（三）辅助检查

肌电图检查及面神经传导功能测定对判断面神经受损的程度及其可能恢复的程度有一定价值,可在起病 2 周后进行检查。另外,脑干诱发电位、X 线、CT 扫描等检查,可协助进行鉴别诊断。

（四）心理社会状况

面神经疾病由于影响面部形象,患者往往会产生一定的心理压力,而影响生活质量。患者可能会出现自我形象紊乱,乃至焦虑、抑郁的心理。随着疾病好转,心理压力逐渐缓解。

【主要护理诊断／问题】

1. 自我形象紊乱　与面部神经功能受损有关。

2. 焦虑　与面容改变以及担心治疗效果不好而留下后遗症有关。

3. 社交障碍　与面部形象改变及自卑心理有关。

【主要护理措施】

1. 一般护理

(1) 日常护理:急性期注意休息,避免直接吹风,注意天气变化,及时添加衣物,防止感冒。饮食方面应注意减少生、冷、硬及刺激性强的食物;饭后清洁口腔,防止患侧食物残留。

(2) 药物治疗:在周围性面瘫早期可考虑短期应用小量糖皮质激素减轻局部炎症反应,同时 B 族维生素可以帮助恢复。

(3) 康复治疗:发病 1 周内,可以考虑理疗,发病 1 周后的针灸对康复很有帮助。也可以温湿毛巾热敷面部,每日 2～3 次;患侧面部按摩也可有所帮助,患者自己用手掌贴在患侧面部做环行按摩,每日 3～4 次,每次 10～15 min,按摩时力度要适宜、部位准确;患侧面肌能运动时可自行对镜子做皱额、闭眼、吹口哨、示齿等动作,对于防止瘫痪肌肉的萎缩及促进康复是非常重要的。由于泪腺分泌减少和眼睑闭合不全或不能闭合,易发生暴露性角膜炎,瞬目动作及角膜反射消失,角膜长期外露,更容易出现角膜磨损、溃疡或感染,严重者会造成失明,因此眼的保护非常重要。有明显闭合不全者要使用抗生素眼药水,同时滴一些有润滑、营养作用的眼药水,睡觉时可戴眼罩或盖纱块保护。

2. 心理护理　面神经疾病多为突然起病,由于影响面部形象,患者往往会产生一定的心理压力,出现紧张、焦虑、恐惧的情绪,严重影响生活质量。这时要根据患者不同的心理特征,耐心做好解释和安慰疏导工作,并向患者讲明本病的可治性,缓解其紧张情绪,使患者情绪稳定,身心处于最佳状态接受治疗及护理,以提高治疗效果。治疗期间,鼓励患者合理安排好工作、学习、生活、休息、饮食,避免情绪激动和不良因素的刺激。

3. 社交行为干预　评估社交障碍程度,向患者解释疾病的特点、病情及病程,使其对自己的病情有所了解。为患者提供一些社交方面的书籍,外出时适当对面部进行修饰,增加自信心;也可建议患者通过多种方式进行交流,如书信、电话、网络等中间媒介。

4. 健康教育

(1) 鼓励患者积极锻炼身体,增强体质及抗风寒的能力;避免受凉、感冒,避免头部朝风口窗隙处久坐或睡眠,寒冷季节注意颜面和耳后部位的保暖;注意精神调养,避免不良精神刺激;注意劳逸结合,适当休息,均有助于预防本病的发生和复发。

(2) 对于患中耳炎、风湿性特发性面瘫或茎乳孔内的骨膜炎所致的周围性面瘫应及早治疗,消除致病因素,注意饮食调养,避免过食辛辣、油腻不易消化的食物,同时适当增加营养。

八、周围神经病变

【疾病概述】

老年周围神经病变(peripheral neuropathy)是指除衰老过程中周围神经的生理性改变以外的由各种原因所致的周围神经损害,包括部分或完全性周围神经运动、感觉和自主神经结构及功能的障碍。老年周围神经病变常见,其发病率随年龄的增长而增高,一般人群发病率为 2.4%,而老年人高达 8%,在糖尿病患者中则高达 50% 左右,是造成老年人生活、工作能力减退的原因之一。由于周围神经功能在正常情况下随年龄的增长而减退,因此,老年周围神经病变易被忽略。引起此病的原因很多,包括糖尿病、营养缺乏、肿瘤浸润及压迫、尿毒症、感染性疾病、中毒、动脉硬化缺血性病变、遗传等因素。

周围神经病变治疗的总目标为:病因治疗,对症治疗,针对疼痛及自主神经功能紊乱产生的各种症状进行处理,以及营养神经的治疗,以促进神经功能恢复。

【护理评估】

(一)健康史

评估患者的饮食习惯、饮酒情况、营养状况;询问患者家族史,药物及毒物接触情况;评估患者有无糖尿病、尿毒症、营养缺乏、肿瘤、感染性疾病和结缔组织病等。

(二)临床表现

1. 感觉障碍　是老年周围神经病变最常见和首发的症状,以肢端如手套、袜套样麻木、发凉或灼热、刺痛、钝痛为主诉,可伴肌无力;自主神经症状或感觉性共济失调,如行走困难及踩棉花感。检查可发现四肢末端感觉过敏或异常,温觉、触觉、振动觉、位置觉减退,踝反射减弱或消失,皮肤少汗或无汗及 Romberg 征阳性。

2. 自主神经功能紊乱　表现为出汗减少或过多,也可表现为皮肤、指甲的营养障碍。

3. 感觉、运动、自主神经功能障碍　老年人多同时出现感觉、运动、自主神经功能障碍表现,但以感觉障碍最明显,包括刺痛、烧灼痛和束带样感觉等,甚至感觉完全丧失。运动功能障碍较轻,表现为肌无力、弛缓性瘫痪及肌肉萎缩、腱反射减弱。自主神经功能紊乱比较轻微。

4. 单神经受损或多发性单神经病变　单神经受损是指单个神经局灶的累及,症状和体征为局部感觉障碍或运动受限,其定位与受损的神经相对应,神经电生理的检查可提供精确的病变定位,如之前所述的周围性面瘫是老年人常见的单神经受损。一般来说,年龄越大,单神经受损的症状越明显。多发性单神经病变可表现为运动无力和感觉丧失,类似多发性周围神经病变。

（三）辅助检查

1. 周围神经触摸 判断单个神经干的增粗,全身或多灶的神经粗大。

2. 电生理检查 神经传导速度和肌电图的电生理检查对诊断周围神经病变、局灶神经病变的精确定位及估计其严重性非常重要,但要注意老年人的运动和感觉神经传导速度随年龄的增长而减慢,感觉电位的波幅有所降低。

3. 神经活检 必要时可考虑。常选择腓肠神经,据报道经活检确诊率为70%,此有创检查应在有相应技术和经验的医院进行。

4. 生化检查 包括血清免疫球蛋白、血尿素氮、肌酐、肝功能、红细胞沉降率、血糖、促甲状腺素、风湿免疫及肿瘤指标等。

（四）心理社会状况

评估患者是否因感觉和运动障碍而产生焦虑、抑郁等悲观心理,评估家属对本疾病的知晓度及对患者的关心、照顾情况。

【主要护理诊断/问题】

1. 生活自理缺陷 与周围神经病损致感觉、运动障碍有关。

2. 疼痛 与神经病变、感觉过敏有关。

3. 焦虑 与疼痛及躯体活动障碍有关。

【护理措施】

1. 一般护理 饮食上给予清淡易消化的食物,多进食富含维生素特别是B族维生素的蔬菜、水果,糖尿病患者应注意热量的适度,忌烟、酒。日常生活中,应协助患者洗漱、进食、穿衣、如厕及个人卫生处置等,做好口腔、皮肤护理,协助患者变更体位,取舒适卧位。向患者及其家属讲明翻身、拍背的重要性,协助患者定时翻身。每天进行全身擦浴1~2次,促进躯体、四肢血液循环,增进睡眠。

2. 安全护理 患者因周围神经病变导致肢体感觉异常、运动障碍,行走时步态不稳,如同踩棉花感,极易引起跌倒。因此应特别注意,患者外出要有人陪伴,给患者配备三角手杖或助步器,走廊、厕所要装扶手,地面要保持平整、干燥,防湿防滑,房间陈设应充分考虑患者的方便,防止活动时磕碰;衣服、鞋子应合适,鞋底防滑。室内光线应明亮,夜间要有地灯。此外,应注意防止烫伤,用热水泡脚时,应注意调节好水温。不宜用热水袋保暖,以免烫伤。

3. 疼痛 是糖尿病神经病变常见而又难治的症状,因阵发性疼痛、刺痛、灼痛使患者痛苦不堪,应理解、关心患者,指导患者放松,分散注意力,尽可能减少应激因素,为患者提供舒适的休息环境;遵医嘱及时使用解痉药或镇痛药进行治疗,并观察药物的效果,向患者解释疼痛的原因及诱因,以缓解紧张情绪,使之精神放松,减轻疼痛。

4. 功能康复 肢体感觉和运动功能的康复训练非常重要,早期康复训练更有利于功能的恢复,减少残障程度。可进行肢体的按摩、理疗、针灸、被动运动和各种冷、热、电的刺激,以训练感觉功能;被动运动时,可适当地挤压关节,牵拉肌肉、韧带,让患者体会患肢的位置、方向、运动感觉,也可让患者接触、抓摸不同组织材料的相关康复器具,以训练本体感觉和运动感觉。肢体保持良好的功能位,不同的体位均应将肢体摆放好,并备不同大小和形状的软枕以支持,定时变更体位;进行床上运动训练,如桥式运动、关节被动运动、起坐训练及移动动作训练、站立训练、步行训练、平衡共济训练、日常生活训练等,以促进运动功能的恢复。

5. 患者健康指导

（1）做好疾病知识指导：由于患者及其家属对疾病的不了解，出现肢体功能障碍时担心会严重影响患者的日常生活质量，因此，应向患者及其家属讲解疾病病因、病情发展过程、预后等；积极治疗原发病，如糖尿病、感染性疾病、营养不良性疾病等，遵医嘱准确服药；改善周围环境，避免接触有毒物质；给予患者情感支持，解除其顾虑，增强战胜疾病的信心。

（2）日常生活指导：饮食上指导患者多进食富含维生素 B 的食物，注意劳逸结合，活动时注意保证安全，防止意外跌倒、外伤、骨折的发生。

（3）康复指导：指导患者及其家属共同参与制订康复计划，采用物理方法每天坚持锻炼，进一步促进功能的恢复。

（王丽平）

第八节　老年眼耳鼻咽喉口腔科常见疾病患者护理

学习目标

识记：

（1）简述老年眼耳鼻咽喉口腔科常见疾病的病因及主要治疗手段。

（2）简述老年眼耳鼻咽喉口腔科常见疾病的发病特点与分布特征。

理解：

（1）分析老年眼耳鼻咽喉口腔科常见疾病患者的临床表现特征与主要护理诊断及护理措施的联系。

（2）分析老年眼耳鼻咽喉口腔科常见疾病患者的心理社会状况和健康教育需求。

运用：

运用恰当方法对年龄相关性白内障、老视、老年性聋患者进行针对性健康教育。

一、老年性白内障

【疾病概述】

老年性白内障（senile cataract）是最常见的后天性原发性白内障。因部分患者在 40 岁左右发病而非老年期，故又称年龄相关性白内障（age-related cataract）。全世界范围内，白内障是目前第 1 位的致盲眼病，50 岁以上人群致盲率达 35.15%，其发病率随年龄增长而不断上升。在我国，根据近年来最新统计，45～89 岁的人群中超过 22% 受到白内障的影响，其中年龄相关性白内障约占 71%。而在美国，65～74 岁的老年人中，18% 患有白内障，50 岁以上人群中有 14.39% 因患白内障而造成中度甚至重度视力损害。老年性白内障为人体老化过程中的正常现象，但可因糖尿病、高血压、肾疾病、营养不良、吸烟、酗酒、眼外伤及长期暴露在紫外线较强的环境中而加速其进展。其发病机制较为复杂，一般认为由氧化损伤引起：①氧化作用使晶状体细胞膜的 Na^+–K^+–ATP 酶泵的功能受损，对钠离子的通透性增加，钠离子进入后晶状体渗透压升高，水分也随着进入晶状体，逐渐形成皮质性白内障。②晶状体蛋白的氧化水解、糖化和脱酰胺作用,使蛋白质聚合,形成核性白内障。其主要表现为无痛性、进行性视力减退。目前尚无有效的药物治疗方法,因此,手术治疗仍是老年性白内障的主要治疗手段。

【护理评估】

(一)健康史

1. 评估患者视力下降的时间、程度,有无色觉改变、眩光等症状,发展的速度和治疗经过等。

2. 了解患者有无糖尿病、高血压、肾疾病、营养不良等全身性疾病及家族史。

(二)临床表现

渐进性、无痛性视物模糊及视力减退是老年性白内障的主要症状,多为双眼同时发病,也可双眼先后发病。其视物障碍与晶状体混浊的部位有关,晶状体中央部位的混浊对视力影响较大,而在周边部出现混浊则对视力无明显影响。早期患者常出现眼前固定不动的黑点,可有单眼复视或多视、物象变形、屈光改变等表现。

根据晶状体混浊开始出现的部位,老年性白内障分为 3 种类型:皮质性、核性及后囊下性,以皮质性白内障(cortical cataract)为最常见,根据病程可分为 4 期。

(1)初发期(incipient stage):仅有晶状体周边部皮质混浊,呈楔状,尖端指向中央,晶状体大部分仍透明。早期无视觉障碍,混浊发展缓慢,可达数年才进入下一期。

(2)膨胀期或未成熟期(immature stage):混浊逐渐向中央发展,并伸入瞳孔区,晶状体有不均匀的灰白色混浊,视力明显减退,晶状体皮质吸收水分而肿胀,将虹膜推向前,使前房变浅,易诱发急性闭角型青光眼。因晶状体皮质层尚未完全混浊,虹膜瞳孔缘部与混浊的晶状体皮质之间尚有透明皮质,用斜照法检查时,光线投照侧的虹膜阴影投照在深层的混浊皮质上,在该侧瞳孔区内出现新月形投影,称虹膜投影,为此期的特点。

(3)成熟期(mature stage):晶状体完全混浊,呈乳白色;视力仅剩光感或手动;虹膜投影消失;眼底不能窥入。

(4)过熟期(hypermature stage):晶状体皮质溶解液化变成乳汁状物,核失去支撑,随体位变化而移位。直立时核下沉,避开瞳孔区,视力有所提高;低头时核上浮,遮挡瞳孔区,视力突然减退。由于核下沉,上方前房变深,虹膜失去支撑而出现虹膜震颤。液化的皮质渗漏到囊外,可引起晶状体过敏性葡萄膜炎;皮质沉积于前房角,可引起晶状体溶解性青光眼。晶状体悬韧带退行性变化,可发生晶状体脱位。

(三)辅助检查

1. 检眼镜或裂隙灯显微镜检查 散瞳后发现晶状体混浊,初发期和膨胀期均可见虹膜投影。但应注意,应避免为浅前房患者散瞳,以防引起急性闭角型青光眼的发作。

2. 角膜厚度测量、角膜内皮计数检查 评估术后角膜失代偿的风险。

3. 眼 A 超、眼 B 超、角膜曲率及眼轴长度测量(计算人工晶状体的度数) 若患者对侧眼晶状体透明,并有转向度数的屈光不正常,要佩戴眼镜时,术眼需保留相应的屈光度以避免术后屈光参差问题。当对侧眼有白内障或患者更偏向于看远不需戴镜时,应调整术眼人工晶状体(intraocular lens,IOL)度数至术后正视或近视。

4. 泪道冲洗 排除泪囊疾病,因其可导致术后术眼感染。

5. 电生理及光定位检查 对成熟期及过熟期眼底不能窥入患者,可以排除视网膜或视神经疾病。

（四）心理社会状况

评估患者的年龄、性别、职业、生活和工作环境,例如在海拔高、纬度小的地方,或因户外工作接触紫外线时间过长,可使白内障发病率增加,发病年龄也会提前。评估患者的生活自理能力,以及对视力降低的心理反应,老年患者因视觉障碍,影响日常生活、外出活动和社交,往往会产生恐惧感、无助感和孤独感。了解患者的经济状况、文化程度和居住状态,有无吸烟或酗酒等不良嗜好,以便提供个性化的护理措施。

【主要护理诊断／问题】

1. 术前

(1) 感知觉紊乱(视觉障碍):与视力下降有关。

(2) 知识缺乏:缺乏白内障的相关知识及手术中配合的须知。

(3) 潜在并发症:继发性闭角型青光眼、晶状体过敏性葡萄膜炎、晶状体溶解性青光眼等。

2. 术后

(1) 有外伤的危险:与术眼包扎有关。

(2) 有感染的可能:与手术创伤有关。

(3) 知识缺乏:缺乏有关白内障自我保健的相关知识。

【主要护理措施】

1. 早期白内障的护理　根据医嘱使用还原型谷胱甘肽滴眼液、吡诺克辛钠滴眼液、口服维生素 C 等药物,可能会延缓白内障的进展。对于有眩光的患者,建议其照明用柔和的白炽灯,或戴黄色或茶色眼镜以减少眩光。外出戴好防紫外线的太阳镜。阅读时选择印刷字体大、对比度强、间距宽的书籍,增加光线的亮度,以减少视疲劳。

2. 白内障手术患者的护理　按照眼部手术患者的护理常规,协助患者进行各项术前检查,并说明检查目的、意义。全身检查包括患者有无高血压、心脏病、糖尿病、咳嗽、感冒等,如有上述疾病,必须将病情控制平稳后方可手术,以防出现并发症或其他意外。如术前糖尿病患者血糖控制不佳,且伴有糖尿病视网膜病变,术后易诱发新生血管性青光眼。需要进行的眼部检查项目主要有:视功能,角膜结膜有无炎症,角膜有无瘢痕,晶状体混浊程度、眼底、眼压、角膜曲率半径、眼轴长度、眼部 A 超和 B 超、眼部电生理等,需植入人工晶状体者要测算好人工晶状体的度数。手术后嘱患者卧床休息,术眼用硬质眼罩保护,防止外力碰撞。按医嘱正确预防性使用抗生素眼药水。

3. 预防意外损伤

(1) 按方便患者使用的原则,将常用物品固定摆放,活动空间不留障碍物,避免跌倒,不随意改变患者周围的环境。

(2) 协助做好术前各项检查。

(3) 教会患者使用传呼系统,鼓励其寻求帮助。

(4) 厕所必须安置方便设施,如坐便器、扶手等,并教会患者使用。

4. 预防并发症的发生

(1) 叮嘱患者定期门诊随访,特别注意有无急性青光眼早期症状,嘱患者如出现头痛、眼痛、视力下降、恶心、呕吐等,应立即到医院检查,可能为急性青光眼先兆。

(2) 慎用散瞳剂(如阿托品),尤其在膨胀期,容易诱发急性闭角型青光眼。

（3）根据患者情况,帮助患者选择合适的手术时机,避免过熟期的各种并发症。

（4）手术后如发生眼部剧烈疼痛,分泌物异常增多,视力突然下降等,应立即到医院就诊,确定是否为眼内感染,以便及时救治。

5. 健康教育

（1）向患者及其家属讲解有关眼部的自我护理常识,保持个人卫生,勤洗手。脸盆、毛巾等生活用具专人专用,禁止用手或不干净的物品揉眼。洗头洗澡时,不要让脏水进入眼内等。

（2）目前许多白内障患者均为门诊手术,因此应教会患者或家属术前术后眼药水的用法,强调正确按时用药和门诊随访的重要性,防止眼内感染或其他并发症。

（3）指导患者术后 3 个月内勿突然低头、弯腰,防止术眼碰撞,避免重体力劳动和剧烈运动。

（4）术后配镜指导。白内障摘除术后,无晶状体眼呈高度远视状态,一般为 +10D ~ +12D。矫正方法有框架眼镜、接触镜或人工晶状体植入。因框架眼镜笨重,视野小;接触镜老年人不易操作;因此,后房型人工晶状体植入仍是最好的方法。

（5）忌烟酒、辛辣饮食,多吃水果蔬菜,保持大便通畅,多喝茶,养成良好的生活习惯。

（6）伴有全身其他内科疾病者,应坚持治疗,使疾病处于稳定状态。

二、青光眼

【 疾病概述 】

青光眼(glaucoma)是一组以病理性高眼压或正常眼压合并视功能减退和眼组织的损害,引起视神经盘、视神经凹陷性损害、视野缺损为特征的眼病。青光眼占全球致盲眼病的第 3 位。好发于 40 ~ 65 岁的中老年人。在美国,13.45% 的眼盲是由于青光眼导致。中老年人的青光眼通常包括三种类型,原发性开角型青光眼、原发性闭角型青光眼和继发性青光眼。欧美地区开角型青光眼的发病率高,约占所有青光眼患者的 90%;而亚洲地区闭角型青光眼的发病率高,尤其在我国,闭角型青光眼的患病率为 1.79%,是最常见的青光眼类型,40 岁以上人群发病率为 2.5%,女性多见,男女发病比约为 1 : 3。但近年来,我国开角型青光眼的发病率上升明显。

闭角型青光眼(angle-closure glaucoma)是由于周边虹膜堵塞了前房角,或与小梁网发生永久性粘连,房水流出受阻,导致眼压升高的一类青光眼。可双眼同时或先后发病,与遗传因素有关。闭角型青光眼的主要发病因素包括:①眼球异常的解剖结构:如眼轴短、前房浅、房角窄及晶状体较厚、位置相对靠前等使周边部虹膜机械性堵塞了房角,阻断了房水的出路而致眼压急剧升高。②促发因素:如情绪激动、暗室停留时间过长、长时间阅读或近距离用眼、过度疲劳和疼痛、局部或全身应用抗胆碱药,均可使瞳孔散大,增加瞳孔阻滞,同时周边虹膜松弛,导致狭窄的房角关闭,从而诱发急性闭角型青光眼。

开角型青光眼(open-angle glaucoma)进展缓慢,其发病机制主要是小梁组织和 Schlemm 管的局部病变使房水流出阻力增加导致眼压升高所致。近视、糖尿病患者发病风险增加。

继发性青光眼(secondary glaucoma)是由于其他眼病或全身疾病引起眼压增高的一组青光眼。其特点是有明确病因,一般无家族遗传史,单、双眼均可发病。

青光眼的治疗原则是降低眼压,减少眼组织损害,积极挽救视力。一般先用药物降低眼压,待眼压控制后,可根据患者的不同情况进一步考虑手术治疗。

【护理评估】

（一）健康史

1. 评估患者的视功能状况,有无外伤史或眼部其他疾病,有无高度近视及糖尿病等全身疾病,有无使用皮质类固醇类眼药水。

2. 询问患者发病的时间,起病的缓急,发病前有无情绪剧烈波动或其他上述促发因素存在。

3. 评估患者有无青光眼家族史。

（二）临床表现

1. 闭角型青光眼 急性发作时,患者表现为剧烈的头痛、眼痛,虹视、雾视,视力急剧下降,可降低到仅存光感,伴有恶心、呕吐等全身症状。检查可见:①球结膜水肿,混合充血或睫状充血。②角膜水肿,呈雾状或毛玻璃状,角膜后可有虹膜色素沉着(色素性角膜后沉着物)。③瞳孔中等散大,常呈竖椭圆形或偏向一侧,对光反射消失,有时可见局限性后粘连。④前房变浅,周边部前房几乎完全消失,房角镜检查可见房角完全关闭。⑤眼压升高,甚至突然高达 50 mmHg 以上,甚至超过 80 mmHg,指测眼压时眼球坚硬如石。⑥晶状体前囊下可呈现灰白色斑点状、粥斑样混浊,称为青光眼斑,即使眼压下降后,这些征象也不会消失,而作为急性大发作标志而遗留下来。

2. 开角型青光眼 早期几乎无任何自觉症状,病情发展到一定程度时,患者可有头痛、眼胀和视物模糊等症状。眼压较高或眼压波动较大时,可出现眼胀痛,甚至有虹视、雾视。这些症状容易被忽略,直到双眼视神经严重受损,患者的视野严重缺损,视力严重下降,引起行动不便或经常受伤时才会引起患者注意。

（三）辅助检查

1. 眼压检查 正常眼压为 10~21 mmHg,大于 21 mmHg 则高度怀疑患者患青光眼。可疑原发性闭角型青光眼患者可进行暗室试验,即测量眼压后,患者在暗室内保持清醒状态下,静坐 60~120 min,然后在暗光下测眼压,如测得的眼压比试验前升高 >8 mmHg 以上,则为阳性。原发性开角型青光眼患者,早起眼压可呈波动性升高,必要时应行 24 h 动态眼压检查。眼压波动应 ≤5 mmHg,≥8 mmHg 为病理状态。

2. 直接检眼镜检查 杯盘比大于 0.6 或两眼杯盘比差值大于 0.2,视神经盘凹陷性改变,应高度重视,加强随访。

3. 视功能检查 包括视力(裸眼及矫正)和视野(中心和周边),明确视功能损伤情况,估计病变的严重程度和治疗效果。

4. 眼轴测量、中央角膜厚度测量 了解眼轴是否过短,以评估术后发生恶性青光眼的风险。角膜厚度的差异可影响眼压测量值。

5. 房角检查、眼前段超声生物显微镜(UBM)检查 确定患者青光眼的类型。闭角型青光眼前房浅,房角窄,急性发作时房角完全或大部分关闭,慢性进展期周边虹膜与小梁网发生永久性粘连;而开角型青光眼的患者房角大多较宽,无粘连,即使眼压升高时,房角仍开放。通过 UBM,可以观察到典型的虹膜膨隆切线图像,房角处周边虹膜与小梁接触,以及后房和睫状体、晶状体的情况及其相互关系,对明确诊断、用药及手术方式选择具有重要意义。

6. 光学相干断层成像(OCT)检查 了解视神经的损害情况,反映病变的损害程度。

（四）心理社会状况

应注意评估患者的年龄、性别、性格特征、文化层次、情绪状态和对本病的认知程度。急性闭角型青光眼发病急,患者视力下降明显且反复发作后视力很难恢复,因此,患者心理负担较重,易产生紧张、焦虑心理。开角型青光眼患者诊断时往往已有不可逆的视野损害,应注意评估患者的心理反应,帮助患者正确认识疾病。

【主要护理诊断/问题】

1. 急性疼痛 与眼压升高有关。

2. 感知觉紊乱 与视觉障碍有关。

3. 焦虑 与对疾病的预后缺乏信心有关。

4. 有外伤的危险 与视野缺损、视力下降或绝对期青光眼视力完全丧失有关。

5. 知识缺乏 缺乏青光眼的防治知识。

【主要护理措施】

1. 疼痛护理 告知患者疼痛的原因,对患者主诉疼痛的程度和感觉应给予理解和关心。向患者讲解缓解疼痛的方法并及时按医嘱为患者使用降眼压药物,观察用药效果,及时记录。

2. 心理护理 闭角型青光眼患者多性情急躁,易激动,应做好耐心细致的心理疏导工作。教会患者控制情绪的方法,消除其紧张、焦虑心理,保持良好的心态。鼓励患者参加青光眼俱乐部,与其他患者交流信息和感情,保持心情舒畅。

3. 防止患者意外受伤

(1) 教会患者使用床旁呼叫系统,鼓励患者寻求帮助。

(2) 走廊、厕所、浴室等必须安置方便的设施,如扶手、坐便器等,并教会患者使用方法。

(3) 按照方便患者使用的原则,将常用的物品固定位置摆放,活动的空间不设置障碍物,避免患者绊倒。

(4) 协助患者进行各项生活护理,满足患者生活需要。

(5) 教会患者及其家属居家时也同样遵循安全原则,防止意外发生。

(6) 视野明显缺损和视力降低的患者外出时最好有人陪伴,视野缺损者不宜骑自行车和驾驶车辆,以保证安全。

4. 健康教育

(1) 了解用药知识:对于药物治疗的患者,应向患者及其家属详细说明不同类型抗青光眼药物的作用机制和使用方法及使用时的注意事项,同时应强调不同药物的不良反应。叮嘱患者应严格按照医嘱使用药物,如有不适,不可自行随意停药或减药,应到医院复诊,在医生的指导下改变药物或改变使用方法。

(2) 手术患者的护理:按眼科手术患者的护理常规。术后第1天开始换药,用消毒眼垫包眼,注意询问患者有无眼痛,观察术眼切口、滤过泡形成、前房形成等情况,对于前房形成迟缓合并低眼压者应加压包扎。为患者换药或滴眼药水时注意无菌操作,防止眼部感染。指导滤过手术的患者避免碰撞或揉搓术眼,避免剧烈运动(如打球、游泳等)。

(3) 避免促发因素:①保证充足的睡眠,保持心情愉快,情绪稳定,避免情绪激动(如过度兴奋、抑郁等),睡前不看刺激情绪的电视、书籍等。②避免在黑暗环境中停留时间过久。③避免短时间内饮水量过多(一次饮水量<300 mL为宜),以免加重病情或引起发作。④选择清淡易消化的饮食,保持大便通畅。⑤避免烟酒、浓茶、咖啡和辛辣等刺激性食物。同时介绍眼压升高的表现,说明坚持用药和定期复查的重要性。⑥进行适当的有氧运动,避免

举重、倒立等增加张力的运动。⑦睡眠时适当垫高枕头,不穿紧身的或领子过紧的上衣。⑧不宜长时间做低头弯腰动作,避免重体力劳动。⑨看书、看电视和计算机等不宜过久,避免眼过度疲劳。

(4) 嘱患者坚持定期随访,至少 3 ~ 6 个月随访 1 次,病情变化应随时就诊。

三、老年性黄斑变性

【疾病概述】

老年性黄斑变性(senile macular degeneration,SMD)又称年龄相关性黄斑变性,为视网膜最重要的中心区域——黄斑部发生的退行性变。本病多始发于 50 岁以上,年龄越大,发病率越高。男女发病率相等,是全球导致失明的第四大常见原因,是许多发达国家 50 岁以上人群中失明的主要原因,也是目前在我国上海等发达地区的主要致盲眼病之一,在美国居致盲眼病的第 2 位,50 岁以上发病人群致盲率达 15.85%。近年来,本病在我国的发病率有逐年增高的趋势,70 岁以上的发病率为 15.33%。黄斑变性的病因和发病机制尚不清楚,可能与年龄、遗传、吸烟、慢性光损害、营养失调、中毒、免疫性疾病、心血管系统疾病及呼吸系统疾病等有关,也可能为多种因素综合作用致使黄斑区结构的衰老性改变。黄斑变性可双眼同时或先后发病。因临床表现不同而分为萎缩性和渗出性两型,前者相对较多,后者占 10% ~ 15%,但后者致盲率占 90%。迄今为止,尚无能阻止本病病程进展的确切有效的防治方法。近年来,激光光凝治疗、光动力疗法以及玻璃体腔注射抑制血管内皮生长因子(VEGF,如雷珠单抗、康柏西普等),在一段时间内对阻止渗出性(湿性)黄斑变性的视力丧失有一定效果。

【护理评估】

(一) 健康史

1. 询问老年人出现视物变形的时间,视力减退的速度、程度,发病时单眼或双眼。

2. 了解患者有无家族史、吸烟史、有毒物质接触史、机体免疫性疾病、心血管系统疾病或呼吸系统疾病等因素存在。

3. 评估患者的营养状况、视力情况与活动情况。

(二) 临床表现

本病典型的临床表现为缓慢地或突然发生无痛性的中心视力减退。偶尔最初的症状是一眼视物变形,用 Amsler 表(一精细的正方形网格表,距患眼 35 cm 处检查)很容易测出。

老年性黄斑变性临床上分为两种类型:

1. 萎缩性　非新生血管性 SMD,又称干性或非渗出性 SMD。其特点为进行性视网膜色素上皮萎缩引起的黄斑区感光细胞萎缩变性。早期中心视力轻度减退,可以接近正常,视野检查发现 5° ~ 10° 虚性相对性暗点;晚期中心视力严重减退,视野检查发现虚性绝对性中央暗点。多发生于 45 岁以上患者,双眼同时发病,视力缓慢下降,病程长。据临床观察,萎缩型也可转变为渗出型。

2. 渗出性:新生血管性 SMD,又称湿性 SMD。患者常有突然视力下降、视物变形和鼻中心暗点。其特点为视网膜色素上皮下有活跃的新生血管存在,从而引起一系列渗出、出血、瘢痕改变。患者多为 45 岁以上,双眼先后发病,相隔时间一般不超过 5 年,视力下降较快,易致盲。

(三) 辅助检查

1. 眼底检查　①萎缩性:早期可见黄斑区色素紊乱,中央凹反光不清,有散在的玻璃疣。

发病晚期,黄斑部可有金属样反光,视网膜色素上皮萎缩呈地图状,可见囊样变性。②渗出性:多有融合的边界不清的玻璃疣,黄斑有暗黑色图形或不规则的病灶,隆起范围可在1~3个视神经盘直径大小,大量视网膜下出血,可进入玻璃体内,形成玻璃体积血。晚期病变区呈灰白色瘢痕。

2. 荧光素眼底血管造影(FFA)检查　萎缩性早期呈现透见荧光时,表现为视网膜色素上皮萎缩,色素沉着处可有遮蔽荧光。渗出性早期有花边状或网状新生血管,后期有荧光素渗漏。

3. 光学相干断层成像(OCT)检查　有助于确定视网膜厚度,脉络膜新生血管厚度和位置,黄斑水肿,视网膜下段和视网膜色素上皮脱离的范围。光学相干断层成像是用于随访治疗效果的主要手段。

4. 吲哚菁绿脉络膜造影检查　观察脉络膜的循环。

(四)心理社会状况

年龄相关性黄斑变性患者的生活自理能力严重下降,且突然性致盲给老年人带来了一系列心理问题,如焦虑、恐惧、无助、无用等,甚至出现绝望情绪,而引发过激行为。同时也影响老年人自身的日常活动和社会交往,使生活质量明显下降,并且给家庭和社会带来巨大的社会问题和经济压力。家属需要耗费大量时间、体力来照顾老年人。因此,注意评估患者的情绪、性格、家庭状况及经济状况等。

【主要护理诊断／问题】

1. 感知觉紊乱　视觉障碍。
2. 有受伤的危险　与突发性或渐进性视力下降易引起跌倒、烫伤等危险情况有关。
3. 知识缺乏　缺乏老年性黄斑变性的治疗、自我护理和预防知识。
4. 恐惧　与突发性或渐进性视力下降有关。

【主要护理措施】

1. 心理护理　告知老年患者黄斑变性虽可严重损害视力,但很少完全失明,周边视野(周边视力)和辨色能力一般不受影响,帮助其建立重塑生活的自信。让患者感到自己是有用的人,虽然有难度,但只要方法得当,日常生活的自理是没有问题的。

2. 药物治疗的护理

(1) 微量元素锌剂:有学者认为,服用锌剂可以防止黄斑变性的发展。但长期大剂量服用锌剂,会增加泌尿生殖系统疾病的发病及铜缺乏性贫血,必要时应补充铜。

(2) 抗氧化剂:口服维生素C、维生素E和β胡萝卜素,可防止自由基对视细胞的损害,保护视细胞,起到视网膜组织营养剂的作用。但大剂量服用β胡萝卜素,可使皮肤变黄,对于正在吸烟者和在1年内戒烟者有增加发生肺癌的风险。注意孕妇禁用β胡萝卜素。

3. 激光治疗的护理　多数学者主张,对渗出性患者应及早施行激光光凝新生血管,以避免病情恶化,减慢其视力丧失的速度。常用氩激光或氪激光。激光光凝仅是为了封闭已经存在的新生血管,并不能阻止新的新生血管的形成,是一种对症治疗。同时,激光稍一过量,本身可以使脉络膜新生血管增生,必须警惕。

4. 光动力疗法的护理　光动力疗法是近年来在临床上不断推广使用的较新的治疗渗出性黄斑变性的方法,是通过静脉注射能与脉络膜新生血管的内皮细胞结合的光敏剂,当光照射后,激活光敏剂,产生光氧化反应杀伤内皮细胞,从而起到破坏脉络膜新生血管的作用。

研究表明,光动力疗法不但可以选择性地消除新生血管膜,而且不伤及视网膜和脉络膜组织,从而降低老年性黄斑变性对视力的损害。因光动力疗法可能会产生一些不良反应,所以治疗前应告知患者做好充足的准备,包括准备好长衣长裤、手套、宽檐帽、墨镜等,以便治疗后使用。有高血压的患者应在血压控制稳定1周后再做治疗。做肝肾功能检查,肝功能低下者不宜做治疗。注射光敏剂时应严格执行操作规程,先试推生理盐水,确定针头在血管内。输注过程中仔细观察输液部位,避免药液外渗,注射完毕后应以生理盐水将注射管道内残留的药液全部推入血管,以免药液遗漏在皮肤表面或皮下。一旦发生药液渗漏,应局部冷敷,局部用黑布包扎,延长全身避光时间至1周,以防止注射部位发生药物光敏反应。治疗后一般嘱患者全身避光5天,但可以看电视,1周后复诊。因光动力治疗后仍然有可能复发,所以嘱患者定期随访。

5. 防止患者意外受伤

(1) 协助患者了解房间室内摆设,尤其需了解浴室的状况与热水龙头的位置。使患者尽快熟悉病床大小及周围物品的摆放情况,床位摆放避免靠近窗户。

(2) 床位的设置应有护栏、拉手等设施,方便患者使用。

(3) 不要随便整理或移动老年患者的日常用品,热水或尖锐物应有固定的放置地点。

(4) 对实施照顾活动的人员进行专门危险评估的培训,提高其察觉、防范、预见危险性的能力。

6. 健康教育

(1) 避免过度视力疲劳:用眼应以不觉疲倦为度,并注意正确的用眼姿势,距离、光源是否充足等。每用眼1 h左右,放松双眼,如闭眼养神、走动、望天空或远方等,使眼得到休息。尽量不要长时间在昏暗环境中阅读和工作。

(2) 避免长期过量接触辐射线:长期接触长波紫外线辐射,可导致加速退行性病变的发生,所以要避免在强烈的阳光、灯光或其他辐射线照射下工作和学习,在户外有强光时,应戴太阳镜,以防辐射线直射眼。

(3) 坚持定期按摩眼部:可做眼保健操进行眼部穴位按摩,如按摩睛明、攒竹、瞳子髎、太阳、翳风等穴位。通过按摩,可加速眼部血液循环,增加房水中的免疫因子,提高眼球自身免疫力。

(4) 注意饮食的宜忌:多食富含维生素、氨基酸、微量元素的食物,如蔬菜、水果、鱼、肉(动物肝)、蛋类食物,少食辛辣、油腻难消化的食物,并戒烟酒。

(5) 保持心情舒畅:要避免情绪过度激动,保持心情舒畅,保证全身气血流通顺畅,提高机体抗病的能力。

四、玻璃体液化

【疾病概述】

玻璃体是眼内一种透明的胶状体,由纤细的胶原结构、亲水的黏多糖和透明质酸组成。与晶状体、房水、角膜等一起构成了眼的屈光间质。其生理和生化特性有着伴随年龄改变的特点。当种种原因导致透明质酸解聚,发生物理改变,玻璃体由凝胶状态变为溶胶状态,这一过程即为玻璃体液化(vitreous liquefaction)。玻璃体液化可分为先天异常、原发性和继发性,都是玻璃体新陈代谢障碍致使结构改变的结果,亦是玻璃体退行性变的过程。眼内组织新陈代谢障碍多见于高度近视的老年患者。此外,慢性葡萄膜炎、眼内炎性渗出物或出血、眼内金属异物及各种眼外伤等也会引起玻璃体液化。正常状况下,玻璃体呈凝胶状态,代谢缓慢,不能再生,具有塑形性、黏弹性和抗压缩性。随着年龄的增长,玻璃体的胶原纤维支架结构塌陷或收缩,玻璃体液化。老年玻璃体液化过程一般从玻璃体中央开始,先有一个液化腔,以后逐渐扩大,也可以是由多个较小的液化腔融合成一个较大的液化腔。液化腔内除澄清的液体外,尚有半透明的灰白色丝束样或絮状漂浮物晃动,由此引起飞蚊症或闪光感。

玻璃体在眼内占最大容积,对视网膜起支撑作用,使视网膜与脉络膜相贴。玻璃体液化使其体积发生改变,其对视网膜的支撑可能演变为牵拉作用,进而使视网膜色素上皮层与神经上皮层分开,导致视网膜脱离。因此,玻璃体液化常与玻璃体混浊和视网膜脱离相联系而同时存在,玻璃体液化必须得到相应的重视,早期就诊。

【护理评估】

(一)健康史

1. 了解患者有无高度近视、糖尿病、慢性葡萄膜炎、眼内炎性渗出物或出血、眼内金属异物及各种眼外伤等原因存在。

2. 询问患者症状出现的时间、性质、相对位置、伴随情况及有无诱因存在。

3. 评估患者实际视力情况、视力下降的进程。

(二)临床表现

老年玻璃体液化的改变从中心逐渐波及周边,最后侵犯底部。患者多无自觉症状,因玻璃体透明度尚好,对视力亦无影响,个别患者有时出现飞蚊症或闪光感觉。当玻璃体皮质Ⅱ型胶原与视网膜内界膜Ⅳ型胶原分离,就是玻璃体后脱离(posterior vitreous detachment,PVD),是最常见的一种。如果出现视野中有一层幕或纱,或固定方位的闪光样黑影,中心视力严重减退,应警惕视网膜脱离和视网膜裂孔出现的可能。

(三)辅助检查

1. 裂隙灯显微镜检查,可见液化的玻璃体表现为光学性空腔状态。其网状纤维支架因脱水收缩变得致密或不完整状。当眼球转动时,玻璃体活动幅度较大,若在其间可看到细小的灰白色颗粒,应警惕是否有视网膜裂孔和视网膜脱离存在。此外在老年患者,还可见到玻璃体前界膜模糊不清或消失。

2. 当出现视网膜脱离情况时,直接检眼镜检查可见视网膜呈不规则或大泡样隆起伴血管色泽变暗。为发现周边部裂孔和脱离,需用间接检眼镜检查或巩膜压陷法。

3. 疑有视网膜脱离,需进行 B 超检查。

(四)心理社会状况

轻度玻璃体液化患者,心理问题一般不明显。伴有视网膜脱离的患者,因视力严重受到影响而会产生恐惧或焦虑心理。

【主要护理诊断/问题】

1. 感知觉紊乱:视觉障碍 与视力下降、视野缺损有关。

2. 焦虑 与出现眼部异常症状、视力下降有关。

3. 知识缺乏 缺乏相关疾病的治疗和护理知识。

4. 潜在并发症 视网膜裂孔、视网膜脱离。

【主要护理措施】

1. 心理护理　告知患者黑影飘动或飞蚊症的原因,让患者在理解玻璃体作用的基础上,充分认识玻璃体液化是年龄相关性疾病,是较普遍存在的一种玻璃体变化,可逐渐适应,不必过分紧张,但也应有足够的重视程度。

2. 健康教育

(1) 叮嘱患者不要剧烈运动,尤其是避免头部大幅度、快速的运动,防止过度牵拉导致视网膜脱离。

(2) 如出现眼前闪光、眼前黑影飘动、视力明显下降或部分视野消失,应立即就诊。

五、老视

【疾病概述】

老视(presbyopia)是指随着年龄的增长,晶状体逐渐硬化,睫状肌功能逐渐减退所致的眼的生理性调节功能减弱,近点后移,导致近距离阅读或工作发生困难,必须在其静态屈光矫正之外另加凸透镜,才能有清晰的近视力。老视是一种生理现象,可从 40 岁开始,是每个人的人生必经阶段,不属于疾病,但原有的屈光状态将影响老视症状出现的早晚,原有远视眼者老视出现较早,原有近视眼者出现较晚或不发生。佩戴框架眼镜为最常见的矫正方法。若为年龄较轻的中年患者,进行晶状体评估后,晶状体条件允许者,可采用单眼视设计激光手术或有晶状体眼人工晶状体植入术(ICL 植入术),来改善视力;若患者年龄较大,合并白内障,晶状体条件允许的情况下,可通过多焦点人工晶状体术来解决老视患者的需求。

【护理评估】

(一)健康史

1. 询问患者有无视疲劳、视物模糊,是否将书本离远才能看清字。
2. 评估患者是否经过验光,有无配戴眼镜,以及戴镜视力和舒适度。
3. 评估患者原有屈光状态,是正视、近视或远视。

(二)临床表现

1. 近距离工作或阅读困难　表现为阅读时看不清楚小的字体,不自觉地把书本拿到更远的距离阅读。

2. 阅读时喜欢更强的照明度　足够的照明可以增加阅读物与背景的对比度,同时,照明度增加可使瞳孔缩小,加大景深,提高视力。

3. 视疲劳　在阅读时,由于调节力的减退,不能持久工作;同时因过度调节引起过度的集合,容易发生眼胀、头痛等视疲劳症状。

4. 有调节滞后现象。

(三)辅助检查

验光可以确定老视的程度。

(四)心理社会状况

评估患者年龄、受教育的水平,学习、生活和工作环境,用眼习惯和工作性质,对老视的认识程度。

【主要护理诊断/问题】

1. 感知觉紊乱　与视力下降有关。

2. 舒适改变:近距离阅读易眼胀头痛　与眼调节力减退有关。

3. 知识缺乏　缺乏老视相关知识。

【主要护理措施】

1. 心理护理　解释引起近距离阅读或工作困难及易引起视疲劳的原因和矫正方法,使患者正确进行老视矫治。

2. 健康教育

(1) 老视需用凸透镜来补偿调节力的不足,所需镜片度数与年龄和原有屈光状态有关。配老视眼镜时,应检查近点距离和验光,并根据患者工作性质及其习惯阅读的距离,佩戴最舒适的眼镜度数。配镜度数一般应保留 1/3 ~ 1/2 的调节力作为储备量。应告知患者佩戴眼镜时,应根据验光的结果科学配制,不仅要佩戴合适的度数,还要选择合适的镜框、镜架、瞳距,以免对眼部造成不良影响。配镜的方式主要有三种:单光老视镜、双光镜和渐进多焦镜。渐进多焦镜的优点是美观,并能满足远、中、近不同距离的视觉需求;缺点是有周边像差,需患者适应。

(2) 老视一般 40 岁左右开始出现,随着年龄的增长,老视程度逐渐加重,因此老视镜也应随年龄改变而作必要的调整。

(3) 避免用眼过度导致视疲劳,阅读或工作时光线强度应适宜,避免强光刺激。

(4) 保持身心健康,生活有规律,锻炼身体,均衡营养,增强体质,延缓衰老。

(5) 教会患者眼镜的取放、清洗和保养的方法。

六、老年性聋

【疾病概述】

临床上将听力下降称为耳聋。老年性聋(presbycusis)是指随着年龄的增长,听觉系统衰老退变,同时或先后出现双耳对称性、缓慢地、渐进性听力减退,发病率没有种族和性别的差别,但男性进展较快,可与其他类型听力损失并存。此种耳聋尤其影响患者的言语理解能力,主诉听到别人在说话,难于理解说的是什么,多数人伴有高调耳鸣,属于感音神经性聋。一般发生在 65 岁以上的老年人。据 2017 年 Homans NC 等对老年性聋患病率的数据统计显示,65 岁以上男性发病率为 33%,女性发病率为 29%。老年性聋已成为美国 65 岁以上老年人的第三大慢性疾病。随着人体逐渐老化,内耳内淋巴、毛细胞、血供和听神经功能减退,螺旋神经节细胞萎缩,耳蜗基膜弹性降低,从而引起耳聋。老年性聋的特点为以高频损失为主,双耳对称,听阈随年龄的增长而逐渐升高。老年性聋无法治愈,有部分老年性聋的患者可通过佩戴助听器提高听力。

【护理评估】

(一)健康史

1. 评估患者听力下降的程度,是否影响正常交流,是突然下降还是逐渐下降。

2. 询问患者近 3 个月有无耳流脓、眩晕、耳鸣、耳痛等症状。

3. 评估患者最近有无耳部感染、手术及做过其他治疗等。

4. 询问患者有无使用过或正在使用的药物,特别是有无使用耳毒性药物。

(二)临床表现

老年性聋患者听力减退,听力方向感变差,语言辨别能力显著下降。看电视或听收音机时声音开大,有意将头向说话的人倾斜或注意观察说话者的嘴唇,为了听得清楚,将一侧耳对准说话者或用手做成杯状围在一侧耳郭周围。说话声音变大,与其对话者常因其听不清楚而需要提高声音、放慢语速并常常需要重复,有时答非所问。听力严重障碍者,因听不到说话者的声音而对说话者无反应。多数人伴有高调耳鸣,有些人是搏动性耳鸣,有间歇性,也有持续性的。

(三) 辅助检查

纯音听力检查可见患者双侧高频听力损失,听力曲线为轻度至中度感音神经性聋,镫骨肌反射阈提高。

(四) 心理社会状况

老年性聋因无法治愈,严重影响患者的心理和社会健康,影响其工作能力、人际交流、自我保护、娱乐、运动等,引起患者暴躁易怒、抑郁、社会孤立、认知能力下降,降低患者的生活质量。因此,专科护士应了解患者的年龄、性别、情绪状态,对患者做出全面的评估,以制订合理的护理方案。

【主要护理诊断/问题】

1. 感知改变　听力下降。
2. 知识缺乏　缺乏助听器选配和使用的相关知识。
3. 交流能力降低　与听力下降有关。
4. 有受伤的危险　与听力下降对周围的安全警示音感觉不灵敏有关。

【主要护理措施】

1. 向患者讲解助听器的相关知识,协助患者选配适宜的助听器。随着科学技术的发展,助听器的类型已是多种多样。根据放置位置的不同,可分为盒式、耳背式和耳内式,也有制作在眼镜框架上的助听器,放在口袋内携带式的,计算机程序控制的数字式助听器等。应根据患者耳聋的性质、程度及患者的个人喜好、经济状况等,协助患者选择最合适的助听器。

2. 教会患者使用和护理助听器的知识和技能。护士应告诉患者佩戴助听器是将周围的声音同时扩大,所以开始佩戴时,患者可能不适应,感觉没有效果且不舒适,而实际上经过一段时间的调试和适应,患者就能体会到它的功能,使患者对助听器有正确的认识,以免患者因期望值过高而失望。有下列情况时不宜使用助听器:耳部感染,电吹风吹头发,非常潮湿或寒冷的天气,洗澡或出汗很多时。教会患者每天清洗耳模和套管,不用时关闭助听器或将电池拿掉,以防止漏电。将助听器保存在干燥、安全的地方。平时准备备用电池。2~3年更换一次耳模,保持其光滑,以免刺激耳部皮肤。

3. 指导患者及其家属促进交流的技巧和方法。与患者交流时,保持面对面和良好的光线,使患者能够看清说话者的脸、口型、表情、动作,以借助肢体语言促进交流。交流时减少或去除周围的噪声。以正常的速度和音调对患者说话,不用刻意大声或过慢的速度讲话。尽量用短句,每句话结束要有明确的停顿。与患者交流时,要表示出对患者耐心、放松和积极的态度。必要时用书写帮助交流。

4. 注意患者安全,外出活动要有人陪同。有可能出现危险的地方都要写出警示牌。

七、喉癌

【疾病概述】

喉癌(carcinoma of larynx)是喉部最常见的恶性肿瘤之一,占全身恶性肿瘤5.7%~7.6%,

占头颈部肿瘤的 7.9% ~ 35%。喉癌的发病率地区差别很大,世界喉癌发病率最高的国家为西班牙、法国、意大利、巴西和波兰,其中西班牙的巴司库发病率为 20.36/10 万,西班牙的那瓦拉和法国的索姆分别为 17.84/10 万和 17.53/10 万。据 GLOBOCAN 2012 数据显示,全球喉癌标化发病率为 2.1/10 万,美国喉癌的发病率据 2015 年美国癌症协会的报道为 2.4/10 万。我国的标化发病率为 1.1/10 万,低于世界平均水平。喉癌的高发年龄为 50 ~ 70 岁,男女发病率之比为(8.4 ~ 30):1。发病率城市高于农村,空气污染重的城市高于轻的城市。喉癌的病因迄今尚不完全明了,可能与吸烟、空气污染、病毒感染、癌前病变等有关。其中长期吸烟史被视为最主要的病因之一,临床观察发现,90% 的喉癌患者有长期吸烟史。喉癌的治疗方法主要包括手术、放疗、化疗和免疫治疗等,手术治疗为目前治疗喉癌的主要手段。原则是在彻底切除癌肿的前提下,尽可能保留或重建喉功能,以提高患者的生存质量。

【护理评估】

(一)健康史

1. 询问患者发病前的健康状况,有无长期慢性喉炎及其他喉部疾病,如喉白斑、喉角化症等。

2. 了解患者有无长期吸烟、饮酒、接触工业废气及肿瘤家族史等。

(二)临床表现

喉癌的主要临床表现为声嘶、呼吸困难、咳嗽、吞咽困难和颈部淋巴结转移等。根据肿瘤发生的部位不同,早期临床表现有所差异。

1. 声门上型 原发部位在会厌、室带、喉室等的喉癌。早期无显著症状,仅有咽部不适或异物感。癌肿表面溃烂时,可出现咽喉疼痛,刺激性干咳,痰中带血,带有臭味。侵及声带出现声嘶,晚期可出现呼吸困难。该区淋巴结丰富,癌肿易向位于颈总动脉分叉处的淋巴结转移。

2. 声门型 发生于声带,以前、中 1/3 处较多。早期出现声嘶。病情发展缓慢,可有刺激性干咳,痰中带血。晚期出现咽喉疼痛及呼吸困难,为吸气性呼吸困难,进行性加重。颈淋巴结很少有转移。

3. 声门下型 位于声带以下,环状软骨下缘以上的癌肿。早期无明显症状。肿瘤增大可有刺激性干咳,痰中带血。晚期向上发展时可引起声嘶及呼吸困难。该区肿瘤常有气管前或气管旁淋巴结转移。

(三)辅助检查

1. 间接喉镜检查 可见喉癌的形态有菜花型、溃疡型、结节型和包块型。借此了解肿瘤的部位、形态、范围和喉的各部分情况,观察声带运动和声门大小情况等。

2. 直接喉镜检查 镜下取活组织送病理检查确诊。

3. 影像学检查 常用颈侧位片了解声门下区或气管上端有无浸润。CT 和 MRI 能了解病变范围及颈淋巴结转移情况,协助确定手术范围。

(四)心理社会状况

喉癌的确诊会给患者及其家属带来极大的精神打击,喉癌的手术治疗又会使患者丧失发音功能以及颈部遗留永久性造口,给患者的心理和形象上造成双重恶性刺激,患者及其家属都需要重新适应,如果适应不良,患者易产生恐惧、抑郁、悲观、社交退缩等心理障碍,家属则易产生应对能力失调等障碍。应了解患者的年龄、性别、文化层次、职业、社会职位、压力应对方式、对疾病的认知程度等。年龄越轻,社会地位和文化层次越高的患者对术后发音和形象改变可能越难以接受。因此,应根据患者的具体情况评估患者的心态,以便协助患者选择有效的、能够接受的治疗方案,同时利于术后心理问题的解决。

【主要护理诊断／问题】

1. 焦虑　与患者担心疾病预后有关。

2. 疼痛　与手术创伤有关。

3. 有窒息的危险　术前与肿瘤过大阻塞呼吸道有关,术后与颈部人工呼吸通路阻塞有关。

4. 语言沟通障碍　与喉切除有关。

5. 营养失调:低于机体需要量　与术后2周限制经口饮食有关。

6. 有感染的危险　与皮肤完整性受损、呼吸道直接与外界相通、术后机体抵抗力下降有关。

7. 潜在并发症:出血、咽瘘、乳糜漏等　与手术损伤等有关。

【主要护理措施】

1. 术前护理

(1) 术前指导:做好全身麻醉术前的常规准备工作。按手术种类进行备皮,保持手术野部位皮肤的完整清洁。指导患者戒烟。做好口腔清洁工作。对患者说明手术方式及相关知识。评估患者的读写能力,可教会其简单的手势来表达术后的需求。

(2) 心理护理:多关心患者,倾听其主诉,评估其焦虑程度。鼓励家属多陪伴患者,帮助患者树立战胜疾病的信心,积极配合治疗。教会患者放松技巧,如肌肉放松,缓慢地深呼吸等。创造安静舒适的环境,根据患者习惯适当调整作息,保证充足睡眠。

(3) 预防窒息:注意观察呼吸情况,避免剧烈运动,防止上呼吸道感染,限制活动范围,必要时床旁备气切包。

2. 术后护理

(1) 疼痛的护理:评估疼痛的部位、程度,告知疼痛的原因和可能持续的时间;必要时按医嘱使用止痛药或镇痛泵;抬高床头35°~45°,减轻颈部切口张力;教会患者起床时保持头颈肩呈一直线;防止剧烈咳嗽加剧切口疼痛;教会患者分散注意力的有效方法。

(2) 保持呼吸道通畅:向患者讲述新的呼吸方式及保持喉套管通畅的重要性,防止堵塞及遮盖颈部造口;保持室内一定的温湿度(温度20℃,湿度55%~65%),加强湿化、按需吸痰,鼓励患者深呼吸和咳嗽,帮助其翻身拍背,以助咳出气道内分泌物,防止干燥结痂;每日定时清洗喉套管,防止痰痂形成,保持呼吸道通畅。

(3) 语言交流障碍护理:根据术前教会患者的简单手势判断其基本生理需求;评估患者的读写能力,使用写字板、笔或纸,对于不能读写的患者可使用图片;对患者表示充分的理解,给予足够的时间,主动关心患者,耐心与其交流;告知患者切口愈合一段时间后,可以选择使用其他发音方式(如食管发音、电子喉等),或接受发音重建手术治疗。

(4) 防止出血:监测生命体征及神志的变化;切口加压包扎,吸痰动作要轻;仔细观察出血量(包括敷料渗透情况)、痰液性状,口腔有无大量血性分泌物,负压引流量及颜色。如有大量出血,应立即让患者平卧,快速测量生命体征,用吸引器吸出血液,防止误吸,同时建立静脉通路,根据医嘱使用止血药或重新止血,必要时准备输血。

(5) 防止感染:监测体温变化;各项治疗与操作严格执行无菌原则,保持切口清洁干燥,气管垫及包扎的敷料潮湿或污染时及时更换;每日清洗消毒喉套管;保持病室环境清洁通风,限制探视;做好口腔护理;1周内不做吞咽动作,嘱患者有唾液及时吐出,防止发生咽瘘;遵医嘱全身应用抗生素;增加营养,提高患者自身免疫力。

(6) 生活护理:评估患者的自理程度,根据不同情况制订护理计划;做好每天的晨晚间护理;加强巡视,主动关心患者的需求,帮助解决问题;教会患者床旁呼叫器的使用,听到铃响立即答复,随时满足患者的自理需求。

(7) 饮食护理:术后2周左右进鼻饲饮食,根据患者情况计算每日所需鼻饲量,鼓励少量多餐;为患者创造良好的进食环境;鼓励患者适当活动,以增加营养物质的代谢和作用,从而增加食欲;患者鼻饲饮食发生不适时,如腹胀、腹泻、呃逆等,及时处理;做好患者鼻饲期间的鼻饲管护理。约2周后可开始经口进食,由团状软食练起,进食时避免分心,防止呛咳,逐步恢复至正常饮食。定期监测患者体重的变化,评估营养状况。

3. 健康教育

(1) 教会患者及其家属喉套管的更换、清洗及消毒的方法。

(2) 造口定期清洁换药,注意无菌操作,保持局部清洁、干燥;教会患者使用丝巾、镂空装饰品等遮盖造口,美化外观形象。

(3) 防止异物进入气管造口。禁止未使用特殊专业装备时游泳,淋浴时防止水流入气道;外出时用纱布遮挡造口;避免用棉签等伸入造口内擦拭。

(4) 保持呼吸道通畅。根据天气条件、环境湿度及患者具体情况,定时向气道内滴入湿化液;保持足够的液体摄入;教会患者有效咳嗽、咳痰,家属协助翻身、拍背使痰液松动易咳出;必要时用空气湿化器加湿居住房间的湿度,防止痰液结痂,阻塞呼吸道。

(5) 预防呼吸道感染。指导患者少去公共场所及人群密集处,居室内定时通风换气,预防肺部感染。同时指导患者识别早期感染征象,如痰液的色、质、量、气味,体温的变化等,以便及早发现、及时治疗。

(6) 加强营养,多进食高热量、高蛋白质、富含维生素及纤维素的饮食。术后为防止咽瘘,鼻饲期间严禁经口进食;开始经口进食早期可食用半流质,逐渐改为软食或普食,忌烟酒和辛辣刺激性食物。进食时专心,以防呛咳。

(7) 指导患者养成良好的生活习惯,生活有规律,劳逸结合,适当体育锻炼,以助于体力恢复,增强机体免疫力。

(8) 教会患者对病情变化的自我检查法,如发现不明原因的持续性头痛、吞咽困难、咳痰带血,造口有新生物或颈部扪及肿块,及时到医院就诊。

(9) 喉全切除后,患者失去正常发音功能,可向患者介绍食管发音、电子喉发音及发音重建手术治疗等重建发音的方法,各种方法间的区别及优缺点,提供患者此方面的相关信息,有助于其康复。患者在重建发音前,应随身携带能说明自己呼吸特点的卡片,如"我是用颈部造口呼吸的人",以便万一发生紧急情况(如心搏呼吸骤停及其他突然意外)时提示救护人员使用正确的抢救方法。

八、老年龋病

【疾病概述】

龋病(dental caries)俗称蛀牙,是一种很常见的牙体硬组织疾病,是在以细菌为主的多种因素影响下,牙齿的牙釉质、牙本质或牙骨质发生的一种慢性进行性破坏性疾病。老年龋病是指年龄在 60 岁以上的所有龋病患者。全国口腔健康流行病显示,老年人 65% 有龋病。老年人随着年龄的增长,牙龈逐渐萎缩,引起牙与牙之间的缝隙增大,牙根外露,因而造成老年龋病有其明显的特点:①根面龋明显增加。②发生在原来其充填物周围的继发龋增加。③戴有义齿者,修复体周围龋发生率较高。

老年龋病治疗的总目标在于终止病变过程,保护牙髓,恢复牙的形态、功能及美观,并维持与邻近软硬组织的正常解剖关系,其治疗原则是针对不同程度的龋损,采用不同的治疗方法。

【护理评估】

(一)健康史

1. 询问患者的生活方式、饮食习惯等,特别是刷牙以及食用糖的情况。

2. 评估患者口腔卫生状况,牙齿对冷、热刺激的反应程度。

(二)临床表现

龋病的临床表现与病变类型有关,按其进展速度、损害部位及病变深度进行分类。

1. 按进展速度分类

(1)急性龋:又称湿性龋,龋损呈浅棕色,质地湿润,病变进展快。

(2)慢性龋:又称干性龋,临床多见,龋损呈黑褐色,质地较干硬,病变进展缓慢。

(3)继发龋:龋病治疗后,由于充填物边缘或窝洞周围牙体组织破裂形成菌斑滞留区,或修复材料与牙体组织不密合形成微渗漏,都能引起龋病。

(4)静止龋:龋病发展过程中,由于局部环境条件的改变,使原来隐蔽的龋暴露于口腔,细菌和食物残渣易被进食、漱口或刷牙所去除,菌斑不能形成,龋病发生停止。静止龋牙本质呈黑褐色,坚硬,多见于牙齿浅而平坦的粭面和邻面的龋损。

2. 按损害部位分类 分为窝沟龋、平滑面龋、根面龋和隐匿性龋,其中老年人较多出现根面龋。

3. 按病变深度分类 可分为浅龋、中龋和深龋。浅龋患者对冷、热、酸、甜刺激无明显反应,一般无明显牙体缺损或仅有牙面局部色泽改变。中龋患者对酸、甜饮食敏感,过冷、过热饮食也能引起疼痛感觉,冷刺激尤为显著,但刺激去除后症状立即消失,临床上往往出现表面范围小,而实际内部龋损已很广泛,粭面窝沟龋多形成潜行性龋坏。当病情进展为深龋时,常有食物嵌入洞中,龋洞内含有大量软化牙本质或食物残渣,引起疼痛,遇冷、热和化学刺激时,疼痛较中龋时更加剧烈,但刺激去除后症状很快消失,无自发痛。

(三)辅助检查

1. X 线检查 通过拍 X 线片可以观察龋坏部位、深度等。X 线检查有利于发现肉眼难以观察和检查隐蔽部位的龋损,如邻面龋、继发龋。

2. 牙髓活力测试 是指判断牙髓活力状况的一种检查方法。通常采用冷热诊法,如冰块、氯乙烷、热牙胶或加热器械测试牙齿有无活力,现今多用电子牙髓活力测试仪测试牙髓活力,也可用局部注射麻药或去龋试诊法测试牙髓活力。

3. 光透照检查 常用于前牙邻面龋的检查。可采用激光照射、光纤透照法、紫外线照射法和激光荧光法等方法诊断。

（四）心理社会状况

评估患者对疾病的反应,如忽视、焦虑等;评估家属对疾病的认识以及对患者的支持和照顾程度等。

【主要护理诊断 / 问题】

1. 知识缺乏 缺乏龋病的防治和护理知识。

2. 紧张 / 恐惧 与拔牙有关。

3. 潜在的并发症 意外穿髓,充填后疼痛,牙齿折裂,充填体折断、脱落,继发龋,牙髓炎,根尖周炎,颌骨炎症。

【主要护理措施】

1. 饮食和口腔护理 老年人应注意增加营养,这不仅能提高其对龋齿的抗病能力,而且还能增加牙齿的硬度。因此,应嘱患者多食含维生素及钙丰富的食物,如牛奶等。加强口腔护理,特别是对行动不便、吞咽困难、不能自行刷牙的患者要进行常规口腔护理,以达到增进食欲、清洁口腔、保护牙齿的目的。

2. 牙体修复护理 只要有龋洞形成,就需认真修复治疗,修复过程中应注意器械的消毒,充填材料的选择及调拌;修复术后,让患者漱口,以清除口内残留的修复材料。因龋病引起的牙髓炎、根尖周炎需做牙髓治疗,清除感染坏死的牙髓病变组织,消毒、充填根管及髓腔,消除感染炎症,促进根尖周愈合。在牙髓治疗过程中应采用无痛方法,根据老年患者全身情况采用简单有效的治疗方法,避免复杂、长时间的操作。

3. 心理护理 患者对陌生的环境、陌生的医生以及牙钻之类的拔牙器械,特别是在就诊时听到其他患者拔牙时发出的喊叫声以及牙钻发出的声音时常感到紧张。另外,治疗时疼痛、牙钻在口腔中发出的声音和震动同样会使患者感到紧张、恐惧。针对这种情况,心理护理应在候诊时开始,向患者阐述牙病产生的原因,强调接受治疗的重要性。介绍牙科器械、牙钻、注射器的用途及治疗过程中不适的程度,消除患者的恐惧心理。治疗时指导患者调整呼吸,全身放松,对于患者良好的配合给予表扬和鼓励,调动患者的积极性,减缓其紧张情绪。

4. 拔牙护理 因龋病未及时治疗导致的没有保留价值的残冠、残根,建议拔除患牙后义齿修复。老年患者常伴有心脑血管疾病、糖尿病等全身性疾病,拔牙前要详细询问病史,并采取相应措施,病情控制后才能拔牙。拔牙后注意口腔卫生,加强抗感染治疗,预防感染。

5. 健康教育

（1）向患者及其家属讲解老年龋病形成的原因、治疗和护理知识,促进其主动参与龋病的预防、治疗和护理。

（2）指导患者自我护理:①保持口腔卫生,多刷牙、漱口,正确使用牙线、牙签;②多进食蔬菜、水果,少食糖;③定期检查牙齿,有问题早发现、早治疗;④对没有保留价值的龋齿(如残根、残冠),应及时拔除后义齿修复。

九、老年牙周病

【疾病概述】

牙周病(periodontal disease)是老年人最常见的口腔疾病之一,广义上说,牙周病应包括发生在牙周组织上的一切病变,但临床上常指牙齿周围支持组织的慢性进行性破坏性疾病。牙周病是指由机械性的刺激和细菌代谢产物作用所引起的牙周组织的炎症反应,它是一种多因素的疾病。局部因素有口腔卫生不良、牙菌斑、牙石、食物嵌塞、殆创伤、医源性因素及不良修复体等；全身因素，如年龄、特定的微生物感染、内分泌功能失调、吸烟、精神压力、代谢紊乱、免疫缺陷、慢性消耗性疾病、营养不良及遗传因素等使宿主抵抗力减低，均可导致牙周组织对细菌更易感染，从而发生牙周病。据调查，我国 60 岁以上老年人牙周病患病率在80% 以上，牙周炎患病率在 50% 以上。老年牙周病的治疗目标是：消除炎症及炎症所导致的不适、出血、疼痛等症状，停止牙周破坏，恢复牙周组织的形态及功能，维持疗效，防止复发。

【护理评估】

（一）健康史

　　了解患者有无牙周病家族史，询问患者有无牙龈出血、牙齿松动和移动、牙周萎缩等症状，评估患者的口腔保健态度、知识和行为，了解患者的吸烟状况及有无全身性疾病（如糖尿病等）。

（二）临床表现

　　1. 口腔卫生大多数较差，牙石多，尤其是有不良修复体者，使口腔卫生难以控制。

　　2. 牙龈出血，牙龈变色，牙周袋普遍较深，探诊深度大于 3 mm，龈沟液渗出，根分叉病变增多。

　　3. 牙槽骨吸收严重，牙齿松动、移位更明显。

　　4. 牙龈退缩，尤其是龈乳头退缩与牙面不再紧贴，水平性食物嵌塞明显，牙根面暴露，造成牙本质敏感，根面龋的发生也增加。

　　5. 残留牙少，导致咬合不良。

　　6. 老年人常伴有系统性疾病，用药多而复杂。例如糖尿病未控制的患者易发生牙周脓肿；高血压、冠心病患者服用的药物可导致牙龈增生，长期使用阿司匹林或其他抗凝血药可导致牙龈的自发性出血。

（三）辅助检查

　　牙周组织的检查器械，除口镜、牙科镊、光滑探针外，尚需备有牙周探针、牙线、咬合纸和蜡片等。检查是通过视诊、扪诊、叩诊、探诊、取研究模型和拍 X 线片等方法进行。

　　1. 口腔卫生情况检查　　口腔卫生状况与牙周组织的健康关系是十分密切的。用菌斑显示剂、探针、牙线等手段检查菌斑、软垢、牙石、色渍沉积的状况，并注意患者有无口臭和食物嵌塞。

　　2. 牙龈情况检查　　牙龈的色、形、质，探诊是否出血以及牙龈附着情况等。

　　3. 牙周探诊　　是牙周病特别是牙周炎的诊断中最重要的检查方法，其主要目的是了解有无牙周袋或附着丧失，并探测其深度和附着水平。牙周袋是指龈缘至袋底的距离，附着水平是指釉牙骨质界至袋底的距离。

　　4. 牙松动度检查　　正常情况下，牙有轻微的生理动度。检查牙松动时，前牙用牙科镊夹住切缘，做唇舌方向摇动；在后牙，闭合镊子，用镊子尖端抵住殆面窝，向颊舌或近远中方向摇动，常分为三度记录。

　　5. X 线检查　　了解牙槽骨吸收的情况。骨袋的 X 线可见牙槽嵴仅一侧垂直吸收较多，嵴顶的位置较多；牙周炎患者，在 X 线片上牙槽骨呈水平或垂直吸收，骨硬板常不完整或消失，牙槽骨密度降低，牙周膜间隙增宽。

　　6. 微生物学检查　　牙周炎是以厌氧菌为主的感染性疾病，一般认为不同类型的牙周炎，其菌斑微生物的组成不同。在一些重症患者,或对常规治疗反应不佳者,或怀疑患牙处于疾病活动期者,可以先检测牙周袋内的优势微生物,然后选择敏感的药物进行治疗,或者在某种治疗前后进行微生物检测以评价或监测疗效。

（四）心理社会状况

评估患者对疾病的认识,无有心理紧张、情绪不稳、焦虑等;评估家庭成员对患者的支持和照顾程度,如饮食的选择是否适合患者;了解患者家庭经济状况等。

【主要护理诊断 / 问题】

1. 知识缺乏　缺乏牙周病的预防、治疗和护理知识。

2. 紧张 / 焦虑　与牙齿松动、出血、脱落及治疗过程中的不适有关。

【主要护理措施】

1. 心理护理　牙龈出血明显,甚至服用某些止血药物仍不能止血,或牙齿松动、脱落及治疗过程中的不适感觉等,均易使患者产生紧张、焦虑心理。因此,应仔细倾听患者的主诉,充分理解他们的心情,帮助患者正确认识疾病,根据病情有针对性、详细地为其讲解有关本病的科学知识及治疗过程中可能出现的不适感觉,增强患者安全感、信赖感以及治疗疾病的信心,使其摆脱焦虑及紧张状态,积极主动参与牙周病的治疗。

2. 生活护理　饮食上给予足够的蛋白质,补充维生素 C、A、D 等,防止缺钙,提高抗病能力。正确、有效的刷牙方法是护理和防治牙周病的关键,漱口虽然不能代替刷牙,但能够及时去除滞留的食物残渣,若能使用含有某些药物成分的含漱液,则对牙周病的防治更为有效。另外,可用牙线、间隙刷、冲牙器清除牙齿邻面菌斑及食物嵌塞。戒除吸烟等不良嗜好。

3. 用药护理　牙周病一般以非手术治疗为主,在炎症期间,可用 3% 过氧化氢溶液或 0.1% 氯己定清洗牙齿牙龈,洗后擦干,再上 2% 碘甘油于龈袋内,或用 1% 过氧化氢水漱口,严重者应用抗生素及镇痛药,以控制感染和炎症蔓延。对已形成牙周袋以致化脓者,应反复冲洗局部,切开引流,并经常换药处理。

4. 洁牙护理　洁牙(包括龈上洁治和龈下刮治术)是牙周病最基础、最主要的治疗方法(建议每年 1 次),通过清除牙面菌斑、牙石,消除牙龈炎症及出血,洁牙后牙龈局部用 3% 过氧化氢溶液、0.1% 氯己定冲洗,上 2% 碘甘油。

5. 手术护理　对急性牙周脓肿患者,应用 1% 丁卡因表面麻醉下脓肿切开引流,生理盐水或 0.1% 氯己定反复冲洗,术后用 0.1% 氯己定等含漱,口服抗生素,保持口腔卫生。

6. 健康教育

(1) 向患者及其家属讲解老年牙周病的有关病因及防护知识,促使患者及其家属主动参与治疗和护理。牙周病与口腔卫生不良、牙菌斑、不良修复体、吸烟及全身性疾病等有关;而且,牙周病预后较差,最终会导致牙齿脱落,咬合关系紊乱,消化不良等。

(2) 指导患者自我护理:①教会患者正确掌握刷牙次数,每次刷牙持续时间,刷牙方法以及牙刷的清洁、放置和更换时间;保持口腔卫生,养成良好卫生习惯,早晚刷牙、饭后漱口,有效地控制菌斑;糖尿病合并牙周病变宜选择刷毛较细的牙刷,进食后及时清洁口腔。②定期洁牙,并将此作为常规预防措施。③积极纠正口腔不良卫生习惯,戒烟。

(3) 定期健康检查,积极治疗相应的全身性疾病;牙周病变应尽早就诊,特别是糖尿病患者每年需进行一次口腔牙龈检查;对没有保留价值的明显松动牙,应及时拔除。

十、老年口腔白斑

【疾病概述】

口腔白斑(oral leukoplakia)是指口腔黏膜上以白色为主的损害,不具有其他任何可定义的损害特征。口腔白斑是老年人好发的口腔疾病之一,其发生与吸烟、白假丝酵母菌感染及全身因素(包括微量元素缺乏、微循环改变、易感的遗传素质等)有关。

口腔白斑的发病率报道不一,在一个研究对象超过1 000人的系统回顾性研究中,口腔白斑的发病率为1.49%～4.27%,男性患病率高于女性。在我国的患病率为9.18%,好发于60～69岁年龄段,男女比例为8.03∶1。国内研究资料显示,口腔白斑属于癌前病变,有3%～5%可发展成为鳞状细胞癌。老年口腔白斑的治疗目标是去除刺激因素,防止癌变。

【护理评估】

(一)健康史

询问患者的生活、饮食习惯等,如是否吸烟等;了解患者有无白斑家族史;询问患者的症状,如黏膜有无疼痛;检查患者口腔内有无牙源性刺激,包括不良修复体、残根、残冠、磨损的边缘嵴等可引起摩擦性白色角化病和白斑的因素。

(二)临床表现

口腔白斑可分为均质型和非均质型两大类,前者如斑块状、皱纹状等,后者如颗粒状、疣状及溃疡状。

1. 斑块状　口腔黏膜上出现白色或灰白色均质型斑块,边界清楚,触之柔软,不粗糙或略粗糙。患者多无症状或有粗糙感。

2. 皱纹状　好发于口底及舌腹,病损呈皱纸样,乳白色或白垩色,表面粗糙,边界清楚,质地尚柔软,周围黏膜外观正常。患者有粗糙不适感,也可有刺激痛症状。

3. 颗粒状　好发于口角区颊黏膜,白色损害呈颗粒状突起,表面不平整,可有点状或小片状糜烂。患者可有刺激痛。本型多伴有白假丝酵母菌感染,癌变率较高。

4. 疣状　好发于牙槽嵴、唇、上腭、口底等部位,损害呈乳白色,表面粗糙呈刺状或绒毛状突起,粗糙,质较硬。

5. 溃疡状　在增厚的白色斑块上有糜烂或溃疡,常有疼痛症状,多为癌前损害已进一步发展的标志。

(三)实验室及其他检查

1. 病理检查　主要病理改变是上皮增生,伴有过度角化或不全角化,粒层明显,棘层增厚,上皮钉突伸长变粗,固有层、黏膜下层有炎症细胞浸润,病理诊断应写明是否伴有上皮异常增生。

2. 脱落细胞检查　刮取病变区表面细胞,经巴氏染色,可见早期癌变的脱落细胞。其特点是核增大1～5倍,核质比例增加,核浓染。

3. 甲苯胺蓝染色法　将甲苯胺蓝涂于擦干的病损表面,深蓝色的着色部位为可疑的恶变部位,也可作为活检部位。

(四)心理社会状况

评估患者对疾病的反应,如抑郁、焦虑、恐惧等。了解家庭成员对患者的支持和照顾程度,了解其家庭经济状况等。

【主要护理诊断／问题】

1. 知识缺乏　缺乏口腔白斑的治疗和护理知识。
2. 紧张、焦虑　与担心疾病预后有关。
3. 潜在并发症　口腔癌。

【主要护理措施】

1. 心理护理　指导患者控制自己的心情,应避免精神创伤、过度劳累、过度思虑和忧心忡忡。从健康教育入手,向患者介绍疾病的发病原因、治疗护理方法以及预后。并不是所有白斑都会癌变,帮助患者认识和正确对待口腔白斑,积极治疗原发病,去除局部刺激因素,主动参与白斑治疗。如口服维生素 A、维生素 E。

2. 药物治疗　维生素 A 初服时可能发生头痛、头晕,可酌减剂量,通常在几天后即可适应。常见的不良反应有口唇干燥、脱发等。冠心病、肝肾功能异常与高脂血症者忌用。局部治疗护理包括戒烟、酒,去除残根、残冠、不良修复体,局部抹维 A 酸软膏等。0.2% 维 A 酸溶液适用于局部涂布,但不适用于伴有充血、糜烂的损害。涂布时先拭干唾液,以最细毛笔蘸少量溶液沿白色区域涂布,慎勿涂在唇红黏膜。另外,中草药绞股蓝制剂和复方绞股蓝制剂对组织白斑癌变有一定作用,可较长时间使用。对已经纠正吸烟等有害习惯后而损害尚未消失者,可考虑选用药物治疗,并进一步寻找致病因素。

3. 手术治疗护理　伴有上皮非典型增生或溃疡者,应手术切除并进行活检。术前应使患者了解手术治疗的必要性,术后需认真观察并做好口腔护理。

4. 健康教育

（1）向患者及其家属讲解老年口腔白斑的相关知识、积极治疗的益处,促进其主动参与治疗和护理。

（2）指导患者自我护理,戒烟、酒,去除口腔不良刺激。患病后要定期复查,预防癌变。以下情况易发生癌变：① 60 岁以上的老年患者。②长期吸烟者。③发生于舌腹、口底、口角内侧部位的白斑。④颗粒状、疣状及溃疡状白斑。⑤伴上皮非典型增生者。⑥伴白假丝酵母菌感染者。⑦无局部刺激因素的年轻女性。⑧有刺激性痛或自发性痛症状者。

十一、口腔扁平苔藓

【疾病概述】

扁平苔藓是一种较常见的慢性炎症性皮肤黏膜病,单独发生于口腔黏膜者称口腔扁平苔藓(oral lichen planus)。其病因不明,可能与免疫因素、精神因素、内分泌因素以及感染因素有关。口腔扁平苔藓的患病率为 0.51%,多见于中老年人,女性比男性好发,极少数的口腔扁平苔藓具有癌变的可能。

【护理评估】

（一）健康史

了解患者有无扁平苔藓家族史,询问患者有无口腔黏膜因进食刺激性食物而疼痛症状,评估口腔黏膜出现白色损害情况等,了解患者的精神状态、生活方式、睡眠及月经状况。

（二）临床表现

口腔黏膜损害好发于双颊、舌背、牙龈等处,多呈双侧对称性,病损表现为由白色小丘疹组成的珠光白色条纹(可呈网状、环形、树枝状)或斑块,若病损区仅轻度充血或外观正常,则为非糜烂型扁平苔藓;若出现充血、糜烂,则为糜烂型扁平苔藓。前者多无自觉症状,或有粗糙、木涩感;后者灼痛明显,遇辛辣、热刺激时疼痛加重。

(三)实验室及其他检查

病理检查显示上皮角化不全,基底层液化变性,固有层有密集的淋巴细胞呈带状浸润。免疫病理表明口腔扁平苔藓上皮基膜区有免疫球蛋白沉积,主要是 IgM。

(四)心理社会状况

评估患者对疾病的反应,如否认、焦虑、抑郁等,了解家属对疾病的认识和对患者的支持度。

【主要护理诊断 / 问题】

1. 知识缺乏　缺乏扁平苔藓的相关知识。

2. 焦虑　与疾病迁延不愈有关。

3. 有潜在的癌变可能　与反复糜烂、溃疡、疼痛有关。

【主要护理措施】

1. 饮食护理　多饮水,保持口腔湿润,进食高蛋白质、高热量、丰富维生素食物,避免过热、粗糙、辛辣食物,进食速度适中。

2. 心理护理　因病情迁延反复,患者常对治疗失去信心,应帮助患者了解疾病相关知识,鼓励其保持乐观开朗的精神状态,积极应对治疗。

3. 局部治疗护理　消除局部刺激因素(如残根、残冠、牙结石等),用含漱液含漱,或局部用肾上腺皮质激素软膏、油膏涂搽,糜烂溃疡型可于病损区基底部注射曲安奈德等激素类药物,同时注意观察药物的不良反应;局部封闭止痛时严格操作规程。

4. 健康教育

(1) 向患者及其家属讲解口腔扁平苔藓有关治疗护理知识,促进其主动参与治疗和护理,指导患者严格遵医嘱服药,增强遵医行为。

(2) 指导患者自我护理:①保持乐观开朗的精神状态。②注意饮食习惯,少食辛、辣、酸食物。③定期复查,防止癌变。

5. 建立健康的生活方式,积极预防和治疗系统性疾病。

十二、颞下颌关节脱位

【疾病概述】

颞下颌关节脱位(dislocation of temporomandibular joint)是指下颌骨髁突因各种原因越过关节结节,滑出关节窝以外,且不能自行复回原位者。习惯性关节脱位是老年人常见病之一,引起习惯性颞下颌关节脱位的原因与老年人关节增龄性变化及关节韧带松弛、关节结节磨损等解剖组织上的改变有关。

(一)颞下颌关节脱位分类

1. 急性前脱位　在正常情况下,大开口末,髁突和关节盘从关节窝向前滑动,止于关节结节之下方或稍前方。如果有咀嚼肌紊乱或关节结构异常,当大开口末,如打哈欠、唱歌、咬大块食物、呕吐等时,翼外肌继续收缩把髁突过度地向前拉过关节结节;同时闭口肌群发生反射性痉挛,就使髁突脱位于关节结节之前上方,而不能自行复回原位。关节结节过高或关节结节前斜面过陡是前脱位的解剖因素。另外,关节部或下颌骨部,尤其是在张口状态下,颏部受到外力,或在使用开口器、全身麻醉经口腔插管使用直接喉镜时,滥用暴力等均可使关节脱位。

2. 复发性脱位　发生在急性前脱位后,如未得到及时、正确的治疗,可并发双板区及盘附着撕裂等慢性滑膜炎和关节囊炎,或并发关节囊及韧带组织松弛而造成复发性关节脱位;另外,由于长期翼外肌功能亢进,髁突运动过度,使关节诸韧带、附着及关节囊松弛,也可造成复发性脱位;老年人及慢性长期消耗性疾病、肌张力失常、韧带松弛患者也常常发生顽固性、复发性脱位。

3. 陈旧性脱位　指发生关节脱位后数周尚未复位者。

(二)颞下颌关节脱位的治疗目标

本病的治疗目标是关节复位,防止复发。

【护理评估】

(一)健康史

询问患者的饮食习惯、生活方式,是否存在打哈欠、放声高歌、大口咬食物、大笑等大张口运动;了解患者以往颞下颌关节是否有损伤,是否存在习惯性脱位史。

(二)临床表现

1. 双侧脱位　开𬌗、下颌前伸运动受限;两颊扁平,耳屏前方凹陷;中线无偏斜;口大张,口不能闭合,流涎;语言、咀嚼、吞咽困难。

2. 单侧脱位　一般表现与双侧脱位相似,但下颌仅稍向前伸,颏部偏向健侧,口歪、错𬌗,患侧耳屏前方凹陷。

3. 脱位方向　前脱位指髁状突滑过关节结节,最常见;后脱位及侧方脱位多见于创伤。老年人习惯性脱位多为前脱位,可为单侧,亦可为双侧。

(三)辅助检查

X线片可显示髁突脱位状况。

(四)心理社会状况

评估患者对疾病的认识和反应,了解家属对患者的支持、照顾程度。

【主要护理诊断/问题】

1. 知识缺乏　缺乏颞下颌关节脱位的防治知识。

2. 焦虑　与脱位后不能闭嘴、吞咽困难等不适有关。

【主要护理措施】

1. 心理护理　从健康教育入手,帮助患者认识和正确对待关节脱位,给予精神心理支持和鼓励,使患者树立战胜疾病的信心,积极主动参与治疗。

2. 饮食护理　指导患者改变饮食、生活习惯,平时注意不要大张口及咀嚼硬食;复位后,因绷带包扎限制下颌运动2~3周,患者应进流质或半流质饮食1周,防止用力咀嚼。

3. 复位护理　颞下颌关节脱位后,立即手法复位,绷带包扎限制下颌运动2~3周;对复发性脱位或陈旧性脱位,可采用手术治疗,使关节复位,术后下颌制动2~3周;对习惯性脱位的老年患者,首选关节囊内硬化剂注射治疗,同时限制下颌骨运动,嘱患者进流质或半流质饮食,并做好口腔护理。

4. 健康教育

(1)向患者及其家属讲解颞下颌关节脱位有关治疗和护理知识,促进其主动参与治疗和护理。

（2）指导患者自我护理：①平时避免大张口运动,如唱歌、打哈欠、大口咬食物等。②发病阶段限制下颌运动,进流质或半流质食物。③定期复查。

（归纯漪　李海英）

第九节　老年骨骼系统常见疾病患者护理

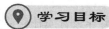 学习目标

> **识记：**
> 简述老年骨质疏松症、老年退行性骨关节病的临床表现和治疗原则。
> **理解：**
> 分析老年骨质疏松症、老年退行性骨关节病的危险因素。
> **运用：**
> 运用恰当方法对老年骨质疏松症、老年退行性骨关节病患者进行健康教育。

一、老年骨质疏松症

【疾病概述】

骨质疏松症(osteoporosis,OP)是一种以骨质减少,骨组织的微细结构破坏为特征,导致骨骼的强度降低和骨折危险性增加的代谢性疾病。骨质疏松症可分为原发性和继发性两大类。继发性骨质疏松症占发病总数的 10% ~ 15%,主要由不良嗜好和疾病等原因所致。原发性骨质疏松症占发病总数的 85% ~ 90%,包括绝经后骨质疏松症(Ⅰ型)、老年骨质疏松症(Ⅱ型)和特发性骨质疏松症(包括青少年型)三类。老年骨质疏松症是机体衰老在骨骼方面的一种特殊表现,也是使骨质脆性增加导致骨折危险性增大的一种常见病。2000 年,我国老年骨质疏松症患者有 6 000 万 ~ 8 000 万人,且女性的发病率为男性的 2 倍以上。患骨质疏松症的老年人极易发生股骨颈、脊椎、髋部等部位的骨折,每年因骨质疏松症并发骨折者为 9.6%,并有逐年增高的趋势,是引起老年人卧床和伤残率增高的重要因素。因而我国已将骨质疏松症列为需重点攻关的老年性疾病之一。

【护理评估】

（一）健康史

人的骨量的增加在 35 岁左右达到极点,以后则吸收多于合成,破骨与成骨处于负平衡状态。引起老年骨质疏松症的原因尚未完全明了,可能是多种因素综合作用所致,或尚有未知的致病因素。

1. **遗传因素**　骨代谢受多种基因的表达水平和基因多态性的影响,如维生素 D 受体、雌激素受体基因等。此外,骨质疏松性骨折与基质胶原和其他结构成分的遗传差异有关。

2. **性激素水平**　正常情况下,性激素对骨的合成与肾上腺皮质酮对骨的抗合成作用处于动态平衡状态。老年女性,性激素减少 80%,但肾上腺皮质酮只减少 10%,因而骨的合成作用减少,分解增多,日久则发生骨质疏松。此外,雌激素拮抗甲状旁腺激素的骨吸收作用,

若雌激素降低,骨组织对甲状旁腺激素敏感,可使更多的钙从骨组织中释放。

3. 钙、磷摄入不足　老年骨质疏松症多与钙、磷摄入不足有很大关系。正常人每天摄入的钙有1/3被吸收,2/3从粪便中排出。肾上腺皮质酮的相对增加除影响骨合成外,还影响肠道中钙的吸收,使粪便中钙排出增多;也影响肾小管使钙吸收减少,排出增多,使钙产生负平衡。而老年人由于饮食结构改变,钙、磷等元素摄入量相对减少,使钙负平衡更加严重。

4. 维生素 D 缺乏　维生素 D 可作用于小肠黏膜、骨骼、肾小管上皮,促进肠钙吸收,钙盐沉积,骨矿化等,在维护骨健康中起到非常重要的作用。此外,维生素 D 还具有增强肌力,改善神经肌肉协调功能和免疫调节作用。内源性维生素 D 是通过阳光中紫外线照射皮肤合成的。老年人户外活动减少,尤其在寒冷冬季,缺少阳光照射,维生素 D 合成减少,可导致骨质疏松症的发生。

5. 生活方式　骨骼在一定的压力作用下,其骨密度会增加,而老年人一般喜欢安静,多在室内活动,运动量减少,运动强度下降,骨骼承受的压力减少,容易发生骨质疏松症。此外,酗酒、吸烟、高蛋白质和高盐饮食、饮咖啡和浓茶等均是骨质疏松症的危险因素。

6. 药物因素　如长期服用类固醇激素、甲状腺素、抗癫痫药和化疗药等均为骨质疏松症的危险因素。

(二) 临床表现

老年骨质疏松症起病缓慢,早期症状隐匿,当骨量丢失达到相当程度时才出现明显症状,因此被称为"沉默的杀手"。骨质疏松症常见临床表现如下。

1. 骨痛、肌无力　是骨质疏松症较早出现且最常见的症状。以腰背痛为多见,多为酸痛,其次是膝关节、肩背部、手指、前臂,昼轻夜重,活动或劳累后加重,患者负重能力下降或不能负重。

2. 身长缩短、脊柱后凸　严重的骨质疏松症可因椎体骨密度降低导致脊椎椎体压缩变形,身长平均缩短 3~6 cm,严重者伴脊柱后凸。

3. 骨折　是老年骨质疏松症患者最常见和最严重的并发症。常因轻微外力或创伤而诱发,如弯腰、喷嚏、负重、跌倒等,其骨折的危险性明显高于正常人。发生部位常见于腰椎和股骨上端。脊椎压缩性骨折可导致胸廓变形,使肺活量和最大换气量减少,呼吸功能下降,易并发肺部感染。其次是桡骨骨折和股骨颈骨折,股骨颈骨折易导致老年人长期卧床,加重骨质丢失,常因并发感染、心血管疾病和慢性衰竭而引起死亡。

(三) 辅助检查

1. 生化检查　包括骨形成、骨吸收指标及血、尿骨矿成分。老年人主要检查以下指标:①骨钙素(BGP):可有轻度升高,是骨更新的敏感指标。②尿羟赖氨酸糖苷(HOLG):可升高,是骨吸收的敏感指标。③血清镁、尿镁:均有所下降。

2. X 线检查　是最简单易行的检查方法,但当骨量丢失在30%以上时才能在 X 线片上显示骨质疏松,对早期诊断意义不大。表现为骨密度降低,透明度加大,骨小梁减少变细,骨皮质变薄等,晚期出现骨变形及骨折。

3. 骨密度测定　对骨质疏松症早期诊断,预测骨折危险性和评估治疗效果均有重要意义。常用的方法有单光子吸收法(SPA)、双能 X 射线吸收法(DEXA)、定量 CT 检查和定量超声测定。其中 DEXA 是目前诊断骨质疏松症的标准方法。按照 WHO 的诊断标准,骨密度低于同性别峰值骨量的 2.5 SD 以上可诊断为骨质疏松症。

（四）心理社会状况

骨质疏松症导致的疼痛、脊柱后凸或并发骨折等，会导致老年人日常生活自理能力下降，严重挫伤老年人的自尊心，加重老年人的心理负担。他们可能因活动受限或担心发生骨折，活动减少，甚至拒绝体育锻炼；也可能因外形改变不愿意进入公众场合，社交减少，这些都严重影响老年人的生活质量。而治疗和较长的护理周期也给家庭和社会带来沉重的负担。

【主要护理诊断/问题】

1. 慢性疼痛　与骨质疏松症、骨折及肌肉痉挛等因素有关。

2. 躯体活动障碍　与骨折、骨痛、肌痉挛等所致活动受限有关。

3. 自我形象紊乱　与骨质疏松症所引起的脊柱后凸、身长缩短、身体残疾等有关。

4. 潜在并发症：骨折　与骨质疏松症有关。

【主要护理措施】

老年骨质疏松症的治疗原则主要是消除引起骨矿物质丢失的危险因素，预防和治疗骨量减少及骨折。主要药物有钙剂、维生素D、性激素、抑制骨吸收的药物及刺激骨形成的药物。主要护理措施如下：

1. 饮食护理　鼓励老年患者多摄入含钙和维生素D丰富的食物，含钙高的食物有牛奶、乳制品、豆类、海带、紫菜和香菇等，富含维生素D的食物有禽、蛋、鱼肝油等。推荐老年人每日钙摄入1 000 mg，考虑普通膳食摄入的平均钙量为400 mg，建议每日补充元素钙约600 mg。

2. 环境安全　老年人自我保护应变能力减退，加之骨骼脆性增加，易发生跌倒而导致骨折。因此，为老年人提供安全的生活环境，预防跌倒非常重要。

3. 减轻或缓解疼痛　骨质疏松症患者的疼痛主要与腰背部肌肉紧张及椎体压缩性骨折有关。卧床休息可使腰部软组织和脊柱肌群得到松弛，有效缓解疼痛。休息时应卧于加薄垫的木板床或者硬棕床上，仰卧时头不宜高枕，腰下可垫一薄枕，注意保暖。也可以通过热疗、按摩等促进肌肉放松。音乐疗法、暗示疏导等对减轻疼痛也有一定作用。严重者可遵医嘱使用镇痛药、肌肉松弛药等。骨折的患者可通过牵引、介入或手术方法缓解疼痛。

4. 用药护理

（1）钙制剂：如葡萄糖酸钙、碳酸钙等。注意不可与绿叶蔬菜一起服用，以免钙螯合物形成而影响钙的吸收；服药期间要增加饮水量，防止尿路结石的形成，并注意预防便秘。

（2）钙调节剂：如维生素D、降钙素和雌激素等。①维生素D：研究证实，补充维生素D对于老年跌倒和骨折有预防作用。老化和肾功能减退，可导致 α_1 羟化酶活性降低而影响活性维生素D的生成，因此，老年人更适合补充活性维生素 D_3 制剂。服用时要注意监测血清钙和肌酐的变化。②降钙素：能抑制破骨细胞生物活性和减少破骨细胞的数量，阻止骨量丢失并增加骨量，对于骨质疏松症及其相关骨折有良好的止痛作用。常见不良反应有恶心、呕吐、头晕、面部潮红等。如出现耳鸣、眩晕、哮喘应停用。服用期间要注意观察有无低血钙及甲状腺功能亢进的表现。③雌激素：临床研究表明，雌激素可以降低骨质疏松症相关椎体和非椎体骨折的发生。使用前，应详细询问患者肿瘤和心血管疾病的家族史；用药期间，应严密监测子宫内膜的变化，注意阴道流血情况，定期进行乳房检查，以防肿瘤和心血管疾病的发生。

（3）双膦酸盐：如帕米膦酸二钠、依替膦酸二钠等，可以抑制破骨细胞活性，抑制骨吸收。

此类药物总体来讲比较安全,但可引起皮疹或暂时性低钙血症,且口服用药引起食管病变较多见,所以应晨起空腹用 200～300 mL 清水送服,并至少在 30 min 内禁食,也不能平卧,以减少消化道的不良反应;静脉注射者要注意监测血钙、磷和骨吸收生化标志物,并应注意血栓性疾病的发生。

5. 健康教育　目前骨质疏松症的治疗无特效的方法,发病后难以使骨组织微细结构完全修复,因而预防是关键。防治的三要素是营养、运动和防跌倒。

(1) 饮食指导:帮助老年人制订每日的饮食计划,指导各种营养素的合理搭配,尤其要指导老年人多进食富含钙及维生素 D 的食物。此外,要注意食物的烹调方法,如豆腐不与菠菜同时烹饪,避免钙与草酸结合形成不溶性的草酸钙等。

(2) 运动指导:日常生活中注意保暖,尤其是关节处。鼓励老年人多参加户外活动和日光浴,这是增加骨密度、减少骨丢失的重要措施。应根据老年人的身体状况,选择恰当的运动方式和量,特别注意运动安全,预防跌倒。推荐的运动方式包括散步和打太极拳等。老年人应坚持每周 3～4 次的锻炼,每次不少于 30 min。

(3) 用药指导:指导老年人及其照顾者所服用药物的使用方法、疗程,并教会其观察各种药物的不良反应。如钙剂与维生素 D 应同时服用。选用可咀嚼的钙制剂,以促进吸收。一天的钙量应分次服用,以饭后 1 h 或睡前服用为宜。

(4) 定期检查:尽早发现骨量减少和骨质疏松,以便早期防治。

二、老年退行性骨关节病

【疾病概述】

退行性骨关节病(degenerative osteoarthropathy)又称骨性关节炎、老年性骨关节炎、退行性关节炎等,是一种多见于老年人的慢性退行性非炎症性关节疾病,其主要病变是透明软骨软化退变、糜烂,发展至骨端暴露,并继发滑膜、关节囊、肌肉的改变和骨质增生。好发于髋、膝、脊柱等负重较大的关节及肩、指间关节等部位,手退行性骨关节病以女性多见,而髋关节受累则高龄男性多于女性。本病患病率随年龄增长而增高,65 岁以上的老年人达 68%。退行性骨关节病是老年人致残的主要原因之一,给老年人的日常生活带来很大影响。

【护理评估】

(一) 健康史

老年退行性骨关节病的发生是多种因素联合作用的结果,主要有:①关节内的局灶性炎症。②软骨下骨板损害,致使软骨失去缓冲作用。③软骨基质中的黏多糖减少,纤维增加,使软骨弹性降低。此外,还与下列因素有关。

1. 年龄　是退行性骨关节病发生的重要因素。随着年龄的增长,关节软骨中蛋白多糖含量减少(尤其是硫酸软骨素),聚集能力、含水量和抗疲劳性均有下降,易发生骨关节病。

2. 创伤或机械性磨损　如关节内骨折后对位不良、膝关节半月板破裂、职业引起的关节长期劳损等。

3. 关节不稳定　如韧带、关节囊松弛等。

4. 易引起关节软骨磨损的关节疾病　如关节感染、神经性关节病。

5. 药物影响　如长期不恰当地使用肾上腺糖皮质激素等。

（二）临床表现

1. 疼痛　早期表现为关节酸痛,程度轻微,常于活动或劳累后出现,休息后可减轻或缓解。随着病情进展,疼痛程度加重,严重时休息状态下亦有疼痛。膝关节病变在久坐或下蹲后突然起身时,上、下楼梯时疼痛加剧。

2. 关节僵硬　早期无明显的活动受限,只表现为活动时有粗糙的摩擦音。以后发展为受累关节长时间处于一种位置时,可出现暂时性僵硬,需要经过一定时间后才能缓解。但病变发展至晚期,关节将永久不能活动。

3. 关节内卡压　表现为关节疼痛、活动时不能屈伸及有响声,是因关节内有小的游离骨片所致。膝关节卡压容易导致老年人发生跌倒。

4. 关节肿胀、畸形　关节肿胀以膝关节为多见,畸形以手关节多见。

5. 功能障碍　因软骨退变、关节周围肌痉挛、骨赘等原因使各关节活动受限或障碍。颈椎部位病变使脊髓受压时,可发生肢体无力和麻痹,压迫椎动脉可致眩晕、耳鸣,甚至复视、构音或吞咽障碍等,严重者定位能力丧失。

主要体征有膝关节髌骨摩擦试验阳性,有积液者浮髌试验阳性,髋关节 Thomas 征阳性。

（三）辅助检查

1. X 线检查　可见关节间隙狭窄,关节边缘骨质增生,关节内有游离体,软骨下骨硬化和囊性变,严重者关节面硬化、萎缩、变形和半脱位。

2. MRI 检查　能观察到半月板、韧带等关节结构的异常。

3. CT 检查　常用于椎间盘病变的检查。

（四）心理社会状况

老年退行性骨关节病主要表现为反复发作或持续性的关节疼痛、僵硬、变形和功能障碍,使老年人的日常生活受到很大影响,并常常导致一些心理问题。如不愿意过多活动,社会交往减少;由于功能障碍,生活自理能力下降,产生自卑心理;疾病的迁延不愈,使老年人失去治疗信心,产生悲观失望的情绪。

【主要护理诊断/问题】

1. 慢性疼痛　与骨关节退行性改变所致的关节软骨破坏及骨质的病理改变有关。

2. 躯体活动障碍　与关节肿痛、僵硬、活动受限有关。

3. 有受伤的危险　与退行性骨关节病变有关。

【主要护理措施】

老年退行性骨关节病的治疗原则为改善关节功能,减轻或消除症状,缓解疼痛,延缓病情发展,减少致残率。无明显功能障碍者主要采用保守治疗,即药物和非药物治疗。常用的药物有解热镇痛药、非甾体抗炎药等,非药物治疗包括运动、理疗、关节功能保护等。症状严重、保守治疗无效,或关节畸形影响日常生活者,可采用手术治疗。主要护理措施如下:

1. 一般护理

(1) 保持正常体重:肥胖者由于下肢承重多,关节长时间负重,易加速关节退化。故应合理膳食,减少高脂肪、高糖饮食的摄入,坚持运动,以控制体重。

(2) 适度活动:宜动静结合,避免长期、反复的剧烈运动,并注意保暖。症状严重时要限制关节活动,适当卧床休息,用支架或石膏托固定患肢,防止畸形;症状缓解期可做适当的运动,如早操、慢跑、太极拳等,可避免肌肉萎缩,有利于改善关节软骨组织的营养,增强关节周围的肌张力,改善关节的稳定性,但切勿过度。注意运动中的自我保护,避免运动中的机械性损伤。

2. 减轻疼痛　减轻关节负重和适度休息是缓解疼痛的主要措施。患髋关节骨关节病的患者,可借助手杖、拐杖、助行器等辅助器械站立或行走;膝关节骨关节病的患者,可通过站立时手支撑,上、下楼梯手扶扶手等方法减轻关节软骨承受的压力;关节肿胀、关节腔积液严重时,应卧床休息。此外,热敷或适度按摩患处可缓解疼痛。

3. 加强功能锻炼　预防关节部位粘连及功能障碍的方法是保持病变关节的活动,加强主动和被动的功能锻炼。例如髋关节,可早期进行踝部和足部的活动锻炼;膝关节,可早期进行股四头肌的伸缩活动;肩关节,可练习内旋、外展、前屈等活动;手关节,可练习腕关节的掌屈、背伸、尺偏屈、桡偏屈等。

4. 用药护理　指导患者遵医嘱正确用药。常用的药物包括非甾体抗炎药、氨基葡萄糖、透明质酸钠等。长期服用非甾体抗炎药者,应注意药物对胃肠道的损害,宜饭后服用,并应注意镇痛药的成瘾性。

5. 心理护理　关节变形和活动受限易引起患者的自我形象紊乱,故应鼓励患者在康复治疗师的指导下,坚持正确的康复训练,以保持关节功能,预防关节变形。为患者安排有利于与外界环境交流和互动的机会,如床位的安排要靠近窗户,窗户的高低适宜等。协助患者运用有效的应对技巧,鼓励其学会控制不良情绪的方法进行自我调节。

6. 健康教育

(1) 关节保护:注意保暖防潮,以防关节受凉受寒。保持正确的关节活动姿势,动作幅度不宜过大,尽量应用大关节而少用小关节,防止关节过度负重和劳损,如用屈膝屈髋下蹲取代弯腰和弓背,用双脚移动带动身体转动代替突然扭腰等。也可使用手杖、助行器等减轻受累关节的负重。

(2) 关节活动:指导老年人进行各关节的功能锻炼。例如指导颈椎病变的老年人在症状缓解后进行颈部的运动体操:先仰头→侧偏头颈使耳靠近肩→使头后缩转动,每个动作后头应回到中立位,再开始下一个动作,并注意动作宜缓慢。

(3) 饮食指导:合理搭配饮食,改善烹调方法,并注意补充维生素 C 和动物软骨,可预防或延缓软骨衰老。

(4) 用药指导:指导老年人准确服药,做到定时、定量,并向老年人及其照顾者介绍药物的作用、不良反应和监测方法等。

(5) 早期预防

1) 对于长期膝部负重的职业,如运动员、教师或舞蹈演员等,应加强卫生保健宣传,定期体格检查,注意日常适度的自我保护。

2) 积极治疗原发疾病或创伤,对各种畸形应尽早治疗,以免关节面受力不均,使其过早老化破坏。

(刘跃华)

第十节 老年常见妇科疾病患者护理

学习目标

识记：

简述老年性阴道炎、子宫脱垂的病因。

理解：

分析围绝经期综合征、老年性阴道炎、子宫脱垂的临床表现特征与主要护理诊断及护理措施的联系。

运用：

运用恰当方法对围绝经期综合征、老年性阴道炎患者进行健康教育。

一、围绝经期综合征

【疾病概述】

围绝经期指妇女绝经前后的一段时期,从出现与绝经有关的内分泌学、生物学和临床特征起,至最后一次月经后 1 年内的期间。围绝经期综合征(menopausal syndrome)是妇女在绝经前后由于雌激素水平波动或下降所致的以自主神经系统功能紊乱为主,伴有神经心理症状的一组症候群。我国城市妇女的平均绝经年龄为 49.5 岁,农村妇女为 47.5 岁。约 2/3 妇女可在围绝经期出现一系列因性激素减少所致的症状,即围绝经期综合征。有人可持续至绝经后 2～3 年,少数人可持续到绝经后 5～10 年症状才有所减轻或消失。

围绝经期妇女应充分休息,必要时可选用适量的镇静药,激素替代治疗可有效控制潮热、多汗、阴道干燥和尿路感染。为预防骨质疏松,应坚持体育锻炼,增加日晒时间,注意摄取足量蛋白质及含钙丰富的食物,并适量补充钙剂。

【护理评估】

（一）健康史

1. 了解患者既往月经史、生育史,是否有手术切除双卵巢(切除或保留子宫)或因医源性因素丧失双卵巢功能(如化疗或放疗)。

2. 了解患者月经变化情况,曾接受的治疗经过、疗效及用药后机体反应。评估并记录是否存在长期使用雌激素的情况。

3. 评估患者的个性特点,在围绝经期以前是否有过精神状态不稳定现象。

（二）临床表现

1. 月经改变　是围绝经期最早的临床症状。绝经前半数以上妇女出现月经周期不规则,持续时间长,月经量增加。多数妇女经历不同类型和时间的月经改变后,逐渐进入闭经,而少数妇女可能突然闭经。

2. 潮红、潮热　为围绝经期最常见的典型症状,患者感觉自胸部向颈及面部扩散的阵阵上涌的灼热,同时上述部位皮肤有弥散性或片状发红,伴有出汗,汗后又有畏寒。持续时间短者 30 s,长则 5 min,一般潮红与潮热同时出现,多在凌晨、黄昏或夜间、活动、进食等情况下或情绪激动时发作,影响情绪、工作、睡眠,患者感到异常痛苦。

3. 精神神经症状 其临床特征是围绝经期首次发病,主要表现为抑郁、焦虑、多疑等。

4. 心血管症状 患者可有血压升高或血压波动,假性心绞痛,有时伴心悸、胸闷等。症状发生常受精神因素的影响,绝经后妇女易发生动脉粥样硬化、心肌缺血、心肌梗死、高血压和脑卒中。

5. 泌尿、生殖道症状 外阴瘙痒,阴道干燥;尿道缩短,括约肌松弛,常有尿失禁,易反复发作膀胱炎。

6. 骨质疏松 绝经后妇女骨质吸收速度快于骨质生成,促使骨质丢失变得疏松,围绝经期过程中约 25% 的妇女患有骨质疏松症,严重者导致骨折。

7. 皮肤和毛发的变化 皮肤皱纹增多加深;皮肤变薄、干燥甚至皲裂;皮肤色素沉着,出现斑点;皮肤营养障碍,易发生围绝经期皮炎、瘙痒、多汗、水肿及烧灼痛;暴露区皮肤经常受到日光刺激易发生皮肤癌。绝经后大多数妇女出现毛发分布的改变,阴毛、腋毛有不同程度脱落,偶有轻度脱发。

8. 性欲改变 围绝经期妇女可有性欲下降,但并没有性交痛及性交困难,少数妇女性欲亢进。

(三)妇科及实验室检查

1. 妇科检查 可见外阴萎缩,大、小阴唇变薄,阴道萎缩,皱襞减少。如合并感染,阴道分泌物增多,味臭。子宫颈及子宫萎缩变小,尿道口因萎缩而呈红色。

2. 性激素测定 老年妇女排除卵巢功能衰竭。

3. 宫颈刮片 进行防癌涂片检查。

4. 分段诊断性刮宫 除外子宫内膜肿瘤。

5. B 超检查 排除子宫、卵巢肿瘤,判断有无子宫内膜病变。

(四)心理社会状况

1. 家庭和社会因素 妇女进入围绝经期以后,由于家庭和社会环境的变化可加重身体与精神的负担,如子女长大离家自立,父母年老或去世,丈夫工作地位的改变,自己健康与容貌的改变,工作责任的加重等,而引起心情不愉快、忧虑、多疑、孤独等。

2. 个性特点与精神因素 妇女在围绝经期以前曾有过精神状态不稳定,则围绝经期往往较易发生失眠、多虑、抑郁、易激动等。也有一些妇女认为绝经后解脱了妇女生理上的烦恼,反而可以焕发出青春的活力。

【主要护理诊断 / 问题】

1. 自我形象紊乱 与月经紊乱,出现精神和神经症状等围绝经期综合征症状有关。

2. 焦虑 与围绝经期内分泌改变、家庭和社会环境改变、个性特点、精神因素等有关。

3. 有感染的危险 与围绝经期反复发作膀胱炎有关;与内分泌及局部组织结构改变,抵抗力低下有关。

【主要护理措施】

1. 心理护理 向围绝经期妇女及其家属介绍绝经是正常生理过程,使妇女能以乐观、积极的态度对待自己,使其家属了解绝经期妇女可能出现的症状并给予安慰和鼓励。也可交替使用放松技术,如看电视、听广播、看书分散妇女的注意力。

2. 症状护理 介绍绝经前后减轻症状的方法,以及预防围绝经期综合征的措施。例如,适当地摄取钙质和维生素 D,将减少因雌激素降低引起的骨质疏松;注意劳逸结合,规律的运动(如散步、骑自行车等)可以促进血液循环,维持肌肉良好的张力,延缓老化的速度,还可以刺激骨细胞的活动,延缓骨质疏松症的发生;正确对待性生活等。

3. 用药指导　介绍用药目的、药物剂量、适应证、禁忌证及用药时可能出现的反应等,督促长期使用性激素者定期随访。

4. 健康教育

(1) 指导围绝经期妇女注意休息,合理安排好日常生活,避免过度劳累。

(2) 指导围绝经期妇女保持外阴局部清洁、干燥,每日用温开水清洗外阴,月经期及阴道分泌物多时要及时更换会阴垫。

(3) 指导围绝经期妇女用药期间注意观察,若子宫仍不规则出血,应行妇科检查并进行诊断性刮宫,刮出物送病理检查以排除子宫内膜病变。

二、老年性阴道炎

【疾病概述】

老年性阴道炎(senile vaginitis)常见于绝经后妇女。绝经后妇女卵巢功能衰退,雌激素水平降低,阴道壁萎缩,黏膜变薄,上皮细胞内糖原含量减少,阴道内 pH 增高,局部抵抗力降低,致病菌容易入侵繁殖引起炎症。此外,手术切除双侧卵巢、卵巢功能早衰、盆腔放疗后、长期闭经等均可引起本病发生。

本病的治疗原则为增加阴道抵抗力及抑制细菌生长。可用 1% 乳酸液或 0.5%~1% 的醋酸液冲洗阴道,增加阴道酸度。局部用甲硝唑 200 mg 或氧氟沙星 100 mg,放入阴道深部,每天 1 次,7~10 天为一疗程。炎症严重者,全身或局部应用雌激素。如己烯雌酚 0.125~0.25 mg,每晚放入阴道内 1 次,7 天为一疗程,或口服尼尔雌醇 2~3 个月。

【护理评估】

(一)健康史

1. 了解患者既往月经史、生育史,是否有手术切除双侧卵巢、卵巢功能早衰、盆腔放疗等。

2. 评估并记录是否存在长期使用雌激素。

(二)临床表现

老年性阴道炎的主要症状为阴道分泌物增多及外阴瘙痒、灼热感。阴道分泌物稀薄,呈淡黄色,严重者呈血样脓性白带。

(三)妇科及实验室检查

1. 妇科检查　阴道呈老年性改变,上皮萎缩,皱襞消失,上皮平滑、变薄。阴道黏膜充血,常伴有小出血点,严重者可出现浅表小溃疡。

2. B 超检查　排除子宫、卵巢肿瘤,了解子宫内膜病变。

(四)心理社会状况

女性生殖系统炎症的患者一般心理负担较重,因此应加强心理护理。

【主要护理诊断/问题】

1. 焦虑　与阴道分泌物增多及外阴瘙痒等有关。

2. 外阴皮肤受损　与阴道分泌物刺激有关。

【主要护理措施】

1. 加强心理护理　女性生殖系统炎症的患者一般心理负担较重,常常不愿就医,出现烦躁、焦虑等情绪,应帮助患者树立治疗信心,同时对于病程长的患者鼓励其坚持治疗。

2. 症状护理

(1) 外阴瘙痒患者嘱其不可用力搔抓、用热水烫洗及使用刺激性药物,以免使皮损范围增大,加重感染。

(2) 阴道排液及出血患者保持外阴清洁干燥。

3. 用药指导　告知患者局部用药方法,用药前注意洗净双手及外阴,以减少感染的机会。阴道上药对老年患者来说操作较困难,可指导其家属协助用药或由医务人员帮助使用。

4. 防止医院内感染　要严格执行消毒隔离制度,妇科检查用物每人1套,并认真做好消毒处理。医护人员为患者检查、治疗前后应认真洗手。

5. 防止重复感染　感染期间内裤及清洗外阴的用物要用开水烫洗或煮沸消毒5~10 min,防止再次引起感染。

6. 饮食指导　禁食辛辣刺激性食品。

7. 健康教育

(1) 讲解生殖系统发生炎症的原因及传播途径,指导患者做好个人卫生,预防感染发生。

(2) 指导患者养成良好的生活习惯,平时每日用温开水清洗外阴,一般不用阴道灌洗。月经期及阴道分泌物多时要及时更换会阴垫,保持局部清洁、干燥,内裤应透气,不宜过紧,每日更换。

(3) 指导患者安排好日常生活,注意休息,避免过度劳累。

三、子宫脱垂

【疾病概述】

子宫脱垂(uterine prolapse)指子宫从正常位置沿阴道下降,子宫口达坐骨棘水平以下,甚至子宫全部脱出阴道口外,常伴有阴道前、后壁膨出。子宫脱垂的主要原因是分娩损伤、营养不良以及长期的腹压增加使生殖器官向下推移造成。子宫脱垂在临床上以患者平卧用力屏气时子宫下降的程度而分为3度。子宫脱垂的治疗原则为:Ⅰ度子宫脱垂无须治疗;Ⅱ度或Ⅲ度子宫脱垂患者因体弱或其他原因不能耐受手术者,可用子宫托保守治疗;保守治疗无效的Ⅱ度、Ⅲ度子宫脱垂可手术治疗。

【护理评估】

(一) 健康史

1. 了解患者分娩经过,患者其他系统健康状况,有无产程过长、阴道助产及盆底组织撕伤等。

2. 了解患者有无慢性咳嗽、盆腹腔肿瘤、便秘等;是否有下腹部坠胀、腰痛症状;是否有大、小便困难;是否在用力下蹲、增加腹压时上述症状加重,甚至出现尿失禁,但卧床休息后症状减轻。

3. 了解患者雌激素水平下降情况。

(二) 临床表现

子宫脱垂Ⅰ度无明显的临床表现,Ⅱ、Ⅲ度者主要有如下表现:

1. 下坠感及腰背酸痛　由于下垂子宫对韧带的牵拉,在走路、蹲位、重体力劳动以后症状加重,卧床休息以后减轻。

2. 肿物自阴道脱出　常在走路、蹲、排便等用力时阴道口有一肿物脱出。脱出的子宫及阴道壁由于长期暴露摩擦,可见子宫颈及阴道壁溃疡,有少量出血或脓性分泌物。

3. 排便异常　由于膀胱、尿道的膨出,出现排尿困难、尿潴留或尿失禁,常出现咳嗽时溢尿症状。可继发尿路感染而出现尿频、尿急、尿痛等。合并直肠膨出的患者,可有便秘、排便困难。

(三) 妇科及实验室检查

1. 妇科检查　评估子宫脱垂的程度,子宫颈、阴道壁有无溃疡及溃疡面的大小、深浅等,同时应注意有无直肠膨出。

2. 张力性尿失禁的检查　让患者先憋尿,在膀胱截石位下咳嗽,观察有无尿液溢出。如有尿液溢出,检查者用示、中两指分别置于尿道口两侧,稍加压再嘱患者咳嗽,如能控制尿液外溢,证明有张力性尿失禁。

(四) 心理社会状况

由于长期的子宫脱出使患者行动不便,工作受到影响,导致其烦恼的心理反应;重者性生活受到影响,患者常出现焦虑、情绪低落等。了解患者对子宫脱垂的感受、疾病造成的心理问题的程度及社会、家庭支持的方式和程度等。

【主要护理诊断 / 问题】

1. 焦虑　与长期的子宫脱出影响正常生活有关。

2. 疼痛　与子宫下垂牵拉韧带、子宫颈,阴道壁溃疡有关。

3. 尿失禁 / 尿潴留　与脱垂的子宫压迫膀胱颈部有关。

4. 组织完整性受损　与Ⅲ度子宫脱垂有关。

【主要护理措施】

1. 心理护理　根据患者的心理活动(如焦虑),提供相应的心理指导。

2. 症状护理

(1) 指导患者勤更换内裤,用清洁的卫生巾支托下移的子宫,避免脱垂的子宫与内裤摩擦形成溃疡,减少异常分泌物。

(2) 如阴道脱出物破损、溃疡,指导患者温水坐浴后用己烯雌酚、鱼肝油涂抹溃疡面。

(3) 教会患者进行肛提肌锻炼,每日缩肛若干次,每次 10～15 min,使盆底组织逐步恢复张力。

(4) 教会患者子宫托的放取方法,以及子宫托的消毒方法。

3. 营养支持　加强营养,改善患者的一般情况。

4. 健康教育　指导患者有效控制慢性咳嗽、便秘等增加腹压的因素,避免长时间站立和抬举重物。

四、功能失调性子宫出血

【疾病概述】

功能失调性子宫出血(dysfunctional uterine bleeding)简称功血,是由于调节生殖的神经内分泌机制失常引起的异常子宫出血,而全身及内、外生殖器官无明显器质性病变存在。常表现为月经周期长短不一、经期延长、经量过多或不规则阴道流血。功血可分为无排卵性和排卵性功血两类。围绝经期妇女常为无排卵性功血,卵泡对促性腺激素敏感性降低,或下丘脑、垂体对性激素正反馈调节的反应性降低,故先出现黄体功能不足,随后排卵停止而出现无排卵性功血。

功血的治疗原则是:出血阶段应迅速、有效地止血及纠正贫血,血止后尽可能明确病因治疗,支持治疗、药物治疗等对症治疗,预防并发症的发生。

【护理评估】

（一）健康史

1. 了解患者年龄、月经史、婚育史、避孕措施、既往史,有无慢性疾病(如肝疾病、高血压、代谢性疾病等)。

2. 了解患者发病前有无精神紧张、情绪打击、过度劳累及环境变化等引起月经紊乱的诱发因素。

3. 了解发病经过,如发病时间,目前阴道流血情况,流血前有无月经异常史及诊治经历,所用药物名称和剂量、效果,诊断性刮宫的病理结果等。

（二）临床表现

功血常见的症状是子宫不规则出血,特点是月经周期紊乱,经期长短不一,出血量时多时少,可少至点滴淋漓,或多至大量出血。有时有数周至数月停经,然后出现不规则阴道流血,血量往往较大,持续 2~3 周甚至更长时间,不易自止。少数表现为类似正常月经的周期性阴道流血,但量较多。出血期不伴有下腹疼痛或其他不适,出血多或时间长的患者常伴贫血。

（三）妇科及实验室检查

1. 妇科检查 通过盆腔检查排除器质性病灶,常无异常发现。

2. 诊断性刮宫 不规则阴道流血者可随时进行诊断性刮宫。诊断性刮宫时注意子宫腔大小、形态,子宫壁是否光滑,刮出物的性质和量。

3. 宫腔镜检查 直接观察子宫内膜情况,表面是否光滑,有无组织突起及充血。在宫腔镜直视下选择病变区进行活检,比盲取内膜的诊断价值高。

（四）心理社会状况

老年女性患者常因害羞或其他顾虑而不及时就诊,随着病程延长并发感染或止血效果不佳,大量出血更容易产生恐惧和焦虑,而影响身心健康和正常生活。围绝经期患者常担心疾病严重程度,疑有肿瘤而焦虑不安、恐惧。

【主要护理诊断/问题】

1. 疲乏 与子宫异常出血导致的继发性贫血有关。

2. 不舒适 与子宫不规则出血、月经紊乱导致的工作、生活不方便有关。

3. 潜在并发症 感染。

【主要护理措施】

1. 心理护理 鼓励患者表达内心感受,耐心倾听其诉说,了解患者的疑虑。向患者解释病情及提供相关信息,帮助患者澄清问题,解除思想顾虑,摆脱焦虑。

2. 症状护理 观察并记录患者的生命体征、出入量,嘱患者保留出血期间使用的会阴垫及内裤,以便更准确地估计出血量。出血量较多者,督促其卧床休息,避免过度疲劳和剧烈活动。贫血严重者,做好配血、输血准备,采取止血措施,以维持患者正常血容量。

3. 用药指导 指导患者按时按量服用性激素,保持药物在血中的稳定程度,不得随意停服和漏服。可适当补充铁剂,正确服用补血药。

4. 预防感染　严密观察与感染有关的征象,如体温、脉搏、子宫体压痛等,监测白细胞计数和分类,同时做好外阴护理,保持局部清洁。如有感染征象,及时与医师联系并遵医嘱进行抗生素治疗。

5. 营养支持　患者体质往往较差,应加强营养,进食高蛋白质、含铁多的食物,改善全身情况。按照患者的饮食习惯,为其制订适合于个人的饮食计划。向患者推荐含铁较多的食物,如猪肝、豆角、蛋黄、胡萝卜、葡萄干等。

6. 健康教育

(1) 嘱患者注意休息,劳逸结合,如合并重度贫血应绝对卧床休息。

(2) 治疗期间如出现不规则阴道流血,嘱患者及时就诊。

五、卵巢肿瘤

【疾病概述】

卵巢肿瘤(ovarian tumor)是妇科常见的肿瘤,可发生于任何年龄。卵巢肿瘤有不同的性质和形态,可发生一侧也可发生于双侧,有良性和恶性之分。有 20%～25% 的卵巢恶性肿瘤患者有家族史。卵巢癌的发病还可能与高胆固醇饮食、内分泌因素有关,此为卵巢肿瘤发病的高危因素。近 40 年来,卵巢恶性肿瘤的发病率增加了 2～3 倍,并有逐渐上升趋势,是女性生殖器三大恶性肿瘤之一。卵巢癌的特点为生长迅速,一般早期无症状,多数患者发现时已属晚期。晚期病变疗效不佳,病死率较高,已成为当今妇科肿瘤中威胁最大的疾病。治疗以手术为主,辅助化疗和放疗。卵巢肿瘤缺乏早期发现和诊断方法,目前血清癌抗原(CA125)、甲胎蛋白(AFP)及一些酶可协助监测卵巢肿瘤。

【护理评估】

(一)健康史

1. 评估与发病有关的高危因素,如卵巢肿瘤家族史、高胆固醇饮食、内分泌紊乱等因素。

2. 了解患者的婚姻史、月经史和生育史。

3. 了解患者近期的体重变化情况。

(二)临床表现

卵巢良性肿瘤发展缓慢。初期肿瘤较小,多无症状,腹部无法扪及,较少影响月经。当肿瘤增长至中等大小时,常感腹胀,或扪及肿块。较大的肿瘤可以占满盆腔并出现压迫症状,如尿频、便秘、气急、心悸等。

恶性卵巢肿瘤早期多无自觉症状,出现症状时往往病情已属晚期。由于肿瘤生长迅速,短期内可有腹胀,腹部出现肿块及腹水。若肿瘤向周围组织浸润或压迫神经,则可引起腹痛、腰痛或下腹疼痛;压迫盆腔静脉,可引起水肿。晚期患者呈明显消瘦、贫血等恶病质现象。卵巢肿瘤蒂扭转为妇科常见的急腹症,其典型症状为突然发生一侧下腹剧痛,常伴有恶心、呕吐甚至休克。盆腔检查可触及张力较大的肿块,压痛以瘤蒂处最剧烈,并有肌紧张。有时扭转可自然复位,腹痛也随之缓解。

(三)妇科及实验室检查

1. 妇科检查　早期肿瘤小,不易被发现。当肿瘤长到中等大小或出现明显症状时,妇科检查可发现阴道穹部饱满,子宫旁一侧或双侧囊性或实性包块,表面光滑或高低不平,活动或固定不动。

2. B超检查　可测知肿瘤的部位、大小、形态及性质,从而对肿块来源做出定位;并能鉴别卵巢肿瘤、腹水和结核性包裹性积液,临床诊断符合率>90%,但直径<2 cm的实性肿瘤不易测出。

3. 腹腔镜　可直视肿物的大体情况,必要时在可疑部位进行多点活检。

4. 肿瘤标志物　血清CA125、AFP检查对于80%的卵巢上皮癌患者有诊断意义。

(四)心理社会状况

在判断卵巢肿瘤性质时期,对患者及其家属而言,是一个艰难而又恐惧的时段,他们迫切需要相关信息支持,并渴望尽早得到确切的诊断结果。患者得知自己患有可能致死的疾病,该病的治疗有可能切除子宫和卵巢等女性生殖器官,会产生极大压力,需要护理人员协助应对这些压力。

【主要护理诊断/问题】

1. 营养失调:低于机体需要量　与肿瘤、化疗药物的治疗反应有关。

2. 预感性悲哀　与切除子宫、卵巢有关。

3. 焦虑　与担忧疾病预后和手术治疗有关。

【主要护理措施】

1. 心理护理　提供支持,协助患者应对压力,为患者提供表达情感的机会和环境,解除其痛苦,增加患者的安全感和信任感,使其积极配合治疗。鼓励家属参与照顾患者,为他们提供单独相处的时间及场所,增进家庭成员间互动作用。

2. 皮肤护理　晚期肿瘤患者营养差,易造成皮肤压疮。定时查看患者全身皮肤,每2 h翻身1次,按摩骨隆突处,保持床单位的整洁,预防压疮的发生。

3. 营养支持　鼓励患者进食高蛋白质、高热量、富含维生素和膳食纤维的食物,为术后创面愈合创造有利条件。

4. 保守治疗　肿瘤直径<5 cm可保守治疗。保守治疗患者应3~6个月接受复查1次,并详细记录。

5. 手术护理　协助患者接受各种检查和治疗,向患者及其家属介绍手术经过、可能施行的各种检查,解除患者对手术的顾虑,取得主动配合。

6. 术后随访　良性肿瘤患者术后1个月常规复查;恶性肿瘤患者常辅以化疗,但尚无统一化疗方案。护士应督促、协助患者克服实际困难,努力完成治疗计划,以提高疗效。卵巢癌易于复发,需长期进行随访和监测。

7. 健康教育

(1)大力宣传卵巢癌的高危因素,加强高蛋白质、富含维生素A和膳食纤维的饮食,避免高胆固醇饮食,高危妇女宜预防性口服避孕药。

(2)30岁以上妇女,每年进行1次妇科检查,高危人群不论年龄大小最好每半年接受1次妇科检查,以排除卵巢肿瘤。

（顾　洁）

第十一节　其他老年常见疾病患者护理

学习目标

识记：

简述老年瘙痒症、老年湿疹、老年带状疱疹的主要治疗手段。

理解：

分析老年瘙痒症、老年湿疹、老年带状疱疹的危险因素。

运用：

运用恰当方法对老年瘙痒症、老年湿疹、老年带状疱疹患者进行健康教育。

一、老年瘙痒症

【疾病概述】

瘙痒症（pruritus）是指临床上无原发性皮肤损害而以瘙痒为主的皮肤病。老年瘙痒症（senile pruritus）是老年人常见的皮肤疾病，多是由于激素水平生理性下降，皮脂腺功能减退，皮肤萎缩、干燥、粗糙导致全身性瘙痒。男性的发病率比女性高，夜间瘙痒比白天严重。

【护理评估】

（一）健康史

1. 发病诱因　与生活习惯有关的毛织物、季节、温度、湿度和工作环境等均可导致瘙痒。

2. 疾病因素　某些疾病可以有瘙痒症状，如内分泌疾病、慢性肾疾病、过敏性疾病、贫血、习惯性便秘及肝疾病等。

（二）临床表现

1. 全身性瘙痒症　瘙痒开始仅限于某一处，逐渐扩展至全身，瘙痒为阵发性，尤以夜间为重。由于经常搔抓，皮肤可见许多抓痕、血痂、色素沉着、苔藓样变，重者可以发生皮肤感染。由于瘙痒患者得不到充足的睡眠，可以出现头昏脑涨、精神抑郁、食欲不振等神经衰弱的症状。

2. 局限性瘙痒症　大部分发生在肛门、阴囊、女性外阴及小腿等部位。老年人小腿瘙痒症多见于静脉曲张、鱼鳞病或皮肤干燥者。

（三）心理社会状况

因疾病迁延不愈、病情时轻时重，久而久之会影响患者情绪，造成失眠，甚至变得脾气暴躁、焦虑不安，对治疗失去信心。

【主要护理诊断/问题】

1. 睡眠形态紊乱　与夜间皮肤瘙痒不适有关。

2. 个人应对能力失调　与缺乏保健知识有关。

3. 有感染的危险　与皮损和搔抓有关。

【主要护理措施】

1. 减轻瘙痒不适

（1）保持心情愉快，分散注意力，提供舒适环境，保证良好睡眠。

（2）局部降温，可使用冷敷，以降低神经对痒的敏感性。

（3）遵医嘱全身应用抗组胺药、镇静药或局部使用止痒药，以减轻瘙痒。

2. 加强对皮损部位的护理

（1）保持皮肤清洁卫生，尽量避免搔抓、烫洗及其他刺激皮肤的行为。

（2）若出现糜烂、渗出或继发感染，可遵医嘱局部涂搽抗生素软膏。

3. 心理护理　与患者倾心交谈，鼓励其表达内心的感受，明确患者焦虑的根源。通过谈话与交流，对患者进行针对性的心理疏导，鼓励其树立信心，积极配合治疗和护理。

4. 健康教育

（1）积极防治原发疾病，去除加剧本病的病因。

（2）指导患者饮食宜清淡，忌烟、酒、浓茶及咖啡，少食辛辣刺激性食物，忌食易致过敏的食物。

（3）指导患者避免过勤洗澡，不可用碱性太强的肥皂或摩擦过多，浴水温度以 35～37℃为宜。冬季应适量涂抹润滑油膏保护皮肤。

（4）指导患者选择纯棉、宽大、松软的衣物，内衣可选用棉织品或丝织品。

（5）遵医嘱用药，不可私自盲目滥用药物。

二、老年湿疹

【疾病概述】

湿疹（eczema）是由多种复杂的内、外因素引起的一种具有多型性皮损（两种或多种类型的皮疹共存）和渗出倾向的皮肤炎症性反应。瘙痒剧烈，常反复发作，经久难愈。老年人的湿疹极易转为慢性，而且湿疹多呈泛发性，甚至变成红皮病状态。本病病因复杂，不易确定。一般认为与多种内、外因素相互作用所引起的超敏反应有关。

【护理评估】

（一）健康史

1. 外在因素　包括生活环境，食物、吸入物、动物皮毛和某些化学物质等刺激因素。

2. 内在因素　个体的过敏体质为主要因素，体内慢性感染病灶，内分泌及代谢改变，消化道功能失调，血液循环障碍等均与发病有关。

3. 精神神经因素　如精神紧张、情绪激动、失眠、劳累等可诱发加重病情。

（二）临床表现

湿疹可分为急性、亚急性和慢性 3 种类型。

1. 急性湿疹　好发于四肢屈侧、面部、手背、足背、外阴及乳房处，常对称分布。皮疹为多形性改变，往往由红斑、丘疹和水疱组成，集簇成片状，边缘弥漫不清。皮疹处剧痒，由于搔抓，常发生糜烂、渗出、化脓、结痂等继发改变。病程一般为 1～2 个月，若未痊愈则进入亚急性期。

2. 亚急性湿疹　常由急性湿疹未能及时治愈演变而成。皮肤瘙痒和皮疹显著消退，红肿和渗液减轻，出现鳞屑、结痂，仍自觉瘙痒。病程较长，为 3～6 个月，可因新的刺激或处理不当又引起急性发作，如经久不愈，则发展为慢性湿疹。

3. 慢性湿疹　多由急性、亚急性湿疹反复发作，迁延不愈转化而来，皮肤瘙痒减轻，皮损局限、对称、边界清楚，呈暗红色，浸润肥厚，呈苔藓样变，表面有脱屑、抓痕和血痂。病程缓慢，可迁延数月或数年。

（三）辅助检查

可通过斑贴试验或真菌检查排除接触性皮炎或真菌感染。

（四）心理社会状况

老年患者皮肤免疫力较差,同时又伴有其他各种慢性疾病,往往长期治疗未获痊愈。因为长时间受阵发性奇痒的困扰,患者常感到心情焦虑、烦躁不安、失眠、孤独等,而这些又可能加重病情。

【主要护理诊断/问题】

1. 焦虑 与皮疹反复发作不愈有关。

2. 睡眠形态紊乱 与瘙痒有关。

3. 有感染的危险 与搔抓及皮肤多形性损害有关。

【主要护理措施】

1. 心理护理 护士应告知患者湿疹不是"不治之症",耐心、细致地讲解湿疹的病因和防治方法,以解除其思想顾虑,使患者树立信心,积极地配合治疗和护理。多与患者交流,取得患者的信任,分散其注意力,也有助于减轻患者的痛苦。

2. 减轻瘙痒不适

（1）寻找病因,消除刺激因素,避免再接触。

（2）告诉患者在瘙痒时,避免用热水烫洗、肥皂洗涤及过度搔抓。

（3）全身治疗。西药以止痒、抗过敏为主。可选用抗组胺药、镇静药、钙剂,必要时使用皮质激素及抗生素。而中药则以清热利湿、疏风散热、养血润燥为主。

（3）局部用药。根据皮损性质可局部应用止痒药水、乳剂、油膏等,以减轻患者的瘙痒不适。

3. 预防继发感染

（1）保持皮肤的清洁卫生。

（2）加强对皮损部位的护理,对有糜烂、渗出者,为防止和控制感染,可根据医嘱在外用药中加入抗生素后局部使用。

4. 健康教育

（1）指导患者生活有规律,避免过度疲劳和精神过度紧张,保持心情舒畅。

（2）指导患者养成良好的个人卫生习惯,选用宽松棉质内衣,以减少摩擦。

（3）指导患者饮食宜清淡,多食新鲜蔬菜、水果,禁食酒类及易过敏、辛辣刺激性食物。

（4）嘱患者用药期间应耐心坚持,按时用药,直至痊愈。

三、老年带状疱疹

【疾病概述】

带状疱疹(herpes zoster)是由水痘-带状疱疹病毒感染引起的一种以沿周围神经分布的群集疱疹和神经痛为特征的病毒性皮肤病。病毒由呼吸道感染侵入体内,人体初次被感染后,多数表现为水痘,少数为隐性感染。此后,病毒长期潜伏于脊髓后根神经节的神经元中,当机体免疫力下降时,潜伏的病毒就会大量繁殖,使神经节发炎、坏死,引起患者疼痛,同时病毒可沿神经通路下传,到达该神经支配的区域引起节段性疱疹。

由于老年人及久病体虚的人全身抵抗力下降,再遇到身体劳累、感冒等诱因,则易发此病。与儿童和青壮年患者相比,老年人患病后病情更加复杂,如局部神经痛更甚且易遗留后遗神经痛,可能继发细菌性感染而使病情加重,也可伴有全身症状等。因此,老年患者的治疗宜早,宜联合中西医疗法并内外兼治。治疗原则是止痛、抗病毒、消炎、保护局部、预防继发感染。

【护理评估】

（一）健康史

1. 询问患者有无水痘－带状疱疹病毒感染史。

2. 询问患者有无过度疲劳、感冒、外伤、严重的全身疾病、恶性肿瘤,接受放疗及使用某些药物（如免疫抑制药、糖皮质激素）等。

（二）临床表现

带状疱疹可发生在身体的任何部位,但以三叉神经分布区、躯干部位、四肢等为多见,沿周围神经呈带状分布。常侵犯单侧,皮损为片状群集性丘疹及水疱,周围有红晕,重者可有出血及坏死,局部淋巴结常肿大。皮疹出现前几天,该神经区可有阵发性疼痛及感觉过敏现象,发疹后自觉疼痛及触痛明显。老年人疼痛剧烈,并可有后遗性疼痛达数月甚至数年之久。皮损可在 7～10 天后干燥,结痂而愈。本病病程为 2～3 周,愈后一般不复发。

（三）实验室检查

约 50% 的患者粒细胞总数在 $5 \times 10^9/L$ 以下,在好转期或痊愈后恢复正常。脑脊液检查少数患者蛋白质增高,粒细胞增多。

（四）心理社会状况

老年患者因痛痒剧烈,治疗效果缓慢,可表现出焦虑、烦躁不安等心理问题。

【主要护理诊断／问题】

1. 疼痛　与感觉神经受损有关。

2. 有感染的可能　与带状疱疹引起皮损有关。

3. 有视力减退的危险　与病毒侵犯三叉神经有关。

【主要护理措施】

1. 保持室内安静,灯光柔和,以使患者心情稳定,得到充分休息和足够睡眠。

2. 保持床铺整洁、干燥,被褥柔软、舒适,内衣、内裤干净卫生,避免疱疹部位摩擦,防止继发感染的发生。

3. 使患者保持情绪稳定、乐观和放松,避免焦虑、紧张和抑郁等负性情绪的产生。若痛痒剧烈影响睡眠时,可遵医嘱使用镇静、镇痛、止痒药物。

4. 预防眼部并发症,保持眼部的清洁卫生,暂时不看电视和计算机,每日用生理盐水洗眼 1～2 次,按时滴眼药水或涂眼膏,以免引起并发症。

5. 健康教育

（1）春季是多种传染病流行季节,老年人及体质虚弱者应尽量少去人多拥挤的公共场所,以免感染。

（2）老年人平时要坚持锻炼身体,保持心情愉快,生活起居要有规律。

（3）告知老年人饮食要清淡、易消化和富有营养,注意多饮水,多吃瓜果蔬菜,忌食辛辣、荤腥、油腻之物。

（4）告知老年人按时服药,坚持治疗,并不断观察疗效。

四、老年水、电解质紊乱和酸碱平衡失调

【疾病概述】

肾是维持机体水、电解质平衡的主要器官。老年人由于有明显的肾血流减少,肾小球滤过率和肾小管功能降低,其维持水、电解质平衡的储备能力降低,适应能力下降,且老年人往往多病共存、多药合用,因此容易出现水、电解质紊乱(electrolyte disturbance)和酸碱平衡失调(acid-base imbalance)。

老年人水、电解质紊乱和酸碱平衡失调常为多种类型,由多种原因所致,临床表现多不典型,容易漏诊。出现后需要较长时间才能恢复,若治疗不及时或用药不当常可加重病情,甚至导致死亡。

【护理评估】

(一)健康史

1. 一般状况　了解患者年龄、性别、体重、体形(胖瘦)、生活习惯等,为评估体液含量、分布、日需要量提供依据。

2. 既往史　了解患者是否存在导致体液代谢失衡的因素。

(1)有无导致体液失衡的常见疾病:如腹泻、糖尿病、肝肾疾病、充血性心力衰竭、肠梗阻、瘘或严重感染等。

(2)有无诱发体液失衡的治疗:如快速输注高渗性液体、长期胃肠减压、应用利尿药或峻泻药等,有无手术史、创伤史和既往类似发作史等。

(二)临床表现

老年人水、电解质紊乱和酸碱平衡失调的表现是多方面的,以下几种类型较为常见:

1. 低钠血症　为老年人最常见的电解质异常。临床表现缺乏特异性,其严重程度取决于血钠降低的速度及原发病的程度。大多数老年患者无任何症状,或仅有恶心、厌食、乏力、淡漠、焦虑不安等一般表现,易被误认为由衰老或原发疾病造成。严重时可出现头痛、嗜睡、肌肉痛性痉挛、惊厥、谵妄,甚至昏迷。

2. 高钠血症　老年人高钠血症多为系统疾病所致,常缓慢发生,症状常被误认为原发疾病的表现,容易漏诊。体征常不典型,可见皮肤弹性下降、黏膜干燥、眼球凹陷、静脉充盈度降低和眼压降低,严重时可出现烦躁、嗜睡甚至癫痫、昏迷等症状。

3. 低钾血症　即血清钾浓度低于 3.5 mmol/L。老年人低钾血症的临床表现与青年人相似,通常以疲乏、无力、淡漠、腹胀、便秘为早期表现,严重时可出现肌无力、心律失常、抑郁、痴呆及意识障碍等严重征象。

4. 高钾血症　即血清钾浓度超过 5.5 mmol/L。老年人高钾血症轻症时无明显症状;重症患者可出现心动过缓、疲乏、肌肉酸痛、肢体湿冷和苍白,甚至心搏骤停。典型心电图改变为 T 波高尖、Q-T 间期延长、P 波幅度下降、QRS 波增宽等。

5. 代谢性酸中毒　老年人由于中枢神经系统和肺、肾等器官功能降低,对体液酸碱平衡的调节能力亦低下,因此患病时,易出现酸碱平衡失调,其中以代谢性酸中毒较多见。酸中毒时,机体出现呼吸代偿反应,呼吸加深加快,患者常感疲乏无力、嗜睡、头痛、食欲不振、恶心、呕吐,重者甚至昏迷。

（三）实验室及其他检查

1. 实验室检查 了解血清 K^+、Na^+、Ca^{2+}、Mg^{2+}、Cl^- 等电解质成分及渗透压、血气分析等检测结果,有助于判断病情。

2. 中心静脉压(central venous pressure,CVP) 正常为 $0.05 \sim 0.12$ kPa($5 \sim 12$ cmH$_2$O),低于正常值表示可能存在血容量不足。

（四）心理社会状况

主要评估患者及其家属对疾病及其伴随症状的认知程度、心理反应和承受能力,以便采取针对性措施,促进适应性反应。

【主要护理诊断/问题】

1. 体液不足或过多 与各种原因导致的体液丢失或器官功能不全、排出不足等有关。

2. 低效性呼吸形态 与酸碱平衡失调导致的呼吸形态改变,或高热、颅脑疾病、呼吸道梗阻等有关。

3. 活动无耐力 与低钠、低钾、低钙导致的疲乏无力及有效循环血量不足所致的低血压有关。

4. 有皮肤完整性受损的危险 与水肿和微循环灌注不足有关。

5. 潜在并发症 休克、心律失常、心搏骤停。

【主要护理措施】

1. 体液失衡的护理

(1) 体液不足的护理:遵医嘱认真执行定量、定性、定时补液的原则。①定量:包括生理需要量、已丧失量和继续丧失量。②定性:补液的性质取决于脱水类型、酸碱平衡失调类型、电解质紊乱的种类及程度。③定时:每日和单位时间内的补液量及速度取决于体液丧失的量及各器官(尤其是心、肺、肾)的功能状态。若各器官功能良好,应按先快后慢的原则输入液体,第一个 8 h 补充总量的 1/2,后 16 h 补充剩余的 1/2。

(2) 体液过多的护理:①加强观察:严密观察病情变化,及时评估患者脑水肿或肺水肿的进展程度。②停止可能继续增加体液量的各种治疗,如应用大量低渗性液体或清水洗胃、灌肠等。③按医嘱给予高渗溶液和利尿药等以排出过多的水分。④对易引起抗利尿激素(ADH)分泌过多的高危患者,如疼痛、失血、休克、创伤、大手术或急性肾功能不全等,严格按治疗计划补充液体,切忌过量、过速。

2. 增强肺部气体交换功能

(1) 观察:监测患者的呼吸频率、深度,呼吸肌运动情况及呼吸困难的程度,以便及时处理。

(2) 体位:协助患者取适当的体位,如半坐卧位,以增加膈肌活动幅度,利于呼吸。

(3) 促进排痰:训练患者深呼吸及有效咳嗽的方法和技巧。气道分泌物多者,予以雾化吸入,稀释痰液,定时翻身、拍背、排痰。

(4) 紧急处理:必要时行呼吸机辅助呼吸,并做好气道护理。

3. 增强患者活动耐力,减少受伤的危险

(1) 定时监测血压:告知血压偏低或不稳定的患者,在改变体位时动作宜慢,以免因直立性低血压造成眩晕而跌倒受伤。

(2) 适当活动:护士应与患者及其家属共同制订活动计划,并根据患者情况,逐渐调整活动内容、时间、形式和幅度,避免患者长期卧床致失用性肌萎缩。

（3）建立安全保护措施：对定向力差及意识障碍者应加床栏保护、适当约束及加强监护等。去除患者居住环境中的危险因素，减少意外伤害的可能。

4. 维持皮肤和黏膜的完整

（1）定时观察患者皮肤和黏膜情况，保持皮肤清洁和干燥。

（2）避免局部皮肤长期受压，督促或协助患者翻身，按摩骨隆突处，防止压疮发生。

（3）指导患者养成良好的卫生习惯，经常漱口、清洁口腔；对有严重口腔黏膜炎症者，予以口腔护理，并遵医嘱给予药物治疗。

5. 预防并发症　在纠正患者酸碱平衡失调时，应加强临床观察和血清电解质、血气分析指标动态变化趋势的监测，防止并发症的发生。

（1）应用碳酸氢钠纠正酸中毒时，若过量可导致代谢性碱中毒，表现为呼吸浅慢、脉搏不规则及手足抽搐。

（2）长期提供患者吸入高浓度氧纠正呼吸性酸中毒时，可出现呼吸性碱中毒，表现为呼吸深、快，肌抽搐，头晕，意识改变及腱反射亢进等神经肌肉应激性增强。

（3）慢性阻塞性肺疾病患者伴长期 CO_2 潴留，可出现 CO_2 麻醉，表现为呼吸困难、头痛、头晕，甚至昏迷。

6. 健康教育

（1）指导患者正确评估每日的生理需要量，注意丧失量的补充。

（2）向患者宣传可能引发水、电解质紊乱和酸碱平衡失调的原发疾病和防治方法。

（3）必要时建议定期监测患者的电解质浓度和血气分析。

（刘跃华）

Ⓔ 数字课程学习……

　　⊞ 教学 PPT　　💬 简述题和案例题　　📝 自测题

第八章　老年人常见心理问题及护理

　　老年人步入人们常说的晚年生活后,这是人生的又一个阶段,是"第二人生"的开始。进入晚年后,生活环境、生活内容、社会地位及自己所从事的工作都有较大的改变,都要从零开始,重新谱写人生旅程中的篇章。同时老年人由于记忆、智力、思维等的生理性或者病理性老化及自己的人格类型,容易出现一些心理和精神问题,如抑郁、焦虑、疼痛、痴呆、谵妄等,还有一些与社会发展密切相关的各种综合征,如离退休综合征、空巢综合征、高楼住宅综合征等。这些问题如未得到妥善处理,将不同程度地影响老年人的身心健康,降低其生活质量。

第一节　离退休综合征

【疾病概述】

　　离退休是人生道路上的一个重大转折点,是人生的一个崭新阶段。青年阶段和中年阶段是相互衔接的,生活环境、社会条件、事业上的延续都是互相联系的,被视为"第一人生",老年阶段则被称为"第二人生"。老年人经过数十年的生活磨炼,已经形成了比较固定的心理状态,离退休之后由于各种原因,容易引起情绪低沉、精神苦闷。这种因离退休而产生多种心理不适的现象称为离退休综合征。大多数老年人经过一段时间的自我调适,能安然渡过这个短暂的不适期,在新的生活环境中重新建立起和谐健康的生活方式和社会关系,但也有少数老年人对这种新变化感到突然和苦闷,出现心理不适应和失态行为,甚至由此引起其他疾病的发生或发作,而严重影响老年人的身心健康。据统计,约有 1/4 的离退休人员会出现不同程度的离退休综合征。我国已进入老龄化社会,遭遇这种心理苦痛的离退休人员不在少数,据相关报道,60 岁及以上老年人中大约有 1.4 亿人患有离退休综合征,因此该问题应引起老年护理的足够重视。

引起离退休综合征的原因包括:①离退休前后生活境遇反差过大。如社会角色、生活内容、家庭关系等的变化。②离退休前缺乏足够的心理准备。③适应能力差或个性缺陷。④社会支持缺乏。⑤失去价值感。研究发现,事业心强、好胜而善辩、拘谨而偏激、固执的人离退休综合征发病率较高;无心理准备突然退下来的人发病率高且症状偏重;平时活动范围小、爱好局限的人容易发病。男性比女性适应慢,发病率较女性高。

离退休综合征经过心理疏导或自我心理调适大部分在 1 年内可以恢复常态,个别性格急躁、固执的老年人较长时间才能适应,少数老年人可能转化为严重的抑郁症,也有的并发其他身心疾病,极大地危害了老年人健康。然而老年人受躯体功能退化的影响,其心理问题常不被人注意。离退休综合征的普遍性、隐蔽性和危害性应受到社会与护理专业人员的充分关注。

【护理评估】

(一)健康史

1. 了解老年人有无焦虑、抑郁、神情淡漠或烦躁不安、心神不宁、情绪低落或波动、伤感流泪、易怒等情绪情感表现。

2. 评估老年人有无爱静、孤僻、固执、离群、主观、自私、多疑、妒忌与懒散、过度紧张、烦躁不安、焦虑等人格变化现象。

3. 了解老年人对离退休的态度和适应能力。

4. 了解老年人家庭与社会支持系统的状况,如老年人是否独居,有无朋友、邻居、家人、亲戚等,有无可利用的社会资源。

(二)临床表现

1. 心理状态 离退休老年人常表现出:①焦虑症状:老年人坐卧不安、心烦意乱、敏感,怀疑他人有意批评自己;做事缺乏耐心,急躁冲动,容易发怒,难以有时间静坐,对任何事都不满意;行为重复,小动作多,无法自控,严重者高度紧张,有恐惧感,伴出汗、心慌等。②抑郁症状:老年人心情忧伤、郁闷、沮丧、精神消沉、委靡不振;有强烈的失落感、孤独感、衰老无用感,对未来生活感到悲观失望;自信心下降、兴趣减退,无兴趣参加以前感兴趣的活动,不愿与人主动交往;懒于做事,严重时个人生活不能自理。

2. 躯体不适症状 老年人常常出现头痛、眩晕、失眠、胸闷或胸痛、腹部不适、四肢无力等,这些症状往往不能用躯体疾病解释。

(三)辅助检查

可借助焦虑、抑郁量表测评老年人的焦虑、抑郁程度。也可应用社会支持量表评定老年人的家庭与社会支持情况。

(四)心理社会状况

1. 了解老年人对离退休的态度和适应能力。

2. 评估老年人退休后生活重心改变的程度,是否由繁忙的工作转移到家庭;角色改变,由工作人员变为离退休人员;或由紧张而有规律的职业生活转到无规律、懈怠的离退休生活;社交范围缩小,由广泛的同事、朋友到仅限于家人的小范围等。

3. 了解家庭与社会支持系统的状况,如老年人是否独居;是否与朋友、邻居、家人、亲戚等经常联系;是否社交范围缩小,由广泛的同事、朋友到仅限于家人的小范围;有无利用社会资源的能力。

【主要护理诊断/问题】

1. 个人应对无效　与离退休前缺乏足够的心理准备有关。

2. 调节障碍　与适应能力差或个性缺陷有关。

3. 焦虑　与离退休前后生活境遇反差过大有关。

4. 知识缺乏　缺乏减轻焦虑、预防抑郁的方法以及与离退休综合征相关的知识。

【主要护理措施】

1. 调整心态,促进健康　指导老年人积极自我调适,保持身心健康。健康包括生理健康和心理健康两个方面,老年人离退休前要做好离退休计划和心理准备,离退休后积极调整心态,努力培养适应新事物、新环境的能力。保持心理健康要做到三乐:知足常乐、自得其乐和助人为乐。保持生理健康应注意适度锻炼。经常锻炼可使老年人保持身心健康,减少抑郁症的发生,还有利于神经系统功能活动,使情绪自然处于平稳状态。此外,还要保持合理营养,平衡膳食,控制体重,睡眠和休息充足,戒烟限酒,定期查体,有病早治,无病早防。

2. 丰富离退休生活　鼓励老年人发挥余热,培养业余爱好,丰富离退休生活,做到老有所为、老有所用。离退休老年人中许多是有造诣的专家,既有技术专长又有社会领导力等方面的较强优势,大多数人有继续参加社会发展的需要和能力,对这些老年人应创造条件继续发挥他们的余热。鼓励其积极参加街道社区、各大公园、老年活动中心的文娱体育活动,也可以自由选择适合于其自身特点的棋牌类、球类、健身操、太极拳和歌舞等活动。调查显示,离退休后经常参加身体锻炼、娱乐活动以及继续工作的老年人抑郁患病率低于无活动者,两者有显著差异。

3. 营造良好环境　为老年人营造坦然面对离退休的良好环境。家人要热情温馨地接纳老年人,子女要尽量利用空余时间陪伴老年人,对老年人嘘寒问暖,尤其是对老年人的精神状态要特别留心。单位要经常联络、关心离退休的老年人。首先要引导他们进入离退休的角色,让他们尽快融合到离退休组织中来;其次要发挥离退休党支部的桥梁作用,有计划地组织离退休人员学习,外出参观,使他们树立正确的人生观,从而减少心理问题。老干部管理部门要积极鼓励老同志参与社会主义精神文明建设,培养老同志高尚的道德情操,提高老年人的晚年生活质量。老年人是一个特殊的群体,心理、生理有其特殊的规律,由于许多老年人的子女长期不在身边,他们特别需要得到组织、老同事的关心照顾,尤其是老干部工作人员更是要及时了解老同志的心理需要,听取他们的意见,帮助他们解决生活中的实际困难和心理问题,对长期患病、孤寡老年人及家庭困难的老年人给予特殊的照顾。要随时想老年人所想,急老年人所急,帮老年人所需,把爱心送到老年人心坎上。

4. 建立良好的社会支持系统　离退休后,社区是老年人的第二活动场所,要切实发挥社区的纽带作用。社区在应对离退休老年人工作方面,要提早准备,建立即将离退休老年人的档案,欢迎他们回到社区;其次,把老年人融进社区,可使他们没有离退休的失落,感觉不到离群的孤独。可以组织各种有益于老年人身心健康的活动,包括娱乐、学习、游戏、体育活动,或老有所为的公益活动,如给社区的小朋友讲故事,照顾那些因父母工作繁忙而得不到照顾的孩子等,让老年人自然感到老有所用、老有所乐。此外,还要为社区中可能患有离退休综合征或其他疾病或经济困难的老年人提供特别的照顾。

总之,针对老年人的离退休综合征,社会各界应高度重视、积极应对,这对于老年人的身心健康,对于建设和谐社会,具有重要的现实意义。

5. 健康教育 指导老年人正确评价自我健康状况;教育老年人正确对待离退休问题,充分认识老有所学的必要;鼓励老年人发挥余热,老有所为;鼓励老年人积极参加各种社会活动;教育老年人进行自我心理调适,预防离退休综合征的发生。

第二节 空巢综合征

【疾病概述】

"空巢"是指老年人家庭中无子女或子女成人后相继离开家庭,形成老年人独守空屋的状况。随着社会文化的变迁,我国家庭结构由外延家庭向核心家庭转变,大家庭逐渐解体。工作调动、住房紧张,年轻人追求自己的自由和生活方式等,导致老年人"空巢"现象日益严重。老年人生活在这种"空巢"的环境中,由于人际疏远而产生被疏离、舍弃的感觉,出现孤独、空虚、寂寞、伤感、精神委靡、情绪低落等一系列心理失调症状,称为空巢综合征,尤以老年女性表现为甚。据统计,我国目前空巢老人数约占老年人口的50%,城市老年空巢家庭已达到49.7%,农村也达到了38.3%,而在北京、上海、广州等大城市,老年空巢家庭比例已达到66.7%。因空巢引起的老年人身心健康问题日益突出,必须引起社会和医护人员的高度重视。

空巢综合征产生的原因主要是:心理衰退和角色丧失。人过了四五十岁后进入心理衰退期,随着自我存在和自我价值感的降低,很容易产生人际疏远,而在所有人际关系中,亲子关系是建立在最直接的血缘基础上,一旦子女因某些原因离"巢",老年人即产生被疏远舍弃的感觉。其次,家庭把养育子女作为个人生活中最重要的内容之一,这种角色是父母身份价值和情感的来源。一旦子女离家,父母亲的角色就开始部分或完全丧失,部分父母开始对自我存在的价值怀疑、动摇,最终导致空巢综合征的发生。

空巢综合征患者的治疗和护理要点是:加强心理疏导,设法满足老年人的生理需要,出现严重抑郁症状时,可遵医嘱药物治疗。

【护理评估】

(一)健康史

1. 了解老年人的家庭与居住情况,注意是否存在老年人独守空屋的状况及持续时间。

2. 评估老年人的各器官系统疾病史,注意有无老年人易患的高血压、冠心病、糖尿病等基础疾病。一般而言,老年人既往身体健康,无明显生理、心理方面的不适表现。

(二)临床表现

1. 情绪方面 老年人常感心情郁闷、沮丧、孤独、寂寞、伤感、精神委靡、情绪低落。有时失落感与成就感交织在一起,表现为心神不宁、无所适从、烦躁不安、茫然无助等。

2. 认识方面 多数老年人存在自责,认为过去没有完全尽到父母的责任和义务,有许多对不起子女的地方,对子女关心、照顾、疼爱不够等。也有部分老年人埋怨子女,认为子女成人后对父母的回报、孝敬、关心和照顾不够,只顾追求个人的生活方式和享乐,忍心让老年人独守空巢。

3. 行为方面　老年人常表现为闷闷不乐、愁容不展,说话有气无力,时常叹息,甚至偷偷哭泣,可伴有食欲下降、睡眠紊乱等。对于体弱多病的老年人尤其存在活动受限时,以上负性情绪可能加重,导致行为退缩,缺乏自信,兴趣减退,无心参加以前感兴趣的活动,不愿主动与人交往,懒于做事,严重时个人生活不能自理。

(三)实验室及其他检查

对于疑有抑郁、焦虑等心理问题,可采用相应测评量表评估。

(四)心理社会状况

1. 了解老年人家庭有无子女工作调动、住房紧张、子女不愿与老年人共同生活等导致"空巢"的原因。

2. 评估独居的老年人有无郁闷、沮丧、孤独、寂寞、伤感、烦躁不安等负性情绪。

3. 了解老年人家庭照顾能力和社会支持能力,是否存在老年人力不从心、顾影自怜,以致缺乏照顾的情况。

【主要护理诊断/问题】

1. 家庭应对无效　与子女长期离"巢"有关。

2. 个人应对能力失调　与衰老和角色丧失有关。

3. 睡眠形态紊乱　与老年人心情郁闷、沮丧等负性情绪有关。

4. 自理能力下降　与老年人情绪低落、行为退缩有关。

【主要护理措施】

1. 建立新型的家庭关系　我国目前的家庭结构以父母及未婚子女组成的核心家庭为主要形式,独生子女是家庭唯一的支点。父子和母子关系集中在孩子一个人身上,父母对子女的精神心理依恋尤为突出,从而形成以子女为中心的家庭情感和生活格局。然而一旦子女成人后,因工作或婚姻不得不"离巢"时,父母就会出现不适应。因此,对于进入中老年的家庭应该及时将家庭关系的重心,由纵向的亲子关系转向横向的夫妻关系,夫妻之间给予更多的关心、体贴和安慰,建立新的生活规律和情感支持系统,适当减少对子女的感情投入和情感依恋,做好子女离"巢"准备。

2. 正确评价健康状况　调查发现,相对于其他年龄组人群,老年人普遍自我健康评价欠佳,这种对自我健康状况的消极评价,会加重老年人的衰老与无用感,对老年人心理健康十分不利。因此,应指导老年人实事求是,正确评价自身健康状况,对健康保持积极乐观的态度。

3. 改善和加强社会支持　充分发挥社会支持系统的作用,各界都应对老年人给予关心、关爱,提供支持,为老年人建立起广泛的社会支持网络(如老年大学、老年人活动中心等),树立和发扬尊老敬老的社会风气。

4. 健康教育

(1)给处于独居状况的老年人讲解空巢综合征预防知识,正确认识和面对老年人空巢问题。

(2)鼓励老年人努力适应生活的改变,尽可能学习和参加有益的文娱活动,如阅读、写作、绘画、书法、音乐、舞蹈、园艺和棋类等,开阔视野、陶冶情操,丰富精神与社会生活。

(3)鼓励和指导老年人积极参加单位与社区组织的各种活动,扩大社会交往,多交朋友。坚持做一些力所能及的体育活动,如慢跑、散步、太极拳和广场舞等,提高对活动的耐受力及机体的免疫力。

(4) 激励老年人乐观向上的生活态度,指导其修饰外表、改善形象,增强自信心。

(5) 鼓励和指导子女经常回家看望和照顾父母,与之交流,多了解和满足老年人的生活和情感需求。如相隔太远,应经常电话问候,传递对老年人的关爱,避免老年人产生家庭孤寂、冷漠、空虚感。

第三节 老年焦虑症

【疾病概述】

老年焦虑症发生在老年期,表现为与现实处境不相称的、没有明确对象和具体内容的担心和恐惧,并伴有显著的以自主神经症状、肌肉紧张和运动不安为特征的神经症性障碍。它是个体感受到威胁时的一种不愉快的情绪状况,其原因可以是实际的或者主观感受到的威胁。表现为紧张、不安、急躁等,但又说不出具体明确的焦虑对象。

引起老年人焦虑症的可能原因有身患各种躯体疾病、疑病性神经症、各种应激事件(如离退休、丧偶、丧子女、经济窘迫、搬迁、社会治安)以及某些药物的不良反应等。

老年焦虑症患者的治疗以心理疏导为主,严重者需药物治疗。焦虑症如持续过久或不及时治疗,会严重影响身心健康。

【护理评估】

(一)健康史

1. 评估老年人的身体健康状况 部分老年人体弱多病,造成身体残障或功能障碍,存在行动不便或日常活动能力下降。

2. 评估老年人的焦虑症状及程度 可借助汉密尔顿焦虑量表或状态 – 特质焦虑量表来评估。

(二)临床表现

焦虑的临床表现主要有 3 个方面:焦虑的情绪体验、自主神经功能失调和运动不安。临床上常将焦虑分为惊恐障碍和广泛性焦虑障碍两种形式。

1. **惊恐障碍** ①主要表现为反复的不可预测的突然惊恐发作。②老年人突然感到情绪紧张、坐立不安,或即将失去理智,使其难以忍受,同时感到心悸、胸闷、气急、喉头堵塞等。③可出现大汗、口渴、心悸、气促、脉搏加快、血压升高、潮热等自主神经症状。严重时,有阵发性气喘、胸闷、窒息感,甚至濒死感。也可出现妄想、幻觉。④一般突然发作,很快症状达到高峰(10 min 左右),很少持续 1 h 以上。发作时意识清楚,事后能够回忆,发作之后,症状缓解或消失。

2. **广泛性焦虑障碍** ①精神焦虑:对日常琐事过度而持久的不安、担心、焦虑。在精神上体验为对一些指向未来的或不确定的事件过度担心,害怕有不吉利或灾难、意外或不可控制的事件发生。患者常常处于心烦意乱的恐怖预感之中。②自主神经功能失调:出现心悸、胸闷、出汗、呼吸困难、颤抖、面色苍白,腹胀、腹泻、便秘、食管异物感等。③运动不安:与肌肉紧张有关,表现为紧张性头痛、肌肉紧张痛和强直,如胸、背、肢体及全身疼痛等,常搓手顿足,坐立不安,来回走动。也可出现入睡困难、易醒、噩梦、夜惊等。

（三）辅助检查

1. 采用焦虑量表　汉密尔顿焦虑量表或状态－特质焦虑量表测评焦虑的程度。

2. 超声、心电图、X线胸片等检查　帮助诊断心脑血管疾病、慢性呼吸系统等可能引起焦虑的基础疾病。

（四）心理社会状况

1. 了解老年人近期生活中是否有过各种应激事件，如突发疾病、离退休、丧偶、丧亲等。

2. 评估老年人的家庭经济状况，如因家庭成员待业、缺乏经济来源等，影响家庭经济收入。

3. 了解家人对老年人患病的态度，是否能提供照顾和帮助。

【主要护理诊断／问题】

1. 焦虑　与躯体疾病、疑病性神经症、各种应激事件有关。

2. 知识缺乏　缺乏识别焦虑和减轻焦虑的知识。

3. 自理能力下降　与严重焦虑发作有关。

4. 睡眠形态改变　与焦虑引起的心理、生理症状有关。

【主要护理措施】

（一）一般护理

1. 协助照顾个人卫生　焦虑的症状可能导致老年人生活自理能力下降，护士应协助和指导老年人做好沐浴、更衣、头发及皮肤等护理。

2. 促进饮食和排泄　焦虑、抑郁等负性情绪可能使老年人出现胃肠不适、腹胀、便秘等躯体不适。因此，老年焦虑患者宜进食易消化、富含营养和色香味俱全的食物；鼓励多吃蔬菜、水果，多饮水，保持大便通畅。便秘严重者遵医嘱予轻泻药或灌肠等帮助排便。

3. 改善活动和睡眠　老年人大多存在不同程度的睡眠障碍，尤其是老年焦虑患者。协助老年人科学制订作息时间表，建立规律的活动与睡眠习惯。鼓励白天参加一些力所能及的劳动和体育锻炼，做些有利于分散注意力的活动，如缓慢的深呼吸、全身肌肉放松、听轻音乐、书画、养花、养鱼、练气功等，以减少对疾病的过分关注。睡眠严重障碍者，可按医嘱适当给予帮助睡眠的药物。

4. 保证老年人的安全　对于急性惊恐发作的老年人，安排专人护理。注意有无自杀、自伤的倾向，消除有助于患者自杀、自伤等的环境和工具，避免可能出现的自杀、自伤和冲动行为等。

（二）心理护理

1. 与老年人建立良好的关系，以和善、真诚、支持和理解的态度接触老年人，使其感到被关心和接纳。

2. 与老年人及其家庭成员共同分析有关的压力源，正确应对各种心理、社会事件，如正确看待离退休问题；面对现实，避免不切实际的过高要求；帮助解决家庭经济困难；树立正确的生死观和辩证地看待死亡等。鼓励老年人表达自己的焦虑和不愉快感受，并耐心倾听老年人的内心宣泄。引导子女学会谦让和理解老年人，避免与老年人产生争执。

3. 协助老年人建立正性的自我概念和正向的调适技巧。帮助老年人重新认识自我，肯定老年人的正向特质，改变其对自我的负向评价。同时，协助老年人找出帮助其解除压力的方法，如症状开始加重时，指导老年人使用放松技巧，引导想象，做深呼吸运动，利用视觉或听觉转移等方法以减轻症状。

（三）社会方面的护理

1. 协助老年人寻求支持系统　帮助老年人认清现有的人际资源,鼓励其扩大社交范围,使老年人的情绪需求得到更多的满足机会。

2. 帮助老年人协调家庭人际关系　协助老年人分析家庭困扰,并寻求解决的方法,如家庭治疗或夫妻治疗等。

（四）用药护理

药物治疗者,应遵医嘱用药。注意评估药物的效果和观察不良反应。常用的有抗焦虑药物(如地西泮、艾司唑仑、阿普唑仑、三唑仑、劳拉西泮、氟西泮、氯硝西泮和丁螺酮)及抗抑郁药[如丙米嗪、阿米替林、多塞平(多虑平)]和单胺氧化酶抑制药等。使用上述抗焦虑药后,一般无特殊不良反应。长期服用,可产生耐受性和依赖性,一旦停药可出现戒断症状。

（五）积极治疗原发疾病

老年人随着年龄的增长,各器官功能衰退,容易患各种疾病,有可能造成身体残障,影响日常活动能力,最终也可影响其心理活动。老年期应按时健康检查,对疾病早发现、早治疗,尽量减轻疾病对身心健康的损害,减少老年期焦虑症的发生。

（六）健康教育

1. 指导老年人及其家庭成员正确认识焦虑的病因和危害,积极治疗原发病和消除加重焦虑的因素。

2. 指导老年人坚持规律的作息和生活制度,避免过度劳累及紧张,保证充足的睡眠。

3. 指导老年人严格遵守医嘱服药,切勿自行停药和漏服。指导老年人及家庭成员观察药物的疗效、可能出现的不良反应及应对措施。

4. 鼓励和指导家庭成员督促和协助老年人按时、按量、准确无误服药。定期复查血压、血常规、肝功能、心电图等,一旦症状加重,及时与医院联系。

第四节　老年抑郁症

【疾病概述】

老年抑郁症是发病于老年期的以显著而持久的情绪低落(抑郁心境)为主要特征,并伴有相应的思维、行为和自主神经系统方面的多种症状的综合征。抑郁症状多样、表现不一,典型症状是:情绪低落、思维迟缓和意志活动减退,即"三低症状"。但目前更多的患者变得不典型,轻症化趋向明显,病程趋向"慢性化"。

抑郁症是老年期常见的精神障碍。调查显示,老年抑郁症的总体患病率为5.6%,其中男性患病率3.0%,女性7.8%,约为男性的2.6倍。老年抑郁症患病率最高的为80岁以上的老年人,达7.6%;其次为65～69岁年龄段,患病率达到6.1%;患病率最低的为60～64岁年龄段,只有4.6%。患有高血压、糖尿病、冠心病、肿瘤等慢性疾病的老年人中,抑郁症的发病率高达50%。国外老年抑郁症总体发病率比我国较高,据报道,65岁以上老年人抑郁症患病率社区为8%～15%,养老机构为30%。

众多研究显示,抑郁症与人体的免疫系统有关;还有许多的研究结果显示,抑郁症有一定的遗传因素,重性抑郁的遗传解释率高达79%,而其他的亚临床抑郁症主要受环境的影响;另外有研究显示,老年抑郁症的发作多与其发病前的固执性格有关;此外,还有一些外在的因素(如离退休、居丧、婚姻状况、居住情况和生活事件等)也不同程度地影响老年抑郁症的发生。

抑郁症以抗抑郁药治疗为主,辅以心理支持治疗,对于有强烈自杀企图或药物治疗无效者可考虑电抽搐治疗。老年抑郁症的短期预后良好,长期预后约25%患者完全康复,7%~10%的患者预后不良。

【护理评估】

(一) 健康史

1. 了解老年人家庭成员是否有过类似疾病或其他精神心理疾病。

2. 评估老年人的一般健康状况、自我照顾能力及活动状态。

3. 评估老年人的判断力、定向力、记忆力、抽象思维能力、计算能力及对疾病的自知能力。通过与老年人沟通,了解其思维过程及思维内容。

(二) 临床表现

抑郁症普遍表现为三大主要症状,即情绪低落、思维迟钝和行为活动减少,其中情绪低落是突出的典型症状。

1. 思维迟钝和行为活动减少　患者思维迟缓,联想困难,思考吃力,给人以迟钝的感觉。患者主动言语少,语速慢,行为活动明显减少和迟钝,对既往感兴趣的事情失去兴趣,常独自呆坐或卧床,不乐意见亲戚朋友或难于接触交谈。思考的内容悲观、消极、常自责、有罪恶感或自杀念头。患者常诉"提不起精神""没有精力"。

2. 情绪低落　患者感到心境低沉或情绪抑郁,对任何事只看到消极的一面。70%以上的患者有突出的焦虑和烦躁症状,伴有此类症状者常称为激动性抑郁症。患者显得易激惹,或无端担忧,觉得会大祸临头,以致坐卧不宁、搓手顿足,惶惶不可终日。部分患者常回忆不愉快的经历,痛苦联想多,出现自责、自罪感或厌世感。在激动情绪的驱使下,可发生意外(如勒颈、跳楼、触电、割腕、服农药等)。

3. 疑病症状　30%左右的患者存在疑病,怀疑身体某部位或器官病变,以怀疑消化系统和心血管系统病症为多。患者过分担心自身健康,对于如便秘、胸腹部不适等症状的后果过分悲观,对医师的解释及客观检查的阴性结果持怀疑态度。

4. 躯体化症状　有少部分患者否认抑郁,而多主诉为:①自主神经功能紊乱症状:头痛、头晕、心悸、出汗、尿急、尿频、皮肤时冷时热或麻木感等。②内脏功能下降症状:口干、口苦、食欲不振、厌食、腹部不适、喉部堵塞感、胸闷、周身乏力、性欲减退、体重减轻、明显消瘦等。③睡眠和觉醒节律紊乱:早醒,至少比平时提前1 h,醒后不再入睡,此时抑郁症状加重,心情极差,感到痛苦万分。个别病例睡眠增加,但找不到客观依据。患者常用"心里难受"来表达体验。这类患者因抑郁情绪逐渐显露出来,或存在自杀企图和行为而引起了家属和医师的注意,对于这类患者有学者称为隐匿性抑郁症。

5. 妄想性症状　有人曾比较60岁以前和60岁以后发病的抑郁症伴妄想的发生率,发现60岁以后的患者多伴有较丰富的妄想症状,并认为妄想性抑郁症多发于老年人。患者常把一些无关自己的事和人,同自己联系起来。认为别人是针对自己做某事、说某些话,或怀疑自己患有某种严重疾病。

6. 抑郁性假性痴呆　部分患者可能出现与痴呆相似的各种智能和认知功能障碍。表现为淡漠,对外界反应迟钝,沉默寡言、思维迟缓、计算能力减退、理解及判断能力下降等。

7. 自杀企图和行为 老年抑郁症患者出现自杀的危险较其他年龄组大,且成功率更高。

（三）辅助检查

可用老年抑郁量表（GDS）、汉密尔顿抑郁量表（HAMD）、90 项症状自评量表、Zung 抑郁自评量表（SDS）、流调中心用抑郁量表（CES-D）、Beck 抑郁问卷（BDI）等工具来评估老年人有无抑郁及其程度,其中 GDS 较常用。CT 和 MRI 检查显示脑室扩大和皮质萎缩。

（四）心理社会状况

1. 询问患者近期是否遭遇到不良生活事件,如丧偶、离退休、独居、经济困窘、躯体疾病等。
2. 评估患者的情绪状况、人生观、信仰、自我概念、自我价值和自我实现等。
3. 了解患者的人际关系、家庭状况和角色功能。了解患者及其家属对疾病的认识,以及家庭、社会能否为患者提供帮助。

【主要护理诊断 / 问题】

1. 个人应对无效 与抑郁症本身疾病有关。
2. 思维过程改变 与抑郁症表现出思维和行为活动迟钝有关。
3. 睡眠形态改变 与抑郁症睡眠障碍有关。
4. 有自杀的危险 与抑郁症表现出自杀企图和行为有关。

【主要护理措施】

（一）一般护理

1. 安全管理 自杀行为是抑郁症患者最危险的症状。对于有强烈自杀倾向的患者,应避免其独居和单独活动,持续安排陪伴。因凌晨是抑郁症患者发生自杀的最危险时期,对于有强烈自杀企图的患者,要劝其继续入睡;若不能再入睡者需严加看护,以免发生意外。营造安全、舒适且充满活力的环境,如充足的光线、家居温馨、设施简单、色彩丰富等,以调动患者的生活情趣。清除房内危险物品,严禁患者和他人带入各种不安全器具（如刀、剪、铁器、各种玻璃制品、药物和各种绳带等）,以免成为自杀工具。

2. 饮食及排泄护理 患者往往缺乏食欲,表现为厌食或自责观念而拒食,加之老年患者体质较差,睡眠不好,食欲下降,容易出现营养缺乏,因而要及时补充营养,督促进食。对于进食少或违拗的患者要劝喂,特别注意补充钠盐,服用加盐的牛奶。为患者选择易消化、高热量、高蛋白质、丰富维生素的食物,少量多餐。患者因活动少或药物的不良反应造成或加重便秘和尿潴留等问题时,护士要鼓励患者进食蔬菜、水果,多喝水、带领患者多活动。

3. 保证休息和睡眠 护士应要求患者白天尽量不卧床,入睡困难者遵医嘱适当给予帮助睡眠的药物,另外,可采用一些放松术帮助患者放松,如热水沐浴、听轻松音乐、肌肉放松运动等,减少或限制喝有中枢兴奋作用的饮料,可在睡前喝些牛奶。

4. 指导并协助生活护理 协助和指导患者做好沐浴、更衣、头发及皮肤等的护理,引导和鼓励患者做些力所能及的日常生活活动,培养其兴趣,使其树立信心,看到康复的希望,消除负性情绪及反应。

5. 鼓励患者参加体育活动 体育活动可以释放能量,产生健康的感受和有控制能力的成就感;同时,身体的健康能促进精神健康。可鼓励患者参加散步、慢跑、体操、太极拳和气功等活动。鼓励患者尽量多参加一些团体活动,逐步获得正向经验,进一步获得自尊和自信。活动项目可包括职业治疗和娱乐治疗等。特别要鼓励家属共同参与,家属参与性越强对患者的预后越有利。在活动中可以加强家属对疾病的认识,增进患者与家属的交流。

（二）用药护理

1. 严格遵医嘱服药　常用抗抑郁药有:①三环类抗抑郁药:这是治疗抑郁症的有效药物,常用的有丙米嗪、阿米替林、多塞平和氯米帕明。因老年人的药物代谢动力学不同于年轻人,因而血中的药物浓度明显高于年轻者,而且对药物的敏感性也不同,所以老年人的抗抑郁药剂量以 1/3～1/2 普通剂量为宜,并从小剂量开始。该类抗抑郁药禁用于有明显心血管疾病、青光眼、癫痫、前列腺肥大者。②四环类抗抑郁药:常用的有马普替林和米安色林。这类药物的适应证和不良反应与三环类抗抑郁药大致相同。③选择性 5-羟色胺再摄取抑制药:此类药物是近些年来用于临床的新型抗抑郁药。据有限的临床应用资料显示,该类药物的疗效接近三环类抗抑郁药,但不良反应明显轻,因而耐受性较好,适用于年老、体弱者。常用的有盐酸氟西汀、帕罗西汀、舍曲林等。④单胺氧化酶抑制药(MAOI):这类药物由于其不良反应较大目前尚未使用,但近年来新研制的选择性单胺氧化酶抑制药吗氯贝胺,克服了非选择性、非可逆性单胺氧化酶抑制药的高血压危象、肝毒性及直立性低血压等缺点,且抗抑郁治疗效果也得到肯定,目前临床应用比较广。

2. 及时评估药物的疗效和注意观察药物的不良反应　抑郁症患者因对治疗没信心或不愿治疗,多数表现为拒药或藏药,因此患者服药要有专人督促检查,特别要警惕其藏药后积存一次吞服。服用抗抑郁药后要仔细观察药物的不良反应,如头晕、乏力、恶心、双手颤动、视物模糊等,严重者出现心悸、呕吐、腹痛、双手粗大震颤、嗜睡或昏迷等,警惕药物中毒。一旦发现不良反应,及时通知医师处理。

（三）心理护理

1. 与患者建立良好的关系　以和善、真诚、支持和理解的态度接触患者,使其感到自己被接受、被关心。

2. 重视患者的感受　鼓励患者表达内心的想法;帮助患者提高自尊,建立正性的认知,改变对自我的负性评价。

3. 帮助患者正确认识和对待疾病　正确评估导致患者抑郁的不良生活事件,进行针对性的疏导、劝解和安慰,尽可能解决患者生活中的实际困难,增强其应对心理压力的能力。

（四）健康教育

1. 帮助患者正确认识抑郁症,建立正性的自我概念。

2. 指导患者建立有规律的日常生活,鼓励其多参与集体活动和与人交流。

3. 嘱咐患者严格遵医嘱服药,出现任何不适及时告诉家属或医护人员。

4. 鼓励家属给予患者心理支持和关心其情绪反应。对于有自杀倾向者,安排家属陪伴,预防自杀等意外。

第五节　老年痴呆

【疾病概述】

老年痴呆是指发生在老年期的智能障碍,基本特征是近、远期记忆损害并伴有抽象思维、判断力以及其他高级皮质功能障碍或人格改变,是对老年人危害最大的疾病之一。最常见的是阿尔茨海默病(Alzheimer disease,AD)和血管性痴呆(vascular dementia,VD),占全部痴呆的 70%~80%。另外,还有混合性痴呆和其他类型痴呆等。阿尔茨海默病又称老年性痴呆,是老年人最常见和最重要的不明原因的进行性、不可逆性神经元变性疾病。血管性痴呆亦称多梗性痴呆,是因脑血管疾病所致的智能及认知功能障碍的临床综合征,是仅次于阿尔茨海默病的第二位常见老年痴呆。随着全球人口老龄化步伐的加快,老年痴呆患者逐渐增多,已成为威胁老年人生活质量并导致死亡的最严重疾病之一。2018 年世界阿尔茨海默病报告,全球目前平均每 3 s 就新增 1 位痴呆患者,截至 2018 年,全球有 5 000 万人罹患痴呆,预计 2050 年痴呆患者总数将达 1.52 亿人。老年痴呆已成为继心脑血管疾病和肿瘤之后威胁人类健康的第三大杀手,死亡率占疾病死亡的第 5 位。老年痴呆不仅给老年人带来了不幸,也给其家庭带来了痛苦,给社会带来了负担,已引起广泛关注。

阿尔茨海默病的发病与中枢神经系统变性疾病、遗传因素、病毒感染等因素有关;血管性痴呆主要与脑血管疾病有关,如高血压和脑卒中等,除此之外还与糖尿病、吸烟过度有关。

阿尔茨海默病关键是早期诊断、早期治疗,延缓退变过程。另外,还可通过综合治疗即药物治疗结合社会心理因素的调整,改善认知和非认知功能,但现有治疗措施尚无法有效逆转其发展。血管性痴呆主要是控制高血压,改善脑循环,增加脑血流量,提高氧利用度,适当运用脑代谢复活剂、脑保护药物等。痴呆的非药物治疗主要有认知疗法(语言、现实导向治疗)、音乐治疗(放松和平静)、手术治疗(大网膜移植)、物理治疗、体育锻炼治疗等。

【护理评估】

(一) 健康史

1. 了解患者有无中枢神经系统病变、脑血管疾病,如高血压、脑卒中等。

2. 了解患者是否因疾病而造成日常生活自理能力下降,是否能独立穿衣、洗脸、进食、如厕等。

3. 评估患者的认知功能,如有无记忆改变、容易遗忘、言事迟钝或啰唆,有无定向障碍以及思维与判断力减退等。

4. 评估患者有无行为异常,如将废物视为珍宝予以收藏;行动诡秘但动作愚笨;行为不检点,如偷窃、撒谎、随地大小便等;饮食、睡眠紊乱等。

(二) 临床表现

痴呆的临床表现常用 ABC 表示:"A"为日常生活能力(ADL)下降,"B"为行为(behavior)改变,"C"为认知(cognition)障碍。

1. 记忆障碍 多为隐匿起病,早期易被忽略,表现为逐渐发生的记忆障碍,当天发生的事不能回忆,刚刚做过的事或说过的话不记得,熟悉的人名记不起,忘记约会,忘记贵重物品放在何处,词汇减少等,早期近期记忆受损,随后远期记忆也受损。

2. 认知障碍 掌握与运用新知识及社会交往的能力下降。语言障碍表现为语句不完整,口语量减少,词不达意,命名障碍,交谈能力减退。疾病初期阅读理解受损,朗读能力相对保留,后期完全失语;计算障碍表现为算错账,付错钱,不能简单计算;严重时视空间障碍;手伸不进袖子,不会叠衣服、铺桌布,迷路,不能画简单图形;不会使用最常用的物品(如筷子、汤匙),但保留运动的肌力和协调能力。

3. 精神障碍 思维、心境、行为等精神障碍是患者就医的主要原因,表现为抑郁、情感淡漠或失控、焦虑、坐立不安、易激动等。部分患者出现片断妄想、幻觉状态和攻击倾向,有的怀疑自己年老的配偶有外遇,怀疑子女偷他(她)的钱,把不值钱的东西当财宝藏匿起来;忽略进食或贪食(不知饥饱);不再注意衣着,失眠或夜间谵妄。

4. 日常生活能力下降　日常生活能力减退,明显干扰了职业和社交活动。阿尔茨海默病患者的核心症状是记忆障碍、认知障碍、语言和视空间功能障碍、失认、失用等,随着时间的推移,这些症状逐渐加重。而精神病性症状包括幻觉、妄想、心境障碍及社会功能障碍等为阿尔茨海默病的伴随症状,随着时间的推移无明显加重。

5. 睡眠障碍　有些患者的行为昼夜颠倒、睡眠节律倒错,表现为白天嗜睡、精神委靡;夜间兴奋不眠,四处走动,吵闹不安,影响他人休息。

(三) 辅助检查

1. CT 或 MRI 检查　可呈广泛性脑萎缩,血管性痴呆患者脑部则可能有相应病灶或脑萎缩。

2. 确定痴呆的严重程度　可用以下量表:①全面衰退量表(GDS)、简明认知功能评定量表(BCRS)及功能评定分期(FAST)。②临床痴呆评定量表(CDR)。

(四) 心理社会状况

1. 评估老年痴呆患者是否有记忆及智能障碍或人格改变,如固执、主观性强、主动性缺乏、孤僻退缩、情感淡漠或易激惹等。

2. 了解老年患者的家庭支持和照顾状况。

【主要护理诊断 / 问题】

1. 自理能力下降　与痴呆患者的日常生活和社会功能受损有关。

2. 营养状况改变　与痴呆所致的自理能力下降有关。

3. 睡眠形态改变　与痴呆所致睡眠障碍有关。

4. 有受伤的危险　与痴呆的认知障碍、智能障碍和精神障碍等症状有关。

【主要护理措施】

根据痴呆的不同程度,有计划地训练和恢复痴呆患者的生活自理能力,减缓其智力衰退过程。

1. 提供安全舒适的生活环境　患者活动和居住的环境宜宽敞、光线充足,设施宜便于患者生活、活动和富有生活情趣。室内避免障碍(如门槛等),以免绊倒患者。地面防滑,床边设护栏或便于搀扶的家具。

2. 日常生活护理　护理人员要耐心周到地照顾患者,如安排陪护,陪护宜固定,不宜更换过频。根据病情轻重协助患者做好日常生活的护理。

3. 饮食护理　注意饮食营养和安全,以易消化、清淡、低脂、去骨、去刺、不含渣的食物为宜,适当地增加粗纤维食品,多吃新鲜蔬菜和水果,以保持大便通畅,尽量做到合理营养、平衡膳食。避免暴饮暴食。对拒绝进食者设法劝食或喂食,对不能进食者予以鼻饲或静脉补给营养。

4. 睡眠护理　指导患者生活规律,白天适当安排一些力所能及的活动,如欣赏音乐、健身、看书、读报、散步、谈心等,尽量满足其兴趣爱好;晚上应督促患者按时睡眠,睡前不要喝浓茶、咖啡及吸烟、饮酒等,尽力为患者排除外界因素的干扰。对失眠多梦者,遵医嘱服用小剂量的安眠药诱导睡眠。

5. 安全护理　对中、重度痴呆患者要处处留意其安全。行走时应有人扶持或关照,以防跌倒摔伤、骨折。洗澡时注意预防烫伤,进食时必须有人照看。患者所服药品要代为妥善保管,送服到口,看服下肚。

6. 精神症状的护理　因记忆力障碍患者有被偷窃、被害、被监视等妄想,应找其信任的人加以耐心解释,不要与之争论,必要时可结合药物治疗。尊重患者的人格和自尊,注意预防和治疗其他疾病。

7. 功能康复护理　老年痴呆患者有偏瘫、失语、日常生活和社会功能受损及其他功能障碍。对于轻度痴呆的患者,鼓励其自己料理生活和个人卫生,参加社会活动,多看报、看电视,与周围环境保持一定的接触,以分散病态思维,培养对生活的兴趣,减缓精神衰退。对中重度痴呆患者,帮助其训练自理能力,加强思维记忆、计算等训练。有言语障碍者进行口语锻炼。瘫痪患者要加强肢体功能康复训练。鼓励患者参加适当娱乐活动,活动期间应仔细观察、耐心照料,随时调整活动量,以利于疾病的康复,提高生活质量。指导患者循序渐进地进行综合康复训练,最大限度地发挥其自理能力。

8. 注意预防和治疗躯体疾病　痴呆患者反应迟钝,不知冷暖及危险,很容易发生躯体疾病,患病后又不能主诉身体不适。所以对老年痴呆患者要密切观察,注意其饮食、起居、大小便变化,如发现有异常,应及时送往医院进行检查和治疗。

9. 心理护理　老年血管性痴呆患者大多有记忆及智能障碍。护士与之接触时,要做到态度和蔼、热情;言语要柔和,尊重患者,不要勉强改变他们长期形成的生活习惯和爱好,与其建立良好的护患关系。

10. 健康教育

(1) 与患者及其家属共同制订康复计划,交谈家庭护理常识,增进家庭成员之间的沟通,讨论安全问题、环境设施等,向家属讲解示范所需的基础护理技能和注意事项。

(2) 向患者家属交代有关安全注意事项。如由于老年阿尔茨海默病患者适应能力差,应尽量避免过频改变生活和居住环境、更换陪护;避免患者单独外出,以免迷路、走失;随身携带患者身份快速识别卡,基本信息包括姓名、地址、联系方式,如万一走失,便于寻找;避免患者单独承担家务,以免发生煤气中毒、火灾等意外;日常生活用品陈设要方便患者,放在其看得见和找得到的地方;药品、化学日用品、热水瓶、电源、剪刀等危险品应放在安全、不容易碰撞的地方,防止意外事故的发生。

第六节　高楼住宅综合征

【疾病概述】

高楼住宅综合征是指因长期居住于城市的高层闭合式住宅,导致与外界交往和户外活动减少,从而引起一系列生理和心理的异常反应。多发生于退休后长期居住于高楼而深居简出的老年人。主要表现有体质虚弱、全身乏力、面色苍白、不易适应天气变化、少动懒言、性情孤僻、急躁、不愿与人交往等。它是导致老年肥胖症、糖尿病、骨质疏松症、冠心病、高血压等的常见原因。也有因孤独、压抑、丧失生活信心而自杀者。由于目前城市化发展很快,各大、中城市高楼林立,老年人高楼住宅综合征的发生率近年呈明显上升趋势。

【护理评估】

(一) 健康史

1. 了解老年人的既往健康状况,有无肥胖症、糖尿病、骨质疏松症、冠心病和高血压等疾病。

2. 询问老年人目前的健康状况,有无全身乏力、面色苍白等不适。

3. 评估老年人有无少动懒言、孤僻急躁、不愿与人交往等心理表现。

（二）临床表现

老年患者常有体质虚弱、全身或四肢乏力、面色苍白、活动减少,不愿与人交谈,性情孤僻、急躁,不愿与人相处等表现,严重者因孤独、抑郁、对生活失去信心而产生自杀倾向。

（三）实验室及其他检查

对于疑有抑郁、自杀倾向的患者可借助于相关量表测量,对于疑有器质性疾病的患者可进行相关辅助性检查。

（四）心理社会状况

1. 了解生活在高楼环境中的老年人有无不愿与邻里来往、户外活动减少、社交受限等情况。

2. 评估老年人有无性情孤僻、急躁、抑郁,有无生活情趣与爱好改变,有无厌世和自杀倾向。

【**主要护理诊断／问题**】

1. 活动无耐力　与患者户外活动减少、体质虚弱有关。

2. 社交障碍　与患者长期居住高楼、深居简出有关。

3. 个人应对能力失调　与患者衰老和长期与外界接触较少有关。

4. 有自伤的危险　与患者长期孤僻、抑郁,对生活失去信心有关。

【**主要护理措施**】

1. 做好疾病宣传　广泛宣传高楼住宅综合征的发病原因及疾病症状。倡导健康的生活方式,指导家庭成员及时发现老年人的身体和性格变化;鼓励老年人坚持每天到户外活动,鼓励老年人参加社会活动,增进人际交往。但体质虚弱、慢性病老年患者,需在医生指导下进行运动,以免发生意外。老年人应与左邻右舍主动往来,增进相互了解,彼此关心帮助,消除孤寂感;根据身体状况,积极参与社区、居委会等组织的老年活动,如书画、弹琴、唱歌、舞蹈、音乐欣赏、读报等,广交朋友,保持心胸开阔,消除因居住高楼而不利于人际交流的弊端。

2. 心理辅导　对已经发病的老年人应及时给予心理辅导和治疗,对严重抑郁或有自杀倾向的老年人应遵医嘱用药,避免各种不良后果的发生。

3. 健康教育　向老年人及其家庭成员讲解高楼住宅综合征的发病原因及表现;帮助家庭成员理解老年人患病境况;鼓励老年人和家庭成员采取积极的应对方式,如参加体育活动、加入老年人社团组织、增加人际交往、加强自我心理调适等。此外,还应指导社区管理人员活跃社区文化,为社区居民创造良好的居住与人文环境,减少高楼住宅综合征的发生。

（蒋晓莲）

ⓔ 数字课程学习……

　　🔲 教学 PPT　　　💬 简述题和案例题　　　📝 自测题

第九章　老年人临终关怀与安宁疗护

随着人类社会的进步和医学科学的发展，生活质量的提高愈来愈受到人们的重视，不但要提倡"优生"，还要注重"优死"，如此才能给人的生命历程画上完整的句号。老年既然是生命的最后阶段，那么临终和死亡是此阶段不可避免的终结，老年人在走完人生最后一程的时候，不仅意味着与亲人、家庭、社会永远的离别，还会经受难以想象的痛苦与折磨。因此，了解临终老年人的生理、心理变化特点及家属对临终老年人的心理社会反应，通过具体的护理措施将老年人及其家属从死亡的恐惧与不安中解脱出来，并尽可能减轻其身体和心理上的创痛，提高临终的生活质量，既是优质整体护理不可或缺的重要部分，也是护士义不容辞的职责。

第一节　概　　述

一、临终关怀与安宁疗护的基本概念

（一）临终关怀基本概念

1. 临终（dying）　是临近死亡的阶段,指由于疾病末期或意外事故而造成人体主要器官的生理功能趋于衰竭,生命活动走向终结、死亡不可避免的过程。对现代医学不能医治的疾病,当患者在接受一定的治疗和护理后,病情无好转,各种症状和体征提示已接近死亡,可将医生宣告治疗无效至临床死亡的阶段称为临终。

临终概念涉及临终时限的界定,目前世界上尚无统一的界定标准。例如美国将临终时限定为无治疗意义后的 6 个月,日本定为 2~6 个月,我国定为 2~3 个月,还有很多国家以垂死患者住院治疗直至死亡的平均时间 17.5 天作为标准。如果考虑到死因的不同,临终时限的差别是很明显的。例如因疾病或意外导致的猝死,其临终时限在 6~24 h 之内;意外急性死亡的临终时限相对短于猝死,甚至会短到几秒;慢性疾病的临终时限又相对地长于猝死。结合临床实际,从大多数临终患者的情况出发,将预期寿命为 6 个月称为临终期。

2. 临终患者（dying patient）　指在医学上已经判定在当前医学技术水平条件下治愈无望、估计在 6 个月内将要死亡的人。具体包括:①恶性肿瘤晚期患者。②脑卒中并发危及生命疾病者。③衰老并伴有多种慢性疾病、极度衰竭行将死亡者。④严重心肺疾病失代偿期病情危重者。⑤多器官功能衰竭病情危重者。⑥其他处于濒死状态者。

3. 临终关怀（hospice care）　是一种特殊的卫生保健服务,指由多学科、多方面的人员组成的临终关怀团队,为临终患者及其家属提供全面的舒缓疗护,以使临终患者缓解极端的病痛,维护临终患者的尊严,得以舒适、安宁地过人生最后旅程。进一步分析,临终关怀的定义应包括三层含义:①临终关怀是一种特殊的缓和治疗护理服务项目:目的在于缓解临终患者极端的身心痛苦,维护患者的生活尊严,以及增强人们对临终生理、心理状态的积极适应能力,帮助临终者安宁地度过生命的最后阶段,同时,对临终者家属提供包括居丧期在内的生理、心理慰藉和支持。②临终关怀涉及多学科的知识:如医学、护理学、心理学、伦理学和社会学等多学科领域的知识。③临终关怀具有一定的管理机构和组织形式:临终关怀机构根据需要可以多种形式存在,如医院型、病房型、社区型和家庭型等。其执行者是由医生、护士、心理学家、社会工作者、神职人员和志愿者等多方人员组成的团队,在不同的条件下从各个方面为临终者及其家属服务。

（二）安宁疗护基本概念

2017 年 2 月,国家卫生和计划生育委员会(2018 年 3 月重组为国家卫生健康委员会)相继印发《安宁疗护实践指南(试行)》和《安宁疗护中心基本标准和管理规范(试行)》,文件中明确提出:安宁疗护是以临终患者和家属为中心,为疾病终末期患者在临终前通过控制痛苦和不适症状,提供身体、心理、精神等方面的照护和人文关怀服务,以提高生命质量,帮助患者舒适、安详、有尊严地离世。该概念指出了安宁疗护的服务对象为临终患者及其家属,包括肿瘤与非肿瘤疾病的终末期患者;服务内容为症状管理、心理精神等方面的全人照护;服务目的是减轻患者痛苦,提高患者终末期生命质量,帮助患者平静离世,实现"善终"愿望。

由此可见，我国推广的"安宁疗护"的内涵等同于"临终关怀"。目前学术界普遍使用"临终关怀"，并且使用的场域为学科本身，更加偏重于学术讨论和理论构架。但是在中国，人们很容易将"临终"一词与"死亡"联系在一起，而"死亡"又是中国传统文化中的禁忌，所以中国的临终关怀服务则采纳了本土化策略，采用"安宁疗护"一词，在现有语境下有利于推动我国临终关怀事业的发展。

二、老年人临终关怀与安宁疗护的意义

随着人口老龄化的不断加剧和人口预期寿命的延长，死亡人口中老年人口所占比例不断提高，传统家庭的临终照护资源也因家庭小型化而变得日益匮乏，老年人的临终照护问题日益凸显。社会对临终关怀服务需求也越来越强烈，对优化临终末端生命质量的呼声也越发高涨。因此，发展老年人临终关怀事业，对个人、家庭及社会具有重要的意义。

1. 维护尊严，提高临终老年人的生存质量　临终关怀与安宁疗护开展的目的就是为了避免对临终患者的过度医疗，最大限度地减轻他们的痛苦，提高生活质量，使其最终有尊严地离世。目前大部分的临终老年人在生命的最后一段日子里，要不断接受各种侵入性治疗，身上插着各种管子，内心充满了恐惧、痛苦和无奈。临终关怀与安宁疗护则为临终老年人提供生理上的照护和心理上的安慰，使逝者舒适、平静、安宁地抵达人生的终点。

2. 安抚亲友，解决老年人家庭照料困难　通过临终关怀与安宁疗护服务，可以使临终老年人以更舒适的状态和更积极的心态去过好当下每一天，也尽可能给子女创造"尽孝"的机会，让家庭成员感受到来自彼此的爱与关心，在有限的时间里帮助老年人努力实现有可能实现的心愿。因此，临终关怀与安宁疗护不仅可以满足老年人自身的身心需要，也可以解决临终老年人家属的后顾之忧。由社会化的专业机构对临终老年人提供全方位的照顾，既可满足家庭成员彼此对情感的需求，也可让临终老年人的家属摆脱沉重的医疗负担和心理的枷锁，使他们更好地投身到自己的事业中去，免受社会的谴责。

3. 节约费用，优化利用医疗资源　临终老年人晚期疾病的治疗费用少则数万元，多则数十万元甚至上百万元，给老年人、家庭及社会增加了沉重的经济负担。对于那些身患不治之症且救治无效的老年人来说，接受临终关怀与安宁疗护服务可以减少大量的医疗费用。如果将这些高额费用转移到其他有希望救助的患者身上，它将发挥更大的价值。同时如果在综合医院建立附设的临终关怀机构，不仅可以解决目前大多数医院利用率不足、资源闲置浪费的问题，又可以综合利用医院现有的医护人员和仪器设备。

4. 转变观念，真正体现人道主义精神　临终关怀与安宁疗护是一场观念上的革命，一方面教育人们要转变对死亡的传统观念，无论是临终老年人、家属还是医护人员都要坚持唯物主义，面对现实，承认死亡。另一方面，承认医治对某些濒死老年人来说是无效的客观现实，通过临终关怀与安宁疗护来替代卫生资源的无谓消耗，合理分配、利用有限的卫生资源，以保证卫生服务的公平性和可及性，从实质上体现真正的人道主义精神。

三、老年人临终关怀与安宁疗护的现状

（一）发达国家的临终关怀与安宁疗护

自从 1967 年世界上第一家临终关怀医院诞生至今，历时近半个世纪的发展，发达国家已构建了较为完善的临终关怀与安宁疗护服务体系，并形成了大量理论和实践成果。

1. 英国 英国的临终关怀与安宁疗护一直处于领先地位。英国女医生西塞莉·桑德斯博士于 1967 年在伦敦创建了世界上第一所现代临终关怀医院——圣克里斯多弗临终关怀院,富有创造性地提出了向疾病晚期患者及其家属实施全面照护的模式,因而被国际临终关怀学术界誉为现代临终关怀机构的典范。英国很早就开展了临终关怀教育培训,并设有"死亡课",国民的认知度及参与度均较高,制度建设完善。截至 2016 年底,英国临终关怀医院约有 220 所,并实行全民公费医疗。

2. 美国 美国的临终关怀与安宁疗护拥有完善的医疗保障。早在 1973 年,临终关怀就受到美国政府的重视,成为美国联邦政府研究的重点课题;1978 年,全国统一的非营利性的临终关怀组织成立;1980 年,临终关怀与安宁疗护被纳入国家医疗保险法案。据美国临终关怀与安宁疗护组织(NHPCO)统计,2011 年近 45% 的逝者接受了临终关怀服务,而且近 63% 都是非癌症患者。此外,美国自 1993 年开始实行专科护士资格认证项目,从事临终关怀与安宁疗护服务的工作人员必须参加资格认证考试,考试内容涉及临终护理的理论和实践。临终关怀机构的注册护士及护理人员都要定期接受严格的专业培训,死亡教育课程也已列入美国社会性的教育体系。

3. 加拿大 加拿大临终关怀服务开始于 20 世纪 70 年代,其第一家临终关怀医院圣博尼费斯医院(St. Boniface Hospital)于 1974 年 11 月建于曼尼托巴省的温尼伯市,紧接着几个星期后,于 1975 年 1 月在魁北克省蒙特利尔市建立了第二家临终关怀医院——皇家维多利亚临终关怀院,之后,随着一些大的组织或机构的成立,临终关怀作为这些组织或机构的部门项目发展起来,虽然仅 40 多年的时间,但发展迅速,目前已是世界上临终关怀发展比较成熟、受众较广泛的国家之一,有医院临终关怀病房、长期照护中心、安宁疗养院、社区和家庭护理等多种形式。1987 年计划成立国家级的临终关怀协会,并于 1991 年正式成立加拿大临终关怀协会。于 2002 年发布了《基于国家原则和规范的临终关怀实践模式指南》(以下简称《指南》),又于 2013 年进行了修订。《指南》是加拿大临终关怀发展历程中的里程碑,在加拿大甚至国际临终关怀领域都有着重要的地位。该协会还发布了若干相关的政策文件,包括上文所述《指南》《加拿大临终关怀实践标准》《加拿大家庭临终关怀金标准》《儿童临终关怀指导原则和规范》等,一系列指南、标准、规范的发布使得各级临终关怀活动有据可依,各省、地区相继出台以国家标准为参照的实践规范,将原本凌乱的临终关怀市场统一化,为发展和完善加拿大临终关怀服务起到了关键性的作用。

4. 澳大利亚 自模仿英国模式开始,如今已具备独立的临终关怀与安宁疗护模式。1994 年,澳大利亚首次出版《澳大利亚临终关怀标准》,之后陆续出版了许多相关指南。2010 年的调查显示,澳大利亚居民对慢性疾病临终关怀的接受度高达 40%,在临终关怀机构去世的人数占死亡人数的 1/4,目前全国约有 560 个社区卫生服务中心及 200 个辅助卫生服务机构开展临终关怀服务。据 2015 年全球一项有关临终关怀医疗水平、医护人员专业素质、医护质量及可承担性来进行的排名显示,澳大利亚和新西兰分别为第二和第三,前九名的其他国家和地区分别是爱尔兰、比利时、中国台湾、德国、荷兰和美国,而英国排名第一。

5. 日本 是亚洲国家中最早设立临终关怀机构的国家。1951 年成立日本安乐死协会,1983 年改为日本尊严死协会。1981 年建立了第一所临终关怀机构——圣立三方医院,这是日本最早的临终关怀医院。1990 年,日本山口红十字会医院成立了临终关怀研究会。1996 年,日本姑息医学会成立。2000 年 4 月出台并实施了《长期护理服务保险法》,为需要长期护理服务的居民提供经济上的支持。2007 年,"姑息照护医生培养方案"出台,颁布《癌症对策基本法》。2010 年,培养了 20 124 名医生,成立姑息照护团队,在 397 个设施中运行,主要关注于居家姑息照护和姑息照护区域性网络建构。日本临终关怀形式包括独立型、医院型、指导型和家庭型 4 种。

随着世界各地临终关怀与安宁疗护服务的发展,WHO 提出了临终关怀的 6 条标准:①肯定生命,认同死亡是一种自然的历程;②并不加速和延长死亡;③尽可能减轻痛苦及其他身体不适症状;④支持患者,使其在死亡前能有很好的生活质量;⑤结合心理社会及灵性照顾;⑥支持患者家属,使他们在亲人患病期间及去世后的悲伤期中能作适当的调整。

(二)中国临终关怀与安宁疗护

中国临终关怀与安宁疗护起步较晚,体系构建和发展都得益于学术研究的推动。兴起的标志是 1988 年天津医学院成立的临终关怀研究中心;另外一个里程碑式的事件是在 1993 年 5 月,中国心理卫生协会临终关怀专业委员会成立;2006 年 4 月,中国生命关怀协会成立,标志着我国的临终关怀事业进入了一个新的发展时期,临终关怀有了一个全国性行业管理的社会团体。

1. 现况　经过 30 多年的发展,中国的临终关怀与安宁疗护事业逐渐从学术领域走到医疗实践,公众的认知程度和接受能力也大大提高。尤其是近几年,国家政府和相关部门高度重视临终关怀与安宁疗护,逐步制定了一系列的政策,推动临终关怀与安宁疗护事业的发展。

2015 年,国务院办公厅转发《关于推进医疗卫生与养老服务相结合的指导意见》,提出为老年人提供治疗期住院、康复期护理、稳定期生活照料及临终关怀一体化的健康和养老服务。

2016 年 4 月 21 日,全国政治协商会议在北京召开第 49 次双周协商座谈会,围绕"推进安宁疗护工作"建言献策。

2017 年 1 月 15 日,原国家卫生和计划生育委员会下发了《安宁疗护中心基本标准和管理规范(试行)》,对临终关怀机构的基本标准及对这类机构的管理进行了规范。同年 2 月 9 日,印发了《安宁疗护实践指南(试行)》,详细规范了症状控制、舒适照护、心理支持和人文关怀等方面的内容,《指南》的制定对于规范临终关怀与安宁疗护的实践起到了指导的作用。2017 年 10 月,第一批全国安宁疗护试点在北京市启动。经过 1 年半的工作,第一批试点工作取得积极进展,构建了市、县(区)、乡(街道)多层次服务体系,形成医院、社区、居家、医养结合和远程服务 5 种模式,制度体系基本形成。部分省份参照启动省级试点,全国安宁疗护服务呈现良好的发展态势。

2019 年 5 月,国家卫生健康委员会印发《关于开展第二批安宁疗护试点工作的通知》,在上海市和北京市西城区等 71 个市(区)启动第二批试点。根据要求,试点地区要完成开展试点调查、建设服务体系、明确服务内容、建立工作机制、探索制度保障、加强队伍建设、制定标准规范、加强宣传教育共 8 项任务。同时,要求做好三方面工作:①出台建立完善老年健康服务体系的指导意见,把"安宁疗护"列入老年健康服务体系;②完善标准规范,制定出台安宁疗护进入的指导标准,明确安宁疗护用药指导、专家共识等;③把第二批试点工作搞好,争取通过经验的积累,尽快把安宁疗护在全国全面推开。

2. 存在问题　虽然我国临终关怀与安宁疗护事业取得了长足的进步,但与学术机构开展的研究相比,实践明显滞后,还存在一系列的问题,概括起来包括:①覆盖范围小:临终关怀实践主要集中在北京、上海、天津等大城市,广大农村地区缺乏真正意义上的临终关怀机构。②专业性不足:目前大部分临终关怀机构采取的都是"医养结合"模式,是养老院和临终关怀机构的结合,本质上属于养老院,并非独立的临终关怀机构。而许多真正独立的临终关怀机构,却因为缺少资金、经济效益不佳、公众接受不足等原因,并没有持续开办下去。③社会资源缺乏:临终关怀机构的收入比一般医院收入相对较少,但是临终关怀机构对病房设施等的投入相对较高,这就导致一般临终关怀机构入不敷出。而且,临终关怀机构人员培训,也需要大量的资金支持。因此,临床关怀与安宁疗护事业的发展离不开政府和社会各界的扶持。

发达国家和中国部分地区临终关怀与安宁疗护的经验表明,临终关怀能够节约医疗资源,满足临终老年人的需求,缓解家属的照护负担,为家人提供丧亲抚慰,给国家和民众带来长足的利益。因此,临终关怀是一项关系到社会所有成员的重大问题,是体现一个国家医疗水平和民众生存质量的重要指数,应该受到社会各界的普遍重视。

(李 宁)

第二节 临终老年人常见症状与护理

老年人由于生理功能的逐渐衰退和感知反应的愈日迟钝,患病时病情复杂多变并可迅速恶化,进入临终期时,身体各器官日益衰竭,并且因为机体的衰竭表现出各种濒死的症状,但并不是所有的症状同时出现,也不是所有的症状都会出现。护理人员在密切观察临终老年人的病情变化,做好预后估测及抢救准备工作的同时,还应尽量控制各种症状,减轻老年人的痛苦。

一、疼痛

(一) 临终老年人疼痛的特点

疼痛是使临终老年人备受折磨的最严重症状,尤其是晚期癌症患者,其疼痛具有不同于其他非癌性疼痛的特点:①以慢性疼痛为主,常伴有疼痛综合征;②由于病情发展,疼痛随时间进行性加重,常伴有暴发性疼痛;③疼痛通常持续至死亡,极少能治愈;④疼痛所造成的心理障碍比其他疼痛所导致的状况更严重;⑤在疼痛治疗的同时,需要心理治疗在内的生命支持治疗;⑥疼痛症状常伴有全身重要器官的功能障碍或衰竭。

临终老年人的疼痛多伴有其他身心症状,如生理方面的恶心、便秘、呼吸困难等,心理方面多伴有焦虑、抑郁、失望、沮丧等负性情绪,这些问题会进一步导致老年人身体极度衰弱、病情恶化、影响食欲和睡眠。

(二) 临终老年人疼痛的护理

研究表明,导致临终老年人疼痛控制不良的原因主要有知识缺乏、疼痛评估不足和疼痛管理模式的确定,以下就从这三个方面予以介绍。

1. 疼痛知识指导 使用相关工具对不能有效疼痛管理的原因进行筛查后,有针对性地加强疼痛管理教育,并制订特定的教育反馈,同时还应增加对照顾者照顾技能和疼痛相关知识的指导。

2. 加强疼痛评估 对老年人疼痛的评估应该是连续、动态、系统的过程,如在初期可以先做常规评估,若患者疼痛评分较高,再对其进行疼痛原因、给药处理及处理后反应方面的细化评分,数天后做第三次评估,根据连续评估结果指导治疗干预,干预后又定期重新评估以确定疗效及其不良反应。

3. 疼痛管理 临终老年人的疼痛多伴有负性情绪反应,对其慢性持续性疼痛的管理多采用药物和非药物相结合的方法。

(1)药物镇痛:正确使用 WHO 提出的"三阶梯法",根据疼痛程度酌情应用镇痛药。给药应以预防为主,注意规律、足量应用,而不是必要时才用。对无法口服造成的不安与痛苦,可使用如皮肤贴片、舌下含服、静脉或肌内注射等各种方式给予镇痛药。在用药过程中注意观察老年人的反应,掌握药物的不良反应。

(2)非药物镇痛:根据疼痛受心理社会因素影响的机制,可采用认知干预、转移注意力、调动积极情绪、松弛想象、暗示催眠、生物反馈等方法缓解疼痛,也可采用针灸、神经外科手术疗法止痛。

二、便秘

(一)临终老年人便秘的特点

临终老年人慢性便秘患病率高,与其体能低下、多病共存、用药过多有关。①生理因素:临终老年人食物摄入不足,对肠道的刺激减弱;躯体功能低下导致的运动障碍和衰弱使其活动量不足;直肠敏感性降低和排便肌舒缩功能失调会进一步加重排便困难。②疾病因素:临终老年人往往罹患多种疾病,多病相互影响可造成便秘,如结肠肿瘤、糖尿病、甲状腺功能减退、肾衰竭、低钾高钙血症、脑血管疾病、帕金森病、脊髓损伤和硬皮病等。③药物因素:包括非甾体抗炎药、抗胆碱药、抗组胺药、钙拮抗药、利尿药、阿片类药和止泻药等。

临终老年人长期慢性便秘有一定的危险,可导致各种并发症,包括粪便嵌塞、大便失禁、诱发心脑血管病发作、尿潴留和乙状结肠扭转等。

(二)临终老年人便秘的护理

关于老年人便秘的欧洲专家组共识指出,临终老年人往往罹患多种疾病,且处于虚弱状态,通过增加膳食纤维、液体摄入、运动等方法对缓解其慢性便秘的作用有限,渗透性泻剂可能是最适合老年人使用的泻药。该专家组推荐的针对老年便秘患者的治疗流程包括增加膳食纤维、液体和活动量,药物依次选用容积性泻药、刺激性泻药、栓剂/灌肠。

1. 膳食纤维和液体摄入 调查发现,粗粮、蔬菜、水果、大米以及热量摄入减少等均可导致便秘的发生,适当增加膳食纤维和热量摄入有助于排便。每日膳食纤维摄入量应为30～40 g 或更多,摄入量应逐渐增加。每日水摄入量应在 1.5～2 L,以增加肠内容物体积,软化粪便。对于心、肾疾病患者,需注意监测液体对疾病的影响。

2. 适度活动 临终老年人应根据身体状况进行必要的活动和锻炼,特别需加强腹肌锻炼。对于卧床的老年人,需指导其学会腹式呼吸,给予腹部按摩,锻炼腹肌和肛提肌,练习排便动作。

3. 用药护理 ①容积性泻药:此类药物主要有聚乙二醇和乳果糖,疗效可靠,不良反应较少。主要不良反应为轻微腹胀、恶心、腹痛、腹泻。盐类泻药如硫酸镁、磷酸钠,长期使用可引起电解质紊乱。②刺激性泻药:此类药物包括比沙可啶、酚酞、蒽醌类药物、大黄碳酸氢钠片、蓖麻油等。长期服用易出现泻药依赖性结肠、电解质紊乱等不良反应,并可导致结肠黏膜下黑色素沉积(结肠黑变病),停药后可恢复。

三、谵妄

(一) 临终老年人谵妄的特点

大多数老年人临终前会出现谵妄等神志变化,需考虑肿瘤脑转移、代谢性脑病、电解质紊乱、营养异常或败血症等因素。症状一般在下午或晚上会更严重。

(二) 临终老年人谵妄的护理

如果临终老年人躁动不安明显,可肌内注射或静脉滴注氯丙嗪,也可用 10% 水合氯醛稀释后保留灌肠。同时应尽早明确病因,采取相应的处理,如为急性感染性谵妄,可给予足量有效的抗生素及适量的解热药,以控制感染和高热;如因脑外伤、脑出血等所致,则应积极控制脑水肿。对长期拒食的老年人可通过鼻饲或静脉补充营养。

护理人员应做好谵妄老年人的安全护理,使用床旁档,保持 24 h 连续监护,并注重心理安慰和予以能够有效治疗的承诺。

四、呼吸困难

(一) 临终老年人呼吸困难的特点

临终老年人可因呼吸道阻塞、肺部肿瘤浸润、胸腔积液、心力衰竭等原因导致呼吸困难,呼吸困难也是引起老年人恐惧和极度痛苦的症状之一。

(二) 临终老年人呼吸困难的护理

1. 症状护理　发现呼吸困难应立即给予吸氧。临终老年人床旁应备好吸引器,如呼吸困难为痰液堵塞所致,应先吸出痰液和口腔分泌液。若出现痰鸣音即所谓的"濒死喉声",可使用湿冷的气雾进行雾化,促使分泌物变稀,易于咳出。病情允许时可适当取半卧位或抬高头与肩。同时注意开窗或使用风扇通风。对张口呼吸者,用湿巾或棉签湿润口腔,或用护唇膏湿润嘴唇,老年人睡着时用湿纱布遮盖口部。

2. 心理护理　如果呼吸困难与焦虑等负性情绪有关,可根据医嘱应用抗焦虑药;护理人员稳重的仪态、轻柔的动作及关切的问候,也有利于帮助老年人保持平静。

五、恶心、呕吐

(一) 临终老年人恶心、呕吐的特点

临终老年人由于便秘、中枢类阿片反应、颅内压增高、消化性溃疡、尿毒症、药物毒性反应等原因易出现厌食、恶心及呕吐等症状。

(二) 临终老年人恶心、呕吐的护理

1. 用药　在治疗病因的基础上,可使用镇吐药,如预防性地使用氯丙嗪,对因肠蠕动增加引起的恶心、呕吐用甲氧氯普胺,对因化疗或手术所致者可使用昂丹司琼,还可用皮质类固醇和抗组胺药等。

2. 护理　对意识不清、衰弱的呕吐老年人,应采取上半身抬高的侧卧位,防止误吸。调整老年人的饮食习惯,如一次不宜吃得太饱;多选用糖类食物以便快速通过胃;餐前不喝水,餐后 1 h 尽量不平卧;化疗前 24 h 及化疗后 72 h 避免喝咖啡及食用香浓、辛辣、油腻性食物

等。还可使用心理护理技术,如清除一切引起恶心、呕吐的视、听、嗅觉刺激,转移注意力,催眠疗法、音乐疗法的使用等。

六、睡眠障碍

(一)临终老年人睡眠障碍的特点

失眠是临终老年人最常见的表现,晚期癌症患者经常失眠或入睡觉醒周期紊乱。引起临终老年人睡眠障碍的因素包括:与类固醇激素生成有关的副癌综合征,与肿瘤浸润有关的症状,泌尿生殖道疾病,各种不适症状(疼痛、发热、咳嗽、呼吸困难和瘙痒等)。

(二)临终老年人睡眠障碍的护理

1. 用药 尽量选择吸收快、作用时间短、体内清除快、不良反应少的药物,如地西泮等苯二氮䓬类药物。对临终老年人使用水合氯醛治疗睡眠障碍也是安全、有效的,其特点是起效快,无蓄积,清醒后无明显宿醉感。

2. 心理护理 睡眠可以使老年人暂时摆脱疾病的痛苦和对死亡的恐惧,所以对临终老年人很重要。可采用教育、支持和安慰等方法,使临终老年人学会面对因治疗、住院和正视死亡而产生的压力。认知行为疗法可以减轻老年人的负性情绪,有利于促进睡眠。

3. 生活护理 帮助老年人建立良好的睡眠习惯,并保证其寝室的安静。避免在老年人熟睡时进行各种护理操作,不要以任何理由打扰睡眠中的老年人。指导老年人晚上少喝水,不喝茶,不吸烟,最好上床前喝一杯热牛奶,睡眠前做放松训练以促进睡眠。

(李 宁)

第三节 临终老年人的心理特点与护理

老年人临终的情况各不相同,有的是突然死亡,有的是逐渐衰竭以至死亡,且以后者为主。老年人在较长时间内挣扎在生和死的边缘,极度痛苦,甚至觉得生不如死,精神备受折磨和煎熬。临终关怀小组人员应了解临终老年人的心理特点,注重其心理反应,给予最大程度的心理支持。

一、临终老年人的心理特点

临终老年人的心理特点既取决于其人格特征、宗教信仰、教育及有关的传统观念,也与病中所体验到的痛苦与不适程度、医护人员和家人对其关心程度及以前的生活状况、生活满意程度等有密切关系,因而个体差异较大。不同心理特点的临终老年人可有不同的心理反应,既有一般性规律可循,也有各自独特之处。

(一)临终患者的一般心理反应

许多学者对临终患者的心路历程进行了探讨和研究,其中引用最广的是美国心理学家库伯勒·罗斯(Kubler Ross)对临终患者心理过程概念化的 5 个典型阶段,另外还有威斯曼提出的临终心理发展四阶段、帕蒂森的濒死患者"死亡之轨"的三个时期。

1. 库伯勒·罗斯临终心理发展五阶段 此理论在护理专业的其他课程中已有详细介绍,这里只做简单罗列。①震惊与否认阶段:患者不愿承认病情恶化的事实;②愤怒阶段:经常以训斥、漫骂、对家属不满来发泄对疾病的反抗情绪;③协议乞求阶段:期待医护人员能使自己转危为安或延长生命;④沮丧阶段:异常伤感,对生活丧失信心,精神崩溃少言,表情淡漠抑郁;⑤接受阶段:面对死亡,已有心理准备,对后事有一定的准备和交代。

2. 威斯曼临终心理发展四阶段 威斯曼在对晚期癌症临终患者的心理进行研究后,将其归纳为 4 个阶段。

(1) 存在可怕境况阶段:患者在知道自己已患不治之症时,不是贸然否认,而是马上感觉到这种灾难的严重性、可怕性和不可避免性,因而感到震惊和恐惧,并进一步意识到这种可怕状况将对自己以后的生活笼罩上一层浓重的阴影。

(2) 缓和顺从阶段:此阶段患者认识到要想生存,就必须依据自己的身体状况和现实环境条件,尽量配合医护人员的治疗以减轻痛苦、缓解疾病。此时患者既要求身体舒适,还关心自己的工作和家人的状况,并想参与一些社交活动,以维护自己存在的意义和价值。

(3) 衰退恶化阶段:此阶段患者意识到病情日益严重,心理受到极大的威胁。但患者意识尚清楚,还可以根据意愿对一些事情做力所能及的安排。

(4) 濒死阶段:患者感到生还无望,表现出明显的绝望情绪。精力的极度衰退使其不得不放弃一切活动,默默等待死亡的到来。

3. 帕蒂森临终心理三时期 帕蒂森将意识到自我将死亡的阶段定义为"死亡知觉危机",将濒死患者临终的心理发展过程称为"死亡之轨",还将这个心理发展过程分为三时期,即急性危机期、慢性生存至濒死期和临终期,可因濒死者的适应能力、支持系统、疾病种类等因素的影响而有所不同。

(1) 急性危机期:当感知到死亡的威胁时,患者及其家属的焦虑开始加剧,可表现为震惊、否认、气愤和讨价还价,此期称为急性危机期。患者会运用以往的适应机制自我调适,但未必能有效而适当地解决,所以此时患者及其家属需要他人的帮助。

(2) 慢性生存至濒死期:此期患者的生理和情绪均呈现下坡状态,在调适随着死亡而来的多重预期性失落的同时,会产生多重的恐惧,如对未知、孤独、与亲人分离、失去身体、失去尊严等的恐惧。

(3) 临终期:此期患者的生理功能逐渐衰退,心理反应退缩、沮丧感增加。患者从心理上已准备离开世界,放弃生命。

(二) 老年临终期的心理特点

对大多数老年人来说,当意识到死亡不可避免时,心理特点主要以抑郁、绝望为主。同时因年龄、文化程度、社会地位、宗教信仰、个性特征及所患疾病的种类等的不同,老年人对待死亡的心理及行为表现也有所区别,主要有以下几种类型。

1. 负罪轻生型 这类老年人一般性格内向,人生观念淡漠。常因自己患病给家庭成员所造成的各种负面影响及经济困难而自责,认为自己是社会和家庭的负担,他们容易选择以自杀的方式结束生命。

2. 悲观失望型 这类老年人患病前生活一帆风顺,缺乏对困难的正确认识。在得知将不久于人世时,首先表现为紧张、恐惧,继而悲观、失望,拒绝一切治疗及护理。

3. 抑郁孤独型 这类老年人一般文化素质较高,性格内向,情感丰富。长时间住院、远离正常生活和亲人使他们情绪低沉、抑郁孤独。

4. 渴望生存型 这类老年人一般文化素质高、信仰坚定、意志坚强,能比较客观地认识人生,有强烈的求生希望。表现乐观,能积极配合医疗和护理。

5. 视死如归型 这类老年人得病前性格开朗,对人生有充分的认识,希望医生将病情预后如实告知,在有限的时间内安排好后事。

二、临终老年人的心理护理

心理护理是临终老年人护理的重点。对临终老年人的心理护理,既可采用一般的方法,也可根据老年人的心理发展阶段给予针对性的关怀,又由于不同老年人的心理表现特点有别,还可根据心理表现类型不同而采取相应的措施。

(一)一般性的心理护理

1. 舒适护理 为临终老年人提供温馨、安静、舒适的病房环境,建立良好的护患关系。尽量增加家属与老年人的相处时间,指导家属参与生活护理,营造家的氛围,使老年人获得安慰,保持安静、平和的心态。

2. 倾听和交谈 认真、仔细地听老年人诉说,使其感到支持和理解。对虚弱无法用言语交谈或听觉障碍的老年人,通过表情、眼神、手势表达理解和爱。

3. 触摸 是大部分临终者愿意接受的一种方法。护士在护理过程中,针对不同情况,可以轻轻抚摸临终老年人的手、臂、额头及胸、腹、背部,抚摸时动作要轻柔,手部的温度要适宜。

4. 死亡教育 根据老年人的职业、心理反应、性格、社会文化背景和宗教信仰等,在适当时机,谨言慎语地与老年人及其家属共同探讨生与死的意义,有针对性地进行精神安慰和心理疏导。帮助老年人正确认识、对待生命和疾病,从死亡的恐惧与不安中解脱出来,以平静的心情面对即将到来的死亡。

(二)不同心理阶段的心理护理

以库伯勒·罗斯的临终心理发展五阶段为基础,实施必要的心理护理。

1. 否认期 在此阶段,医护人员及家属都要坦诚、热心地关怀老年人,要认真、仔细地听其诉说,使老年人感到支持和理解。医护人员之间、医护人员与家属之间必须取得协调,弄清老年人对自己的病情到底了解到什么程度。然后结合其性格、人生观来决定是对其保密还是告知真实情况。对一些心照不宣、内心痛苦的老年人,尽量给予安慰;如果老年人极力否认,医护人员也没有必要破坏这种心理防卫,谈话的时候可尽量顺着老年人的语言和思路,让其保持着一线希望,这有利于延长老年人的生命。否则一旦知道和承认了自己的真实病情,其精神会立即崩溃,死亡随之而至。

2. 愤怒期 此期医护人员要把老年人的愤怒和怨恨看成是一种健康的适应性反应,要理解与宽容老年人,对其不礼貌言行应忍让克制、好言相劝、耐心相待,切不可与之争执。护理上尽量做到认真仔细、动作轻柔、态度诚恳。尽量多陪伴老年人,不要使老年人认为别人会因其脾气不好而生气,从而感到内疚和不安。

3. 协议期 护士应明确此期的心理反应对老年人是有益的,应抓住时机,与老年人一起制订护理计划,尽力减轻疼痛等各种不适症状。

4. 抑郁期 抑郁和悲痛对临终老年人而言是正常的表现,护士应允许老年人用自己的方式去表达悲哀。安排亲朋好友见面、相聚,允许家属陪伴,让老年人有更多的时间和亲人待在一起;尽量满足其要求,尽力安抚和帮助他们,并尽量帮助患者完成其未竟的事宜。

5. 接受期　这个时期应当允许老年人自己安静地待着,不应过多打搅他(她),不要勉强与之交谈。家属可陪伴在老年人身边,在弥留之际握着老年人的手,让其在家属的慰藉中安详放心地离开人间。

(三)不同心理类型的心理护理

以我国学者对临终患者的心理分型作为理论根据,按照护理方法的不同,可将临终老年人的心理反应类型概括为消极防卫心理和积极防卫心理两种,前者包括负罪轻生型、悲观失望型和抑郁孤独型,后者包括渴望生存型和视死如归型。

1. 消极防卫心理型　对这种类型的老年人应加强保护性医疗措施,同时设身处地地为老年人着想,耐心地进行疏导劝慰,引导其发泄内心的愤懑和不快,以真诚的态度和切实的行动帮助老年人满足各种生理和心理需要。同时指导家属通过陪伴、亲情给老年人以心理慰藉。

2. 积极防卫心理型　对这种类型的老年人应将病情坦诚相告,同时做必要的疏导,启迪老年人积极的想象,引导他们树立信心和期望,朝自己渴望的目标前进。可与老年人共同制订计划,确立生存目标,在实现目标的努力中和目标实现的结果中体会自身的价值,获得满足和快乐。

虽然临终老年人的心理变化不尽相同,但所有的心理表现都包含了"求生"的希望。他们真正需要的是脱离痛苦和恐惧,获取精神上的舒适和放松。因此,及时了解临终老年人的心理状态,满足他们的身心需要,使老年人在安静舒适的环境中以平静的心情告别人生,这是临终心理护理的关键。

（李　宁）

第四节　临终老年人家属的护理

任何家庭中出现临终患者,都会造成家属能量的损耗、个人能力的不足及情感功能的缺损,患者住院和医护处理还会增添家属的经济负担。当临终患者病情渐趋恶化,其依赖程度逐渐明显,所需的生理和心理照顾也会随之增加,此时家属不但要应对家中角色结构的改变,而且在患者面临死亡而确切时间又未知的情况下,其矛盾心理和罪恶感会进一步加重。因此,临终患者的濒死过程会带给家属生理和心理上极大的压力和焦虑反应。生理、心理的压力促使家属从社区或其他支持系统中隔离出来,而隔离更增加了支持系统的缺失或失常,于是家属在此阶段亟须获得家庭适应能力的增强和家庭氛围的稳定。

一、临终老年人家属的心理反应

面对老年人的临终及死亡,悲伤是家属的必然反应。家属的悲痛开始于亲人逝去之前,其过程比逝去的亲人所经历的心路历程更为漫长和痛苦,死亡是老年人痛苦的结束,但同时又是家属悲哀的高峰。悲伤反应程度会因老年人死亡的性质、家属与老年人的关系、家属的文化水平、性格及宗教信仰不同而不同。家属悲伤表现有一定的发展过程,许多学者对此进行了深入的研究,得出了各自独到的见解。

1. 帕克斯悲伤反应4阶段　美国社会学家帕克斯(Parkes)将失去亲人的患者家属所产

生的悲伤反应分为循序渐进的 4 个阶段。①麻木:表现为麻木和震惊,发呆几分钟、几小时或者几天。②渴望:悲伤、渴望和思念已逝去的亲人,希望逝者能够回来,是感情最强烈、最痛苦的阶段。表现为哭泣、易激、谵妄、梦幻等。③颓废:开始接受逝者不可复生的现实,痛苦逐渐削弱,但人表现为冷漠,对一切事物不感兴趣。④复原:能够控制感情,从悲伤中解脱出来,建立新的人际关系,决心重新开始新生活。

2. 卡文诺夫悲伤过程七阶段　罗伯特·卡文诺夫(Kavanaugh)在《面对死亡》一书中,将丧亲者的悲伤过程分为 7 个阶段。①震惊:惊悉噩耗,不知所措,出现种种反常行为,如哭闹、摔东西、想自杀等,或拒绝相信事实。②解组:混乱失调,仍然无法做出理性的选择。③情绪反复无常:产生创伤感和挫折感,怨恨他人和一切。情绪波动显著,令人捉摸不定。④负罪感:觉得自己没有在逝者生前更好地善待他(她),甚至觉得自己对逝者的死亡负有责任。⑤失落与孤独:触景生情,见到任何与逝者有联系的事物,都会带来全面的伤感和难过。⑥解脱:明白亲人已逝去,负担和折磨已过去,精神和经济亦获得解脱。⑦重组:重新面对现实,逐渐开始自己新的生活。

二、临终老年人家属的心理护理

临终老年人家属一方面要面对临终老年人照护需要的增加、经济负担的加重及生理、心理压力的增强,另一方面要面对社会支持体系缺乏和不完善的现实,因此,他们所经历的情感折磨甚至重于临终老年人,亟须获得他人的关怀和帮助。给家属提供适时的照顾和有效的心理支持,缓解他们的压力,使其树立战胜心理危机的勇气和信心,以积极的心态接受现实的改变,也是临终关怀的重要组成部分。

1. 适时的照顾　老年人住院前做家访时,尽力解决家属提出的困难,并积极接纳临终老年人住院。住院后向家属介绍医院或临终关怀机构的环境,减少因环境不熟悉而造成的行动不便和心理不安;安排家属同老年人的主管医生会谈,使他们正确了解病情的进展及预后;随时回答家属的询问,为家属提供有关护理知识与方法,满足家属照顾患者的需要。在老年人即将死亡的时候,尽量为家属提供良好的陪伴和告别场所,便于家属单独陪护,享受最后的家庭温暖。

2. 合理的压力调适　与家属谈心,耐心倾听家属表达自己的内心感受,了解他们的心理需求,给予必要的心理辅导,使他们能够面对现实,注意自身健康。也可让其他临终老年人的家属以自己的实际经历和感受来说服、鼓励他们,使其悲伤情绪得以平衡和宣泄。

3. 有效的社会支持　调动老年人的社会关系,如亲朋好友、单位领导、同事等关心家属,为家属分忧,并解决他们的实际困难。

(李　宁)

第五节　老年人的死亡教育

死亡教育是临终关怀不可或缺的重要内容,只有具备丰富的死亡学知识,才能理解临终患者及其家属的表现及情感反应,也只有正确认识和面对死亡,才能帮助临终患者及其家属以相对平静的心态对待人生的自然法则。因此,死亡教育应该贯穿于临终关怀的整个过程。

一、死亡概念及标准

(一)死亡的定义

死亡与医学、法律、社会文化都有一定的关系,所以对死亡的定义也随各学科的发展发生着变化。人类最早的死亡标准是以血液流尽为标志的,这是因为原始狩猎人看见野兽被打死,血流尽就死了,于是认为人也一样。随后在漫长的历史发展时期中,人类都是以呼吸心搏停止作为死亡的标准;但是在当代医学科学技术条件下,使用呼吸机、心脏起搏器及其他抢救设施,可以在脑功能完全丧失的情况下继续维持心肺功能,所以人类死亡定义又面临着新的挑战。新的死亡定义认为,应该把脑死亡作为死亡的标准,就是指包括大脑、小脑和脑干在内的全脑功能完全地、不可逆的停止,此时不论心搏、呼吸和脊髓功能是否存在,即可宣告死亡。

(二)脑死亡的标准

国际上和中国对脑死亡的标准界定有所不同。

1. 国际脑死亡标准　自 1968 年美国哈佛大学医学院提出脑死亡的概念后,10 年间关于脑死亡的标准有 30 多种,但目前仍以"哈佛脑死亡标准"作为公认的准则。具体包括 4 项内容:①无反应性:即对刺激包括最强烈的疼痛刺激毫无反应。②无自发性呼吸:观察至少1 h无自发性呼吸。③无反射:瞳孔散大、固定,对光反射消失;转动头部或向其耳内灌注冰水,无眼球运动反射,无眨眼运动,无姿势性活动;无吞咽、咀嚼、发声;无角膜反射、咽反射及腱反射。④平线脑电图:脑电图检查要求至少记录 10 min,对掐、挟或喧哗无反应。所有上述试验在 24 h 后重复 1 次,并且应排除低温(32.2 ℃以下)、中枢神经系统抑制剂中毒等情况后才有意义。此诊断标准安全、可靠,但要求过严,适用范围不大。因此,医学界又提出以下的标准:严重昏迷、瞳孔散大固定、脑干反应能力消失、脑电波无起伏、呼吸停顿等表现持续 6 h而毫无变化,即可确定为脑死亡。

2. 中国脑死亡标准　2002 年原中国卫生部初步制定了符合我国国情的脑死亡定义和诊断标准。确定脑死亡是指包括脑干在内的全脑功能丧失的不可逆转的状态。诊断标准共4 项:①先决条件:昏迷原因明确,排除各种原因的可逆性昏迷。②临床诊断:深昏迷、脑干反射全部消失、无自主呼吸,上述条件全部具备。③确诊试验:脑电图平直,多普勒超声呈脑死亡图形,体感诱发电位 P14 以上波形消失,此三项中必须有一项阳性。④观察时间:首次确诊后,观察 12 h 无变化方可认为脑死亡。我国脑死亡标准的制定,意味着中国的脑死亡立法已进入准备阶段,有利于改变中国的国际形象。

二、对待死亡的态度

死亡态度是指人们对待死亡的思考或看法,以及对死亡期待时期准备做出何种反应的心理状态。随着人类社会的发展,人类对于死亡的认识也经历了原始社会的死亡恐惧观、奴隶封建社会的否认死亡观、资本主义阶段的生命神圣观到当代社会的生命质量观的变化过程。在人类文明高度发展的现今社会,人们对于死亡的态度也因文化背景、宗教信仰、人生经历、个人的人格特质及感受死亡威胁的程度不同而有所区别。

1. 一般人对待死亡的态度　在现今社会,无论是在哪种文化背景下,一般人们对待死亡的态度有三种类型。①接受死亡:认为死亡是人类作为一个整体存在、在生命循环中必不可少的一部分。②蔑视死亡：多与宗教信仰有关，以死亡作为解脱或新生活的开始。③否认死亡：认为人不应该死亡，特别指望医学的发展能使人永生。

而老年人及其家属作为特殊群体，他们对死亡的态度有一定的特点。

2. 东西方对待死亡的态度

(1) 东方对待死亡的态度：以中国为代表的东方国家，人们对死亡的态度主要受民间信仰及习俗的影响，而中国的民间信仰，至少融合了儒、道、佛三家的思想及各种民间传说，于是在魂魄观、鬼神观的作用下，死亡被披上了神秘的面纱，死亡的神秘化使死嵌上了极恐怖的色彩，使生者对死产生害怕、焦虑与痛苦的感受。其原因除了来自对尸体僵冷惨白、尸首腐烂、白骨狰狞的经验外，还有对死后是下"地狱"受煎熬，还是上"天堂"享福的不确定性。

而这种恐惧死亡的态度事实上扑灭了真正儒家、佛家、道家在学术哲理上对死亡的认识。儒家认为生死有命，既然自然生命无法强求，就应将生活的中心放在追求永恒生命价值的过程中。道家认为个人的生命对于宇宙而言，只是匆匆出入，只要宇宙运行之道存在，生命就绵延不绝。佛教认为生命是动态的转化，生命由出生、成长、衰老到死亡不断在变，死亡并非消失，只是将人从一个阶段送到另一个更高的清灵境界。由此可见，儒、道、佛三家并不惧怕死亡，只是其平实的哲理未能普遍且深入地让大众接受。

(2) 西方对待死亡的态度：在西方国家，从中世纪到现今，人们对死亡的态度经历了 4 个阶段。①被驯服的死亡：死亡在中世纪的时候被看做是一种集体性的人类命运，是一种很简单的事情。将死的人通常能预先感知到死亡的来临，他(她)会从容地为自己的死亡做准备，自己主持临终的"仪式"。该仪式是简单的程式化仪式，亲朋好友包括儿童都会参加，没有戏剧性和过多的情绪表露。死者的安葬不是个人化的行为，强调死者应安葬在教堂及其附近，甚至死者遗骨的处置也完全听任教堂的决定。②个人自己的死亡：从 11 世纪开始，人们对死亡的认识有了微妙的变化，增添了一些戏剧性和个人化的东西，如安葬变成个人化的行为，墓碑撰文重新出现，从谈论尸体的腐烂到显现出对死亡的兴趣等都说明人开始认识到死亡的个体性。③您的死亡：从 18 世纪开始，西方社会倾向于给死亡以新的意义，将死亡戏剧化，把它看得很重要，认为死亡是令人不安的、贪婪的。但他们更关心其他人的死，因为对他人的缅怀，在 19 世纪和 20 世纪导致了对坟墓和墓地的新热忱和对死亡浪漫化、修辞化的处理。④被禁止的死亡：传统的死亡观念发生了革命性的转变。死亡被抹去，死亡变成可耻的、被禁止的和必须被遮掩的事情。虽然死亡被列为禁忌的观念维持了相当长的时间，但随着临终关怀事业的发展，西方社会对死亡的注意在与日俱增，人们对待死亡的态度也在发生变化。

三、死亡教育

死亡教育是将有关死亡及其与生活之间关系的知识，传递给人们及社会的教学过程。这个过程从医学、哲学、心理学、伦理学、法学和社会学等不同方面增进人们的死亡意识及对死亡、濒死的正确看法与态度，帮助人们深入思考死亡的价值及意义，意识到死亡为生命的一部分，以提高生命及人际关系的品质。死亡教育作为一种预防教育，可以使人们更加珍惜生命，在日常生活中减少各种各样因死亡而引起的道德、法律或社会问题。

1. 死亡教育的意义　目前社会上普遍存在不接受死亡的现象，许多人缺乏对待生与死的科学态度。因此，采取全社会参与的综合措施，实施普及化的死亡教育势在必行，死亡教育无论是对人类自身，还是整个社会以及医学学科的发展都会产生深远的意义。

（1）有利于树立唯物主义死亡观：通过死亡教育，可使每个人从思想观念上能够接受死亡，且能以科学的态度正视死亡，树立科学的唯物主义生死观，以便在死亡来临时，保持冷静和平淡的心态，成为一名享有完美终结的完整的人。

（2）有利于打破死亡话题禁忌：在全社会普及死亡教育，可以打破死亡话题的社会禁忌，使人们能够自由求实地探讨、研究、谈论死亡课题，使社会接纳死亡，以社会的文明进步取代迷信、愚昧及落后。

（3）有利于生命价值的体现：通过死亡教育，可使人们更加珍惜生命，尤其是老年人和临终患者在意识到时间的宝贵后，会尽可能组织好一生最后的时间，做好死亡前的准备，让生命发挥出应有的效率和价值。

（4）有利于消除死亡的恐惧：死亡教育可帮助人们认清造成死亡恐惧的原因，去除不必要的心理负担。尤其可使临终患者的心理压力和精神痛苦得到缓解，减轻或消除他们的失落感和对自我丧失的恐惧，认识到生命质量与生命价值的重要性，建立适宜的心理适应机制，从而安然地接受死亡现实，满意地走完人生旅途。

（5）有利于减轻家属的哀伤：死亡教育可帮助家属接受死亡现实，了解悲伤与居丧，尽快适应亲人去世后的生活，缩短悲伤过程，顺利渡过居丧期，保持身心健康。

（6）有利于医学伦理难题的解决：在医学实践中，有很多与死亡有关且涉及医学伦理学的难题，如植物人、人工延长寿命、安乐死等。在人们普遍接受临终关怀教育的情况下，患者及其家属可主动提出并坦然接受优死方式；对不可逆转的极度痛苦的患者，可以不采用延长生命的特殊措施等。因此，死亡教育可促进围绕死亡伦理问题的讨论，有助于解决伦理学难题，促进安乐死立法。

2. 死亡教育的内容　死亡教育的基本内容包括 4 个方面。①对死亡本质的认识：包括从医学、哲学、法律、伦理学、宗教、文化、心理等方面对死亡本质的认识。②人类对死亡的态度：包括不同年龄段、不同文化及社会背景、临终患者及其家属对死亡的态度。③对死亡的调适处理：包括死亡的准备、接受死亡、与临终患者的家属沟通、对不同临终患者及其家属的辅导技巧、语言在降低临终恐惧上的作用、家属居丧期的辅导、尸体处理方式、殡葬方式的选择、自杀防范等。④与死亡相关的知识：包括当代社会死亡的特点，与死亡有关的法律、经济、宗教、家庭等问题，安乐死咨询、器官移植及捐赠、社会服务机构介绍、居丧期照护等。

3. 死亡教育的方法　死亡教育的对象涉及医护人员、临终患者及其家属、在校学生和广大的人民群众，因此，应结合教育对象的特点采取形式多样的教育方法。

（1）开展课堂授课式的死亡教育：教学式的面对面授课方式是死亡教育的基本方式，将死亡教育列入教学课程，编写配套的教材，研究课程安排和授课方式，这样不但可采取专职与兼职相结合的方法培养死亡教育的教师，而且可使学生树立正确死亡观，尤其对医学院校的学生来说意义重大，因为医学生只有首先接受死亡教育，才能以自己对死亡的认识和理解来帮助临终患者及其家属，并将死亡教育渗透到医疗工作中，对临终患者及其家属产生教育作用。

（2）开展民间社会团体组织的死亡教育：由民间社会团体组织的教育活动是死亡教育的有效方式。从世界范围来讲，这类教育方式有三种类型：①健康者的死亡教育组织：以健康人作为教育对象，使他们在未受到疾病和死亡威胁的时候，就对死亡有所了解和认识，树立正确的死亡观。以日本的"生与死思考协会"最具代表性。②临终患者固定型死亡教育组织：以临终患者及其家属为教育对象，通过死亡教育，以最大限度地消除临终患者及其家属对死亡的恐惧和焦虑,帮助临终患者安宁、舒适地度过人生最后阶段。各种临终关怀机构都属于这类组织。③临终患者聚散型死亡教育组织:这是一种松散的社会团体组织,组织成员抱着寻求理解、安慰的目的走到一起。以上海癌症康复俱乐部为代表。

(3)开展社会范围的死亡教育:在全社会范围内开展死亡教育,是临终关怀事业发展的必然趋势。国家行政部门应制定政策,建立死亡教育的管理和宣传机构,为死亡教育提供人力、物力、财力方面的支持。宣传部门应充分利用大众媒体宣传死亡教育的必要性、重要性、迫切性,出版相关的专著,建立死亡教育的阵地。同时,行政措施应与民间力量相结合,使广大群众普遍接受死亡,认识到死亡教育的重要性。

死亡教育把建立新的生命观放在重要位置,强调人的尊严与价值,并进一步把单纯延长患者生命的思想转变为提高生命质量的观点。因此,在人口老龄化快速发展的今天,开展死亡教育是社会所需、形势所趋、人心所向。但在我国,死亡教育还没有得到足够的重视,人们对死亡的看法还受传统习俗和宗教信仰的影响。如何开展广泛的宣传教育,使死亡教育不仅贯穿于人的一生,而且深入社会的各个领域,这是我们护理工作者面临的巨大挑战。

(李　宁)

第六节　老年人居丧期护理

丧偶是老年人晚年生活中重大的转变性事件,对老年人来说是沉重的打击。老年人常因配偶亡故而悲痛欲绝、不知所措,持续下去可能引发包括抑郁症在内的各种精神疾病,或加重原有的躯体疾病,甚至导致死亡。居丧是失去所爱的人后的一种自然反应。一般认为,与逝者的关系越亲密,逝者对本人来说越重要,那么痛苦会越深。有资料报道,失去配偶的老年人因心理失衡而导致死亡的人数是一般老年人死亡的 7 倍,由此,做好老年人居丧期护理尤为重要,应尽可能降低丧偶老年人的负性情绪,避免身心并发症。

(一)丧偶老年人的心理反应

个人的心理承受能力、夫妻关系等都可能影响丧偶老年人的心理。一般来说,丧偶老年人的心理反应要经历 4 个阶段。

1. 麻木　老年人在得知配偶亡故的消息后,可能会表现得麻木不仁、呆若木鸡。这种"麻木不仁"并不意味着情感淡漠,而是情感休克的表现,是老年人对噩耗的排斥,也是对自己无力驾驭的强烈情感的制服。这个阶段可能持续几个小时至 1 周。

2. 内疚　在接受配偶亡故的事实后,有些老年人会出现内疚等心理。如不断地自责,觉得对不起逝者,甚至认为对方的死自己要负主要责任。这是正常的反应,只要老年人精神压力不太强烈,这一阶段最终会渡过的。

3. 怀念　伴随着配偶逝世时间的延长,生者会进入一个难以释怀的回忆阶段。老年人时常回想起配偶的身影,怀念共同的生活经历,同时更加深了孤独的感触。这种状态可能持续几周甚至几年。

4. 恢复　丧偶的老年人逐渐能够承认现实、面对现实,认识到"人的生、老、病、死是无法抗拒的自然规律",并将自己的情感转移到其他人或其他事上去,身心逐渐恢复常态,最终开始全新的生活。

（二）对丧偶老年人的关怀

1. **安慰与支持** 多数处于居丧期的老年人很难从丧亲之痛中恢复过来,他们可能由于长时期的悲痛而身心交瘁,如不及时调整或予以治疗可能诱发其他疾病。因此,医护人员或家属应及时予以照护与协助。在实际操作中,他人可以从协助办理丧事、陪伴与聆听和促进适应新生活等几个方面来进行照护。应当注意,此时丧偶的老年人往往难以对关心和安慰做出适当的反应或表示感激,甚至拒绝他人的好意。坚持安慰,可以使老年人感到并非独自面对不幸,进而增强战胜孤独的信心。此外,应及时协助老年人料理家务、处理后事,照顾老年人的饮食起居。

2. **诱导发泄** 允许并鼓励丧偶的老年人痛哭、诉说和回忆,或鼓励丧亲者之间相互安慰。有些老年人强忍悲伤,从不失声痛哭,只能更加压抑或消沉,此时,应该告诉老年人,哭泣是一种正常的情感表现,诱导老年人把悲伤情绪宣泄出来。同时,鼓励老年人说出引起内疚、自责的想法和事件,并帮助他(她)分析,使其逐渐释怀。

3. **转移注意力** 老年人易睹物思人,可让老年人把逝者的遗物暂时收藏起来,这样可以减轻精神上的痛苦。协助老年人建立新的人际关系,缓解他们的丧亲之痛,如鼓励老年人多参与社会交往,或到亲戚朋友家暂住一段时间;或培养一些业余爱好,或做一些有利于他人的力所能及的事,以转移注意力,减轻悲伤情绪。

4. **建立新的生活方式** 配偶过世会打破老年人原有的生活方式和规律。丧偶后,老年人需要在家庭生活中寻找一种新的依恋关系,这种依恋关系可补偿丧偶后的心理失落感。此时,应该帮助老年人调整生活方式,使之与子女、挚友重新建立和谐的依恋关系,使老年人感受到虽然失去了一位亲人,但家庭成员间的关怀依旧,感到生活的连续性和安全感,从而使他们尽快走出丧偶的阴影。此外,再婚是老年人的权利,应做好老年人的再婚工作,从法律上予以保护,从道义上给予支持。应该让其子女更多地关心老年人的生活,满足老年人的正当需求。

总之,了解居丧期老年人的心理状态,进行有效的心理干预,能协助老年人尽快渡过和缩短过度悲伤而引起的心理失衡,对维护老年人的身心健康十分重要。

（晋溶辰）

第七节 老年人的生前预嘱

随着医疗技术的进步,人们对医学的期望越来越高,再加上受传统思想观念的影响,老年人在临终时其家属总会竭尽全力地尝试各种治疗手段以延续生命。大部分老年人在生命支持系统下虽短暂延长了寿命,却也承受了过多的痛苦;还有一部分老年人随着尊严意识的增强做出放弃生命支持系统的决定。而生前预嘱则可以帮助老年人自主选择临终医疗护理,是对生命尊严和权利的维护。

一、生前预嘱概述

（一）生前预嘱相关概念

1. **生前预嘱的概念** 生前预嘱(living will)是一份本人在清醒状态下自愿签署的文件,

明确表达本人在生命末期对医疗护理的选择,包括是否使用生命支持系统,以及如何在临终时尽量保持尊严。

生前预嘱的概念包括三层含义:①是人们在神志清醒时签署的,具有自愿性;②这份文件只有当立嘱人本人处于生命末期时才启用,具有时效性;③是立嘱人本人在生命末期接受医疗护理的愿望,具有指示性。

结合临床实践应用,生前预嘱不是简单的愿望表达,不仅包括立嘱人本人医疗护理方面的预嘱,还包括临终实施医疗护理的决策者意见、遗体和器官捐献等方面的预嘱。

2. 相关术语之间的关系 与生前预嘱容易混淆的两个术语是一般遗嘱和安乐死。

(1) 生前预嘱与一般遗嘱的关系:生前预嘱与一般遗嘱均是立嘱人本人在清醒状态下自愿签署的文件,用于后期不具备能力情况下发挥作用,体现自己的真实意愿。但生前预嘱又与一般遗嘱有所不同,具体表现为:①立嘱形式不同:生前预嘱只能在生前签署,且预嘱文本是唯一的形式,而一般遗嘱有多种形式;②订立内容不同:生前预嘱不涉及立嘱人的财产问题,而一般遗嘱更多的是对本人的钱、财、物做出的处分;③生效时间的不同:生前预嘱的生效时间是在生前并且是发生了临终痛苦时才有效力,而一般遗嘱则是在死亡之后并且一定会发生效力。

(2) 生前预嘱与安乐死的关系:安乐死是指患不治之症的患者,在危重濒死状态时,由于精神和躯体的极端痛苦,在患者及其家属的要求下,医生用人为的方法,使患者在无痛苦状态下渡过死亡阶段而终结生命的全过程。其实施对象是处于生命末期状态且具有持续的、无法忍受的生理和心理痛苦的各类患者。

两者之间的区别:生前预嘱不同于安乐死。首先,生前预嘱是立嘱人本人在清醒的时候签署,并非是在身患重病濒临死亡时;其次,生前预嘱是立嘱人本人预先指示自己是否使用生命支持系统,依照自己的意愿自然死亡,而不是无法忍受肉体痛苦而选择安乐死;最后,生前预嘱的目的是尽可能地减少患者的痛苦,让患者安详且有尊严地离世,而不同于安乐死的主动结束生命。

两者之间的联系:生前预嘱与安乐死之间存在着一定的联系。一是两者都存在一定程度的伦理问题;二是两者的实施都不能保证实施对象能比较舒服地离开,除了临终患者要承受一定的痛苦外,其家属的身心也饱受折磨。因此,为了减轻患者的痛苦及伦理方面的负面影响,同时需要对实施对象施以临终关怀。

(二)生前预嘱存在的意义

1. 提升患者尊严 体现在以下四方面:①促使患者思考自己的未来,以及他们想要什么样的生命和死亡;②生前预嘱给患者和医护人员提供了一个更利于他们进行交流的机会,使患者更可能与医护人员和亲属讨论自己的愿望,使他们更可能遵照自己的愿望;③患者可以避免接受自己完全确定不想要的过程,如心肺复苏、呼吸机维持呼吸等,可以保证患者接受的治疗与其宗教信仰一致;④使患者的治疗选择权不在亲友的手中,避免他们为患者想要什么而争论或者将他们自己的需要或心愿置于患者的愿望之前。

2. 减轻经济负担 临终患者依赖自己不想要的生命支持技术延续生命,会背负巨额的医疗费用,耗费大量的医疗资源,也会给患者的家庭带来沉重的经济负担。签署生前预嘱有利于减轻患者及其家属的医疗负担。

3. 体现社会文明 生前预嘱提倡的"尊严死"是遵从自然规律和体现生活和谐的主张,体现了社会文明的进步。促进生前预嘱的发展和应用,使公民有尊严地离世,是对生命的最大尊重,也可减轻患者及其家属的医疗负担,有利于构建卫生服务新格局。

二、生前预嘱的开展现状

"生前预嘱"概念的提出及其具体实施均来自美国,随后逐渐扩展到其他发达国家,我国由于受到传统死亡观的影响,生前预嘱的引入相对较晚。

(一)国际开展现状

1. 美国　是全世界第一个用法律保护"生前预嘱"的国家。早在 1976 年 8 月,美国加利福尼亚州首先通过了"自然死亡法(Natural Death Act)",允许成年患者完成"生前预嘱"的法律文件,只要根据医生判断,该患者确实已处于不可治愈的疾病末期,生命支持系统的唯一作用只是延缓死亡过程,医生就可以通过授权不使用或者停止使用生命支持系统。此后,美国各州相继制订此种法律,以保障患者医疗自主的权利。

1991 年 12 月,美国联邦政府的"患者自决法案(Patient Self-Determination Act)"正式生效。这项法案的内容也是尊重患者的医疗自主权,通过预立医疗指示(advance medical directives),维护患者选择或拒绝医疗处置的权利。从此以后,所有参与美国联邦政府社会医疗保险和贫困医疗补助计划的医院、养老院及各护理机构,都必须以书面告知方式,让成年住院患者知道他们自己拥有这种选择的合法权益。

为引起社会关注并推广这个新观念,1993 年,当时的美国总统克林顿与夫人希拉里曾双双签下自己的"生前预嘱"。到目前为止,美国 35 个州通过了"自然死亡法",人们只要愿意,都可以通过签署"生前预嘱",按照个人意愿选择病危或临终时是否接受医护治疗方法(包括使用或不使用生命支持系统)。越来越多的人知道自己享有这种权利,并运用这种权利追求更自然、更短暂的"自然死亡"。

2. 欧洲　欧洲各国关于"生前预嘱"和"安乐死"的各项立法运动开始于 20 世纪 60 年代。1969 年,英国国会首次辩论安乐死立法法案。1993 年 2 月,荷兰通过了一项关于"没有希望治愈的患者有权要求结束自己生命"的法案,成为世界上第一个通过安乐死立法的国家。2000 年 10 月,瑞士苏黎世市政府通过决议,自 2001 年 1 月 1 日起允许为养老院中选择以"安乐死"方式自行结束生命的老年人提供协助。2000 年 11 月 30 日,阿姆斯特丹市含笑而去的迪莉亚是荷兰合法安乐死第一人,现今在荷兰立下患致命疾病时授权医生实施安乐死的人数已超过 10 万人。

目前,生前预嘱在欧洲已广为人们所接受。在英格兰和威尔士,人们可以依据 2005 年的心智能力法案(Mental Capacity Act)做一份预先医疗指示或者指定一份委托书。2009 年 6 月 18 日,德国联邦议院通过了一项关于"预先医疗指示"的法案,自 2009 年 9 月起正式应用,该法案以自我决定权的原则为基础。

据统计,在欧洲立下生前预嘱的人中,4% 的人有将其随身携带的习惯。为了确保自己的生前预嘱不被人忽视,有的老年人甚至选择将其文在身上。

3. 日本　1976 年,日本安乐死协会试图通过一项根据患者意愿撤除生命维持治疗措施的法案,但最终由于社会的反对声音过高,没有进行表决。此后,安乐死协会开始改变策略,把注意力集中于生前预嘱的推广与执行上,而不再试图改变法律。

到了 1992 年,日本全国民意测试显示,86% 的被调查者能够接受有尊严的死,即身患绝症并且死亡临近时放弃生命维持治疗;74% 的人希望在他们绝症末期选择有尊严地死去;当问及对无法治愈的癌症治疗方案的选择时,81%的人宁愿选择可以控制疼痛、舒适的死亡过程,哪怕这种治疗方案会缩短他们的生命。

1992年3月,日本医学会生命伦理委员会印制了一份题为"给临终关怀医生的建议"的报告。这份报告基本肯定了患者的生前预嘱,也基本同意名古屋高等法院在1962年判决中提出的合法的积极安乐死的6个条件。

4. 新加坡 于1996年颁布《预先医疗指示法》,预先医疗即生前预嘱,主要针对疾病末期没有任何治愈希望时,患者将停止还是维持特殊的生命措施,是否允许其就自然死亡事项做出指示。为防止被滥用,该法案规定,任何年满21岁(即成年)且意识清醒的人,如果不想在自己遭受末期疾病时接受特殊维持生命治疗,都有权在任何时候以法律规定的形式做出预先医疗指示,且只要有一名证人在场,就可要求撤销。允许公民自由选择预先医疗指示,毫无强制性措施,使立嘱人得到了极大的保护和尊重。

(二)国内开展现状

1. 台湾和香港 中国台湾2000年制定了关于安宁疗护的相关规定,允许患者在疾病终末期拒绝心肺复苏,指出终末期患者有权签署生前预嘱并可随时更新或撤销。

2004年,香港特别行政区法律改革委员会属下的代做决定及预前指示小组委员会,针对"生前预嘱"(香港翻译为"预前指示")问题,提交了一份长达200页的咨询文件。咨询文件不仅比较研究了全球各地的自然死亡法立法,以及推行"生前预嘱"成为合法文件的多个案例,更提出了符合香港地区情况的方案。他们认为,最合适的方案是保留现有法律,并以非立法的方式推广"生前预嘱"这个概念。他们推出了大量"生前预嘱"表格的模板,建议和鼓励公众使用,更强调政府应在推广工作上扮演重要角色。

2. 大陆 随着医疗自主意识和尊严死观念的勃发,生前预嘱在我国受到越来越多的重视。我国民间机构正积极倡导推行生前预嘱。在2006年,"选择与尊严"公益网站成立,致力于在中国推广生前预嘱这一理念,并结合中国国情,推出了可供中国大陆居民使用的生前预嘱文本"我的五个愿望"。2013年6月,中国第一个生前预嘱协会在北京成立。其目标是凭借网站平台及学术研究、制作媒体内容等方式推广生前预嘱的使用,普及"尊严死"的概念。该协会是中国第一个推广尊严死的民间组织,目前由北京市卫生健康委员会主管。

我国关于生前预嘱的立法呼声也日益高涨。2012年,有人民代表大会代表向十一届全国人民代表大会五次会议提交议案,建议制定行政法规或规章在全社会推广尊严死,让生前预嘱具备法律效力。在2015年的"两会"上,又有人提交了有关生前预嘱和缓解医疗的提案,呼吁将缓解医疗纳入医疗保险体系。

目前,受中国特殊文化背景的影响,大陆尚没有正式的生前预嘱文本,也没有相应的法律规定,人们对生前预嘱的认识程度相对较低,生前预嘱的研究仍然停留在报道和概念的宣传层面。但随着社会的进步、我国老龄化的加速及人们生死观的改变,建立生前预嘱是人类文明进步的必然选择。现今当务之急就是推广生前预嘱及尊严死的理念,开展有关死亡知识和建立生前预嘱的教育活动,使更多的人知道在生命尽头选择是否进行支持治疗和救护是一项基本的人权,建立生前预嘱是实现这种权利的具体体现。

三、生前预嘱的立法建设

已对生前预嘱立法的国家和地区均对其实施条件和程序有严格的规定,如美国最早立法的这项法律规定:①生前预嘱必须至少有两位成年人签署见证,这两个人不能是患者的亲属和配偶,也不能是患者的遗产继承人或直接负担患者医疗费用的人。②生前预嘱通常应拷贝一份存放在病历中,成为患者的医疗资料。这样,医生根据患者的"生前预嘱"不使用或停止使用生命支持系统,对患者的死亡就不再负有任何法律责任;患者授权医生不使用或停止使用生命支持系统而死亡,也不再被看做是自杀,并且不影响其家属领取保险赔偿。

以下借鉴新加坡的经验,介绍《预先医疗指示法》所包括的内容,明确实施主体、实施条件、实施程序等。

(一) 生前预嘱的实施主体

生前预嘱主张对公民尊严的保护,强调维权意识,因此,生前预嘱自签署起即被赋予法律效应,其实施主体应有两种:立嘱人和代理人。

1. 立嘱人　分为立嘱人意识清醒和意识不清两种情况。

(1) 丧失行为能力但意识清醒时:由其自身决定实施生前预嘱,接受、撤销或停止相应医疗干预。

(2) 丧失行为能力且意识不清时:可分为三种情况:①生命末期:因伤病造成的,不管使用何种医疗措施,死亡来临的时间都不会超过 6 个月;②不可逆转的昏迷状态:立嘱人已昏迷且没有改善或恢复可能;③持续植物状态:由于严重的脑损伤而处于持续植物状态,且没有改善或恢复可能。处于以上三种情况中任何一种时,其家属便可按照立嘱人事先签署的生前预嘱代做决定,家属包括其配偶、父母、成年子女及其他近亲属。若无家属,则由相关医疗机构代做决定。

2. 代理人　在公民无近亲的前提下,若其在签署生前预嘱的同时与关系密切的其他亲属、朋友、同事等签订了代理意愿书,并经过公证部门公证,代理人可在立嘱人丧失独立行为能力时对其临终治疗的选择全权代理。

(二) 实施生前预嘱的条件

1. 立嘱目的须与生前预嘱宗旨相符　生前预嘱主张尊严死,其宗旨是尊重公民的选择和权利,减轻临终患者的痛苦。如果出于其他目的,就违背了生前预嘱的初衷。立嘱机构及实施机构要对立嘱和实施的全部程序进行监督,确保立嘱人的目的与生前预嘱的宗旨相符,防止一切以自杀、逃避抚养义务、分割遗产等为目的的生前预嘱行为。

2. 符合严格的医学标准　法律应明确规定只有确认患不治之症、不久将死亡,且出于尊严需求考量决定放弃生命支持系统的患者才可启动生前预嘱,并制定具体疾病的判定标准。该状态的患者应包括重度感染的患者、癌症晚期患者、多器官衰竭患者以及脑细胞死亡仅靠生命支持系统支撑的患者等濒临死亡者。因植物人有一定的治愈率,且存活时间不能确定,因此,只有被判定没有救治希望时才可被纳入生前预嘱的适用范围。

(三) 生前预嘱的程序设置

借鉴先行国家的经验,生前预嘱的程序包括立嘱、鉴定、实施和撤销。

1. 立嘱环节　美国的立法规定:凡满 18 周岁且具有完全行为能力的公民皆有权通过"选择与尊严"网站提前签署生前预嘱,并汇总到数据库。当其住院时,医生有权将其调出数据库,把纸质版生前预嘱与病例同放,并与家属及时沟通。此外,立嘱人还可在其具有完全行为能力时委托一名医疗行为代理人,由律师起草一份代理委托书(委托书需有双方签字并经公证处公证),当其不能自行表达时由代理人代为签字。

2. 鉴定环节　患者是否处于临终状态需要专业人员的鉴定。为避免因利益或其他原因造成的不必要纠纷,新加坡立法规定:由至少两名其他医院的、具有丰富临床经验的医疗专家进行鉴定,医院等级在二级甲等以上,鉴定结束要经由医疗机构出示医师签字的书面证明。

3. 实施环节　在前两个环节符合要求的情况下,医院一般不得拒绝实施。在具体执行之前,医务人员应向患者说明病情和医疗措施,并取得书面同意;不宜向患者说明或患者意识不清时,应当向其近亲属及代理人说明,并取得其书面同意。若一切程序都按要求进行,但患方事后表示异议或追讨院方责任,院方可受到法律保护。参与实施的医生应事先接受过专业培训,对生前预嘱有充分了解,以医疗机构的许可为前提,在家属监督下(若家属不参与则应保留当时的监控录像)实施。

4. 撤销环节　当患者出于任何原因想要撤销生前预嘱时,可随时到"选择与尊严"网站撤销;当患者行动不便利却又明确表达该意愿时,可由代理人或家属以其书面、音频、录像资料为依据代为撤销。自撤销时起,其与代理人签订的委托合同立即失效。

需要强调的是,应对签署生前预嘱的临终患者实施临终关怀,以减轻生前预嘱实施对其身体造成的疼痛和不适,提高患者的生命质量。基于我国国情和生前预嘱现状考虑,在立法之前,必须加强生前预嘱网络服务建设和全民死亡教育,树立新的死亡观,全面促进生前预嘱的推广。

（李　宁）

e 数字课程学习……

教学 PPT　　简述题和案例题　　自测题

第十章 常用老年护理操作技术

学习目标

识记：

简述窒息急救护理技术、吞咽障碍护理技术、失禁护理技术、防范跌倒损伤护理技术的适用范围及使用目的。

理解：

(1) 分析窒息患者抢救流程。

(2) 阐述老年人吞咽障碍直接训练护理技术、吞咽障碍患者间接训练护理技术使用时的注意事项。

运用：

(1) 分析判断引起患者窒息的原因及目前状况，对窒息患者采取适当的抢救措施。

(2) 运用失禁护理技术、痴呆护理技术规范护理老年患者。

第一节 老年人窒息急救护理技术

窒息（asphyxia）是指气流进入肺受阻或吸入气体缺氧导致的衰竭或呼吸停止状态。严重窒息可迅速危及生命，应立即采取相应措施，给予抢救。

气道阻塞是引起老年人窒息的常见原因。老年人发生窒息时，可出现吸气性呼吸困难，咳嗽似犬吠样，烦躁不安，声音嘶哑，三凹征阳性。心率由快至慢，心律失常，直至心搏、呼吸停止。气道阻塞引起窒息可根据临床表现的严重程度分级，包括Ⅰ度、Ⅱ度、Ⅲ度和Ⅳ度。

Ⅰ度：安静时无呼吸困难，当活动时出现轻度呼吸困难，可有轻度吸气性喉喘鸣及胸廓周围软组织凹陷。

Ⅱ度：安静时有轻度呼吸困难，吸气性喉喘鸣及胸廓周围软组织凹陷，活动时加重，但不影响睡眠和进食，无烦躁不安等缺氧症状，脉搏尚正常。

Ⅲ度：呼吸困难明显，喉喘鸣声较响亮，吸气性胸廓周围软组织凹陷显著，并出现缺氧症状，如烦躁不安、不易入睡、不愿进食、脉搏加快等。

IV度:呼吸极度困难。患者出现坐立不安、手足乱动、出冷汗、面色苍白或发绀、心律失常、脉搏细速、昏迷、大小便失禁等。若不及时抢救,则可因窒息导致呼吸心搏停止而死亡。

为明确窒息的原因,可依据病情,在有条件的情况下行胸部 X 线片、纤维支气管镜检查等。

一、适用范围

老年人窒息急救护理技术应用于多种原因导致的窒息。

1. 气道阻塞性窒息 如气道异物、气道局部炎症、闭合或开放性喉部损伤、颈部肿瘤、脓肿等对喉部造成的挤压引起的气道完全或不完全阻塞引起的窒息。

2. 中毒性窒息 如一氧化碳中毒导致组织缺氧引起的窒息。

3. 病理性窒息 如肺炎与湿性淹溺所致有效呼吸面积丧失,以及脑循环障碍引起的中枢性呼吸停止,主要表现为二氧化碳等其他酸性代谢产物蓄积及缺氧。

二、使用目的

1. 评估患者窒息的风险、类别及表现。
2. 保持患者呼吸道通畅,保证有效的通气,避免呼吸困难和缺氧。
3. 对任何原因所致的窒息进行急救,为进一步复苏创造条件。
4. 对窒息患者进行对因对症治疗,预防并发症。

三、操作流程

老年人窒息急救护理技术操作流程如图 10-1。

四、操作标准要求

(一)窒息风险评估

1. 窒息风险评估操作标准要求 见表 10-1。

表 10-1 窒息风险评估操作标准要求

项目	标准要求
操作前准备	1. 洗手、戴口罩 2. 准备窒息风险评估用物
实施步骤	1. 向患者及其家属做好解释,获取配合 2. 呼唤、评估患者,检查患者口、鼻腔,取下活动义齿,听诊双肺呼吸音 3. 患者窒息风险因素评估 (1)吞咽功能:评估患者有无吞咽功能障碍 (2)饮食行为:评估患者饮食行为,有无尚未咀嚼完全即吞食情况,进食过程是否过快、过急、过多,进食时是否平卧位等 (3)痰液评估:评估痰液黏稠度,判断有无痰痂阻塞气道 (4)疾病史:评估有无喉部外伤、炎症、狭窄等病史,有无气管异物史 (5)意识状态:应用格拉斯哥昏迷指数评估患者意识状态,判断有无意识障碍导致窒息的风险

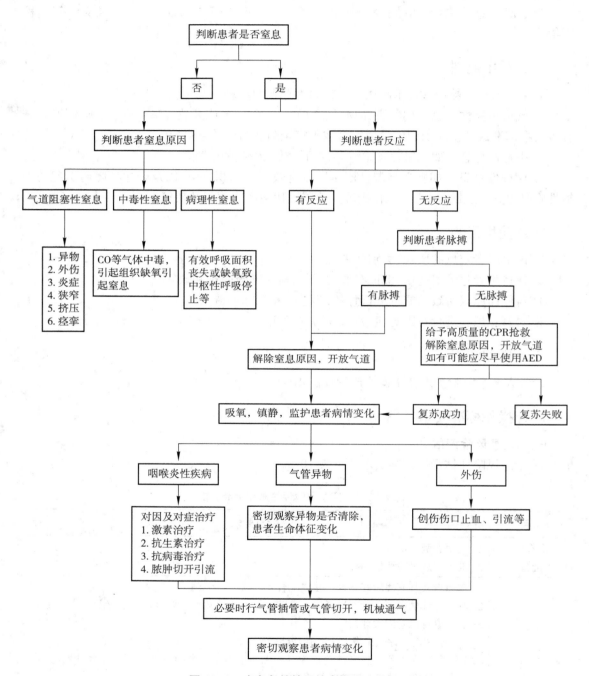

图 10-1　窒息急救护理技术操作流程图

项目	标准要求
实施 步骤	（6）药物：评估患者有无服用影响咳嗽和呕吐反射、增加口咽分泌物等反应的药物，判断患者有无窒息风险 （7）情绪：评估患者是否情绪稳定，日常及进食时有无情绪波动 4. 协助患者取舒适体位，询问其需要，并进行相关知识宣教 5. 按要求整理、处理用物 6. 洗手，记录潜在窒息风险因素并签字
效果 评价	1. 能够准确判断并识别患者窒息的风险因素 2. 能够评估患者窒息风险，针对性地采取相关预防措施

2. 注意事项　准确评估痰液的黏稠度，及时防止痰痂阻塞气道。

Ⅰ度：痰如米汤或泡沫状，吸痰后玻璃接头内壁无痰液滞留，多提示湿化过度或气管内滴药过量。

Ⅱ度：痰的外观较Ⅰ度黏稠，吸痰后有少量痰液在玻璃接头内壁滞留，可用水冲洗干净。

Ⅲ度：痰的外观明显黏稠，呈黄色；吸痰管常因负压过大而塌陷，玻璃接头内壁上滞有大量痰液且不易用水冲净。提示严重感染，需加强抗感染治疗；或湿化不足，痰痂形成。

（二）异物阻塞 / 吞咽功能障碍致老年人窒息急救护理技术

1. 异物阻塞 / 吞咽功能障碍致老年人窒息急救护理技术操作标准要求　见表 10-2。

表 10-2　异物阻塞 / 吞咽功能障碍致老年人窒息急救护理技术操作标准要求

项目	标准要求
操作前 评估	1. 护士准备：衣帽整洁，仪表端庄，洗净双手 2. 患者准备：向清醒患者及其家属解释操作目的、操作过程、注意事项，取得合作 3. 用物准备：病历、医嘱单、听诊器、手电筒、压舌板、棉签、无菌手套、清洁纱布、快速手消毒剂、医用垃圾桶、生活垃圾桶 4. 环境准备：室内安静、整洁，无异味
实施 步骤	1. 评估患者窒息情况：患者被食物和异物卡喉后将会用一手放到喉部，此即海姆利希征象。此时可询问患者"你卡了吗？"如患者点头表示"是的"，即立刻施行海姆利希手法抢救。若无以上征象，则应观察以下征象：①患者不能说话或呼吸；②面、唇青紫；③失去知觉患者出现窒息表现。护士应立即急救并通知医生 2. 实施海姆利希手法，这是呼吸道异物阻塞导致窒息的快速急救手法 （1）患者取站立或坐位：救护者站在患者背后，双臂围环其腰腹部，一手握拳，拳心向内按压于患者的肚脐和剑突之间的部位（肚脐上两横指处）；将患者背部轻轻推向前，使患者处于前倾位，头部略低，嘴张开，以便异物吐出；另一手掌紧按在该拳头之上，双手急速冲击性地、向内上方压迫其腹部，反复有节奏、有力地进行，利用瞬间冲击腹部——膈肌下软组织，产生向上的压力，压迫两肺下部，从而驱使肺部残留空气形成一股气流，将堵住气管、喉部的食物硬块等异物驱除，使人获救 （2）意识不清的患者：患者取仰卧位，救护者首先开放患者的呼吸道，然后两腿分开跪在患者大腿外侧地面上，一手以掌根按压脐与剑突之间的部位，另一手掌覆盖于该手掌之上，进行冲击性地、快速地、向前上方压迫，反复至咽喉异物被冲出

续表

项目	标准要求
实施步骤	3. 手指掏取法 （1）一手示指和拇指压住舌头和下颌骨 （2）另一手示指伸入口腔至咽喉部，以钩状清除误吸物 4. 检查口腔，如异物已经被冲出，迅速用手从口腔一侧将异物钩出。呼吸道异物取出后，应及时查看患者的呼吸、心搏，如无，应立即实施心肺复苏术 5. 急救结束后，根据情况给予患者吸氧 6. 整理床单位，协助患者取舒适卧位，并询问患者需要 7. 处理用物，并及时准确记录抢救开始/结束时间、抢救的过程并签字
效果评价	1. 护士着装整洁，物品准备充足 2. 操作前评估全面 3. 操作符合标准 4. 患者呼吸通畅，呼吸平稳

2. 注意事项

（1）老年人因其胸腹部组织的弹性及顺应性差，实施海姆利希手法可能导致其局部损伤。在使用该法成功抢救患者后，应检查患者有无并发症的发生。

（2）如果患者呼吸道部分梗阻，气体交换良好，就应鼓励患者用力咳嗽，并自主呼吸；如患者呼吸微弱，咳嗽乏力或呼吸道完全梗阻，则立即使用海姆利希手法。

（3）有能力者，可教患者自救：一手握拳，另一手成掌搭按在拳头之上，双手急速冲击性地、向内上方压迫自己的腹部，反复有节奏、有力地进行，或稍稍弯下腰去，靠在一固定物体上，以物体边缘压迫上腹部，快速向上冲击。重复之，直至异物排出。

（4）手指掏取法仅适用于看见实物在咽喉部，怀疑气道阻塞的无意识患者，不适用于清醒及抽搐者；施救者动作迅速，切记勿将异物推入气道更深处；注意避免被患者反射性闭嘴咬合而伤及手指。

（三）老年人痰窒息急救护理技术

1. 窒息拍背法急救护理技术

（1）窒息拍背法急救护理技术操作标准要求见表10-3。

表 10-3　窒息拍背法急救护理技术操作标准要求

项目	标准要求
操作前评估	1. 护士准备：衣帽整洁，洗净双手 2. 患者准备：向清醒患者及其家属解释操作目的，取得患者合作。评估患者病情、年龄、意识状态、呼吸频率、合作程度等 3. 用物准备：病历、医嘱单、听诊器、手电筒、压舌板、棉签、无菌手套、清洁纱布、快速手消毒剂、医用垃圾桶、生活垃圾桶 4. 环境准备：室内安静、整洁，无异味

续表

项目	标准要求
实施步骤	1. 备齐用物携至患者床旁，再次核对、解释，取得合作 2. 选择合适体位：患者精神尚可，鼓励其取坐位；若患者体力不支，可取侧卧位。切忌让患者俯卧在床上拍背，这样会影响呼吸，也不利于痰液排出 3. 施救者站立在患者的侧后位，一只手放置于其胸部以做围扶，另一手放置于其背部 4. 拍背时选取肩胛下角以下 3～6 cm 的部位为"起拍线"，操作者一手扶着患者肩部，另一手屈曲成空心掌，由下向上、由外向内、由慢到快、由轻到重，有节奏地持续以腕部发力轻轻叩击，以患者能耐受为度 6. 拍背排痰结束后，根据情况给予患者吸氧 6. 整理床单位，协助患者取舒适卧位，并询问患者需要 7. 处理用物，洗手 8. 及时准确记录抢救开始/结束时间、抢救的过程、用药/用物，并签字
效果评价	1. 护士着装整洁，物品准备充足 2. 操作前评估全面 3. 操作符合标准 4. 患者呼吸通畅，呼吸平稳

(2) 注意事项

1）拍背的手成空心拳，切勿以掌心或掌根部拍背。

2）拍背时注意观察老年人的面部表情，并鼓励其咳嗽、深呼吸。

3）叩背时，老年人头部保持在胸部水平或低于胸部水平，以便充分利用重力作用将痰液排出。

2. 窒息经鼻/口腔吸痰急救护理技术

(1) 窒息经鼻/口腔吸痰急救护理技术操作标准要求见表 10-4。

表 10-4　窒息经鼻/口腔吸痰急救护理技术操作标准要求

项目	标准要求
操作前评估	1. 护士准备：衣帽整洁，洗净双手，戴口罩 2. 患者准备：向清醒患者及其家属解释操作目的，取得患者合作。评估患者病情、意识状态、生命体征、合作程度、双肺呼吸音、吸氧流量，口腔及鼻腔有无损伤，呼吸道分泌物的量、黏稠度 3. 用物准备：①中心/电动吸痰装置。②治疗盘：治疗碗 2 个（内装无菌生理盐水，分别用于吸痰前预吸及吸痰后冲洗导管），一次性吸痰管数根（含无菌手套），听诊器一个，清洁纱布数块，手电筒一个，弯盘一个。③必要时备一次性治疗巾、无菌手套、压舌板、口咽气道、插电板。④其他：医嘱单、治疗卡、快速手消毒剂、医用垃圾桶、生活垃圾桶 4. 环境准备：室内安静、整洁，无异味
实施步骤	1. 检查吸引器储液瓶内消毒液有效期，并拧紧瓶塞。连接导管，接通电源，打开开关，接负压吸引器电源或中心负压吸引装置，调节合适压力（300～400 mmHg 或 0.04～0.053 MPa）备用

续表

项目	标准要求
实施步骤	2. 协助患者头偏向一侧，略微后仰 3. 吸痰前给予高流量吸氧 4. 检查并打开吸痰管，右手戴无菌手套，连接吸痰管，打开吸引器开关，试吸少量生理盐水，检查吸引器是否通畅，并湿润导管前端 5. 如果经口腔吸痰，嘱患者张口，安抚患者勿紧张，指导其咳嗽；对昏迷患者用压舌板或口咽气道帮助其张口，吸痰完毕取出压舌板或口咽气道 6. 左手反折吸痰管末端，右手保持无菌状态，持吸痰管前端，轻柔地插入口咽部，然后放松导管末端 7. 先吸口咽部分泌物，再吸气管内分泌物，将吸痰管水平旋转缓缓上提吸净痰液 8. 吸痰管取出后，观察患者痰液性状、颜色、量。再吸生理盐水冲净痰液，以免堵塞 9. 更换吸痰管经鼻腔吸引 10. 吸痰完毕，关上吸引器开关，擦净患者面部分泌物，脱手套 11. 吸痰后给予高流量吸氧，听诊双肺呼吸音 12. 整理床单位，协助患者取舒适卧位，并询问患者需要，告知患者适当饮水，以利于排痰 13. 处理用物，洗手 14. 及时准确记录抢救开始 / 结束时间、抢救的过程、用药 / 用物，并签字
效果评价	1. 护士、物品准备充足 2. 操作前评估全面 3. 操作符合标准 4. 患者呼吸通畅，呼吸平稳

（2）注意事项

1）按照无菌操作原则，每次须更换吸痰管，插管动作轻柔、敏捷。

2）吸痰前后应当给予高流量吸氧，吸痰时间不宜超过 15 s，如痰液较多需要再次吸引，应间隔 3 ~ 5 min，患者耐受后再进行。

3）如患者痰液黏稠，可以配合翻身、拍背、雾化吸入；患者发生缺氧的症状，如发绀、心率下降等，应立即停止吸痰，休息后再吸痰。

4）及时观察痰液性状、颜色及量，评估患者病情。

3. 窒息经气管插管 / 气管切开吸痰急救护理技术

（1）窒息经气管插管 / 气管切开吸痰急救护理技术操作标准要求见表 10-5。

表 10-5　窒息经气管插管 / 气管切开吸痰急救护理技术操作标准要求

项目	标准要求
实施步骤	1. 护士准备：衣帽整洁，洗净双手，戴口罩 2. 患者准备：向清醒患者及其家属解释操作目的，取得患者合作。①评估患者病情、意识状态、生命体征、合作程度、双肺呼吸音、吸氧流量及痰液情况。②了解呼吸机参数设置情况、负压吸引装置、操作环境等 3. 用物准备：①中心 / 电动吸引器。②治疗盘：治疗碗 2 个（内装无菌生理盐水，分别用于吸痰前预吸及吸痰后冲洗导管），一次性吸痰管数根（含无菌手套），听诊器一个，清洁纱布数块，弯盘一个。③必要时备一次性治疗巾、无菌手套、插电板。

项目	标准要求
操作前评估	④其他：医嘱单、治疗卡、快速手消毒剂、医用垃圾桶、生活垃圾桶 4. 环境准备：室内安静、整洁、无异味
实施步骤	1. 检查吸引器储液瓶内消毒液有效期，并拧紧瓶塞。连接导管，接通电源，打开开关，接负压吸引器电源或中心负压吸引装置，调节合适压力（300～400 mmHg 或 0.04～0.053 MPa） 2. 备齐用物携至患者床旁，再次核对、解释，取得患者合作 3. 将呼吸机的氧浓度调至 100%，给予患者纯氧 2 min，以防吸痰致低氧血症。 4. 无菌治疗碗处于备用状态 5. 检查并撕开吸痰管外包装前端，一只手戴无菌手套，将吸痰管抽出并盘绕在手中，并与负压管相连。试吸少量无菌生理盐水，以冲洗吸痰管 6. 非无菌手断开呼吸机与气管导管，将呼吸机接头放在无菌区内。用戴无菌手套的一只手迅速并轻柔地沿气管导管送入吸痰管，吸痰管遇阻力后加负压，边上提边水平旋转边吸引，避免在气管内上下提插 7. 吸痰管取出后，观察患者痰液性状、颜色、量。冲洗吸痰管和负压吸引管，脱手套。更换吸痰管吸净口腔内分泌物，必要时吸鼻腔 8. 听诊双肺呼吸音 9. 整理床单位，协助患者取安全、舒服体位，并询问患者需要。指导清醒患者有呼吸道分泌物时应及时清除 10. 处理用物，洗手 11. 及时准确记录抢救开始/结束时间、抢救的过程、用药/用物，并签字
效果评价	1. 护士、物品准备充足 2. 操作前评估全面 3. 操作符合标准 4. 患者呼吸通畅，呼吸平稳

（2）注意事项

1）按照无菌操作原则，先吸气管内，再吸口鼻处；注意保持呼吸机接头不被污染，戴无菌手套持吸痰管的手不被污染；一根吸痰管只能使用一次，每次吸痰需更换吸痰管。

2）吸痰前后、吸痰间隔应给予高流量或纯氧吸入，每次吸痰时间不超过 15 s；如痰液较多，需要再次吸引，应间隔 3～5 min，待患者耐受后再进行。

3）吸痰管最大外径不能超过气管导管内径的 1/2，负压不可过大；进吸痰管时不可给予负压，以免损伤患者气道；插管动作轻柔、敏捷；观察吸痰管插入是否顺利，遇有阻力时，应分析原因，切忌粗暴操作。

4）吸痰过程中应当密切观察患者的病情变化，如有心率、血压、呼吸、血氧饱和度的明显改变时，应立即停止吸痰，并接呼吸机通气给予纯氧吸入。休息后再吸。

5）储液瓶内痰液超过 2/3 应立即更换；冲洗液应分别注明吸引气管插管、口鼻腔之用，不能混用。吸痰前整理呼吸机管路，倾倒冷凝水。

（王克芳）

第二节　老年人吞咽障碍护理技术

　　吞咽障碍(dysphagia,deglutition disorders,swallowing disorders)是老年人常见的症状,是指由于下颌、双唇、舌、软腭、咽喉、食管等器官结构和(或)功能受损,不能安全、有效地把食物输送到胃内的过程。常用护理技术包括:吞咽障碍筛查护理技术、吞咽障碍患者摄食直接训练护理技术、吞咽障碍患者吞咽功能间接训练护理技术。

一、适用范围

　　用于多种疾病导致的吞咽障碍,包括中枢神经系统疾病、脑神经病变、神经肌肉接头疾病、口咽部器质性病变、肌肉疾病、消化及呼吸系统疾病等,以及认知和精神心理等方面的问题引起的行为异常导致的吞咽和进食问题。

二、使用目的

　　1. 评估患者是否存在吞咽障碍及其风险程度。
　　2. 判断经口进食的安全性和有效性,确定营养补充的途径。
　　3. 保证患者食物、药物、水分供给,以维持机体营养和治疗需要。
　　4. 减少吞咽障碍相关并发症的发生,如误吸、肺炎、营养不良等。

三、操作流程

老年人吞咽障碍护理技术操作流程如图 10-2。

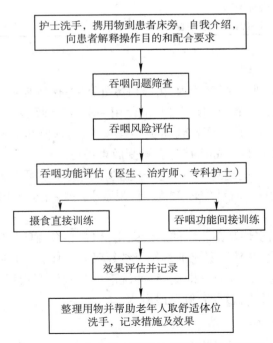

图 10-2　老年人吞咽障碍护理技术操作流程图

四、操作标准要求

（一）吞咽障碍筛查护理技术

1. 吞咽障碍筛查护理技术操作标准要求　见表 10-6。

表 10-6　老年人吞咽障碍筛查护理技术操作标准要求

项目	标准要求
操作前评估	1. 护士准备：衣帽整洁、仪表端庄，洗净双手 2. 患者准备：向患者及其家属解释操作目的（筛查吞咽障碍的高危人群，决定是否需要作进一步检查）、操作过程、注意事项；询问患者是否接受，取得患者合作 3. 用物准备：压舌板、温开水（38～40℃）、60 mL 烧杯、长柄小勺、吸引器、纸杯、棉签、手电筒、水温计、治疗巾、擦手纸、纸杯、生活垃圾桶、医用垃圾桶、吸引器 4. 环境准备：室内安静、整洁，无异味
实施步骤	1. 问卷筛查：根据患者情况，选择合适的筛查问卷 （1）EAT-10 吞咽筛查量表：仅适用于有饮水和进食经历的患者。包括 10 项吞咽障碍相关问题，让患者根据自己的情况进行判断，每项评分分为 5 个等级，0 分表示无障碍，4 分为严重障碍，一般总分大于等于 3 分则判断可能存在吞咽的效率和安全问题 （2）吞咽障碍简易筛查表：包括 16 项吞咽障碍相关问题，让患者根据自己的情况进行判断，每项评分分为 3 个等级，A、B、C 分别表示经常、偶尔和无，任何一项为 A 及多个 B 即判断为高风险摄食吞咽障碍患者 2. 试验筛查：根据患者情况，选择合适的筛查试验 （1）反复唾液吞咽试验：是观察引发随意性吞咽反射的一种简单方法。①协助患者取坐位或半卧位；②检查者将手指放在患者的喉结和舌骨处，嘱患者尽量快速反复做吞咽动作，喉结和舌骨随着吞咽运动，越过手指后复位，即判定完成一次吞咽反射，观察 30 s 内的吞咽次数。高龄者在 30 s 内能完成 3 次吞咽即可 （2）改良洼田饮水试验：是筛查吞咽困难较方便、常用的鉴别方法。①协助患者取端坐位，颌下铺治疗巾；②先让患者依次喝下 1～3 勺水，如无问题，再以水杯盛温水 30 mL，嘱患者饮用，观察和记录饮水时间，有无呛咳，饮水状况（啜饮、含饮、水从嘴角流出，呛咳，饮后声音改变及听诊情况）等 （3）多伦多床旁吞咽筛查：要求患者能执行简单的指令，进行舌的活动、吞咽及发声，对于有鼻饲喂养、意识障碍和肺炎等并发症患者的评估准确度有限 1）协助患者取端坐位，颌下铺治疗巾。 2）饮水前提示语：请说"啊"，维持 5 s，给患者示范；记录患者说话发音的嗓音情况；假如在说"啊"的时候有异常，再指导患者用正常的声音说"啊"；观察声音中的呼吸声、咕噜声、嘶哑或是过清音 3）饮水：给患者 10 满勺水，在每勺水咽下后说"啊"。如果正常，让患者使用杯子喝水。轻柔触诊喉部以检查患者最初几次吞咽时喉部的运动。如发现以下情况，进行记录并停止喂水：呛咳、流涎、湿润样嗓音或嘶哑等改变；如果没有呛咳声，但有强行抑制呛咳行为，则视为有呛咳 4）饮水后的声音：在水被咽下后等待 1 min 后，提示患者说"啊"，记录发音是否正常（同饮水前）

项目	标准要求
实施步骤	结果判断：以上测试只要有任何一项异常，结果即为存在风险 （4）染料试验：对于气管插管患者，可以利用蓝色 / 绿色食用染料测试 　1）协助患者进食一定量的蓝色 / 绿色染料混合食物 　2）用吸痰管在气管套中抽吸，或刺激气管引发反射性咳嗽，观察是否有蓝色 / 绿色染料食物。若有，判断为存在误吸 3. 患者若出现误吸应立即行负压吸引，快速吸出口鼻及呼吸道内异物，并配合医生进行抢救 4. 筛查完成后协助患者取舒适卧位，整理床单位，处理用物 5. 洗手，取口罩 6. 记录时间、筛查过程中患者的反应及处理、筛查结果，并签字
效果评价	1. 护士、患者、物品及环境准备充足 2. 能够根据患者情况选择合适的筛查工具及方法 3. 能够正确筛查吞咽障碍高风险患者

2. 注意事项

（1）要求患者意识清楚并能够按照指令完成筛查。

（2）根据患者的病情，选择适合的筛查工具。

（3）饮水量要准确。

（4）筛查时，避免诱导性的提示语，要患者按平时一样饮水，保证结果准确。

（5）筛查过程中，密切观察患者病情变化，若出现误吸应立即行负压吸引，快速吸出口鼻及呼吸道内异物，并配合医生进行抢救。

（二）吞咽障碍患者摄食直接训练护理技术

1. 吞咽障碍患者摄食直接训练护理技术操作标准要求　见表 10-7。

表 10-7　吞咽障碍患者摄食直接训练护理技术操作标准要求

项目	标准要求
操作前评估	1. 护士准备：衣帽整洁，洗净双手 2. 患者准备：向患者及其家属解释操作目的，取得患者合作。评估患者病情、意识、心理状态、配合程度 3. 用物准备：压舌板、手电筒、食物、棉球、温开水、水温计、长柄小勺、吸盘碗、吸引器、纸杯、治疗巾、擦手纸、生活垃圾桶及医用垃圾桶 4. 环境准备：室内安静、整洁，无异味 5. 食物准备：选择密度均匀、适当黏性而不易松散、易变形、利于通过口腔和咽部的糊状食物
实施步骤	1. 进食体位：根据患者身体状况、饮食习惯及吞咽障碍的程度，协助患者取坐位或 30° 仰卧位，头部前屈。如果患者患有偏瘫，偏瘫侧肩部以软枕垫起，喂食者位于患者健侧 2. 在患者颌下铺治疗巾，观察口腔情况，清洁口腔

续表

项目	标准要求
实施 步骤	3. 把一口量食物放在患者口腔健侧舌后部或健侧颊部，有利于食物的吞咽。对于口腔感觉较差的患者，在喂食时可对其进行提醒"吞"，促进患者吞咽 4. 指导患者每咽一口后自行咳嗽，可清理咽部食物残留，防止误吸 5. 用手电筒照亮患者口腔，观察患者口腔及咽部是否有食物残留 6. 若患者出现误吸，应立即行负压吸引，快速吸出口鼻及呼吸道内异物，并配合医生进行抢救 7. 喂食结束后，嘱患者保持坐位或 30° 仰卧位 30 min 后才能平卧位，以防止误吸。协助患者清洁口腔、清洁面部，处理用物，整理床单位 8. 洗手，取口罩 9. 记录进食开始时间、食物性状、一口量、喂食总量及所需时间、喂食过程中的反应、喂食者 / 记录者
效果 评价	1. 护士、患者、物品及环境准备充足 2. 流程正确，操作熟练 3. 护患有效沟通

2. 注意事项

（1）经口进食者，要求意识清楚，无严重的心肺和消化系统合并症，全身状态稳定，脑血管病变无进行性加重，用饮水试验确认有吞咽反射，能充分咳嗽（随意或反射性），无明显舌、咽喉运动下降，口腔内清洁、湿润。

（2）进食过程中密切观察患者咳嗽、呼吸、面色等情况，当患者发生剧烈咳嗽时，应停止喂食，让患者至少休息 30 min 以后再尝试喂食。

（3）循序渐进喂食，一般先以少量试之（3 ~ 4 mL），然后酌情增加。调整合适的进食速度，前一口进食完毕后再喂下一口，避免喂食过快，导致两次喂食重叠的现象。

（4）选择适合患者的一口量及进食速度。一口量是指最适于吞咽的一次摄食入量。一般正常人一口量为：稀液体 1 ~ 20 mL，布丁 5 ~ 7 mL，浓稠泥状食物 3 ~ 5 mL，肉团平均为 2 mL。一口量过多，食物将从口中漏出或引起咽部残留导致误咽；一口量过少，则会因刺激强度不够，难以诱发吞咽反射。

（5）可以根据患者吞咽障碍情况，指导患者使用代偿性吞咽方法。

1）低头吞咽：低头吞咽时患者会厌后移，气管入口收紧，咽后壁后移，适用于咽部期吞咽启动延迟的患者。

2）从仰头到点头吞咽：仰头时会厌谷变狭小，利于挤出残留物，接着低头利于吞咽启动，适用于舌运动不足致会厌谷残留的患者。

3）仰头吞咽：仰头时，因重力食物易通过口腔至舌根部，适用于舌后推力差致食团口内运送慢的患者。

4）侧方吞咽：头侧向健侧时，食团因重力移向健侧；头侧向患侧时，该侧梨状窝变窄，挤出残留物。适用于单侧舌肌和咽肌麻痹（同侧口腔和咽部有残留）的患者。

5) 转头吞咽:头转向患侧时,关闭该侧梨状窝,食团移向健侧,且关闭该侧气道,适用于单侧咽肌麻痹(同侧咽部有残留)的患者。

6) 空吞咽和交互吞咽:进食后反复几次空吞咽,或饮少量水再进食,适用于咽收缩无力(全咽残留物)的患者。

(三)吞咽障碍患者吞咽功能间接训练护理技术

1. 吞咽障碍患者吞咽功能间接训练护理技术操作标准要求　见表 10-8。

表 10-8　吞咽障碍患者吞咽功能间接训练护理技术操作标准要求

项目	标准要求
操作前评估	1. 护士准备:衣帽整洁,洗净双手 2. 患者准备:向患者及其家属解释操作目的、操作过程及注意事项,取得患者合作。评估患者病情、意识、心理状态、配合程度 3. 用物准备:压舌板、牙咬胶、橡胶手套、冰冻棉签棒、面巾纸、垃圾桶 4. 环境准备:室内安静、整洁,无异味
实施步骤	1. 口腔器官运动训练 (1)下颌练习:把口张开至最大,维持 5 s,然后放松;将下颌向左右两边移动,各维持 5 s,然后放松。 (2)腮部练习:紧闭嘴唇,鼓腮,维持 5 s,然后放松;再将空气快速地在左、右面颊内转移,重复做 5~10 次 (3)唇部练习:咬紧牙齿,说"yi",然后拢起嘴唇,说"wu",轮流重复 5~10 次 (4)舌训练:舌向前、左、右、上、下各个方向主动运动,或用纱布包住患者舌头,用力向各个方向被动运动 (5)咀嚼练习:做咀嚼动作,重复训练 2. 冷刺激:用冷冻棉签棒刺激软腭,腭弓、舌根及咽后壁交替刺激 20 次。流涎过多可以对涎腺进行冷刺激,每日 3 次,每次 10 s 3. 增强喉上抬能力练习:手指置于患者的甲状软骨的上缘,在训练吞咽时,感觉它的向上运动。通过训练增强喉的上抬能力,增大咽部空间,增强使食管上括约肌开放的被动牵引力 4. 协助患者取舒适卧位,处理用物,整理床单位 5. 洗手,取口罩 6. 记录训练开始时间、训练项目、持续时间、训练过程中的反应(完成情况,体力等)、训练者/记录者
效果评价	1. 护士、患者、物品及环境准备充足 2. 流程正确、操作熟练 3. 护患有效沟通

2. 注意事项

(1)要求患者意识清楚并能够按照指令完成训练。

(2)应充分做好解释工作,以取得患者的理解和充分配合。

（3）训练的强度和时间应根据患者的吞咽障碍程度、体力、耐力等进行调整，以免造成患者过度疲劳。

（王克芳）

第三节　老年人失禁护理技术

失禁（incontinence）包括尿失禁（urinary incontinence）及大便失禁（fecal incontinence）。尿失禁按国际尿控协会（International Continence Society，ICS）定义为：患者主诉有任何尿液不自主地流出。尿失禁指南小组（Urinary Incontinence Guideline Panel）定义尿失禁为：不自主的尿液漏出，并已足够对患者的生活造成困扰。ICS 定义的尿失禁主要包括压力性尿失禁、急迫性尿失禁、反射性尿失禁和充溢性尿失禁。其中，老年人以前两种尿失禁发生居多。大便失禁是一种致残性疾病，是由肛门括约肌松弛，大便控制功能发生障碍，大便不自主地经由肛门溢出。老年人因大便失禁，日常生活和社交均受到限制，影响其生活质量与身心健康。本节老年人失禁护理技术主要是应用尿失禁或大便失禁护理用品有效收集尿液或粪便，减少对局部皮肤刺激，还能有效地减少尿、大便异味，维护老年人自尊。

一、适用范围

老年人失禁护理技术适用于处理老年人尿失禁或大便失禁。

二、使用目的

应用于尿失禁或大便失禁的老年人，保持局部皮肤的清洁，增加老年人舒适体验；减少尿、大便对局部皮肤的刺激，减少异味，维护老年人自尊。

三、操作流程

（一）老年人尿失禁护理技术操作流程
老年人尿失禁护理技术操作流程见图 10-3。

（二）老年人大便失禁护理技术操作流程
老年人大便失禁护理技术操作流程见图 10-4。

四、操作标准要求

（一）尿失禁护理技术
1. 尿失禁护理技术操作标准要求　见表 10-9。

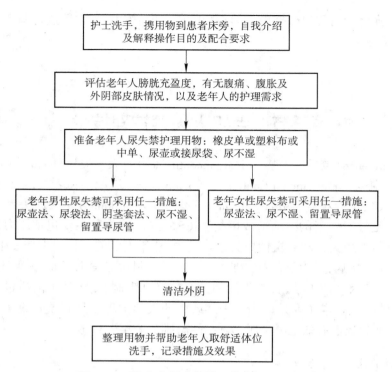

图 10-3　老年人尿失禁护理技术操作流程图

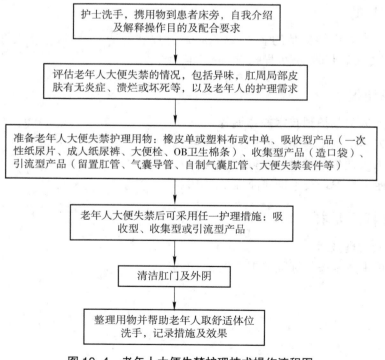

图 10-4　老年人大便失禁护理技术操作流程图

表 10-9 尿失禁护理技术操作标准要求

项目	标准要求
操作前准备	1. 护士准备：护士着装整洁，修剪指甲 2. 环境准备：清洁、安静、安全 3. 用物准备：橡皮单/塑料布/中单、男性/女性尿壶、接尿袋、尿不湿、便盆、留置导尿用物、外阴清洁用物等
实施步骤	1. 评估患者病情、意识、自理能力、合作程度，了解患者治疗及用药情况，了解患者饮食习惯、治疗和检查 2. 了解患者饮水习惯、饮水量，评估排尿次数、量、伴随症状，观察尿液的性状、颜色、透明度等 3. 评估膀胱充盈度，有无腹痛、腹胀及外阴部皮肤情况；了解患者有无导尿管、尿路造口等 4. 依据患者失禁情况，准备相应的物品及采取相应的措施 （1）尿壶法：适用于昏迷或截瘫患者。可用软布将男性尿壶或女性尿壶包裹，置于患者两大腿内侧，使尿壶自两腿间夹稳，尿液可自行流入尿壶内。注意及时倾倒尿液，以免溢出，并观察和预防大腿内侧器械相关压疮 （2）尿袋法：适用于男性患者。可用专用尿袋或用保鲜袋自制尿袋，将患者外阴部扣紧，尿袋下方留一口，可与尿管相通，将尿液引流于尿壶或接尿袋 （3）阴茎套法：适用于男性患者。在无专用阴茎套接尿装置的情况下可自行制作：在阴茎套下端剪一小孔，将橡皮管插入约 1 cm，用线绳扎住后用胶布粘固。给患者使用阴茎套接尿装置前，宜剃除阴毛，洗净、擦干阴茎，套上阴茎套并用胶布固定好，引流尿液的橡皮管下端插入挂在床旁的接尿瓶或一次性尿袋中 （4）尿不湿法：用一次性成人尿不湿或纸尿裤，及时评估尿不湿或纸尿裤吸尿饱和度，及时更换，以免溢出 （5）留置导尿法 1）护士准备：衣帽整洁，洗手，戴口罩 2）用物准备：无菌导尿包（内有第一遍消毒用物：弯盘 1 个，镊子 1 把，手套 1 副，消毒棉球 1 包；第二遍消毒用物及导尿用物：镊子 2 把，血管钳 1 把，消毒棉球 1 包，润滑油 1 包，导尿管 1 条，集尿袋 1 只，装有生理盐水的注射器 1 支，标本瓶 1 支，孔巾 1 条）、弯盘、治疗巾、便盆及便盆巾、别针。必要时备屏风 3）评估患者及体位准备：带齐用物至病室，再次核对床号、姓名。根据情况关闭门窗，拉上床帘遮挡患者。松开床尾盖被。脱去患者对侧裤腿遮近侧腿上（天冷时可用浴巾或毛毯加盖），取屈膝仰卧位，两腿分开，对侧用被盖好。臀下铺治疗巾 4）第一次消毒：①弯盘放于靠近会阴处。②打开导尿包，将第一次消毒物品放于两腿之间。③戴上手套，为患者擦洗外阴，从上而下、由外向内（阴阜—对侧大阴唇—近侧大阴唇—对侧小阴唇—近侧小阴唇—尿道口、阴道、肛门）进行消毒。④消毒时每个棉球只用一次，消毒完毕，将弯盘放在床尾，消毒用物放车下层。掀开便盆巾，洗手 5）第二次消毒：①将第二次消毒用物放在两腿间打开，戴上无菌手套。②铺孔巾（注意手法，不能跨越无菌区），整理物品（导尿气囊检查时只需看下外观有无破损，不需要打气体检查），润滑导尿管。③消毒用物靠近会阴部，左手撑开小阴唇（从这步开始左手一直位于此处，一开始是撑开小阴唇，尿管插入后起到固定尿管作用），由内向外（尿道口—对侧小阴唇—近侧小阴唇—尿道口）进行消毒，最后一

项目	标准要求
实施 步骤	次消毒尿道口前更换镊子，每个棉球只用一次（扔棉球和镊子时手离弯盘 10~15 cm，防止污染） 6）导尿：①导尿管及弯盘靠近孔巾口（更换两个弯盘位置），取血管钳夹导尿管。②指导患者放松。导尿管对准尿道口轻轻插入，见尿流出后再插入 5~7 cm。③左手固定尿管，引出尿液，若需作尿培养，用无菌试管接取尿液 5 mL，盖好瓶盖。④用血管钳夹闭导尿管尿液出口的末端，向导尿管气囊内注入生理盐水并固定导尿管（这步结束后左手才可以松开），将导尿管与引流袋连接。⑤导尿管与引流袋穿过孔巾口，松开血管钳，先将引流袋从大腿上侧穿过之后固定在床旁，再用别针将引流袋的连接管固定在床单上。⑥注明置管日期 5. 外阴擦洗 （1）准备与解释：①按规定着装，洗手、戴口罩。②用物准备齐全。③关闭门、窗，必要时屏风遮挡。④保持局部皮肤的清洁，增加患者舒适 （2）患者准备：①协助患者取仰卧位，注意保护患者隐私。②协助患者脱去对侧裤腿盖于近侧腿部，对侧腿及胸腹部用被子遮盖，臀下垫一次性尿垫。③观察大便或小便颜色、性状及量，擦净外阴部 （3）将外阴擦洗包放于患者两腿之间，左手戴手套，右手持镊子 1）男患者：先擦洗阴茎背面，顺序为中、左、右各用 1 个棉球擦洗；左手持纱布提起阴茎并后推包皮，充分暴露冠状沟，夹取棉球自尿道口至龟头螺旋向上到冠状沟重复 2 次；将阴茎提起，用棉球自龟头向下擦洗至阴囊出，顺序中、左、右 2）女患者：第 1 个棉球擦洗阴阜 3 下，第 2 个棉球擦洗左侧大阴唇 3 下，第 3 个棉球擦洗右侧大阴唇 3 下，纱布缠于左手拇指，示指分开大阴唇，第 4 个棉球擦洗尿道口，第 5 个棉球擦洗左侧小阴唇，第 6 个棉球擦洗右侧小阴唇，第 7 个棉球从尿道口擦洗至肛门部，第 8 个、第 9 个棉球擦洗沿尿道口外尿管螺旋向下至 5 cm 处，第 10 个棉球擦洗尿道口 3）用湿纸巾彻底清洗肛周 4）清洁完毕后脱手套，用物放于弯盘内，将弯盘撤至治疗车下层 6. 健康指导：观察患者反应，向其交代注意事项，指导患者进行盆底肌肉锻炼和膀胱运动训练 7. 整理用物 （1）为尿失禁患者换上干净尿垫、纸尿裤等，撤去一次性尿垫，整理衣裤及床单位，帮助患者取舒适卧位 （2）清理用物，洗手，开窗通风
效果 评价	1. 尿失禁患者及其家属知晓护士告知的事项，对护理满意 2. 尿失禁患者皮肤清洁，感觉舒适，未发生失禁性皮炎及压疮

2. 注意事项

（1）保持床单位、皮肤清洁、干燥，及时清洗皮肤，勤换衣裤、尿垫、床单。

（2）告知患者多饮水，无心肺疾病患者保持摄入液体每日在 2 000~2 500 mL，减少尿路感染的机会；告知患者尿液对排尿反射刺激的必要性；睡前限制饮水，以减少夜间尿量。

（3）注意观察患者排尿规律，若出现自然排尿时，按时接上尿壶或便盆，等待自然排尿。

（4）外阴部每天清洁护理 1～2 次，并保持外阴部、肛周及腹股沟周围干燥，预防失禁性皮炎。

（5）应用尿壶法时注意及时倾倒尿液，以免溢出，并观察和预防大腿内侧器械相关压疮。

（6）应用阴茎套法时，注意固定阴茎的胶布松紧要适宜，过紧影响血液循环，过松则容易使尿液外溢。同时引流管不得折叠、受压、扭曲，以免引流不畅使尿液浸泡龟头引起糜烂。每日可取下阴茎套更换，冲洗擦净外阴部，隔 1～2 h 后再套上，观察和预防失禁性皮炎。

（二）大便失禁护理技术

1. 大便失禁护理技术操作标准要求　见表 10-10。

表 10-10　大便失禁护理技术操作标准要求

项目	标准要求
操作前准备	1. 护士准备：护士着装整洁，修剪指甲 2. 环境准备：清洁、安静、安全 3. 用物准备：橡皮单/塑料布/中单、吸收型产品（一次性纸尿片、成人纸尿裤、大便栓、OB 卫生棉条等）、收集型产品（造口袋）、引流型产品（留置肛管、气囊导管、自制气囊肛管）、大便失禁套件、便盆、肛门及外阴清洁用物等
实施步骤	1. 评估患者病情、意识、自理能力、合作程度，了解患者治疗及用药情况，了解患者饮食习惯、治疗和检查 2. 了解患者进食习惯、进食类别及量 3. 评估患者大便失禁的表现、分类及程度等，包括评估不能自主控制排便量、性状、伴随症状、异味，外阴部、肛周潮湿及局部皮肤瘙痒、炎症、糜烂等，以及患者对护理的需求 4. 依据患者失禁情况，准备相应的物品及采取相应的措施 （1）使用吸收型产品：使用一次性尿垫、纸尿片、成人纸尿裤、大便栓、OB 卫生棉条等，可避免排泄物对皮肤的刺激，但长时间应用会导致皮肤出汗增加，增加失禁性皮炎的风险。用大便栓从肛门塞入，将其留于肛门直肠交界处，遇水膨胀后可截留粪便。OB 卫生棉条用于中度以上腹泻时，将棉条圆润一端从肛门插入直至棉条全部进入肛门，尾线留在肛门外。应用这些材料，不能管理气味，必须配合皮肤保护方案（频繁更换，使用恰当的清洁剂和保护用品） （2）使用收集型产品：主要是采用一件式造口袋（最好是开口袋）。①皮肤基础护理：保持肛周皮肤干爽，预防失禁性皮炎。②选择底盘柔软的一件式造口袋。③底盘裁剪：沿中央孔径剪裁，开口较肛门括约肌稍大，一般 30～40 mm。底盘外圈相隔 1～2 cm 呈放射状剪开小缺口，以增强底盘粘贴的顺应性和稳固性。女性需将造口底盘向会阴方向的外缘粘胶部分剪去一部分，以免造口底盘粘贴时覆盖尿道口。④粘贴：注意造口袋的开口方向应便于粪便排便和引流通畅。⑤及时倾倒：造口袋的粪便满 1/3 时应倾倒，不得超过 1/2。⑥准确记录：需要计量时，可考虑在造口袋开口连接床边尿袋或收集袋，以便记录排出量 （3）使用引流装置：此法是将引流装置穿过肛门括约肌，存放在直肠内来管理大便。①橡胶肛管对于昏迷、截瘫、持续植物状态或脊髓损伤等患者使用效果好。常使用 22 号粗肛管引流稀便，将肛管插入乙状结肠中部 18～22 cm，肛周不固定，另一端接塑料袋。②气囊导管：利用从肛门插入气囊导管低负压吸引，适用于稀便流出患者。选择气囊导管内径 0.8～1 cm，长 28 cm，距导管前端 2 cm 处有一气囊，充

项目	标准要求
实施步骤	气直径 3.4 ~ 4 cm。患者取左侧卧位，术者戴手套检查导管有无破损漏气，用液状石蜡润滑前端，自肛门螺旋式缓慢插入 16 ~ 20 cm，用注射器从缓冲气囊注气 15 ~ 20 mL，缓慢回拉到管道有阻力，导管末端接一次性负压引流器，悬挂于床边。 ③自制气囊肛管：为防止插入普通肛管有大便溢出的可能，可自制气囊肛管。将一次性肛管前端 5 ~ 7 cm 处剪一直径为 0.5 ~ 0.7 cm 的 6 ~ 7 个侧孔，在肛管 7 ~ 10 cm 处安置橡皮气囊，并用丝线将两端固定于肛管上。按灌肠法将肛管置入患者直肠 7 ~ 10 cm，使气囊位于肛门处，给橡皮气囊内注气 10 mL，并用飞机夹夹紧气囊注气管。导管末端接一次性负压引流器，悬挂于床边 5. 清洁并保护外阴、肛门及肛周皮肤 6. 健康指导：观察患者反应，向其交代注意事项。指导大便失禁患者合理饮食，加强盆底肌肉力量，建立肛门括约肌收缩反应生物反馈治疗训练等 7. 整理用物 （1）为大便失禁患者换上干净衣裤，撤去一次性垫巾，整理床单位，帮助患者取舒适卧位 （2）清理用物，洗手，开窗通风
效果评价	1. 大便失禁患者及其家属知晓护士告知的事项，对护理满意 2. 大便失禁患者皮肤清洁，感觉舒适，未发生失禁性皮炎及压疮

2. 注意事项

（1）保持床单位、皮肤清洁、干燥，及时清洗皮肤，勤换衣裤、垫巾、床单。

（2）大便栓、OB 卫生棉条不能用于消化道出血患者，创伤后发热患者也不建议使用，会影响排气，导致患者腹胀。OB 卫生棉条宜 2 ~ 3 h 更换 1 次。接大便的塑料袋及时更换，防止滑脱和溢漏。

（3）使用肛管、气囊导管、自制气囊肛管等期间，每日用温水擦洗患者肛周皮肤至少 2 次，导管气囊应"充气"与"放气"交替进行，放气每 4 ~ 6 h 1 次，每次 10 min，选择便后或管内无粪便时放气，防止气囊内压力过高损伤肠黏膜或溢便。每日更换负压器，避免导管连接装置牵拉、压迫，保持引流通畅，预防长时间受压导致器械相关压疮。

（4）指导大便失禁患者减少咖啡、辛辣等刺激性食物摄入，加强盆底肌肉力量、肛门括约肌收缩反应等训练。

（吴　彬）

第四节　老年人痴呆护理技术

痴呆（dementia）是由脑损伤或疾病引起的渐进性认知障碍，已成为影响老年人健康和生活质量最严重的疾病之一，也被称为当前全球"流行病"之一。记忆障碍、失语、失用症和视觉空间障碍并伴随焦虑、抑郁、激动和冲动等情感和行为障碍是痴呆患者致残的原因。使用痴呆护理技术有利于减缓认知功能恶化，提高生活质量。

一、适用范围

老年人痴呆护理技术适用于阿尔茨海默病及血管性痴呆等患者的护理。

二、使用目的

评估老年人痴呆程度,提供痴呆护理措施,增强老年人对环境中的人、事物的记忆,减缓认知功能的退化,减少意外事件的发生,提高生活质量。

三、操作流程

老年人痴呆护理技术操作流程如图 10–5。

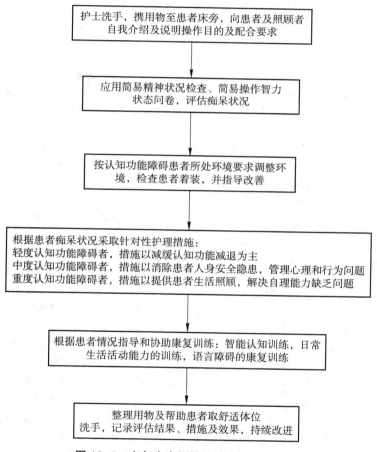

图 10–5 老年人失智护理技术操作流程图

四、操作标准要求

1. 老年人痴呆护理技术操作标准要求 见表 10–11。

表 10-11 老年人痴呆护理技术操作标准要求

项目	标准要求
操作前评估	1. 评估者准备：着装整洁，洗手，修剪指甲 2. 环境准备：安静舒适，光线明亮，温度适宜 3. 用物准备：简易精神状况检查、简易操作智力状态问卷 （1）简易精神状况检查（MMSE）评估：包括定向感、记录能力、注意力、计算能力、回忆能力、抽象概念和语言能力等，答对一题给 1 分，答错没有分数，满分 30 分，得分低于 23 分表示轻度认知功能损伤，低于 16 分者为重度认知功能损伤。MMSE量表详见第五章第三节 （2）简易操作智力状态问卷（SPMSQ）评估：包括个人基本资料、定向力、记忆力、计算能力等共 10 个问题，满分 10 分，错 0 ~ 2 题表示认知功能完整，错 3 ~ 4 题为轻度认知障碍，错 5 ~ 7 题为中度认知障碍，错 8 ~ 10 题者为重度认知功能障碍。SPMSQ 问卷见第五章第三节
实施步骤	1. 向患者及其家属做好解释，获取配合。先做自我介绍，引导患者进行自我介绍其姓名、年龄、所在地方等，注意语言沟通技巧，增强患者对护理人员的认可 2. 调整环境：调整室内生活设施，宜简洁、方便、温馨、安全、安静、光线适宜等，卫生间邻近床位等。室外设安全活动专区，适当种植花草，设置娱乐设施等，减少患者焦虑沮丧 3. 检查患者着装：认知障碍患者宜着棉质、前开襟，避免套头衫；松紧裤，避免系皮带及裤带；粘扣、防滑底运动鞋。需佩戴标注有姓名、联系电话等信息的腕带或胸牌，或佩戴带定位功能装置 4. 根据认知评估结果进行针对性护理 （1）轻度认知功能障碍：开展肌松弛、认知刺激计划、正确学习等训练，改善和维持患者记忆、语言等认知功能 主要措施包括：①躯体锻炼：在患者可耐受的范围内，尽量进行关节锻炼，以提高患者的肌力、平衡和协调性。②认知疗法，以认知训练和记忆康复首选。③综合的娱乐性治疗，如艺术、写作、参与社交等。④参加支持性小组，宜持续、非时间限制参与。⑤积极改善睡眠。⑥每 6 个月评估认知障碍患者的驾驶能力，包括在驾驶教练的陪同下上路测试。⑦个性化的活动指导，提高患者的独立性，如电话的使用和兴趣爱好等。⑧各种提示物的使用，帮助患者维护好现存功能 （2）中度认知功能障碍：重点改善记忆力丧失、语言困难、失认、失用的症状以及计划和决策能力的丧失，以及行为和心理问题。帮助患者制订规律的生活计划，提供个性化护理；定时评估患者的安全和潜在危险，做好安全管理 主要措施包括：①使用工具能力训练，清除居住环境中的刀剪、绳索、玻璃、打火机等危险品，在有照顾者的看护下操作厨房电器、炉灶等。②限定患者在可视范围内活动，室内或活动范围内摆放物品固定、简单，棱角边缘有包裹。③有必要关掉活动范围内可能触及的电路、煤气。④定期检测电路，防止电线裸露或悬挂在空中，封闭电源插座。⑤禁止患者单独外出，以免走失。⑥与患者进行情感交流并建立良好的社会支持，采用语言、肢体语言和倾听等多种手段沟通。⑦继续开展认知训练及其他锻炼。通过设置提示物等方法来帮助患者弥补认知缺欠。谨慎使用或不使用身体约束

项目	标准要求
实施步骤	（3）重度认知功能障碍：重点解决患者生活不能自理，移动困难，部分失去认知、理解和语言能力，以及抑郁、激惹等精神行为的问题。患者还可能因长期卧床、大小便失禁，出现诸多并发症，如尿路感染、肺炎、压疮等。采取措施降低并发症，保障营养，预防压疮，防止关节畸形和肌肉萎缩 主要措施包括：①定量定时供给饮食，营养均衡，以自然食物为基础，增加新鲜蔬果、谷物的摄取量。食物温度适中，供给无刺骨、易消化清淡食物，避免浓茶、咖啡、烟酒等。②对进食障碍或厌食的患者，进行营养状况监测每月1次，防止营养不良的发生。③对吞咽障碍患者，预防进食时呛噎，或予以胃管进食。④对活动受限或长期卧床患者，预防压疮。⑤对长期卧床患者，定时进行肢体关节的被动活动，保持肢体功能位置，防止关节畸形和肌肉萎缩 5. 康复训练 （1）智能认知训练：认知训练包括记忆力、计算力、定向力训练和逻辑思维等综合能力的训练。智能训练，可每天安排适宜的语言、记忆、思维等认知训练和缅怀活动 1）对记忆障碍的患者：主要措施包括：①视觉成像术：向患者讲述系列图片，让其复述。②数字记忆：将较长一串数字先分段记忆，然后连续记忆，反复练习，并逐渐增加内容。③记日记：通过回忆每日经历训练记忆力。④贴纸条：将室内各种物品贴上名称，经常阅读，帮助记忆 2）对失认失用患者：主要措施包括：①冷热刺激、按摩、敲打失认侧的肢体。②将颜色鲜艳的物体、灯光等在失认侧移动，以刺激视觉。③反复将患者转向忽视侧，增强忽视侧刺激。④健手越过中线，做拿取忽视侧物品练习。⑤拼图、搭积木、绘画练习，有利于结构性失用的康复。⑥日常生活活动能力训练 （2）日常生活活动能力的训练：针对神经功能缺损程度进行技巧性的功能训练、步态训练和精细协调训练。主要措施包括：①指导患者练习握笔、持汤匙、刷牙、洗脸、穿脱衣服、整理床铺等。②搀扶患者走出室外，逐步过渡到缓慢步行，协助患者逐步学会入浴洗澡、便后处理等，在日常生活中提高患者的自理能力 （3）语言障碍的康复训练：重点改善失语症、言语失用症和失写症。主要措施包括：①口语对话、唇及口型运动、物品名称的命名、词句和书写法、计算法、刺激大脑增强记忆法等。②对运动性失语患者，护士应着重给患者示范口形，面对面地教，从简单到复杂，循序渐进反复练习。③对命名性失语患者，护理人员应有意识地反复说出有关事物的名称，强化记忆，坚持"听、说、读、写"并重，形式多样化 6. 洗手，记录评估结果、采取的措施及指导等
效果评价	1. 患者日常生活能基本自理，减轻患者焦虑、抑郁、焦躁不安、妄想、幻想等情绪 2. 生活质量提高，无意外发生 3. 认知功能无恶化

2. 注意事项

（1）在老年人能力可及时，尽量鼓励老年人日常生活自理。若老年人表现出有挫折感、有压力，及时给予帮助，以避免其过度的情绪及行为反应。

（2）简化日常生活，并将日常活动分段成简单的步骤。

（3）尽量利用老年人较熟悉的常规、习惯及技巧帮助之。

（4）当老年人出现压力及挫折时，修订原有计划，作弹性调整。

（吴　彬）

第五节　老年人跌倒损伤防范护理技术

跌倒（fall）是指出现突然发生的、不自主的、非故意的体位改变而倒在地上，或更低的平面上。老年人发生跌倒后可能导致一般损伤，如软组织损伤；严重损伤，骨折或者死亡；延长住院日期，增加住院费用等。由此，防范老年人跌倒尤为重要。

一、适用范围

老年人跌倒损伤防范护理技术适用于所有具有跌倒风险的老年人。

二、使用目的

应用护理手段采取相应的预防措施，防范老年人发生意外跌倒，避免跌倒相关的损伤。

三、操作流程

老年人跌倒损伤防范护理技术操作流程如图10-6。

四、操作标准要求

1. 老年人跌倒损伤防范护理技术操作标准要求　见表10-12。

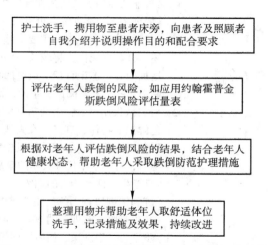

图 10-6　老年人跌倒损伤防范护理技术操作流程图

表 10-12　老年人跌倒损伤防范护理技术操作标准要求

项目	标准要求
操作前评估	1. 操作者准备：着装整洁、规范，修剪指甲 2. 用物准备：跌倒危险评分表、"预防跌倒"警示标志 3. 查阅病例或老年人有关跌倒防范记录，了解病情、用药、跌倒风险评分动态等
实施步骤	1. 携用物至老年人身旁，核对老年人身份等 2. 解释操作目的，告知老年人跌倒的危害、评估和防范的重要性 3. 评估跌倒风险，如选择约翰霍普金斯跌倒风险评估量表 （1）第一部分：根据老年人状态分类：①低风险：老年人昏迷或完全瘫痪；②高风险：住院前6个月内有 > 1 次跌倒史或住院期间有跌倒史；③如果老年人情况不符合量表第一部分的任何条目，则进入第二部分的评估

项目	标准要求
实施 步骤	（2）第二部分：①年龄 60~69 岁（1 分）、70~79 岁（2 分）、≥80 岁（3 分）；②大小便排泄：失禁（2 分）、紧急和频繁的排泄（2 分）、紧急和频繁的失禁（4 分）；③患者携带管道数：1 根（1 分）、2 根（2 分）、3 根及以上（3 分）；④患者移动/转运或行走时需要辅助或监管（2 分）、步态不稳（2 分）、视觉或听觉障碍而影响活动（2 分）；⑤认知能力：定向障碍（1 分）、烦躁（2 分）、认知限制或障碍（4 分）；⑥跌倒史：最近 6 个月有 1 次不明原因跌倒经历（5 分）；⑦高危药物：1 个高危药物（3 分）、2 个及以上（5 分）、24 h 内有镇静史（7 分） 第二部分得分范围为 0~35 分，分为 3 个等级：<6 分为低度风险，6~13 分为中度风险，>13 分为高度风险 4. 结合评估情况提供防范跌倒的措施 （1）对评估为中度及以上跌倒风险的老年人床头挂放"预防跌倒"的警示标志，并告知老年人及照顾者 （2）改善环境：①合理摆放家具，移去地面障碍物，灯光设施齐备，室内光线充足。②调适老年人使用的床、床上桌、椅、澡盆高度适中，固定好脚刹车及床栏，防止滑动。床边及通道无障碍物。教会老年人及照顾者使用床栏和床上桌及注意事项。③楼梯、浴室有扶手，地面干燥，厕所地面防滑且有标志，有坐厕或配备坐便器。④常用物品放在伸手可及的位置，避免攀高取物。老年人卧床时，水、呼叫器、便器等生活必需品放在易取处，告知老年人呼叫器使用方法 （3）消除日常生活用品摆放不妥或行为不当引起跌倒：①不宜穿拖鞋、长裤、长裙，取坐位脱鞋、袜、裤。②不宜用过热的水洗澡，避免洗澡时间过长。③上下楼梯宜慢、稳步。④改变体位不宜过快。生活起居做到"3 个 30 s"，即觉醒 30 s 后再坐起，坐起 30 s 后再起立，站立 30 s 后再行走 （4）落实对症护理措施。①对于意识障碍老年人，卧床时拉好护栏，落实随时陪护。②平衡功能差的老年人，建议使用助步器，指导平衡操训练。③眩晕老年人，指导识别发病前驱症状，及时暂停活动或上床休息。④视觉障碍老年人，选择白天外出活动，避免用眼过度。⑤听觉障碍老年人，正确使用助听器。⑥肌力减退，选择适合运动。⑦使用药物的老年人，尽量减少用药品种和剂量。镇静催眠药睡前服，睡前将便器、纸巾置于床旁，避免夜间单独去厕所 （5）在搬运活动受限的老年人时，先检查搬运器具的安全性能，将轮椅、搬运车固定，防止滑动，就位后拉好护栏 （6）整理床单位，致谢老年人 （7）洗手，记录评估结果、采取的措施、指导的内容
效果 评价	1. 老年人及照顾者明白存在跌倒的高危因素，能较好地掌握预防跌倒的防范措施 2. 老年人未发生跌倒坠床事件

2. 注意事项

（1）定期评估老年人跌倒风险，及时调整和督促落实跌倒防范措施。

（2）指导老年人选择适当的衣、裤、鞋、袜等生活用品，以免引起跌倒。

（3）根据需要指导老年人关于跌倒防范辅助器具的使用，如拐杖、助步器及轮椅等。

（吴　彬）

ⓔ 数字课程学习……

　　🔲 教学 PPT　　　💬 简述题和案例题　　　📝 自测题

参考文献

［1］王如蜜,陈建设,郝建萍,等.成人吞咽障碍临床吞咽评估指导手册［M］.北京:北京科学技术出版社,
2018.

［2］李小鹰,何仲.社区养老服务指导［M］.北京:人民卫生出版社,2018.

［3］孙红.老年护理学:问题与实践［M］.北京:人民卫生出版社,2018.

［4］黎志宏,张孟喜,李艳群.老年人健康教育手册:常见共性健康问题专家解答［M］.北京:化学工业出版
社,2018.

［5］化前珍,胡秀英.老年护理学.4版［M］.北京:人民卫生出版社,2017.

［6］于普林.老年医学.2版［M］.北京:人民卫生出版社,2017.

［7］丁炎明.失禁护理学［M］.北京:人民卫生出版社,2017.

［8］徐桂华.老年护理学［M］.北京:人民卫生出版社,2016.

［9］邓科穗,钟清玲.老年护理学［M］.北京:中国医药科技出版社,2016.

［10］王燕,高静.老年护理学［M］.北京:中国中医药出版社,2016.

［11］李小鹰.中华老年医学［M］.北京:人民卫生出版社,2016.

［12］陈金宝,刘强,臧爽.社区护理学.2版［M］.上海:上海科学技术出版社,2016.

［13］赵玉沛,吕毅.消化系统疾病［M］.北京:人民卫生出版社,2016.

［14］黄金.老年护理学.2版［M］.北京:高等教育出版社,2015.

［15］董碧蓉,唐平,岳冀蓉.新概念老年医学［M］.北京:北京大学医学出版社,2015.

［16］林丽婵,蔡娟秀,薛桂香,等.老年护理学.7版［M］.台湾:华杏出版股份有限公司,2015.

［17］王天明.老年人照顾护理全图解［M］.北京:北京出版社,2015.

［18］孙建萍.老年护理学.3版［M］.北京:人民卫生出版社,2014.

［19］胡秀英,陈茜.老年人保健与居家照护手册［M］.北京:科学出版社,2014.

［20］李红,陈秋华.老年专科护士实践手册［M］.北京:化学工业出版社,2014.

［21］宋岳涛.老年综合评估［M］.北京:中国协和医科大学出版社,2012.

［22］叶锦,陈锦,张克勤,等.失禁管理手册［M］.北京:人民军医出版社,2011.

［23］陈峥.老年综合征管理指南［M］.北京:中国协和医科大学出版社,2010.

［24］李艳君.老年心衰患者的个体化容量管理效果研究［D］.西安医学院,2020.

［25］中华医学会糖尿病学分会.中国2型糖尿病防治指南(2017年版)［J］.中华糖尿病杂志,2018,10(1):
4-66.

［26］中国老年医学学会老年内分泌代谢分会,国家老年疾病临床医学研究中心,老年糖尿病诊疗措施的专家共识编写组.中国老年 2 型糖尿病诊疗措施的专家共识［J］.中华内科杂志,2018,57（9）:626–641.

［27］严淑,陆亚华,汪良芝.老年肌少症的诊治和研究新进展［J］.中国老年学杂志,2018,38（22）:5610–5613.

［28］徐娟兰,宋红玲.肌少症诊断和营养运动干预［J］.中国老年学杂志,2018,38（21）:5357–5361.

［29］杨明,游利.肌少症发病机制［J］.中华骨质疏松和骨矿盐疾病杂志,2018,11（04）:408–414.

［30］晏乘曦,唐光才,程晓光.肌少症的定量测量现状及研究进展［J］.中国骨质疏松杂志,2018,24（06）:814–819.

［31］陈恒亭,马信龙,马剑雄,等.肌肉减少症运动疗法［J］.中华骨质疏松和骨矿盐疾病杂志,2017,10（06）:582–588.

［32］陈旭娇,严静,王建业,等.中国老年综合评估技术应用专家共识［J］.中华老年病研究电子杂志,2017,4（2）:1–6.

［33］黄海燕,米元元,喻姣花,等.危重症住院病人失禁相关性皮炎预防及护理的最佳证据总结［J］.护理学杂志,2017,32（21）:50–53.

［34］高尿酸血症相关疾病诊疗多学科共识专家组.2017 中国高尿酸血症相关疾病诊疗多学科专家共识［J］.中华内科杂志,2017,56（3）:235–248.

［35］Miller JW,Bagheri S,Vavvas DG. Advances in age-related macular degeneration understanding and therapy［J］. US Ophthalmic Rev,2017,10（2）:119–130.

［36］Tysnes O,Storstein A. Epidemiology of Parkinson's disease［J］. J Neural Transm,2017,124 :901–905.

［37］邱淑娟.血管性痴呆和血管性认知障碍的临床研究进展［J］.医学理论与实践,2017,30（06）:803–804,810.

［38］吕树泉,张淑芳,苏秀海,等.糖尿病周围神经病变中医临床及实验研究近况［J］.中国实验方剂学杂志,2016,22（13）:208–212.

［39］袁秀群,孟晓红.2015 年首版《失禁护理实践指南》解读及护理启示［J］.循证护理,2016,2（1）:21–24.

［40］郑松柏.老年人功能性消化不良诊治专家共识［J］.中华老年病研究电子杂志,2015,2（03）:1–7.

［41］刘淼,何耀,吴蕾,等.老年综合征的定义、评估工具及应用［J］.中华保健医学杂志,2015,（6）:513–515.

［42］Jodaitis L,Vaillant F,Snacken M,et al.Orthostatic hypotension and associated conditions in geniatric inpatients［J］. Acta Clinica Belgica,2015,70（4）:251–258.

［43］Ma C,Su L,Xie J,et al. The prevalence and incidence of Parkinson's disease in China:a systematic review and meta-analysis［J］. J Neural Transm,2014,121（2）:123–134.

［44］El-Serag HB,Sweet S,Winchester CC,et al. Update on the epidemiology of gastro-oesophageal reflux disease:a systematic review［J］. Gut,2014,63（6）:871–880.

［45］中华医学会肠内肠外营养学分会老年营养支持学组.老年患者肠外肠内营养支持中国专家共识［J］.中华老年医学杂志,2013,32（9）:913–929.

［46］曲艳吉,卓琳,王华丽,等.1980–2011 年中国社区 55 岁及以上人群中血管性痴呆流行病学的 Meta 分析［J］.中国卒中杂志,2013,8（07）:533–543.

［47］Wona CW,You HJ,Yu SH,et al. Lists of geriatric syndromes in the Asian Pacific geriatric societies［J］. European Geriatric Medicine,2013,4（1）:335–338.

［48］ Baugh RF, Basura GJ, Ishii LE, et al. Clinical practic e guideline：Bell's palsy［J］. Otolaryngol Head Neck Surg, 2013, 149（3 Suppl）：S1-S27.

［49］Fontana CR, Bagnato VS. Low-level laser therapy in pediatric Bell's palsy：case report in three-year-old child ［J］. J Altern Complement Med, 2013, 19（4）：376-382.

［50］王黎霞, 成诗明, 陈明亭, 等 . 2010 年全国第五次结核病流行病学抽样调查报告［J］. 中国防痨杂志, 2012, 34（08）：485-508.

［51］王燕芬, 赵玉芬 . 泌尿系感染抗菌治疗的药学监护［J］. 安徽医学, 2012, 33（12）：1609-1611.

［52］Teixeira LJ, Valbuza JS, Prado GF. Physical therapy for Bell'spalsy（idiopathic facial paralysis）［J］. Cochrane Database Syst Rev, 2011, 12：1465-1856.

［53］梁锐, 罗林 . 老年人蛛网膜下腔出血 53 例诊疗分析［J］. 九江学院学报（自然科学版）, 2010, 25（01）：87, 93.

［54］Mcvary K, Roehrborn C, Avins, AL. American Urologica-lAssociation Guideline：Management of benign prostatic hyperplasia（BPH）［J］. J Urol, 2010, 185：1793-1803.

［55］ Arenas MI, Romo E, Royuela M, et al. Morphometric evaluation of the human prostate［J］. International Journal of Andrology, 2010, 24（1）：37-47.

［56］Alves G, Müller B, Herlofson K, et al. Incidence of Parkinson's disease in Norway：the Norwegian ParkWest study［J］. Journal of Neurology, Neurosurgery & Psychiatry, 2009, 80：851-857.

［57］周宏峰, 张煜. 无症状性心肌缺血的研究进展［J］. 新医学, 2006, 37（8）：55-56.

［58］Campenhausen S V, Bornschein B, Wick R, et al. Prevalence and incidence of Parkinson's disease in Europe ［J］. Eur Neuropsychopharmacol, 2005, 15（4）：473-490.

中英文名词对照索引